HEALTHCARE HUMAN RESOURCE MANAGEMENT

new 병원인사관리

Walter J. Flynn / Robert L. Mathis / John H. Jackson

최만규 / 문상식 / 노운녕 / 김기훈

김승희 / 김종규 / 류장근 / 서동배 / 양옥렬 / 이상락

이우윤 / 이정우 / 장영진 / 정두채 / 정정희 / 최찬호

메디시언 MEDICEAN

CENGAGE Learning™

Australia, Brazil, Japan, Korea, Mexico, Singapore, Spain, United Kingdom, United States

CENGAGE Learning

Healthcare Human Resource Management, 2nd Edition

Walter J. Flynn, Robert L. Mathis, John H. Jackson

This edition first published in 2008 jointly by
Cengage Learning Korea Limited and Jigu Publishing Co.
Original edition © 2007 South-Western, a part of Cengage Learning.
Healthcare Human Resource Management, 2nd Edition
by Walter J. Flynn, Robert L. Mathis, John H. Jackson.
ISBN: 978-0-324-31704-6.

This edition is translated by license from South-Western, a part of Cengage Learning, for sale in Korea only.

ISBN-13: 978-89-930330-4-8

Cengage Learning Korea Ltd.
Suite 1801 Seokyo Tower Building
353-1 Seokyo-Dong Mapo-Ku
Seoul 121-837 Korea
Tel: (82) 2 322 4926
Fax: (82) 2 322 4927

Cengage Learning products are represented in Canada by Nelson Education, Ltd.

For product information, visit cengageasia.com

Printed in Korea
1 2 3 4 11 10 09 08

서 문

그동안 보건의료 분야에서는 보건의료 종업원들의 모집과 유지의 중요성이 강조되면서 그에 필요한 인간관계 기술과 인적자원관리(Human Resource Management; HRM) 지식의 중요성이 점점 더 부각되어 왔다. 앞으로도 HRM 문제는 보건의료 조직의 관리자들에게 매우 중요한 사안이 될 것이다.

이 책의 저자들은 보건의료 HRM 분야의 실무자 · 컨설턴트 · 교수 등의 경험을 바탕으로 보건의료 HRM의 독특한 측면들을 중심으로 저술하였다. 학문과 실무 분야에서 경험을 쌓아 온 저자들의 다채로운 경력은 이 책이 보건의료 HRM의 이론적 측면과 실무적 측면 사이에서 균형을 유지하는 데 많은 도움이 되었다.

이 책은 이론과 실무를 조화롭게 다루고 있기 때문에 학문 분야는 물론이고 HRM 책임을 맡고 있는 보건의료조직의 경영자 · 감독자 · 전문가에게도 유용하게 활용될 수 있을 것이다.

보건의료 분야에서 다양한 경험을 쌓은 전문가라면 이 책이 HRM 이론과 보건의료조직의 실제 사례를 매우 폭넓게 다루고 있음을 알게 될 것이다. 특히 HRM을 수강하는 학생들과 자신들의 근무 분야에서 성공하기 위해서는 HRM에 대한 실질적인 지식을 쌓아야 한다.

특히 보건의료와 관련이 있는 행정 · 경영학을 이수한 졸업생 및 현장실무자들에게 HRM에 대한 포괄적인 지식과 정보를 제공하게 될 것이다. 또한 대학교수와 보건의료조직의 HRM 담당자 및 보건의료 전문가 그리고 HRM이 필요한 다양한 분야의 관리자들에게 이 책은 매우 유용한 길잡이가 될 것이다.

14장으로 구성된 이 책은 보건의료 HRM의 이론과 실천에 관한 포괄적인 정보를 제공한다. 각 장마다 HRM과 관련한 구체적인 주제를 다루고 있다. 그러므로 강의의 특성에 맞춰 독립적으로 또는 다른 장과 연결하여 이용될 수 있을 것이다.

1장은 보건의료산업의 현재와 미래를 개괄적으로 살펴봄으로써 보건의료 HRM의 특성과 과제를 설명하였다. 또한 이 장에서는 의원이나 병원 등 보건의료산업을 구성하는 기관들의 다양한 유형을 소개하였다.

2장에서는 보건의료 HRM 전문가들이 갖춰야 할 중요한 자격조건에 대해 설명하였다. 이 장에서는 특히 보건의료조직의 구조와 조직내 HRM부서의 배치, 그리고 HRM 예산과 직원 등에 대해 설명하였다. 보건의료조직의 HRM에 영향을 미치는 중요한 질 표준들과 더불어 의료기관평가합동위원회(JCAHO)도 소개하였다.

3장에서는 전략적인 HRM의 중요성을 설명하였다. 이 장에서는 논의되는 효과적인 인적자원 기획의 과정과 운영전략을 설명하였다. 특히 보건의료조직이 직면하고 있는 가장 시급한 인적자원 문제인 숙련된 보건의료 종업원의 유지를 위한 효과적인 방법을 논의하였다.

4장에서는 보건의료조직에 영향을 미치는 법률적 쟁점들을 소개하였다. 특히 평등고용기회(EEO)의 규정 및 쟁점들을 비중있게 다루었다.

5장에서는 보건의료조직 내에서 HRM의 모든 측면에 영향을 미치는 직무설계와 직무분석의 중요성을 검토하였다.

6장에서는 보건의료조직의 가장 중요한 주제인 인력 모집과 선발에 대해 포괄적으로 설명하였다. 또한 전략적인 인력채용 방법과 보건의료산업에서의 인력채용 성공사례를 소개하였다.

7장에서는 종업원 유지를 위한 전략을 탐색하였다. 특히 보건의료조직에서 종업원 유지를 위한 '최상의 실천방안' 이라고 인정된 방안들을 소개하였다. 보건의료 인력의 수급현황과 미래의 전망을 고려할 때, 인력유지는 보건의료 전문가들과 보건의료 관리자들이 해결해야 할 중요한 책임 중의 하나이다.

8장에서는 보건의료 인력의 교육훈련과 개발에 대해 포괄적으로 설명하였다. 보건의료 종업원의 능력개발을 위해 필요한 오리엔테이션과 교육훈련 시에 고려해야 하는 JCAHO 표준을 비중있게 다루었다.

9장에서는 성과관리라는 주제하에 보건의료 종업원들을 위한 성과기준 확립과 개발 및 성과평가 등에 대한 이론적인 측면과 실무적인 측면 모두를 검토하였다.

10장과 **11장**에서는 보건의료 HRM의 문제인 종업원관계와 노사관계를 다루었다. 10장에서는 보건의료조직의 종업원 관리방식에 영향을 주는 다양한 관심사를 비중있게 다루었다. 11장은 단체교섭협약의 적용을 받고 있는 보건의료 인력관리의 복잡성을 집중적으로 설명했다.

12장과 **13장**에서는 보건의료 인력에 대한 보상과 복지후생, 그리고 다양한 급여체계를 설명했다. 다양한 보상 프로그램과 보상과정에 대해 다루고 있는 12장에는 보건의료조직에서 이용되는 경영진의 급여계획도 다루었다. 보건의료 인력에게 제공되는 복지후생과 다양한 급여 프로그램은 13장에서 다루고 있다.

14장에서는 보건의료조직의 안전 · 건강 · 보안 문제들을 소개하면서 그것들이 어떻게 HRM에 영향을 미치는지를 설명했다. 보건의료환경에서 나타나는 안전과 건강, 그리고 보안문제들을 보건의료분야 HRM의 한 부분으로서 강조되고 있다.

역자 서문

오늘날의 보건의료 환경은 하루가 다르게 전문화 · 정보화 · 세계화되어 가고 있다. 급변하는 환경에 능동적으로 대응하고 보건의료 현장의 요구에 효과적으로 준비하기 위해서는 경쟁력 있는 전문 보건의료 행정인력의 양성이 그 무엇보다도 중요한 시점에 와 있다.

보건의료조직은 고유 목적인 환자진료를 위해 다양한 분야의 전문인력들이 서로 이해하고 밀접하게 협력해야만 하는 조직이다. 이러한 조직의 특성을 보다 잘 이해하고 조직의 구성원들이 서로 조화롭게 융합토록 하기 위해서는 실제 조직에서 일어나는 사람과의 관계와 관리전략을 이해하는 것이 매우 중요하다.

그동안 보건의료조직(주로 병원)에서 인적자원관리의 여러 문제, 즉 조직 내외부의 환경문제, 인사관리의 기본구조와 기준, 법적인 문제, 직무설계와 분석, 모집과 선발, 구성원과의 관계, 훈련, 성과관리, 노사문제, 보상, 보안 문제 등 제반 상황을 두루 포괄하고 있는 기본서를 목말라하고 있던 중 Walter J. Flynn 교수 등이 집필한「Healthcare Human Resource Management」개정판에 관심을 두게 되었다.

본 번역서는 미국의 최신사례뿐만 아니라 기본 예제와 질문까지 제기하고 있어 인적자원관리에 관심을 가지고 있는 학생뿐만 아니라 일반인에게도 많은 도움을 줄 수 있다.

본 역서는 고려대학교 최만규 교수, 한양여자대학 문상식 교수, 신흥대학 노운영 교수가 공동으로 번역을 하고 전국의 대학에 있는 전문가들의 수정보완을 거쳐서 이 세상에 나오게 되었다.

번역서 이름을「보건의료인적자원관리」라고 하는 것이 원문에 충실한 번역이 되겠으나, 대부분의 독자층이 병원관리 전공 대학원생, 일선 대학의 보건 및 병원행정 전공자, 병원관계자인 점을 감안하여 주로 변원조직에서의 인사관리 측면을 강조하고자 역서명을 「병원인사관리」로 정하였다.

병원조직의 범위를 벗어나는 부분에 대해서는 보건의료의 전반적인 인적자원관리 측면에서의 접근이란 점을 염두에 두기 바란다.

끝으로 본 역서 출간을 위해 원고를 검토하고 소중한 의견을 준 일선 대학의 교수님들과 지구문화사의 주병오 사장님 및 관계자님들께 깊은 감사를 드린다.

2008년 2월

역자대표

일러두기

이 책은 독자들이 보건의료 분야에 쉽게 접근하고 여러 문제들을 쉽게 이해할 수 있도록 다음과 같은 몇 가지 특징들이 담겨 있다.

첫째, 이 책에는 보건의료 분야의 구체적인 사례들이 망라되어 있다. 최근에 HRM이라는 주제는 보건의료의 제반 환경과 밀접한 관련을 맺고 있다. 이 책에 언급된 구체적인 사례들은 HRM의 최신 이론을 이해하고 토론하는 데 도움을 줄 것이다.

둘째, 각 장은 'HR Insight'로 시작된다. Insight의 내용은 각 장에서 다루어지는 주제와 관련해서 다양한 조직들이 시도한 프로그램과 문제해결방식, 그리고 혁신 등의 사례들이다. 저자들은 HR Insight를 통해 보건의료제도의 유형을 이해할 수 있도록 각별한 주의를 기울였다.

셋째, '윤리준수'의 문제도 중요하게 다루었다. 보건의료조직과 개인들은 가장 높은 수준의 윤리적 기준을 유지해야 한다. 그 이유는 보건의료 조직과 구성원들에게 바라는 보건의료 소비자들의 높은 기대수준에 부응해야 하기 때문이다. 최근 들어, 전 세계적으로 정부기관들이 보건의료조직에 보다 더 엄격한 규제와 높은 수준의 요구조건들을 통해 감시의 수준을 높이고 있다. 따라서 각 장에서 언급된 주제와 조직 혹은 개인이 지녀야 할 직업윤리와 법률준수방안들을 제시하기 위해 노력했다.

넷째, 보건의료 HRM에 많은 영향을 미치는 의료기관평가합동위원회(JCAHO)를 집중적으로 소개하였다. JCAHO는 의료의 질 표준들과 관련된 보건의료조직들을 인가하는 의료의 질 심사기관이다. 위원회가 제시한 표준들에는 환자 케어 · 관리 · 생명안전코드 등과 같은 분야가 포함되어 있다. 2장에서는 HRM과 직접 관련이 있는 다양한 JCAHO 표준들을 상세히 검토하고 제시했다. 또한 여러 장에서 JCAHO 표준들이 인적자원 관리업무에 어떤 영향을 미치고 있는지를 추가적으로 설명하였다.

다섯째, 각 장별로 토의된 주제를 진단하고 이해하는 데 도움을 주기 위해 다양한 그림 (삽화 포함) · 도표 · 차트 등을 활용하였다.

여섯째, 각 장의 끝에 사례연구(CASE)를 추가하여 각 장의 내용과 관련이 있는 사례들을 분석할 수 있도록 하였다. 모든 사례가 저자들이 실제 경험한 사실들을 중심으로 다루었다. 그렇지만 주의할 점은 사례에 제시된 조직의 이름은 저자가 임의로 바꾸어 제시했다. 문제와 쟁점 분석을 위해 사례연구 끝 부분에 관련된 토론질문을 제시하였다.

끝으로 이 책은 보건의료 분야의 HRM에서 다음과 같은 유형의 교육과정이 매우 유용할 것이다.

- 보건의료행정 전공자를 위한 HRM과정(학부)
- 경영학 전공자를 위한 HR과정(학부)
- 보건의료행정 프로그램을 위한 HR과정(대학원)
- 보건의료 관련분야(간호, 공중보건, 건강증진 등) 학위 이수에 필요한 커리큘럼(단기대학)
- 위와 관련된 원격학습 프로그램

Walter. J. Flgnn
Robert L. Mathis
John H. Jackson

차 례

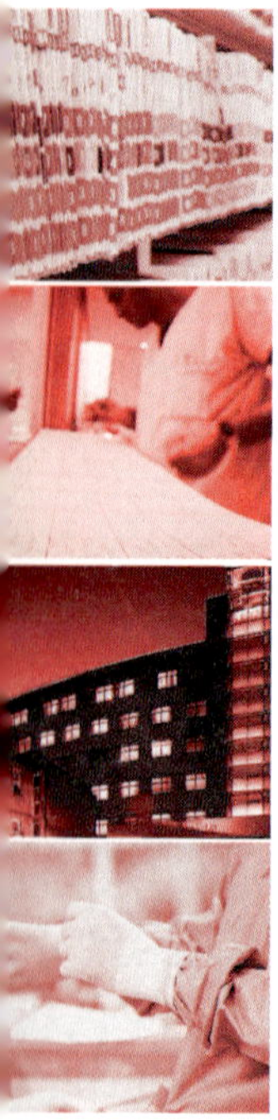

제1부 보건의료 HRM의 특성과 과제

제2부 보건의료 HR의 자격과 구성

제3부 보건의료 HR의 전략적 관리

제4부 보건의료조직과 법적 쟁점

제5부 직무설계와 직무분석

제6부 보건의료인력의 모집과 선발

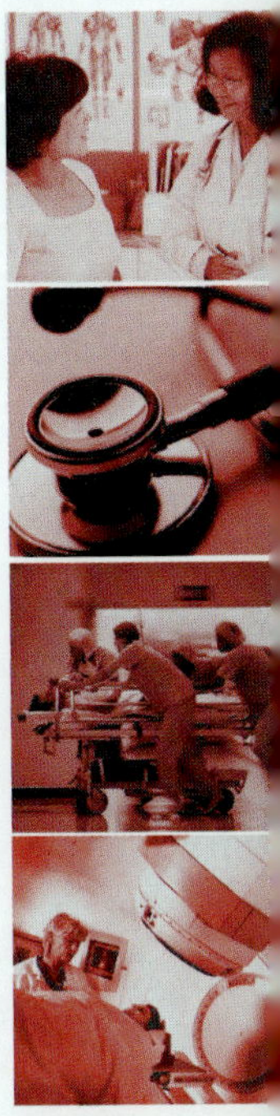

제7부 보건의료 조직관계와 종업원 유지

차 례

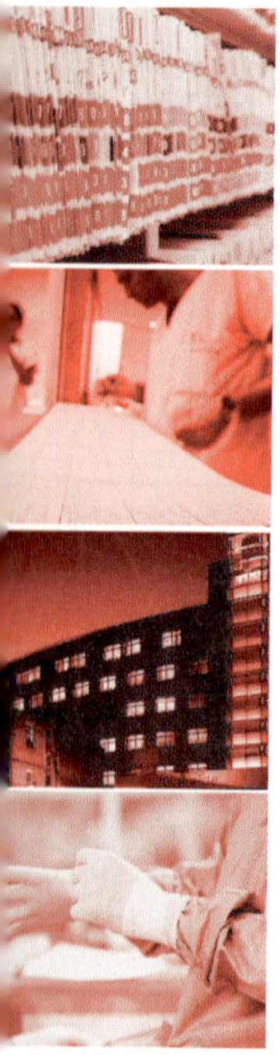

제8부 보건의료 인력의 교육훈련과 개발

제9부 보건의료조직의 성과관리

제10부 보건의료산업의 종업원 관계

제11부 노사관계와 보건의료조직

제12부 보건의료 인력의 보상관리

제13부 보건의료 인력의 보수와 복지후생 관리

제14부 보건의료조직의 안전, 보건, 보안관리

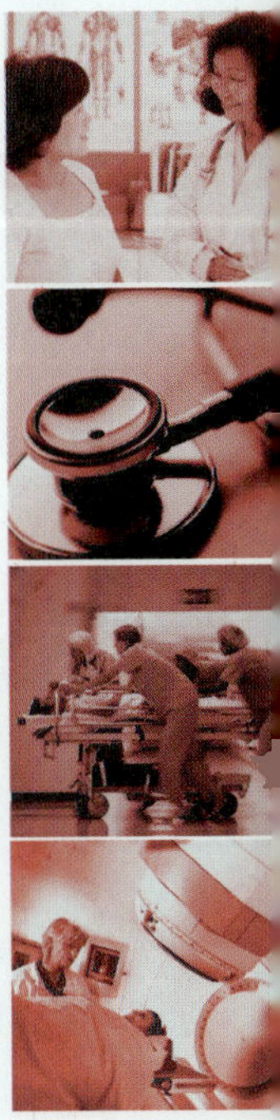

Chapter

1

보건의료 인적자원관리의 특성과 과제

학습 목표

- 보건의료조직의 유형들을 확인할 수 있어야 한다.
- 보건의료산업의 현재와 미래 상태를 설명할 수 있어야 한다.
- 인적자원(Human Resoure : HR)관리 활동들을 기술하고, 간단히 설명할 수 있어야 한다.
- 보건의료조직에서 행해지는 인적자원관리의 독특한 측면들을 설명할 수 있어야 한다.
- 보건의료 분야에서 제기되고 있는 인적자원관리의 몇 가지 과제를 토의할 수 있어야 한다.

보건의료 인적자원 사례고찰(Healthcare HR Insight)

미국병원협회(The American Hospital Association ; AHA)의 병원 및 보건의료체계 인력위원회(Commission on Workforce for Hospitals and Health Systems)는 미국 내 보건의료 인력의 부족현상에 대한 포괄적인 연구를 수행한 결과 몇 가지 지적사항과 권고사항들을 묶어 「우리의 입장 : 병원 경영자들이 충분한 노동력을 확보하는 방법」이라는 보고서를 발간하였다.

보고서는 보건의료 분야의 CEO, 의사, 교육자, 노동계의 리더, 간호와 관련 분야의 전문가, 심지어 학생까지 포함된 다양한 계층으로부터 수집된 정보를 바탕으로 보건의료 분야의 조직책임자들에게 반드시 필요한 다섯 가지 조건을 제시하여 강조한 것이 특징이다.

이 조건들은 보건의료 분야의 노동력 확보를 위해 매우 중요하게 평가되며, 특히 이 조건들이 제대로 적용될 경우에 점점 고령화되어 가고 있는 베이비붐 세대의 보건의료 욕구를 충족시켜 줄 수 있을 것으로 기대된다. 이 조건들은 다음과 같다.

- 의미있는 일을 하고 있다는 생각을 불어넣어 줌.
- 직장에서의 파트너십 증진
- 종업원 신규채용 기반의 확대
- 타 분야와의 협력
- 보건의료 직종에 대한 사회적 지원체계 구축

몬타나주 화이트설퍼스프링즈(White sulfur springs)에 소재한 마운틴뷰 메디컬센터는 보건의료조직에서 종업원의 채용과 유지를 위한 새로운 방법으로 효과를 거뒀다. 즉 간호인력 부족문제를 해결하기 위한 방안으로 간호사의 지위를 재정의한 결과로 간호사 직무구조가 체계화되고 간호업무가 단절되는 경우도 훨씬 줄어들었다.

특히 간호사들에게 의미있는 일을 하고 있다는 생각을 불어넣어 줌으로써 환자에 대한 간호의 개선효과와 함께 막대한 자금을 추가하지 않고도 사기를 진작시키는 효과를 거둘 수 있었다.

미국 오레곤주의 포틀랜드에 소재한 리거시(Legacy) 헬스시스템이 운영하고 있는 '예스(Youth Employment in Summer ; YES) 프로그램'은 향후 보건의료 종업원이 될 수 있는 잠재적 인력 기반을 확대하자는 취지로 기획됐다. 즉 라틴계 학생들과 흑인 학생들을 보건의료기관에 소개하여 궁극적으로 그들이 고등학교를 마칠 수 있도록 자극을 주고, 졸업 이후에는 보건관련 상위 교육기관에 진학하여 보건의료 직종에 취업할 수 있도록 하자는 것이다.

아이오와주 네바다에 소재한 스토리 카운티 메디컬센터는 그 지역 고등학교 학생들의 보건관련 직업교육에 필요한 커리큘럼을 개발해 달라는 요청을 받았다. 센터는 커리큘럼의 개발뿐만 아니라, 직접 교육을 실시하여 임상경험(hadns-on experience)을 쌓을 수 있는 기회를 부여하였고, 더불어 CNA(Certified Nurse Assistant : 간호보조사)자격증도 수여하였다.

AHA는 미국의 보건의료정책에 영향을 미치는 법률들을 제정 · 해석하는 연방의회와 주의회 및 정부기관들에 대해 수많은 청원을 함으로써 사회적 지원을 공고히 할 수 있는 토대를 마련하였다.

AHA의 청원 중 보건의료 종업원들에게 직접적인 영향을 미치게 될 핵심적인 사례로서, 정부와 고용주 편의 위주로 구성된 은퇴법률과 정책을 고령의 근로자가 좀 더 오랫동안 직장에서 근무할 수 있는 환경조성의 법률과 정책으로 변화시키기 위해 펼친 여론조성활동을 들 수 있다.[1)]

1. 미국의 보건의료산업 현황

약 50만 개 이상의 각종 시설로 구성된 미국의 보건의료산업은 의료서비스와 거주 간호, 그리고 다양한 형태의 치료요법(therapy)과 의료서비스 등을 망라하고 있다. 이 중 가장 큰 비중을 차지하고 있는 것은 의원(physician office)과 클리닉(clinic)이다.

보건의료조직의 규모도 다양하여 대형 건물과 수백 명의 종업원들이 근무하는 병원과 같은 대형 입원시설이 있는가 하면, 홈 헬스케어서비스 제공자와 같이 소수의 종업원이 근무하거나 환자가 어디서나 이용할 수 있는 소규모 보건의료조직도 있다. 다양한 조직들이 모여서 형성된 미국 보건의료 부문의 주요 구성요소는 다음과 같다.

① **의원과 클리닉** : 내 · 외과 의사들은 각자 개업하거나 동일한 전문 분야의

의사끼리 혹은 다른 전문 분야의 의사와 공동으로 의원이나 클리닉을 개업하는 형태를 취하고 있다. 집단개업의 최근 경향을 보면, 클리닉이라든가 독립된 형태의 응급진료센터(freestanding emergency care centers) 또는 외래수술센터(ambulatory surgical center) 등을 갖추고 있다.

② **병원과 메디컬센터** : 병원은 진찰에서부터 수술, 그리고 지속적인 간호진료(continuous nursing care) 등 포괄적인 보건의료서비스를 제공한다. 도시 외곽지역에 독립적인 시설을 갖춘 소규모 병원 중에는, 지리적으로는 분산되어 있지만 통합된 시스템을 가진 복합 시설의 일부도 있다. 화상치료 · 암치료 · 소아치료 등과 같은 전문적인 진료를 담당하는 병원이 있는가 하면, 모든 서비스를 통합하여 제공하는 병원도 있다.

③ **간호 및 거주 간호 시설들**(nursing and residential care facilities) : 간호시설은 지속적인 건강관리를 필요로 하는 사람들에게 입원간호(inpatient nursing), 재활(rehabilitation), 보건관련 대인서비스(health-related personal care) 등을 제공하는 데 필요하지만, 병원에서 요구되는 서비스 수준을 제공할 수는 없다. 그러나 요양소 같은 시설들은 주로 의료서비스를 덜 필요로 하는 환자들을 대상으로 특별히 재활서비스를 제공하여 도움을 주고 있다.

④ **가정보건의료**(Home Healthcare) : 가정을 방문하여 의사의 지도하에 간호서비스 또는 의료서비스를 제공한다. 이 서비스는 주로 노인들을 대상으로 한다.

⑤ **외래환자 진료서비스**(outpatient care services) : 신장투석센터와 약물치료 클리닉 및 재활센터와 혈액은행, 그리고 분만준비강좌 등을 통해 서비스를 제공한다.

⑥ **의료 및 임상검사실**(medical and diagnostic laboratories) : 임상검사실은 의료인에게 분석 및 진단서비스를 제공하거나 의사의 지시하에 환자들에게 직접 서비스를 제공하기도 한다. 검사실 근무자는 혈액분석과 X-레이 촬영 및 임상시험을 수행하며, 치과기공소의 근무자는 틀니 · 인공치아 · 치열교정 기구 등을 제작한다.

⑦ **기타 보건의료 관련 구성원**(Other Health Practitioner) : 카이로프랙터(chiropractor), 안과의사, 검안사, 발관리사(podiatrists), 작업 및 물리치료사,

심리학자, 음향치료사(audiologist), 언어치료사(speech-language pathologists), 영양사(dietitians), 그리고 기타 보건의료 제공자들이 포함된다. 또한 침술사(adupuncturists) · 유사요법전문가(homeopath) · 최면술사(hypnotherapi) · 자연요법사(naturopath) 등과 같은 대체의료 전문가들도 보건의료 분야의 구성원으로 취급된다.

⑧ **치과진료소 · 클리닉** : 미국에 있는 보건의료 시설 중 약 20%가 치과진료소일 정도로 그 수가 많다. 대개 소수의 종업원들로 구성되어 일반적인 치과진료(care)서비스 및 치과수술 · 치아교정 같은 전문적인 치과진료서비스를 제공한다.

⑨ **기타 외래 보건의료 서비스**(ambulatory healthcare services) : 앰블런스서비스, 혈액 및 장기은행, 심박조율기(pacemaker), 모니터링, 금연 프로그램 등이 포함된다.

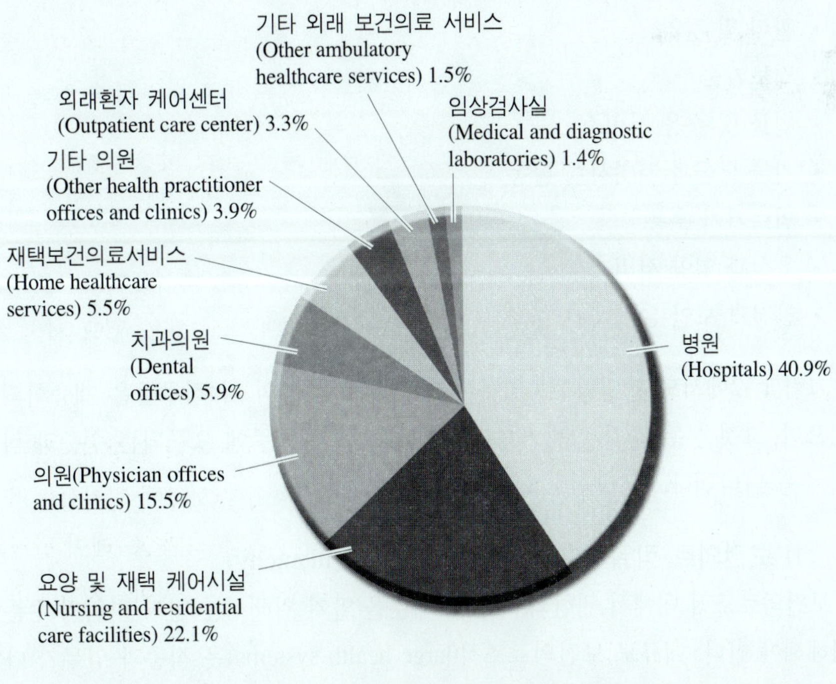

출처 : 미국 노동부 노동통계국, 2005

그림 1-1 보건의료 분야의 고용 현황

(1) 고용 현황

보건의료산업이 중요한 산업으로 자리잡고 있는 미국에서는 약 1,300만 명이 보건의료 분야에 고용되어 있다. 그러나 보건의료산업은 노동 강도가 매우 높고, 분야가 다양할 뿐만 아니라 업무가 요구하는 전문기술과 학문적 능력을 갖추기 위해서는 최소한 4년 간의 대학교육을 이수해야 하기 때문에, 수요와 공급의 균형을 맞추기가 어렵다.

그림 1-1은 보건의료조직 유형별 고용의 구성비를 보여 주고 있다. 병원은 보건의료서비스 시설 가운데 그 수가 고작 2%에도 미치지 못하지만, 고용의 구성비에서는 전체 보건의료 종업원들의 약 40%를 차지하고 있다.[2)]

(2) 직무의 유형

보건의료 분야는 업무의 특성상 교육 · 훈련 · 숙련도의 측면에서 각기 다른 수준을 요구하는 다양한 직무로 구성되어 있다. 의료 · 임상 업무 외에도 다음과 같은 다양한 분야의 기술들이 요구된다.

- 관리 및 경영
- 정보기술
- 법률 및 순응 서비스
- 기금 모금과 지역사회 활동
- 의료기기 운용
- 음식과 영양 서비스
- 안전과 보안

그림 1-2에서도 확인할 수 있듯이, 보건의료 분야의 각 직무들은 계층화되어 있으며, 그것은 두 가지 관계, 다시 말해서 각 직무 범주에 요구되는 수준과 직위의 수를 나타낸다.

1) 보건의료 직위계층(healthcare position hierachy)

보건의료조직 내에서 권한과 책임의 배분을 알기 위해서는 먼저 직위의 수준을 이해해야 한다. 대규모 보건의료조직(large health systems)은 직종과 임무가 다양한 많은 직원이 근무하고 있으므로 계층적인 구조를 가지는 반면, 클리닉과 집단개업은 계층이 거의 없는 수평적인 조직구조를 가진다.

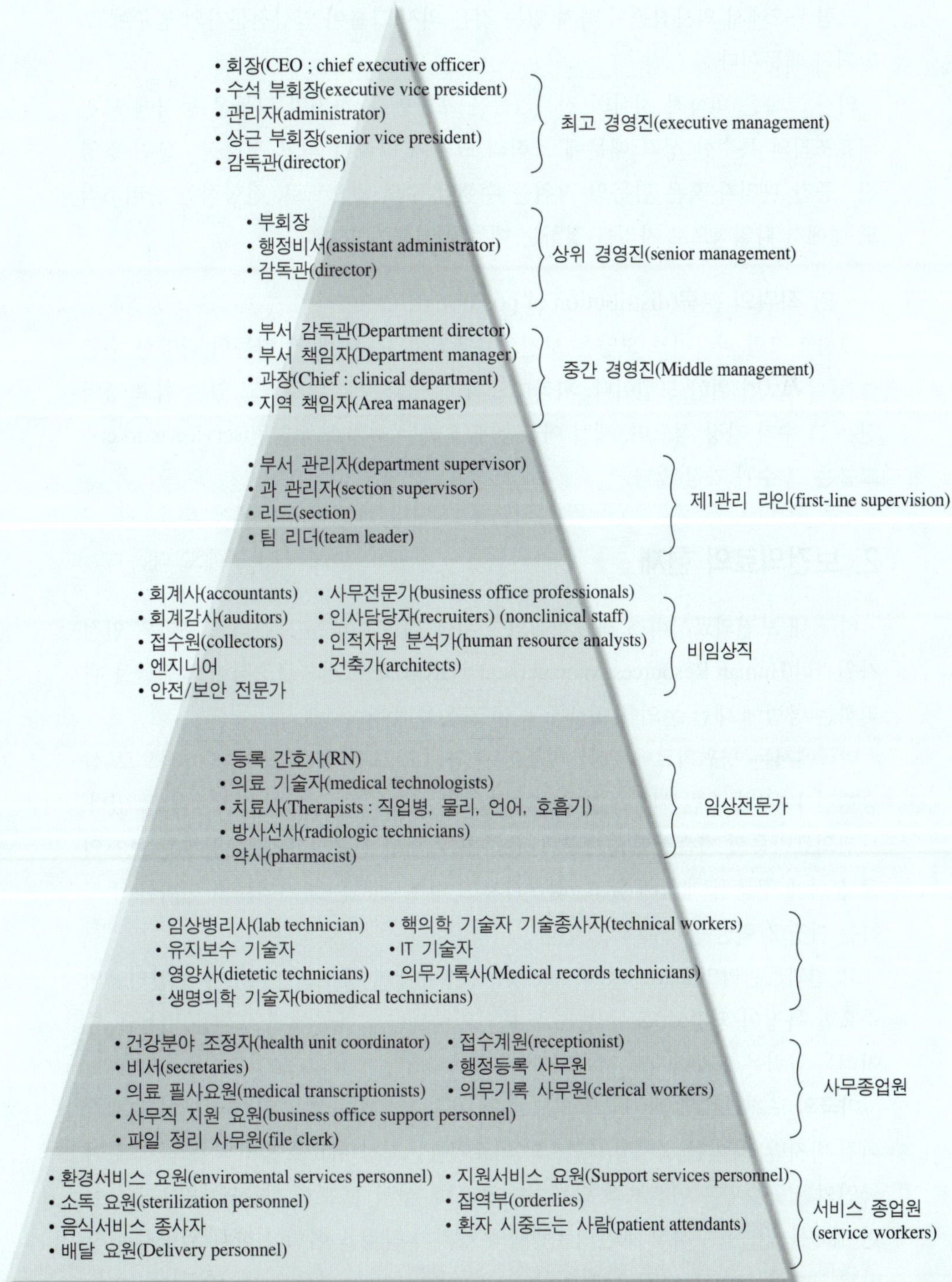

그림 1-2 보건의료 분야의 직무체계

그림 1-2에서 의사직종이 빠져 있는 것은 의사 그룹이 임상전문가의 범주에 포함되기 때문이다.

의사 그룹은 의학적 지식의 전문가들을 포함한다. 하지만 그들은 동시에 보건의료조직의 특수한 성격 때문에 조직의 크기에 따라서 최고 경영진 · 상위 경영진 · 중간 관리자 혹은 감독의 직위를 수행할 수도 있으므로, 전형적인 관리조직도 내에서 획일적으로 자리를 정하는 데는 어려움이 따른다.

2) 직위의 분류(distribution of positions)

그림 1-2의 피라미드 모양은 보건의료조직이 요구하는 인력들의 다양한 수준들을 살펴보기 위한 모델이다. 피라미드의 맨 꼭대기에 위치하고 있는 최고 경영진은 그 수가 가장 적으며, 제일 아래층에 속하는 서비스 종업원(service workers) 그룹은 그 수가 가장 많다.

2. 보건의료의 현재

미국 내 보건의료서비스 제공체계의 현황에 대한 이해는 보건의료 분야의 인적자원관리(Human Resources Management ; HRM)와 보건의료조직이 직원들을 관리하는 방법에 대한 논의를 이해하는 데 도움을 준다.

미국에서는 병원의료에 관한 법률이 통과되고 보건의료비용이 지속적으로 상승했던 1960년 후반부터 보건의료와 변화라는 말이 동의어처럼 사용되고 있다. 보건의료비용의 지속적인 증가에 대응하기 위해서 연방정부와 주 정부는 보건의료 분야에 꾸준히 개입해 왔고, 최근까지도 정부 부문은 보건의료의 변화를 주도하는 가장 강력한 동력이 되고 있다.

그 결과 '관리의료(Managed care)'와 정부규제의 증가는 미국 내 보건의료의 주요한 특징이 되었고, 모든 형태의 보건의료서비스 제공에 소요되는 비용을 줄이려는 압력은 현재까지도 지속되고 있다.[3)]

미국의 보건의료체계는 세계 최고 수준으로 평가된다. 불공정한 배분이 문제가 되긴 하지만, 용이한 접근성 · 고도의 의료기술 · 최신 치료요법과 약품 덕택에 미국인의 평균수명은 이전보다 훨씬 높아졌으며, 삶의 질 또한 향상됐다. 그러나 이런 성과들에도 불구하고 보건의료체계의 성과가 균형을 이뤄야 한다는 원칙과 상반된 모습을 보이는 것 또한 부인할 수 없는 현실이다. 다음은 보건의료서비스를 제공할 때 반드시 염두에 두어야 할 몇 가지 중요한 사항들이다.

① **자원에 대한 수요의 증가** : 보건의료조직은 노년층의 확대(보건의료 소비자의 증가)와 비보험자 및 보장수준이 낮은 보험에 가입한 인구의 증가, 고가 의료기술에 대한 수요의 증가, 보다 우수한 자원에 대한 요구와 압박의 증대 등의 문제에 직면하고 있다.

② **다방면에 걸친 인력 문제** : 보건의료조직은 간호 인력(nursing personnel), 특정 전공의사, 전문치료 제공자(professional caregivers) 등이 상당히 부족한 실정이며, 이러한 부족 인력을 충원하는 데 어려움을 겪고 있다. 게다가 이 위기를 더욱 어렵게 하는 또 다른 측면, 즉 이런 어려움을 극복하려면 기존의 보건의료 종업원들에게 새로운 기술을 익히게 하는 등 변화가 요구된다. 하지만 현실적으로 열악한 근무조건에 대한 보건의료 종업원들의 불만이 높고, 더구나 집중적인 케어가 요구되는 직위의 노동강도가 타 직위에 비해 상대적으로 높다. 그 때문에 이직률이 높다는 근본적인 한계를 해결하지 못하고 있는 것이다.

③ **환자의 안전성 보장 및 서비스 · 질 · 비용의 변이성(variability) 감소** : 현행 보건의료전달체계는 안전하고 경제적이며 완벽한 보건의료서비스를 받고자 하는 소비자의 기대에 부응하지 못하고 있다. 따라서 소비자와 고용자 · 연방정부 · 지방정부 등은 계속 증가하고 있는 보건의료 비용을 고스란히 부담하고 있지만, 여전히 불완전한 치료나 부적절한 치료(rude care)를 받으며 비용은 비용대로 지불해야 하는 상황이 개선되지 않고 있다.[4)]

④ **문화적으로 수용 가능한 치료 제공** : 미국의 다양한 문화로 인해 문화적 배경이 각기 다른 환자들이 늘어나고 있다. 연구에 의하면 미국 내 소수민족들은 국가보건의료체계로 받는 편익, 접근성, 수용성 등에서 상당한 불균형이 있음을 밝히고 있다.

직접적으로 의료서비스를 제공하는 자와 보건의료 관리자는 인종 간이나 민족 간에 있어서 다양한 소비자들의 문화적 다양성에 대한 이해가 부족하고, 이러한 이해부족은 치료에 덜 효과적이거나 심지어 부정적인 보건의료 결과를 유발한다는 명백한 징후들이 나타나고 있다.[5)]

⑤ **기술과 정보관리** : 미국의 보건의료제공체계는 새로운 기술의 개발과 사용 및 보건의료정보와 데이터 관리 등에서 전대미문의 발전을 거듭하고 있다.

원격집중 케어 모니터링(remote intensive care monitoring), 로봇을 이용한 외과 수술(robotically performed surgeries), 컴퓨터를 통한 유전자 지도 등에 의해 가능해진 유전자기반의 질병 치료 등과 같은 기술과 협력하여 통합(입원, 외래, 의사) 전자의무기록(EMR)이 빠른 속도로 표준화되어 가고 있다.[6]

⑥ **규제정책**(regulatory policy) : 의회는 미국의 보건의료제공체계가 점점 복잡해지자 모호한 정책결정(broad policy decision)을 "좀 더 세분화(fill in the detail)"하기 위하여 전문성을 갖춘 규제기구(regulatory agencies)를 설치하여 보다 많은 권한과 재량권을 부여하였다. 예컨대 1996년에 HIPAA(Health Insurance Portability and Accountability Act)가 통과된 이래, 8년 동안 수천 페이지에 달하는 규제들이 입안되었다.[7]

3. 보건의료의 미래

보건의료산업은 변화의 속도가 매우 빠른 데다 다양한 외부의 압력들과 예기치 못한 사건들이 종종 흐름을 극적으로 바꾸어 버리기 때문에 미래를 예측하기가 어려운 분야이다. 예를 들어, 2001년도에 발생한 9·11 사건은 미국 내 보건의료제공 시스템의 여러 측면에 커다란 영향을 끼쳤으나 사전에 그 사건을 예측한 사람은 아무도 없었다.

그러나 보건의료 부문의 미래를 비교적 정확히 예측할 수 있는 최신 경향들과 요인들은 분명히 존재한다. 그림 1-3에는 그러한 요인들이 제시되어 있다. 비록 천재지변이나 사건 · 사고들을 정확히 예측할 수는 없지만 전반적인 변화의 추이를 이해하는 데는 상당히 도움이 된다.

보건의료

현재 →	미래
• 자원수요의 증가	• 지속적인 재정압박
• 다방면에 걸친 인력 문제	• 인구구성의 변화
• 환자의 안전성 보장 및 서비스 · 질 · 비용의 변이성 감소	• 기술 · 비용 · 경쟁
• 문화적으로 수용 가능한 치료 제공	• 대중 여론
• 규제정책	• 책임 증가
	• 보건기획정책 발의

그림 1-3 보건의료의 현재와 미래

① **지속적인 재정 압박** : 정부와 제3의 지불자 · 소비자 · 고용주 등은 보건의료비용이 일정수준을 유지하도록 보건의료산업에 지속적인 압력을 가하면서 차츰 진료의 연속성(care delivery continuum)이라는 가치에 주목하여 보건의료비를 집중하게 될 것이다.

② **인구의 변화**(demographic changes) : 미국의 인구는 계속 늘고 있으며, 고령인구의 비율이 급속히 증가하는 추세이다. 인구의 변화는 보건의료에서 매우 중요한 의미를 갖는다. 미국 내 메디케어 등록자수는 현재 약 4,200만 명 수준이지만 2030년에는 약 7,700만 명에 이르게 되고, 또한 2010년경에는 약 7,000만 명의 미국인들이 두 가지 이상의 만성 질환에 시달릴 것으로 예상된다.[8)]

③ **기술과 비용 및 경쟁** : 다른 분야의 기술도입과 달리, 보건의료 기술의 변화는 더욱 많은 사람들이 의료서비스를 누릴 수 있게 함으로써, 진료비를 상승시키는 주요 원인이 되어 왔다. 기술의 진보는 보건의료의 전달을 입원환자 중심에서 독립보건기관(free-standing care centers)과 의원(physician offices)을 이용하는 외래환자 중심으로 바꾸었다. 그 결과로 시설과잉현상이 초래됨으로써, 보건의료조직 간의 경쟁이 본격화되었다. 그러나 다른 산업과는 달리, 아직까지는 본격적인 가격경쟁으로 이어지지 않고 있다.

④ **여론**(public opinion) : 미국의 보건의료체계에 대한 소비자들의 여론은 썩 좋지 않은 편이다. 최근에 실시한 여론조사에서는 열 명 중 여섯 명만이 현행 보건의료체계에 대해 만족하고 있는 것으로 나타났고, 특히 '매우 만족'이라고 응답한 비율은 10명 중 2명에 불과했다. 갤럽이 행한 한 조사에서는 보건의료산업이 긍정적인 평가보다는 부정적인 평가가 우세한 대표적인 여섯 개 산업 중의 하나로 꼽히기도 했다. 나머지 다섯 개 산업 분야 중에는 보건의료산업과 밀접한 관련이 있는 법률서비스산업과 제약산업이 포함되어 있었다.[9)]

오늘날 미국의 보건의료체제가 직면한 두 가지 과제는 보건의료비용과 보험미가입자의 증가이다. 만약 이 두 가지 문제가 해결되지 않는다면, 미국의 보건의료산업에 대한 대중의 여론이 더욱 악화될 것은 자명한 일이다.

⑤ **책임의 증가**(More Accountability) : 고용주 및 소비자집단과 더불어 연방과 지방 정부들은 보건의료조직과 개인의료서비스 제공자들에게 이미 높은 수

준의 책임을 요구하고 있다. 미래에는 의사와 병원의 서비스 질에 대해 보다 많은 정보를 요구할 것으로 보이며, 여기에는 수술 · 처치 · 각종 검사 등에 투입된 실제 원가뿐만 아니라 병원과 의사의 수가정보도 포함될 것이다.

⑥ **보건기획정책 발의(initiatives)** : 미국은 보건의료자원의 불공평한 공급에 대해 손을 댈 것으로 보인다. 역사적으로 보건의료 부문은 시장의 원리에 따라 자원들을 분배해 왔고, 그 결과로 수요와 공급 사이에 심각한 불일치가 발생하였다. 특히 시골 지역은 보건의료서비스에 대한 접근성이 취약하여 많은 주민들이 고통을 받고 있다.

따라서 향후 보건의료자원의 계획적인 할당 및 보편적인 제공이라는 상반된 입장이 보건의료정책의 중요한 화두가 될 것이다.[10)]

4. 보건의료 HR의 과제

현재의 보건의료 부문이 직면하고 있는 상황들을 살펴볼 때, 향후 보건의료조직의 리더들에게는 지속적인 변화에 대응하고 환경변화를 적절히 관리할 수 있는 능력이 요구될 것이다. HR리더십이 특히 중요한 이유는 보건의료산업이 현재 당면한 문제와 미래에 직면할 가능성 높은 문제들에 인적자원관리와 관련된 요소들이 적지 않게 내포되어 있기 때문이다.

이러한 문제들은 흥미로우면서도 동시에 난해한 문제로 부각되어 있다. HR전문가들은 보건의료산업이 직면하고 있는 가장 난해한 문제들과 이슈들에 대한 해결책을 제공함으로써 그들이 소속된 조직과 보건의료산업 전체에 공헌할 기회를 가지게 된 셈이다. 이 중 가장 널리 알려진 문제는 자질을 갖춘 직원의 정확한 수요를 파악해서 채용 · 관리하는 일과 인적자원에 영향을 미치는 변화들을 관리하는 것이다.

(1) 채용(Recruitment)과 유지(Retention)

보건의료 관련 핵심 직위의 증가에도 불구하고 양질의 보건의료인력에 대한 수요는 미래에도 높은 수준에서 유지될 것으로 보인다. 간호인력의 부족문제는 대중매체에서 단골 메뉴로 등장할 정도로 이미 심각한 수준에 이르고 있는데, 미국에서는 오는 2012년까지 전국적으로 60만 명 이상의 등록간호사(RN)가 필요할 것으로 추정하고 있다.

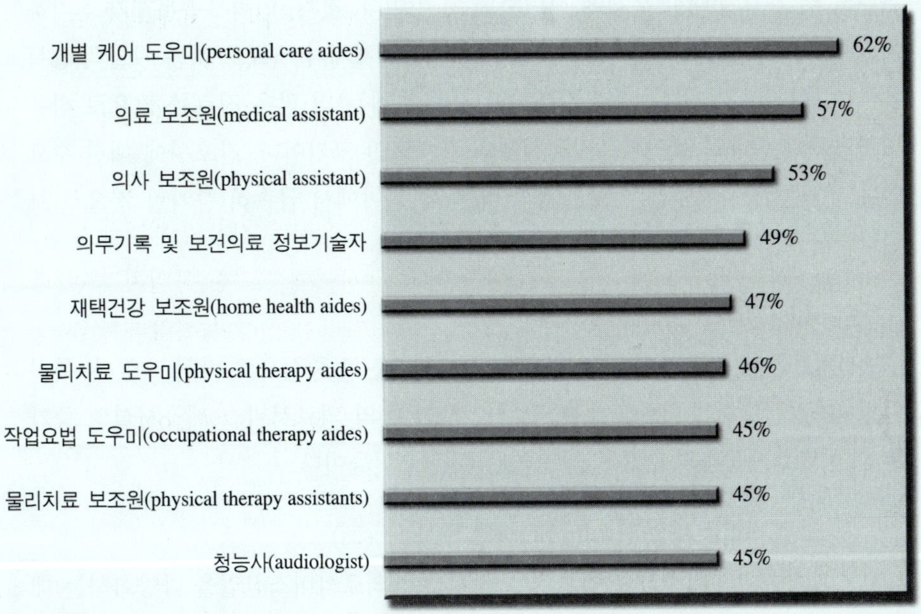

그림 1-4 보건의료 전문직의 예상 증가율(2000~2010)

그러나 미래에는 채용과 인력배치 문제가 비단 간호업무에만 국한되지 않고 모든 보건의료 전문직에 영향을 끼치게 될 것이다. 특히 보건의료 부문의 직종 수 증가율은 다른 분야에 비해 2배에 달한다.

그림 1-4는 미래의 보건의료 부문 직종의 성장규모를 설명하기 위하여 선택된 보건의료 관련 직종 9개의 성장률을 추계한 것이다. 이들 중 많은 직종들은 최소 2년 이상의 교육과정을 요구하고 있으며, 특히 의사 보조원(physician assistant)과 청능사(audiologist)는 4년제 대학과정 이상의 전문교육을 요구한다.

머지 않아 HR전문가들은 산업의 모든 분야에서 자신이 소속된 조직이 필요로 하는 적절한 수의 자질을 갖춘 인력들을 채용하고 유지하는 문제에 직면하게 될 것이다. 이제부터는 보건의료인력의 수요와 공급에 직접 영향을 미치는 요인들을 살펴보도록 하자.

1) 병원, 거주자 간호 및 재활시설

향후 15년 동안 미국 내 보건의료시스템, 특히 입원시설들은 보건의료인력과 관련된 두 가지 중대한 문제에 직면하게 될 것이다. 첫째, 인력부족문제가 심각해지고, 둘째, 기존 인력들은 새롭게 출현하는 의료체계가 필요로 하는 기술의 습득을 꺼려 하리란 것이다. 재삼 강조하거니와, 문제는 더 많은 진료를 필요로 하는 노령인구의 증가와 보건의료전달체계의 전체적인 크기이다. 간호사에 대한 수요와 보건직종 종사자들은 의료체계의 다른 세 분야에서 급속히 증가할 것으로 보인다.

2) 외래진료(Ambulatory Care)

보건의료는 입원환자에서 외래환자 또는 외래진료 중심으로 바뀌고 있다. 특히 의원 · 가정간호시설 · 독립 수술 및 진단센터 등의 의료서비스 제공시설의 증가는 외래진료 제공자의 수요를 견인하는 주된 요인들이다.

3) 의료서비스사업(Health Service Businesses)

최근 대체치료서비스가 각광을 받으면서 보건의료서비스산업을 다양화하는 데 기여하고 있다. 앞으로 관리의료 회사, 건강관리 회사, 약국 등은 임상경험이 있고 소비자들을 끌어들일 수 있는 능력을 지닌 대체치료요법자들을 필요로 하게 될 것이다.

4) 독립 개업(Independent practice)

영양 및 체중관리, 물리치료(physical therapy), 통증관리, 개인별 케어 등 많은 보건의료 전문가들이 대체의료(alternative care)에 대한 수요 증가에 발맞추어 독립개업을 선호하고 있다. 개업을 한 전문가들은 병원과 클리닉에 근무하면서 배운 기술을 활용함과 동시에 소비자로부터 직접 수가를 받는 행위별수가제(free-for-service)를 실시하고 있다.

유능한 종업원을 채용하고 유지하기 위해 보건의료 HR담당자들에게 주어진 과제는 다음과 같은 몇 가지 중요한 쟁점 사항들을 다룰 수 있어야 한다는 것이다.

① 지난 20년 동안 미국에서는 간호사 및 보건관련 전문직의 교육과 이를 위한 시설투자에 대한 관심이 급격히 감소하였다. 1980년대까지만 해도, 많은 대형 병원과 의료기관에서는 자체적으로 간호훈련 프로그램을 운영하면서 간호학위를 수여하였다. 그러나 최근에는 그런 프로그램들이 사라지거나 유명무실해졌고, 현재는 대학의 2년 혹은 4년제 학위 프로그램만 명맥을 유지하

고 있을 뿐이다.

② 생명과학산업을 중심으로 보건의료산업에 비해 보수조건과 근무환경이 나은 직업들이 대거 출현하였다.

③ 지난 50년 동안 여성들의 취업기회가 꾸준히 확대된 덕택에 과거에 보건관련 직종으로 진출하였던 여성들이 급속히 비보건 분야로 진출하고 있다.

④ 예산 문제 · 인력 부족 · 업무 증가 등으로 인해 보건의료직종의 근무여건이 악화되었고, 따라서 기존 인력들의 보건의료산업 탈출현상이 심각한 수준에 이르고 있다.

⑤ 보건의료 관련 직종에 대한 내 · 외부의 압력으로 인해 고용주와 종업원 사이의 갈등이 고조되었고, 그 결과로 향후 10년 동안 보건의료 종사자들이 근무조건을 향상시키기 위해 노동조합 활동에 적극 참가하리라고 예측된다.[11)]

(2) 변화의 관리

보건의료산업이 으레 변화와 동의어로 인식되는 미국에서는 보건의료 직종에 영향을 주는 변화를 관리하는 것이 보건의료 HR담당자들의 가장 중요한 과제가 되었다. 그림 1-5에는 HR과 밀접하게 관련돼 있으면서 동시에 HR변화 관리를 필요로 하는, 보건의료 직종에 영향을 주는 다섯 가지 요인들이 제시되어 있다.

그동안의 변화에 대한 논의는 보건의료전달체계상의 비용에 대한 압력, 끊임없이 빠르게 진행되는 기술진보, 치료효과(clinical performance) 향상에 대한 소비자들의 요구, 기타 환경 및 보건의료의 시장성 등을 부각시켰다. 또한 이런 변화들은 보건의료조직의 인적자원관리에 중요한 의미를 지녀 왔다.

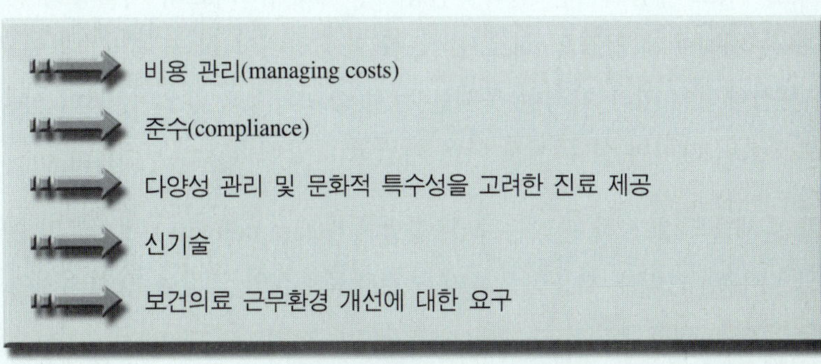

그림 1-5 보건의료 HR의 주요 변화요인

1) 비용관리

비용감축(cost-containment)에 대한 압력에 대응하기 위해 보건의료조직은 구조조정을 통한 효율성 제고와 저수요 · 저수익의 서비스 부문 축소 및 기타 예산절감 목표를 달성하기 위한 혁신들을 시도하고 있다.

- **HR의 시사점** : 인건비(임금과 수당)가 보건의료조직의 총 운영비에서 차지하는 비중은 약 50~60%에 달한다. 따라서 인건비 절감은 적정수의 종업원 유지와 업무 효율화를 의미한다.

2) 품질표준의 준수(compliance with quality standards)

보건의료조직은 치료효과를 높이라는 압력이 거세짐에 따라 품질표준을 확립하는 일을 중요한 일로 부각하고 있다. 의료기관평가합동위원회(JCAHO)가 요구하는 품질표준을 충족시키거나 제3자 지불자(third-party payer)의 임상결과 심사요구에 응하거나 주 보건당국의 회계감사를 받아야 하는 등 보건의료조직은 보건의료서비스의 품질 및 치료효과를 향상시키라는 외부의 요구에 지속적으로 시달리고 있다.

- **HR의 시사점** : HR 계획과 프로그램은 오리엔테이션과 훈련을 실시하고, 안전과 품질 및 진료표준과 관련된 직원들의 활동을 지속적으로 감시할 것을 요구받고 있다. 매년 새로운 규제와 표준 또는 요구사항들이 등장하고 있으므로, 이런 민감한 요구에 맞춰 직원들의 능력을 향상시키기 위해서는 새로운 정책과 프로그램 등이 필요하다.

3) 다양성 관리 및 문화적 특수성을 고려한 진료 제공

보건의료서비스 제공자들은 민족 · 인종 · 성 · 나이 · 의료비 지불능력 등에 상관없이 모든 사람에게 양질의 의료서비스를 제공하여야 한다. 미국 내 인구구성이 점차 복잡해짐에 따라 이러한 문제는 점점 중요해지고 있으며, 그에 상응하여 보건의료조직이 다뤄야 할 문제도 더욱 어렵고 다양해졌다.

이러한 문제들의 효과적 관리는, 의료전달체계(care delivery) 개선뿐만 아니라, 유능하고 다양한 인력을 채용함으로써 보건의료조직의 역량을 강화시켜야 하는 과제에도 영향을 미친다.

- HR의 시사점 : 의료서비스 제공자와 환자의 인구 구성비를 맞추기 위한 HR 계획과 프로그램의 수립 및 실시는, 사실상 끝이 없는 작업이며 끊임없이 바뀌는 인구 구성에 의해 그 또한 계속 변화해야 한다.

4) 의료기술의 발전에 대한 대비

신약 개발 · 새로운 매핑 기술 · 유전자 매핑 및 실험, 그리고 의료정보기술의 발전 등 새로운 의료기술의 출현은 의료서비스의 품질과 치료에 획기적인 발전을 이룩했고 생산성 향상과 치료비 절감에도 기여했다.

- HR의 시사점 : 새로운 의료기술이 보건의료 부문에 도입됨으로써 이들을 안전하고 효과적으로 다루기 위해 보건의료 종사자들을 재교육시켜야 할 필요성이 커지게 되었다. 미래의 보건의료 종사자들은, 임상 및 행정 능력뿐만 아니라 컴퓨터 관련지식과 첨단 보건의료기술을 사용할 수 있는 능력도 갖추어야 할 것이다.

5) 근무여건의 개선(Quality of Work Life)

다른 산업 부문과 마찬가지로, 보건의료 종사자들 역시 특수한 노동환경 속에서 근무하며 가족부양에 대한 책임을 지고 있다. 그러나 보건의료 부문의 특수성으로 인해 종종 일주일 또는 24시간 내내 지속적으로 보건의료행위가 이루어져야 한다.

특히 환자들을 비롯한 보건의료 소비자들은 정규근무시간 이외의 시간에도 서비스를 요구하는 경우가 많다. 따라서 보건의료 종사자들은 이직의 불안감이 상대적으로 적다는 장점에도 불구하고 높은 노동강도와 가족에 대한 책무 사이에서 갈등을 겪고 있는 실정이다.

- HR의 시사점 : HR정책개발은 유연한 일정 프로그램이나 현장 중심의 주간 보호 등과 같은 혁신적인 해결책의 개발과 업무 개선을 위한 지속적인 관찰이 필요하다.

5. 의료기관평가 합동위원회(JCAHO)

모든 산업이 HR관리에 영향을 미칠 수 있는 독특한 특성들을 지니고 있지만, 보건의료산업만큼 그 말이 들어맞는 분야도 드물다. 만약 보건의료 종사자가 실수를 저지른다면, 그 결과는 환자들에게 치명적인 영향을 미치게 된다. 그러므로 보건의료조직의 고용주들은 직원들에게 높은 수준의 치료 능력과 윤리적 태도 및 정밀성을 요구하게 된다.

의료기관평가 합동위원회(Joint Commission on Accreditation of Healthcare Organizations ; JCAHO)는 회원기관들의 동의하에 표준을 부여하기 위한 심사를 진행하는 업무를 주로 수행하며, 보건의료조직의 질을 평가하는 대표적인 인증기관(accreditation organization)이다. 의료기관이 JCAHO의 현장 심사를 통한 품질 표준을 충족하게 되면, 보건의료의 소비자들에게 안전하고 우수한 진료를 받고 있다는 신뢰를 주게 된다.

윤리준수

보건의료 종업원들의 윤리적인 태도와 법칙을 엄격히 준수하는 태도는 매우 중요하다. 비용절감에 대한 압력이 가중되면서 소비자들 사이에서는 자신들이 받고 있는 의료서비스가 보건의료비에 미치지 못한다는 불만이 점점 확산되고 있다. 이로 인해 미국에서는 보건의료 부문에 대한 여론이 악화되었고, 그 결과는 보건의료 부문에 대한 더 많은 책임성의 요구로 나타났다.

보건의료조직에서 윤리적 책임성이 결여됐을 때 나타날 수 있는 결과는, 헬스사우스 코퍼레이션(Health South Corporation)의 사례에서 살펴볼 수 있다.

재활병원 체인을 운영 중인 헬스사우스 사는 메디케어 사기사건을 해결하기 위해 3억 불 이상의 비용을 지불해야 했다. 설립자인 리차드 스크루쉬(Richard Scrushy)는 결국 무죄로 풀려나긴 했지만, 범죄 혐의로 기소되어 재판까지 받아야 했다.

헬스사우스 사의 다른 15명의 경영진들도 잘못을 인정함으로써 겨우 재판을 면할 수 있었다. 이들은 일반 환자와 메디케어 적용 환자들에게 비용을 과다하게 청구하고 보험회사를 속였으며, 무면허 의료진에게 치료를 맡기고 회계 장부를 조작하여 경영진들의 유흥 및 여행경비 등으로 전용했다는 혐의를 받았다.[12)]

단독개업한 가정의료부터 지역사회의 요양원이나 대도시의 메디컬센터에 이르기까지의 형태는 각양각색이지만, 모든 보건의료조직이 공공의 신뢰를 바탕으로 설립되었음을 반드시 인식하고 있어야 한다.

사실 모든 보건의료조직에 공공성을 요구하는 것은 논란의 소지가 있으나, 여기서 적용되는 '공공의 신뢰'란 의학적 자질을 갖춘 유능한 인력을 채용하여 정확한 검사를 실시하고 세밀하게 조사된 실험결과를 바탕으로 진단 시에 최선의 판단을 내리며 애정과 존경을 바탕으로 환자들을 대하는 태도를 통칭하는 말이다.

이를 위해 보건의료 HR전문가들은 자신들이 소속된 조직의 윤리 프로그램을 통해 직원의 업무능력 배양과 자질향상을 책임지고 있다. 특히 윤리성 제고라는 목표는 HR관리협회(Society for Human Resource Management ; SHRM)의 「2004~2005 업무전망」에서 매우 중요한 문제로 인용될 만큼 그 중요성이 강조되고 있다.

이러한 추세로 보아, 오래지 않아서 보건의료조직의 인적자원관리 담당자들에게도 윤리적인 정책을 개발하고 촉진시키는 일이 중요한 과제로 부각될 것이다. 조직에 가치를 부여하고 방향을 잡는 역할은 HR담당자의 주요한 업무 가운데 하나이다.[13)]

헬스사우스 사의 사례에서도 보았듯이, 미국의 보건의료조직들은 매우 높은 수준의 윤리성을 요구받고 있기 때문에 윤리성 제고와 준법정신 함양을 위한 프로그램을 운영하는 HR담당자의 역할이 매우 중요하다.

JCAHO는 보건의료조직의 다양한 기능과 직무 영역에 알맞은 표준들을 바탕으로 인증작업을 진행한다. 이 기능표준들은 환자중심 기능과 조직중심 기능으로 분류되며, 그 밖에도 총괄(governance)과 관리 및 의료진, 그리고 요양과 같은 구조 중심의 기능들로 세분된다.

JCAHO가 강조하는 것은 보건의료 종업원들의 직무수행능력 및 품질의 혁신 추구를 비롯하여 직원의 능력개발을 위한 노사의 공동노력과 다른 부서와의 협력 등이다. 특히 많은 '인적자원관리'의 표준들이 다른 부서의 기능 표준들과 밀접하게 연계되어 있는데, 종업원 교육만 보더라도 인력관리부서와 다른 부서가 역할을 분담하고 있다.

각 조직의 기능 영역 가운데 HR관리부서의 책임과 직접적으로 관련된 주요 표준들은 다음과 같다.

① 효과적인 인력관리 기획
② 유능한 인력 공급
③ 종업원 교육의 방향설정 및 훈련 실시
④ 능력 평가 및 성과관리[14)]

이들 각각에 대해서는 정책과 실행 및 요구응낙의 문서화와 관련된 표준이 수립되어 있다. 이 책에서는 JCAHO 표준과 JCAHO가 병원 혹은 메디컬센터 내의 HRM실행에 미친 영향들이 주로 언급될 것이다.

6. 보건의료의 HR기능

보건의료의 HR기능은 보건의료조직의 다른 기능들에 비해 상대적으로 두드러진 성과를 보이고 있다. 이러한 추세는 다음의 두 가지의 중요한 이유 때문이다.[15)] 첫째, 인적자원을 효과적이고 효율적으로 제공하기 때문이다. 둘째, 보건의료 인적자원관리 전문가들의 헌신적인 노력 덕분이다. 그들은 조직에서 능력을 인정받기 위해 끊임없이 훈련하고 기술과 지식을 습득하며, 자질을 높이기 위해 노력하고 있다.

7. HR관리활동

보건의료 HR관리의 핵심은 조직의 성공에 이바지하는 것이다. 그림 1-6에 나타난 대로 보통 HR관리는 상호 연관된 몇 개의 그룹으로 이뤄져 있다. 그러나 HR 활동의 실행은 개별 조직의 상황에 따라 약간씩 달라지는데, 원 안에 들어 있는 내용들이 거기에 해당된다. 주요한 인적자원관리 활동을 간략하게 설명하면 다음과 같다.

① **HR기획 및 분석** : HR기획을 통해 관리자들은 미래에 필요한 인력들의 공급과 수요에 영향을 미칠 수 있는 여러 가지 요인들을 예측해 볼 수 있다. 따라서 HR기획을 위해 정확하고 시의적절한 정보를 제공하는 인적자원정보시스템(human resource information system ; HRIS)을 확보하는 일이 매우 중요하다.

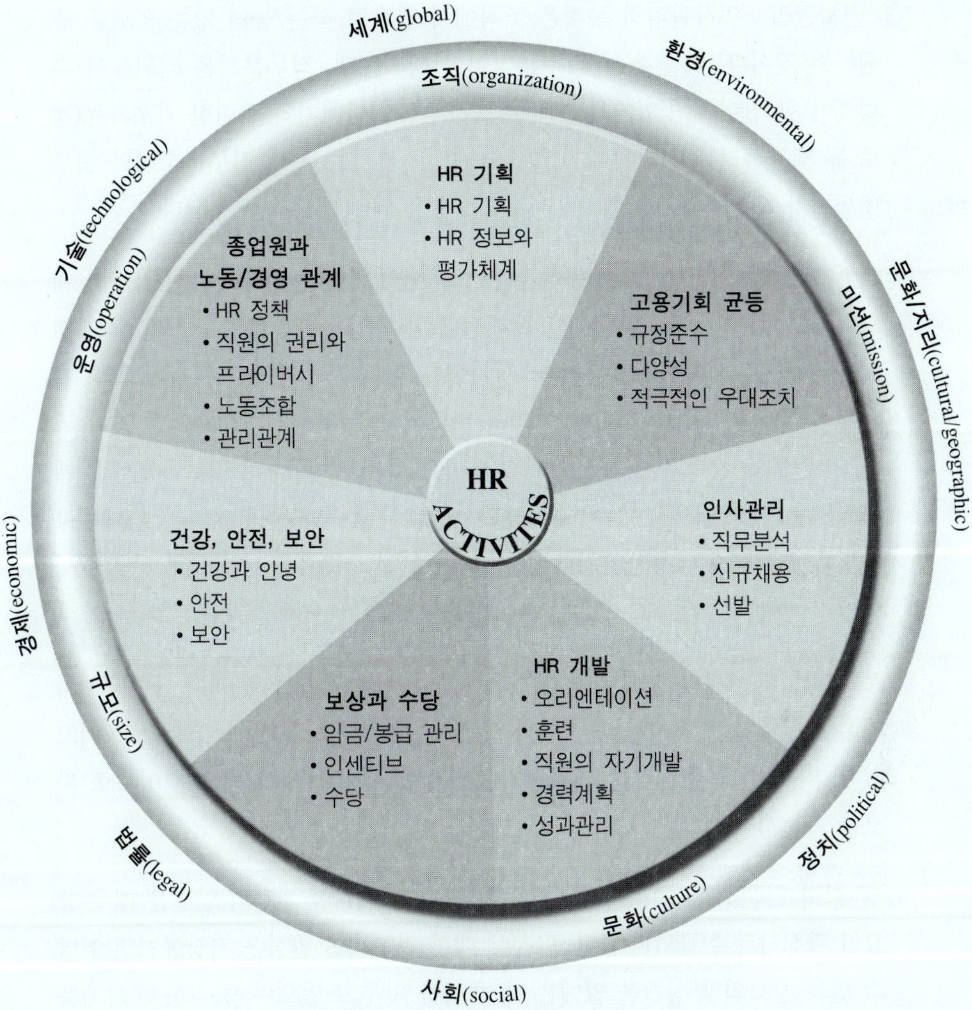

그림 1-6 보건의료 인적자원관리 활동

② EEO의 준수 : HR 활동은 평등한 고용기회(Equal Employment Opportunity ; EEO)를 위한 법률과 규정의 영향을 받는다. 예를 들어 HR 계획은 어퍼머티브 액션(affirmative action*)의 규정을 충족시키기 위해 반드시 개개인의 다양성(diversity)을 배려해야 한다. 또한 모든 관리자들은 신규채용 및 직업훈련 시에 반드시 EEO의 규정을 숙지하고 있어야 한다. EEO의 규정에는 장애인들을 채용하는 것도 포함되어 있다.

③ **인사관리** : 인사관리의 목적은 조직에서 필요로 하는 능력 있는 인력을 충원하는 것이다. 이를 위해 직무분석이 선행되는데, 직무분석은 직원들이 수행해야 할 일이 무엇인가를 연구함으로써 종업원배치와 관련한 기초자료(정보)를 제공하려는 취지하에 이뤄진다. 이런 분석을 통해 직무기술서와 직무명세서가 작성되며, 이 자료들은 신규채용을 위한 자료로 사용된다.

④ **인력자원의 개발** : 신입직원에 대한 오리엔테이션를 비롯해 기존직원의 재교육이 포함된다. 업무환경이 복잡해짐에 따라 기술변화를 수용하기 위한 재교육은 반드시 실시되어야 한다. 여기에는 감독자와 관리자도 포함되며, 직원들의 능력을 개발함으로써 미래의 변화에 능동적으로 대처할 수 있게 된다. 직원들의 경력을 효율적으로 관리함으로써 직원들이 조직 내에서 맡게 될 업무를 효과적으로 수행하게 하고, 이를 통해 직원들의 성과를 평가하고 업무를 개선시키는 성과관리로 나아간다.

⑤ **보상과 수당**(benefits) : 보상은 급여와 인센티브, 그리고 수당 등의 수단으로 직원들의 직무수행에 대한 대가를 지급하는 것이다. 최근에는 급여체계가 매우 정교해지고 있으며, 보상제와 같은 인센티브 프로그램도 확대 사용되고 있다. 따라서 인건비의 급속한 증가는 보건의료 부문에서 주요한 이슈로 떠오를 가능성이 높다.

⑥ **건강과 안전** : 조직 내 직원들의 육체와 정신에 대한 건강과 안전은 매우 중요한 관심사로 취급되어 왔다. 안전에 대한 전통적인 관심은 직장에서 일어날 수 있는 사고와 부상들을 없애는 데 초점을 맞추고 있으며, 특수한 화학제품과 최신의 기술을 사용하는 위험한 업무에서 발생할 수 있는 건강문제와 함께 근무지 내 폭력의 증가로 인한 직원의 안전문제도 점점 더 중요해지고 있다.

⑦ **노사관계**(employee and labor-management relations) : 직원과 조직이 동시에 발전하려면 노사관계가 효과적으로 다뤄져야 한다. 모든 직원은 노동조합

* 미국에서 오랜 세월에 걸쳐서 차별을 받아 온 흑인을 비롯한 여러 소수 인종집단과 여성의 사회적 지위 향상을 위해 연방정부의 시책과 법원의 명령에 따라서 추진되고 있는 차별해소를 위한 적극적인 우대조치이다. 구체적으로는 관공서와 민간기업에 이들 여러 집단의 일원을 일정비율로 고용한다든가 대학 등 교육연구기관의 입학정원 일부를 확보하는 등의 방법으로 진행되고 있다(역자주).

가입 여부와 무관하게 권리가 존중되어야 하며, 특히 HR관리 영역에서는 노사가 인적자원 정책과 일정 및 규칙 등에 대한 정보를 공유하여 공동으로 운용해 나감이 중요하다.

사례(CASE)

대도시 내에 소재하는 2개의 재활시설(acute rehabilitation facility)이 근거리에서 50년 이상 공존함으로써 여러 해에 걸쳐서 환자와 의사 그리고 직원 등 다양한 분야에서 경쟁해 왔다. 그 결과 서비스 수준은 높아졌으나 각 병원이 숙련된 직원을 확보하기 위해 경쟁한 결과인 임금과 수당(benefit)이 치솟아서 비용이 눈덩이처럼 불어났다. 이에 두 병원의 이사회(Boards of Trustee)는 두 조직의 재정적 문제를 인정하고 합병논의를 시작하였다.

논의 결과, 두 이사회는 병원을 합병하면 다음과 같은 이익이 발생하게 되리라고 결론을 내렸다.

- 보건의료 자원의 효율적인 이용
  - 중복되는 직책(position)을 줄이고, 서비스를 조정하여 인건비 절감
  - 두 개의 관리조직을 축소하여 운영비 절감
  - 불필요한 프로그램의 축소 내지 철폐
- 조직의 역량을 증대 및 지역사회에 대한 영향력 강화

그러나 합병과정을 가로막는 걸림돌들도 지적되었다.

- 두 개의 조직을 통합하는 과정에서 노동조합의 반발 우려
- 이질적인 봉급 및 수당 프로그램의 결합
- 합병(merger) 시 직원들의 동요와 이질적 조직문화의 부조화 문제

이는 두 조직을 위해서 중요한 결정이었다. 지역사회, 환자, 종업원 등에 미치는 영향력은 광범위하고 강력하였다. 기획의 많은 부분은 인적자원의 요인을 많이 가지고 있다.

문제(Question)

1. 인적자원관리 측면에서 두 조직을 성공적으로 합병하기 위한 리더십의 역할을 설명하시오.
2. 조직의 합병을 위해 필요한 중요한 인적자원에 있어서의 도전과 기회는 무엇인지를 설명하시오.

참고 문헌(END NOTES)

1) Adapted from "In Our Hands How Hospital Leaders Can Build a Thriving Workforce," AHA Commission on Workforce for Hospitals and Health systems (April 2002) ; " Workforce Ideas in Action 2, Case Examples," American Hospital Association (September 2003) ; "HR Pulse," American Society for Healthcare Human Resources Administration (Spring 2003).

2) U.S. Department of Labor, Bureau of Labor Statistics, 2005.

3) Lawrence D. Prybil, "Challenges and Opportunities Facing Health Administration Practice and Education," Journal of Healthcare Management (July/August 2003), 223~231.

4) Kate Austin, "Survey: Public More Aware of Quality, Patient Safety Issues," AHA News (November 29, 2004) 1, 3.

5) Peter A. Weil, "A Race/Ethnic Comparison of Career Attainments in Healthcare Management," Health Executive (January/February 2004), 24~25.

6) Molly J. Coye, " The Technology Imperative," Futurescan, Healthcare Trends and Implications 2005~2010, Health Administration Press (2005), 16~21.

7) Carmela Coyle, "The State of the Nation's Health Policy," Futurescan, Healthcare Trends and Implications 2005~2010, Health Administration Press (2005), 6~10.

8) Carmela Coyle, "The State of the Nations Health Policy." Futurescan, Healthcare Trends and Implications 2005~2010, Healthcare Administration Press, (2005), 6~10.

9) Richard Blizzard, "Healthcare Suffers Chronic Image Problem," Gallup Poll News Service, http://www.gallup.com/poll (10/31/2004).

10) Edward H. O'Neil, "The Workforce Challenge and Opportunity," Futurescan, Healthcare Trends and Implications 2005~2010, Health Administration Press (2005), 32~35.

11) Futurescan Survey results, Unionization of Professional Employees－Survey of 1,200 CEO Members of the American College of Healthcare Executives, Futurescan, Health－care Trends and Implications 2005~2010, Health Administration Press (2005), 33.

12) David Voreacos, "Tenacity Exposes Company Fraud," Pittsburgh Tribune Review (January 27, 2005), A1.

13) "Leadership: How HR Can Facilitate Ethics," HR Focus (April 2005), 1.

14) " Issues in Human Resources for Hospitals," Joint Commission Resources, Oakbrook Terrace, IL (2004), 3~5.

15) "CEO Survey Reveals Top Issues for Hospitals," Health Financial Management (February 2005), 25.

Chapter

2

보건의료 인적자원의 자격과 구성

학습 목표

- 인적자원(HR)관리 전문가들에게 요구되는 자격을 정의할 수 있어야 한다.
- HR관리에서 신임을 얻어야 하는 이유를 설명할 수 있어야 한다.
- 보건의료조직의 다양한 유형과 HR관리부서의 관계를 설명할 수 있어야 한다.
- HR의 충원과 활용이라는 입장에서 보건의료산업과 다른 산업을 비교해서 논의할 수 있어야 한다.
- 안전하고 적정한 보건의료서비스를 제공하기 위한 HR프로그램의 중요성을 설명할 수 있어야 한다.

보건의료 인적자원 사례고찰(Healthcare HR Insight)

효과적인 인적자원(HR)관리의 중요성이 부각되고 있다. HR담당자가 조직의 운영방식을 정확히 이해한다면 조직의 핵심사업을 지원하는 HR프로그램과 정책을 개발하여 조직에 전략적으로 기여할 수 있을 것이다.

로버트 그로스만(Robert Grossman)은 최근 발표한 HR잡지에 발표한 논문에서 HR담당자를 위해 몇 가지 안을 내놓았다.

"전략적인 사업 파트너가 되어라. 혁신적인 태도를 가져라. 등 시시콜콜 간섭하는 듯한 이러한 주문들은 HR관리 담당자들에게 동기를 부여하기보다는 오히려 그들을 위축시키는 것 같다. 그 이유는 간단하다. 사업 파트너가 되자고 이야기하는 것과 실제로 행동을 취하는 것은 전혀 별개의 사안이기 때문이다.

전문가들은 HR전문가가 전략적인 파트너가 되는 가장 확실한 방법은 그들이 관련되어 있는 사업에 대해 더 많이 배우는 것이라고 충고한다. 실제로 담당자가 직접 사업을 수행하는 것'이 사업을 배우는 최선의 방법일 수도 있다."[1)]

그로스만은 미시간주 와렌(Warren)에 있는 세인트 존 헬스시스템(St. John's Health System)에서 운영하는 HR담당자를 위한 경영개발 프로그램인 공식적 직무순환 프로그램을 언급하면서 독특하고 경험의 폭을 넓혀 주는 프로그램이라고 평가했다.[2)]

보건의료 분야에서 자신들의 임무를 성심성의껏 처리하는 HR전문가는 조직 내에서 직원들의 훌륭한 사업 파트너로서, 직원들의 요구사항을 효과적으로 처리하기 때문에 결과적으로 조직의 발전에 큰 도움이 된다. 보건의료조직의 HR담당자가 자신의 임무를 충실히 수행하려면 HR를 효과적으로 구성할 수 있는 프로그램을 운영하고 양질의 의료서비스 제공과 HR실무 간의 관계를 정확히 이해해야 한다.[3)] 이 장에서는 HR담당자들이 갖춰야 할 자질과 이들이 담당하게 될 업무들이 소개될 것이다.

1. 보건의료관리와 HR의 조건

관리능력, 특히 HR관리능력이라는 주제에 대해 지금까지 다양한 논의들이 진행되어 왔다. HR의 자질로서 흔히 언급되는 SKAs 혹은 KSAs가 기술(skills)과 지식(knowledge), 그리고 능력(ability)의 첫 글자에서 유래된 것도 그러한 논의가 이끌어낸 성과라고 볼 수 있다. 최근 들어서는 HR관리자의 직무수행에 중요한

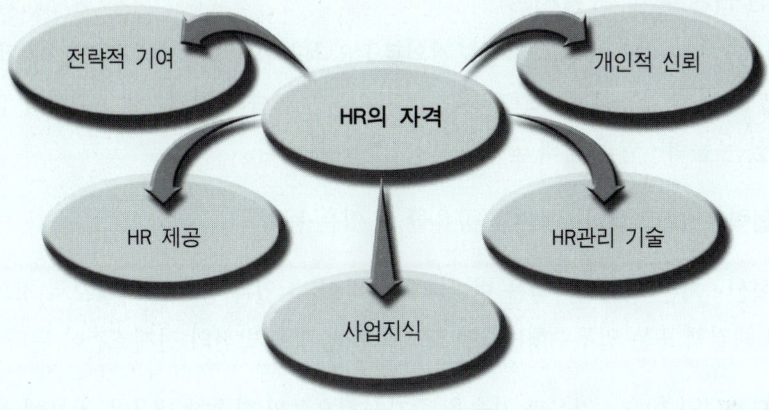

그림 2-1 인적자원 전문가의 다섯 가지 조건

영향을 미치는 상호 관련된 지식 · 기술 · 태도 등의 맥락에서 자격을 정의하는 접근방법이 등장하고 있는데, 그 예로서 직원들을 지도하고 조언하는 능력뿐만 아니라 대규모의 청중 앞에서 전문적인 내용을 발표하는 의사소통능력의 부각을 들 수 있다.

인적자원관리협회(Society of Human Resource Management ; SHRM)의 지원으로 미시간 경영대학이 수행한 한 연구에 따르면, HR전문가에게는 다섯 가지 조건이 요구되는 것으로 나타났다. 이 내용은 그림 2-1에 나타나 있다.

① **전략적 기여** : 조직의 실적 및 부가가치를 높이는 데 필요하다.

② **개인적 신뢰** : 약속의 이행, 성공적인 실적관리 방법의 확립, 효과적인 의사소통 기술의 개발 등과 관련이 있다.

③ **HR 제공** : 조직이 요구하는 HR서비스를 효과적으로 제공하기 위해 HR관리과정을 설계하고 수행하는 능력

④ **사업지식** : 조직이 수익을 창출하는 방식 및 수익창출에 기여하는 업무의 운영방식과 같은 구체적인 사업지식은 HR담당자에게 중요한 영감을 제공해준다.

⑤ **HR기술** : HR서비스의 제고에 기여하는 기술을 습득하고 이 기술을 통해 실제로 고객들의 만족도를 높여 주는 것[4)]

(1) 행위능력과 감성지능

앞에서 설명한 HR능력과 함께 보건의료 HR담당자와 경영자에게 도움이 될 수 있는 몇 가지 행위능력, 즉 협력 · 혁신 · 지속적인 학습과 자기계발 · 위험을 감수할 수 있는 능력 · 일과 삶의 균형 등이 지적될 수 있다.

① **협력** : 권한 · 책임 · 통제를 공유할 수 있는 능력

② **혁신** : 기존의 패러다임을 벗어나서 생각할 수 있는 능력을 바탕으로 창의적인 해결책 또는 업무수행방식을 모색하는 능력은 발전의 전제조건이 된다.

③ **지속적인 학습** : 지식과 기술을 증가시킴으로써 학습한 내용을 직무에 응용하는 능력

④ **위험의 감수** : 실패의 가능성에 머뭇거리는 대신, 합리적인 위험이라면 기꺼이 감수하려는 능력

⑤ **일 · 삶의 균형** : 업무와 사생활 사이에서 적절한 균형을 유지할 수 있는 능력[5)]

감성지능(emotional intelligence) 역시 보건의료 HR담당자가 갖춰야 할 중요한 HR관리기술 가운데 하나로 꼽힌다. 그림 2-2에서 볼 수 있듯이, 감성지능이란 자의식 · 자기규제 · 성취동기 · 사회의식 · 사회적 기술 등과 같은 개인적이고

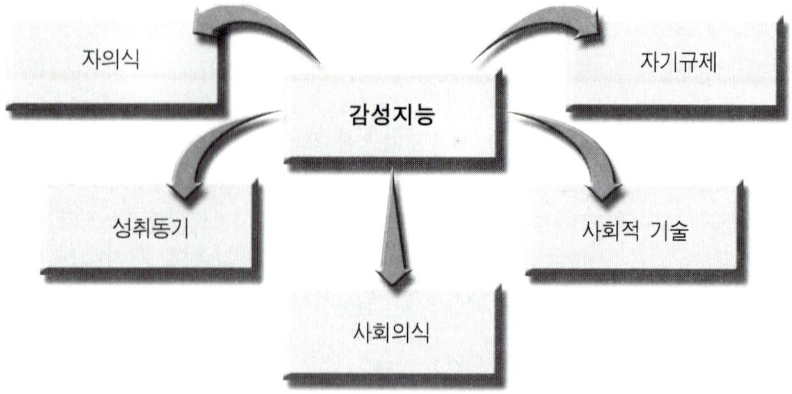

그림 2-2 정서적 능력

대인적인 기술에 능숙한 것을 의미한다.[6]

보건의료 부문의 특성상 HR담당자들은 1 : 1 인터뷰나 소그룹 토론 및 미팅 또는 대규모 청중들을 상대로 한 강연 등을 능숙히 처리해야 한다. 따라서 자신을 적절히 통제하고 원만한 대인관계를 유지하는 능력은 보건의료 부문 HR담당자가 갖춰야 할 기본적인 자질요소이다. 특히 자신의 위치를 정확히 이해하고 존경과 위엄으로써 사람들을 대하면서도 효과적으로 의사소통할 수 있는 능력을 갖추는 것은 정서적 능력의 주요 요소가 된다. 예를 들어, 도심에 위치한 번잡한 소규모 의원의 HR담당자라면 다양한 사람들과 접하면서 그들이 요구하는 대화에 대해 적절히 응해 주는 능력을 갖춰야 한다.

일반적으로 HR이라는 업무의 특성상 담당자들은 상당한 조직적 권한을 가지므로, 그들이 내리는 의사결정은 타인의 삶과 경력 및 재무상태에 영향을 미치게 된다. 예를 들어, 병원 채용담당자들의 임무는 공개채용에 응시한 지원자들을 추려서 부서의 장에게 채용후보자들을 추천하는 것이다. 따라서 그는 후보자들을 선택하는 과정에서 객관적이고 공정한 태도를 견지해야 한다.

이때, 정서적 능력의 요소인 자기 규제는 HR담당자가 올바른 결정을 내리는데 도움을 준다. 이렇게 정서적 능력은 HR정책의 수립이나 실행과정은 물론이고 인력의 효과적 관리와도 밀접하게 관련되어 있다.

(2) HRM 자격증

전문 분야의 자격증은 그 분야의 구성원들의 지식과 능력을 인정하고 확인해 줄 수 있는 유력한 수단이다. 가장 널리 알려진 HRM자격증 프로그램은 SHRM과 제휴를 맺고 있는 HRCI(Human Resource Certification Institute)가 주관하고 있다. 그림 2-3은 HRM자격 수준과 HR관리 전문가(Professional in Human

PHR	SPHR
• 2년 이상의 전문적인 HRM 경력(추천 : 2~4년) • PHR자격시험 합격 • 학생들은 시험 합격 후 2년의 실무경험을 쌓아야 자격증을 받을 수 있음.	• HRM 경력은 PHR과 동일 • SPHR자격시험 합격

*HRM자격증과 관련된 자세한 사항은 HRCI 사이트 (http ://www.hrci.org)에서 확인할 수 있다.

그림 2-3 HRCI의 HRM자격증

Resources ; PHR) 혹은 HR관리 최고 전문가(Senior Professional in Human Resources ; SPHR) 자격을 얻기 위해 충족시켜야 할 기준들을 설명하고 있다.

보건의료 부문 HRM담당자들의 PHR 혹은 SPHR 취득은 HR관련 지식을 쌓을 수 있다는 측면에서 바람직스러운 일이다. 회계 전문가들이 공인회계사(CPA) 자격을 취득하는 것처럼 HR담당자들도 자신의 HR지식을 인정받기 위해 HRCI나 다른 자격증기관의 자격증 취득을 고려할 필요가 있다.

1) 기타 HRM자격증

다양한 기관들이 HRM 전문가들과 관계자들을 위한 자격증 프로그램을 주관하고 있다. 전문가들이 관심을 가져 볼 만한 프로그램은 다음과 같다.

- CCP(Certified Compensation Professionals) : WorldatWork Association 주관
- CEBS(Certified Employee Benefits Specialist) : International Foundation of Employee Benefits Plans 주관
- CBP(Certified Benefits Professional) : WorldatWork Association 주관
- CPT(Certified Performance Technologist) : American Society for Training & Development · International Society for Performance Imprporvement 공동주관
- CSP(Certified Safety Professional) : Board of Certified Safety Professionals 주관
- OHST(Occupational Health and Safety Technologist) : American Board of Industrial Hygiene · Board of Certified Safety Professionals 공동주관
- CPO(Certified Professional Outsourcing) : 뉴욕대학(New York University) · HR관리아웃소싱협회(Human Resource Outsourcing Association) 공동주관[7)]

2. HR부서와 보건의료조직도

보건의료조직의 크기와 유형의 차이에 상응하여 그 명칭이나 책임의 수준이 상이한 만큼이나 보건의료 HR부서가 조직에서 차지하는 위치는 매우 다양하다. 오늘날에는 보건의료조직이 직면한 HR 문제들이 매우 중요하게 취급되고 있기 때문에 관리 부문과 HR 부문 간의 원활한 의사소통과 접근성 제고를 위해 HR부서의 장이 관리자에게 직접 보고하는 것이 보건의료 부문의 한 흐름이 되고 있다.

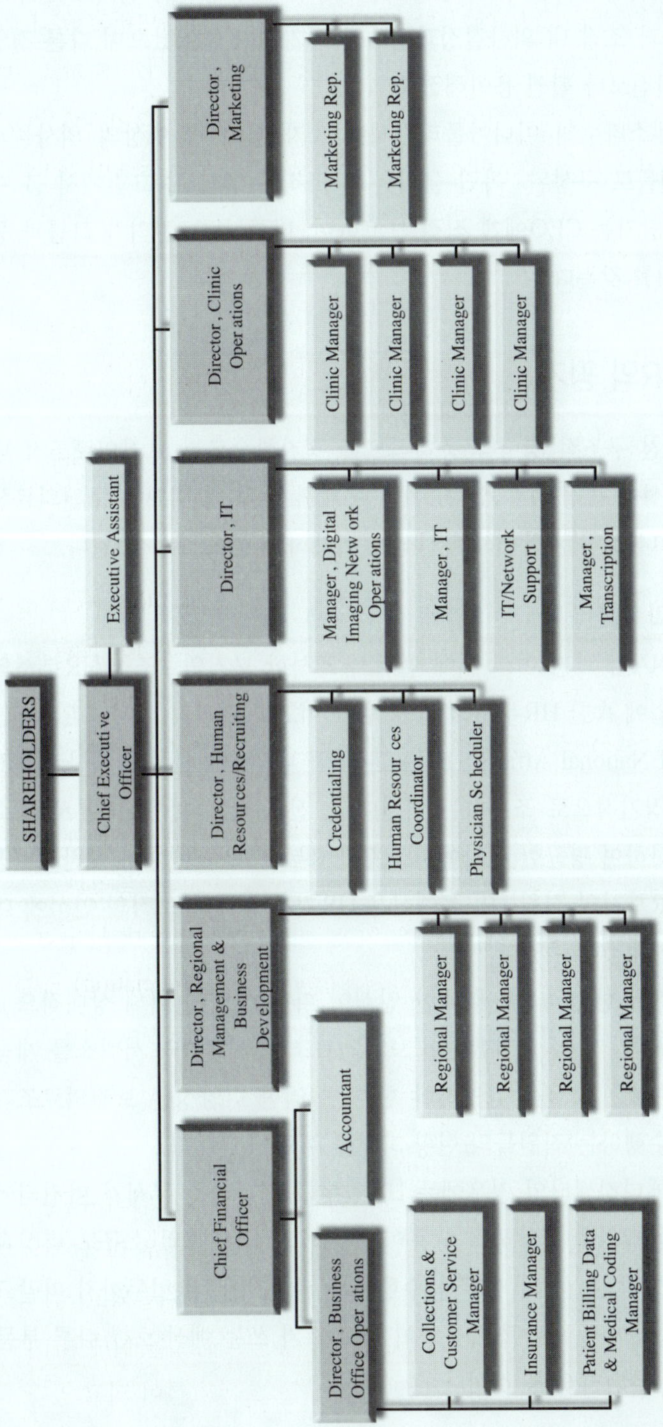

그림 2-4 내과전문조직의 직무관련 차트

이러한 보고체계가 확산되면서 HR담당자는 조직 내 경영진의 일부로 간주되기 시작했고, 그 결과 조직 내 의사결정과정에 참여기회가 늘어났으며 다른 경영진들과의 교류도 이전보다 훨씬 용이해졌다.

그림 2-4는 미네소타주의 미니아폴리스시에 소재한, 60명 이상의 의사들과 200명 이상의 직원들로 구성된 '독립 클리닉'의 조직도이다. 이 그림에서 볼 수 있는 것처럼 HR담당자는 CEO에게 직접 보고하며, 다른 주요 관리자 그룹과 동일한 조직상의 지위를 갖는다.

3. 보건의료 HR의 평가

HR이 조직에 끼친 구조적 영향을 통계적으로 평가함으로써 보건의료조직 내 HR의 전략적 중요성을 측정할 수 있다. 이런 통계적 분석 및 비교는 보건의료산업이 HR에 대해 지니고 있는 전반적인 인식을 이해하는 데도 도움이 된다.

1) 직원 비율과 예산

그림 2-5에는 BNA가 과거 여러 해에 걸쳐서 조사한 보건의료조직 HR부서의 직원 수와 다른 산업에 속한 HR부서의 직원 수를 비교한 결과가 나타나 있다. 연방사무국(Bureau of National Affairs ; BNA)은 미국 내의 HR 활동과 예산 및 HR부서의 직원 수를 정기적으로 조사하는 기관이다. 전 산업에 걸쳐 HR부서에 소속된 직원 수를 조사하여 평균한 결과에 따르면 HR부서의 직원 수는 직원 100명당 1명꼴이었고, HR부서의 직원 1인당 예산은 HR기능에 대한 조직의 인식에 대해 중요한 시사점을 제공해 주었다.[8)]

그림에서는 보건의료산업의 HR에 대한 인식이 다른 산업에 비해 상대적으로 낮은 수준으로 보이지만 앞서 설명했듯이 보건의료조직의 크기와 서비스를 제공하는 방식이 다양하다는 사실을 감안해야 한다. 이러한 다양성은 보건의료조직 내에서 HR업무를 수행하는 직원들의 현황 파악을 어렵게 만든다.

예를 들어 대형 메디컬센터의 경우에는 HR업무를 전담하는 부서가 마련되어 있으므로 담당자 및 직원을 파악하기가 용이하지만, 도심 외곽의 소규모 너싱홈(nursing home)의 경우에는 여러 업무를 수행하는 관리자가 HR업무까지 떠맡고 있으므로 BNA의 통계에서 누락될 가능성이 높고 그가 쓰는 예산 또한 다른 부문의 예산과 뚜렷이 구분되지 않을 것이다.

종업원 100명당 HR관리 담당자	
산업	비율
운송 · 창고 · 공익사업	1.6
산업 전체	1.0
보건의료	0.8
도매업	0.7
종업원 1명당 연간 HR관리 지출비용	
운송 · 창고 · 공익사업	2,092달러
산업 전체	965달러
보건의료	602달러
연방과 주정부	545달러

그림 2-5 산업 간의 HR관리 종업원과 예산 비교

(1) HR메트릭스(Metrics)

HR평가를 조직의 전략 및 성과와 연계시키는 작업은 매우 중요하다. 그 때문에 HR담당자의 역량, HR정책 및 시스템과 조직의 구조적 전략의 조율, 종업원의 역량, 경영의 질 등과 관련해서 HR메트릭스 또는 평가는 반드시 상위 관리자들에게 전달되어야 한다.[9)]

HR부서가 조직 내에서 전략적 역할을 담당하고자 한다면, HR관리의 결정이 사업에 영향을 미치는 방식과 사업결정이 HR관리에 영향을 미치는 방식을 평가할 수 있어야 한다.[10)]

HR메트릭스는 HR성과지표와 관련된 특정한 측정단위로서 HR지표들을 측정하기 위해 비용, 수량, 자질, 시간 계획, 그리고 기타 지정된 목표 또는 측정단위 등을 이용한 다양한 메트릭스가 개발될 수 있다. 그림 2-6에는 몇 가지 핵심적인 전략 및 운영상의 HR메트릭스가 제시되어 있다.[11)]

이런 메트릭스는 조직 내 HR업무의 효율성과 관련해서 중요한 통찰을 제공해준다. 무엇보다 이런 지표들 가운데 조직과 관련성이 큰 HR메트릭스를 선별해서 실제로 조직의 실적 개선에 도움이 되는 항목들을 측정하는 것이 더욱 중요하다고 할 것이다.

전략	운영
• 정규직 종업원 일인당 수익	• 연간 이직률
• 정규직 종업원 일인당 순수입	• 총 급여에서 수당이 차지하는 비율
• 관리자와 비관리자의 비율	• 정규직 종업원의 교육훈련비
• 총 운영비에서 인건비가 차지하는 비율	• 결원 충원에 소요되는 평균시간
• HR부문의 투자수익률	• 정규직 일인당 재해보상
• 총 비용에서 HR부서의 지출비용이 차지하는 비율	• 공개채용 시의 지원자 수
• 수익에서 직원급여와 각종 수당이 차지하는 비율	• 결근율(직원 수 또는 부서 단위로 측정)

그림 2-6 HR메트릭스의 전략적 · 실제적 사례

한 가지 주의할 점은 그림 2-6에 나타난 메트릭스 사례들은 다른 데이터와 비교하여 사용될 때에 더욱 유용하다는 사실이다. 이때에 사용될 수 있는 비교대상에는 조직 내 · 외부의 데이터들이 모두 포함된다.

내부 데이터는 다음과 같은 몇 가지 기준으로써 비교될 수 있다.

① 시간(월별, 계절별, 연도별)
② 타 부서 또는 전체조직 단위와 비교된 해당 부서
③ 직위(치과 보조, RN, 약사 등)

외부 데이터는 다음과 같은 몇 가지 기준으로써 비교될 수 있다.

① 산업(전체 보건의료산업)
② 산업의 영역(요양원, 지역사회 병원, 의원 등)
③ 직위 그룹(전문가, 관리자 등)

HR메트릭스를 효과적으로 사용하는 관건은 평가를 일관성 있게 진행하여 데이터에 기반한 조치를 취하는 것이다. 예를 들어, 만약에 가정보건의료기관이 특정 지역에서 도우미를 모집하고 확보하는 데 어려움을 겪는다면 다른 지역의 성공사례를 연구함으로써 도움을 얻을 수 있을 것이다.

이러한 비교 분석이 불가능하다면, 그 기관은 자신들의 조직이 지닌 문제점을 인식할 수 없을 뿐만 아니라, 성공적인 대안이 존재한다는 사실 자체도 인식하지 못할 수도 있다.

(2) HR와 양질의 환자 케어

보건의료 HR기능의 효과적 수행을 위한 틀을 확립하기 위해 고려해야 할 또 다른 사항은 양질의 환자 케어와 HR 프로그램 간의 관계를 이해하는 것이다. 보건의료 소비자에게 케어 제공자가 충분한 능력이 있고 안전하다는 점을 확신시키는 과정은 여러 형태로 이뤄질 수 있다. 여기에는 메디케어 지불보상 프로그램을 통한 정부의 감시, 지역 보건당국의 감시, 건강보험 계획수립을 위해 외부기관이 제공하는 평가자료, 합리적인 표준에 기반해 전문평가기관에 의해 수행되는 품질 평가 등이 포함된다.

1) 주변 환경의 변화

보건의료조직들은 비용의 지속적 상승, 기술 진보, 직원의 채용과 유지 등의 문제에서 엄청난 변화를 경험하고 있다. 보건의료조직은 양질의 케어와 조직에 활기를 불어넣기 위해 반드시 유능한 인력을 채용하고 유지해야 한다.

소비자에게 질 높은 의료서비스를 제공하는 일과 시장에서 경쟁력을 높이는 일은 밀접하게 연관되어 있다. 그동안 다른 산업 부문에서는 의료제공자가 제공하는 케어의 품질을 공개하고, 특정 질병 범주나 케어 양식을 대상으로 의료제공자의 케어의 효율성을 평가할 수 있는 보건의료 계획을 줄기차게 요구해 왔다.

보건의료서비스 제공자들에게 성과에 대한 정보와 고객의 만족도에 대한 정보 및 안전한 환자 케어를 보증할 다른 메트릭스 등을 공개하라는 보건의료계획의 압박은 보건의료산업 전체, 즉 단독개업의부터 여러 지역에 개설된 통합보건의료 시스템에 이르기까지 전 영역에 걸쳐서 막대한 영향을 주고 있다.

4. JCAHO와 HRM

JCAHO(Joint Commission on Accreditation of Healthcare Organization)는 병원, 장기요양시설, 임상검사실, 외래진료기관, 가정케어기관 등을 심사하는 기능을 수행하는 외부기관이다. 이 단락에서는 미국 내 1만 5천여 보건의료기관들을 공인해 준 JCAHO의 품질기준들이 HR 프로그램 수립에 영향을 미치는 방식과 보건의료조직이 기준들을 충족시키는 방식들을 소개하기로 하겠다.

(1) JCAHO의 업무

JCAHO는 보건의료행정부터 임상 분야를 망라한 광범위한 영역에서 보건의료 조직들을 조사한다. JCAHO에 가입한 보건의료기관들은 조사대상이 되는 기능들에 대해 일련의 표준을 적용함으로써 운영해 나가야 하는데, 이때 JCAHO가 제시한 표준들은 각 기능들의 세부적인 부분까지 상세한 품질기준을 제공함으로써 실질적으로 행동지침서 역할을 한다. JCAHO 조사관들은 보건의료기관을 대상으로 표준의 달성도를 조사하며, 그 결과가 양호한 조직들에게는 JCAHO의 인가가 부여된다. JCAHO의 인가는 조사를 받은 직무에 한해서 JCAHO의 표준을 만족시켰다는 의미를 지닌다.

조사과정에서 해당 기관들은 모든 분야에서 인가를 받는 경우도 있지만, 특정 분야에 대해 개선이 필요하다는 권고를 받는 경우에 문제가 발생한다. JCAHO의 권고사항은 '유형 1'로 불리는데, 유형 1을 받은 기관은 문제에 대한 개선책을 내놓아야 한다. 유형 1이 너무 많아지면 인가의 위상에 영향을 미칠 수 있으므로, 해당 기관은 유형 1의 개선에 신중을 기해야 한다. JCAHO의 조사결과는 보험회사, 보건의료 감시단체, 개별 소비자들의 평가를 받게 된다.

1) JCAHO의 심사 방법

JCAHO 조사관들은 기관의 서비스 품질 달성 정도를 심사할 때에 포괄적인 접근방식을 취해야 한다. JCAHO 조사관들은 해당 기관이 특정한 기준을 만족시켰는지의 여부를 결정하기 위해 다양한 데이터들을 품질과 성과에 대한 증거자료로 삼는다. HR 표준 부여에 필요한 성과의 근거자료들은 다음과 같다.

① 직원, 부서 책임자, 상위 관리자에 대해 실시한 인터뷰
② 성과평가 또는 자격심사
③ 피고용인의 인사기록과 파일
④ 조직과 부서의 정책수립 및 실행절차
⑤ 직원계발계획과 교육기록
⑥ 위원회 보고서와 회의 시간
⑦ 면허증, 자격증, 자격증명서

JCAHO는 HR를 대단히 중요하게 취급하여 별도로 표준을 제정하였기 때문에 HR 전문가들은 JCAHO의 조사과정에서 핵심적인 역할을 수행한다.

• 종업원 자질과 기대성과 정의 • 경쟁력을 갖춘 직원의 적정 수 제공 • 종업원 능력의 지속적인 평가 • 종업원에 대한 교육, 훈련, 오리엔테이션 실시	} 보건의료조직의 HR담당자의 책임

그림 2-7 JCAHO의 HR 규정

HR의 기능에 대한 JCAHO의 보고서에 따르면, JCAHO는 HR의 관리(PI)와 리더십(LD) 및 기타 표준들을 통해 보건의료기관이 직원들의 업무수행 전반에 대해 체계적으로 접근하도록 지원한다.[12)]

그림 2-7은 HR 리더십의 책임사항을 설명하고 있다. JCAHO는 HRM이 HR업무의 목표가 환자와 고객 및 지역주민들의 필요를 충족시킬 수 있는 적정 규모의 직원 수를 결정하고 유지하는 데 기여한다고 주장한다. 그림 2-7에 나타난 대로 보건의료기관의 관리자들은 다음과 같은 기능을 수행해야 한다.

① **기획** : 의료서비스 제공에 필요한 자질, 자격, 인사관리 등을 규정

② **유능한 인력 충원** : 보건의료서비스 또는 케어 담당 직원뿐만 아니라 관리 직원들도 채용 시에 반드시 자격을 평가하고 검증

③ **종업원 자질의 평가, 유지, 향상** : 정기적인 자질 및 업무평가를 통해 직원의 업무수행능력을 관찰

④ **자기계발과 학습** : 직원들의 자기계발과 학습 독려

(2) JCAHO의 HR 표준과 SAE(Serious Adverse Events)

보건의료조직에서 HR 표준은 HR 전문가들의 전유물이 아니다. JCAHO는 이 표준들이 다양한 분야와 협력을 통해 달성되는 정도를 평가하므로 표준을 충족시키려면 HR 전문가들은 반드시 다른 부서와 협력해야만 한다.

이 기준들은 JCAHO의 심사를 받는 보건의료조직의 HR정책 수립과 실행을 위한 지도원리의 역할을 한다. 보건의료조직의 HR담당자는 표준을 충족시키기 위한 프로그램을 개발하고 표준에 지시된 문서화 작업을 수행함으로써 양질의 안전한 보건의료서비스를 제공하는 데 핵심적인 역할을 담당한다.[13)]

1) 표지사고와 HR

1990년대 중반 이후부터 JCAHO는 보건의료 부문에서 발생한 중대한 사고와 관련된 자료들을 수집해 오면서 표지사건(sentinel event)이라는 독특한 개념을 개발했다. '표지사건'이란 사망이나 심각한 육체적 · 정신적 손상을 초래하는 예기치 못한 사건으로 규정된다. '표지'라는 용어는, 더 이상 심각한 일이 발생하지 않게 하려면 즉시 보고하여 조사하고 치료하라는 표시를 담고 있다는 의미로 사용되었다.

JCAHO는 표지사건들의 원인, 경향, 환경, 결과 등을 연구함으로써 그러한 사건들이 발생할 수 있는 상황들을 미연에 방지할 수 있는 가치있는 정보를 제공할 수 있게 되었다. 특히 JCAHO는 약 2천 개 이상의 표지사건을 연구하는 과정에서 HR 이슈들이 지속적으로 중요한 역할을 담당해 왔음을 발견했다. 보건의료조직에서 표지사건의 원인으로 확인된 것들은 다음과 같다.

- 직원에 대한 불충분한 오리엔테이션과 훈련 – 56%
- 직원에 대한 불충분한 인사관리 – 22%
- 직원의 자격과 신임 문제– 16%[14)]

이 책의 전체 내용을 통해, JCAHO 표준들과 그 표준들이 보건의료조직의 HR 업무에 영향을 미치는 방식이 논의되고 있으므로, JCAHO에 가입하지 않은 기관들이라면 이 책을 통해 보건의료조직의 HRM에 품질표준이 적용되는 방식에 대한 유용한 기준을 얻을 수 있을 것이다.

윤리준수

HR는 보건의료조직의 의료윤리와 순응을 보증하는 데 핵심적인 역할을 수행한다. 이 과정에서 일련의 HR 활동은 전략적 문제에서 운영문제에 이르기까지 모든 범위를 포괄한다.

① HR는 의료윤리가 조직의 최우선 과제임을 확신시키는 데 도움을 준다. HR담당자는 조직 내에서 스스로 의료윤리를 철저히 신봉하는 자가 되거나 조직 내의 적격자로 하여금 의료윤리 실천의 모범사례가 되도록 전폭적인 지원을 아끼지 않는다.

② HR는 반드시 의료윤리의 문제를 염두에 두어야 한다. 여기에는 법률적인 요구사항과 제안들을 준수하고, 전반적인 사회 및 경영환경을 직시하는 태도가 요구된다. 또한 조직의 이해타산과 윤리적 문제의 충돌을 사고가 터지기 전에 미리 발견해 내는 일도 필요하다.

③ HR는 올바른 조직구조 및 보고체계를 획립하도록 조언하여 조직 전체의 준법정신을 높은 수준에서 유지시킬 책임이 있다.

④ HR는 핵심부서들 간에 발생할 수도 있는 이해관계의 갈등 혹은 조직상의 부적절성이 발생했을 경우를 대비하여 미리 방화벽을 세워 두어야 한다. 그 예로 서보상을 담당하는 직원과 급여를 담당하는 직원의 분리를 들 수 있다.

최근 들어 의료윤리는 보건의료기관에서 가장 높은 비중을 차지하게 되었으므로 HR는 반드시 정책형성과 프로그램 수립 및 준법정신 향상을 위한 각종 지원을 최우선시해야 한다. 보건의료 행정과 사업의 특성으로 갈등은 계속해서 존재할 수밖에 없고, 이러한 갈등은 조직의 의료윤리와 관계된 문제들에 대해 지속적인 압박을 가할 것이다.

따라서 보건의료조직은 HR담당자의 조언을 수용하여 이해관계와 윤리적 문제들의 충돌이 발생하기 전에 미리 조치를 취해야 하며 이런 일이 발생할 수 있는 소지에 대해서도 항상 경계해야 한다.[15)]

사례(CASE)

1월 1일 현재 100명 이상의 직원을 고용하고 있는 세인트 마이클 호스피스(St, Michael's Hospice)는 한 달 동안 2명의 종사자를 직무성과 미달을 이유로 해고했으며, 3명의 직원이 자발적으로 사표를 냈다. 그 결과로 1월 31일 현재 그 병원의 직원 수 는 110명이었다.

이직률 분석 :

A. 어떤 기간의 최초 직원 수

B. 어떤 기간의 마지막에 남은 직원 수

C. 그 기간 동안 해고나 사직 등으로 떠난 직원 수

계산식 :

A + B ÷ 2 = D(월평균 직원 수)

C ÷ D = (이직률)

1/4분기 동안 세인트 마이클 호스피스는 신입직원 30명을 채용하기로 하고 연봉 5만 달러를 받는 HR 채용 담당자가 지원자들을 인터뷰할 시간으로 500시간을 계획했다. HR기록을 담당하는 직원이 지원자의 신용상태를 점검한 다음에 지원서류를 검토한 후 약속 날

짜를 정하는 데 소요된 시간은 100시간이었다. 그리고 그 담당자는 시간당 20달러의 보상을 받는다.

그 기간 동안 종업원 채용을 위한 광고비용으로 1만 5000달러가 소요됐으며, 지원자의 교통비로 지불한 비용은 6천 달러였다. 채용대행사에 지불한 수수료는 2천 800달러였다.

질문(Question)

1. 1월 한 달 동안의 세인트 마이클 호스피스의 이직률을 구하시오.
2. 세인트 마이클 호스피스의 HR 관련 데이터를 활용하여 직원 1인 채용당 HRM의 평균비용을 계산하시오.

참고 문헌(END NOTES)

1) Robert J. Grossman, "Putting HR in Rotation," HR Magazine (March 2003), 50~57.
2) "Key Competencies HR Managers Must Have To Stay Current," IOMA's Human Resource Department Management Report(August 2003), 3~5.
3) Adopted from an article by Robert Riney, "Cultivating Our Human Capital," HR Pulse(Spring 2003), 11~14.
4) Adapted from "Competencies Overview, Human Resource Competency Toolkit," http://www.shrm.org/competencies/competencies.asp ; Kevin Sweeney, "Growing Numbers of HR Professionals Influence business Direction," Benefits Finance (November 2003), 1, 13. Susan Meisinger, "HR Resolutions for the New Year," HR Magazine (January 2005).
5) Donald H. Hutton, "Competencies You Can't Afford to Ignore," Healthcare Executive (November/December 2004), 28.
6) Daniel Gorman, Working With Emotional Intelligence (New York: Bantam Books, 1998).
7) Glenn Davidson, "Who Knows This Stuff?" HRO TODAY (December 2003), 62.
8) HR Department Benchmarks and Analysis Survey 2004, a BNA/SHRM collaboration.
9) "Getting Real- and Specific With Measurements." HR FOCUS (January 2005), 11, 13.
10) Edward E. Lawler, III, Alec Leverson, and John W. Boudreau, "HR Metrics and Analytics: Use and Impact," Human Resource Planning (2004, Issue 4), 27~35.
11) Jac Fitz-Enz and Barbara Davidson describe in detail how to measure HR activities by areas in How to Measure Human Resources (New York: McGraw-Hill, 2002).
12) Issues in Human Resources for Hospitals Joint Commission Resources, 2004, 3.
13) Management of Human Resources Function Manual, Medical Consultants Networks, Inc., 2002.
14) Joint Commission on Accreditation of Healthcare Organizations: Root Causes of Sentinel Events (1995~2004). Found at http://www.jcaho.org.
15) Adapted from Mark R. Vickers, "Business Ethics and HR Role: Past, Present, and Future," Human Resource Planning (2005, 1), 26~33 ; and John Rossheim "Human Resources Is Tapped to Address New Compliance Complexities." Workforce Management (July 2004), 74~76.

Chapter 3

보건의료 인적자원의 전략적 관리

학습 목표

- 인적자원(HR)의 전략적 관점이 중요한 이유를 설명할 수 있어야 한다.
- 조직의 핵심적인 역량으로서 HR를 논의할 수 있어야 한다.
- 보건의료 HR기획이 조직의 전략과 목표를 달성하는 데 어떻게 기여할 수 있는지를 설명할 수 있어야 한다.
- 보건의료조직의 HR기획을 정의할 수 있어야 한다.
- 보건의료조직에서 나타나는 HR와 관련된 세 가지 중대한 문제들을 확인할 수 있어야 한다.

보건의료 인적자원 사례고찰(Healthcare HR Insight)

최근 켄터키 주의 한 신문에는 "병원 건설 붐"이라는 기사가 헤드라인으로 실렸다. 그 기사에 따르면 신시내티와 북부 켄터키 지역에는 10여 개 이상의 주요 프로젝트들이 진행되고 있으며, 2008년까지 완공을 목표로 하고 있다. 신축 건물 중에는 기존 건물을 대체하는 것도 있지만 대부분은 보건의료서비스의 이동을 용이하게 해주거나 새로운 기술 도입을 용이하게 만드는 구조로 설계되었다. 이 건물들은 향후 수십 년 동안에 수십만 명의 환자들을 돌볼 수 있는 집중 케어, 수술실, 산부인과 시설, 심장 케어, 일반 진료실, 최첨단 장비 등의 설비를 갖추게 될 것이다.[1)]

이 기사는 미국의 일부 지역에 국한된 내용이지만 미국에서 보건의료시설의 건축과 확대는 전국적인 현상으로 확산되고 있다. 지역적 인구 증가(지역별로 차이가 있긴 하지만), 도심에서 부심지로 인구의 이동현상, 새로운 기술과 치료법의 등장, 저금리 현상으로 인한 빌딩 증축비용 감소 등이 새로운 설비의 출현을 부추기고 있는 양상이다.

흥미로운 점은 이 기사의 어디에서도 새로운 프로젝트들이 지니고 있는 HR와 관련된 의미를 찾을 수 없다는 것이다. 새로운 설비에 적합한 인력을 배치하기 위해 수립되는 HR 계획은 보건의료조직의 역량을 결정 짓는 핵심적인 사항이다. 새로운 설비들을 실용적으로 활용하는 것은 그에 적합한 인력들이기 때문이다.

HR에 대한 통찰은 보건의료조직들이 첨단의 설비와 장비를 갖추는 일도 중요하지만, 환자에게 양질의 케어를 제공하기 위해서 이들 설비와 장비들을 제대로 활용할 수 있는 자격을 갖춘 인력을 확보하는 일도 그에 못지않게 중요하다는 인식을 제공해 준다.

1. HR의 전략적 관리

효과성 · 효율성이나 시장의 변화에 적응하는 능력 등의 많은 요인들이 조직의 성공 여부를 좌우한다. 노련한 경영진은 조직이 나아가야 할 방향과 도달하는 방법을 결정하고, 그 후에는 그것들이 제대로 진행되고 있는지의 여부를 정기적으로 점검한다. 효율성의 측정과 구분방법은 전략적 관리과정에서 전략적 목표, 외부환경, 내부의 업무 진행 등과 함께 언급되어야 한다.

HRM은 이 모든 것들과 관련되어 있다. 예를 들어 HR가 요양시설 또는 치과진료소 등의 생산성 향상을 지원하는 방법과 메디컬센터의 혁신을 달성하는 방법

등은 전략적 사고의 일환으로 볼 수 있다.[2)]

HR의 전략적 관리는 직원의 효율성을 극대화하고 조직의 임무를 완결시키며, 시장에서 경쟁력을 높여 준다. 이러한 장점은 HR부서가 조직의 전체 기획에 공식적으로 참여하거나 또는 조직이 직면한 문제를 인식하고 HR와 관련된 사항들을 효과적으로 권고함으로써 달성될 수 있다.

2. 인적자산 관리

조직이 성공하려면 반드시 다음 네 가지 유형의 자산을 관리해야 한다.

① **물리적 자산** : 빌딩, 토지, 가구, 컴퓨터, 자동차, 비품 등
② **금융자산** : 현금, 금융 자원, 금융 유가증권 등
③ **무형자산** : 전문화된 연구 역량, 특허권, 정보체계, 디자인, 운영 과정 등
④ **인적자산** : 종사자의 재능, 능력, 경험, 전문기술, 동료애 등

인적자산은 이러한 자산들을 한데 결합시키는 접착제 역할을 하고 동시에 자산을 효율적으로 사용하여 조직의 목표와 성과를 달성할 수 있도록 유도한다.[3)] 병원이나 의원에서 근무하는 의사, 간호사, 접수계원, 기술 전문가, 기타 종사자들은 자신들이 근무하는 조직이 보유하고 있는 여러 자산들을 고객이나 환자에 대한 의료서비스에 이용되도록 한다. 보건의료조직들도 인적자산의 중요성을 인식하여 HR에 대한 관심을 꾸준히 늘려 왔다.

3. 인적자본과 HR

인적자본은 단지 조직에 속한 직원들을 지칭하는 것이 아니라 조직의 성공을 가져오거나 그 성공에 기여한 사람들을 가리킨다.[4)] **인적자본**은 역량, 지식, 기술, 인생 경험, 조직 내 업무수행을 위한 동기부여 등의 집합적 가치이다.

인적자본은 조직에 속한 사람들이 제공하는 사고, 지식, 창조성, 그리고 의사결정을 지적자본으로 불리기도 한다. 예를 들어 대학 부속 의료기관인 메이오클리닉은 상당한 수준의 지적자본을 보유하고 있다.

거기에는 새로운 생의학 장치를 만들 수 있고 특허출원을 할 수 있는 의약품을 합성하고 특수화된 치료용도의 소프트웨어를 개발하는 기술 · 연구인력들이 포함되는데, 이들의 기여가 메이오의 인적자본의 가치를 만든다.

4. 핵심역량으로서 HR

특정한 사업전략 개발은 조직이 가진 장점을 기반으로 하여야 한다. 핵심역량으로도 불리는 이런 장점, 즉 조직이 잘 해낼 수 있는 것들은 경쟁력 향상의 중요한 기초가 된다. 핵심역량은 고부가가치를 창출하고 그 조직을 경쟁자들로부터 차별화할 수 있는 조직 내의 독특한 능력을 가리킨다. 어느 조직에서든 인적자본은 조직의 핵심 역량에 포함되어야 한다.

많은 조직들이 경쟁조직들로부터 자신들의 조직을 차별화하는 방안으로 인적자본을 내세우고 있다. 대부분의 보건의료조직들은 웹사이트나 광고전단을 통해 직원들의 특별한 능력이나 의료서비스 제공자들이 보유한 자격 등을 광고한다.

달라스 외곽에 있는 한 안과진료소는 소속 의사와 직원들이 다른 안과진료소보다도 라식 수술을 훨씬 잘 한다는 내용의 라디오 광고를 실시하고 있는데, 이 역시 인적자본을 조직에 전략적 가치를 부여하는 존재로 부각시키는 사례라고 할 수 있다.

HR 활동을 통하여 특수한 전문가들과 기술적 능력을 지닌 직원들을 채용 · 유지하고 훈련시키며, 그들이 경쟁조직의 직원들에 비해 경쟁력을 유지하도록 적절히 보상함으로써 인력은 조직의 핵심역량이 된다.

예를 들어 지역사회의 소규모 병원들은 훨씬 인간적인 면을 강조함으로써 대형병원의 비인간적 접촉과 차별화하여 기존환자들로 하여금 신규환자들의 추천을 유도하는 데 성공하고 있다.

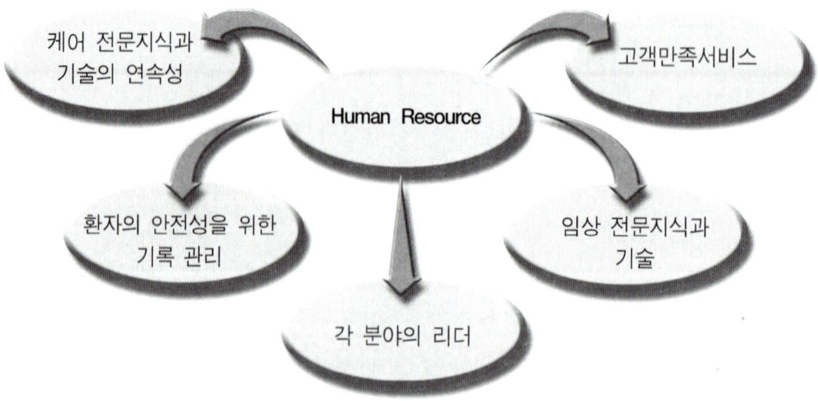

그림 3-1 핵심역량으로 활용될 수 있는 보건의료 인적자원의 사례

그림 3-1은 HR가 핵심역량의 요소가 될 수 있는 영역들을 보여 주고 있다.

HR와 함께 고려되어야 할 또 다른 중요한 핵심역량은 직원들의 믿음과 가치의 공유로 형성된 조직문화이다. 보건의료 관리자는 조직의 문화가 다른 전략과 불일치함으로써 소홀히 취급되는 일이 없도록 반드시 주의하여야 한다.[6)]

예를 들어 한 가정요양원은 자신들이 제공하는 서비스에 대한 환자들의 요구를 적극적으로 받아들이는 전략을 채택했지만 직원들에게 이에 대한 보상이나 지원을 제공하지 않는다면 조직의 전략과 문화가 불일치한 사례로 볼 수 있다.

조직의 문화는 유능한 인력들을 끌어들이고 유지하는 데에도 영향을 미친다. 실제로 직원의 인격을 무시하고 능력을 펼치는 데 걸림돌을 만드는 문화 때문에 핵심기술자, 전문가, 행정요원 등이 조직을 떠난 사례들은 셀 수 없을 만큼 많다.[7)]

5. HR관리의 역할

보건의료 분야의 HR관리는 몇 가지 역할을 수행할 수 있는데, 그 역할의 특성과 범위는 다음의 두 가지 상황, 즉 어떤 상위 관리분야가 HR관리를 담당할 것인지와 HR 담당 직원이 얼마나 능력을 발휘하느냐에 달려 있다. HR가 담당해야 할 3가지의 대표적인 임무들은 다음과 같다.

① **행정** : HR 사무행정과 기록 보관 중심
② **조직 및 직원 보호** : 일반적인 HR 활동의 처리와 직원에 대한 기여 중심
③ **전략** : 조직의 성과에 기여하고 조직 윤리의 '지킴이' 역할 중심

제1장에서 언급했다시피, 전통적으로 HR의 주요 임무는 행정과 관련된 것들이었다. 그러나 그림 3-2에서 볼 수 있듯이, HR의 분야에서도 중대한 변화가 발생했다. HR 피라미드는 상하가 역전되어 사무행정 처리를 위한 시간 및 인력의 투입이 현저히 감소하였다. 그림 3-2에서 운영 및 종사자 보호 역할의 비중은 변치 않고 그대로라는 것을 알 수 있다.

그러나 가장 큰 변화는 전략적 HR관리의 비중이 급속히 확대된 것이다.[8)] HR의 임무들을 개별적으로 검토하면서 그것들이 인적자본에 적극적으로 기여하기 위해 활용될 수 있는 방법들을 살펴보자.

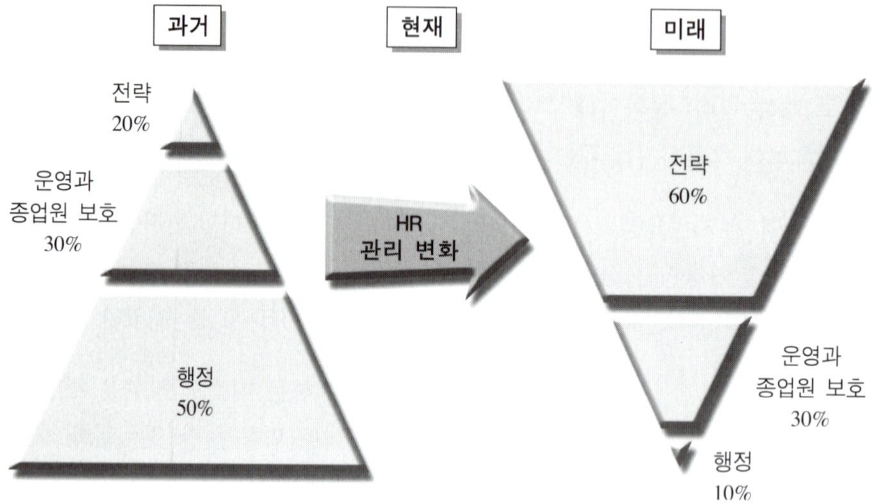

그림 3-2 HR의 임무 변화

1) HR의 행정적 역할

HR관리의 행정적 역할은 문서작업과 기록보존에서 유래하였다. 그러나 이 역할에만 한정된다면 HR담당자는 조직 내에서 단순 사무원으로 인식될 것이고, 심지어는 조직에 장애를 주는 존재로 인식될 수도 있다. 행정적 역할 중심의 HR에 중대한 변화를 초래한 것은 기술발전과 아웃소싱의 이용확대였다.

HR의 행정적 효율을 높이고 관리자와 직원의 요구에 적절히 대응하기 위해 HR의 역할 가운데 상당수가 전산화되거나 인터넷으로 처리되고 있다. 웹 기반의 기술은 HR행정에 소요되는 시간을 단축시켰으며, 인력도 대폭 감소시켰다.

현재는 입사지원이나 직원수당 등록은 물론이고 인터넷에 기반한 자원들을 이용한 e-학습에 이르기까지 HR의 모든 분야에서 컴퓨터가 활용되고 있는 실정이다. 이 장의 후반부에서는 HR 기술의 특성 · 유형 · 용도에 대해 더 많은 논의가 진행될 것이다.

HR의 행정적 기능들에 대한 아웃소싱 추세도 날로 확대되고 있다. 한 조사에 따르면, HR업무의 50% 정도가 아웃소싱되고 있으며, 지난 2년 사이에 아웃소싱 업체의 수익도 150억 달러로 껑충 뛰어올랐다. 또한 아웃소싱 회사들이 실시한 다양한 조사에 따르면, 아웃소싱이 가장 활발하게 이뤄지는 영역은 직원 지원/카운슬링, 연금/퇴직 계획, 수당업무, 훈련, 그리고 임금지급 업무 등이었다.[9)]

경비절감과 전문적 서비스 및 기술을 제공받을 수 있다는 이점 이외에도 조직이 전략적 HR 활동에 집중할 수 있다는 점 때문에 HR기능의 아웃소싱은 날로 확대되고 있다. 그 결과로 HR 행정직 직원 수가 몇 년 내에 대폭 줄어드는 대신에 미국은 물론이고 전 세계에 소재하고 있는 회사들이 HR업무를 떠맡을 것으로 예상되고 있다.

2) 조직 및 직원 보호 기능

전통적으로 보건의료조직에서 HR는 직원의 보호자로 인식되어 왔다. HR 전문가들은 직원을 대변하는 역할로 인해 전통적으로 '사기진작 요원(morale officers)'에 불과하여 조직의 운영 실태를 제대로 이해하지 못함으로써 사업의 전략적 성공에 크게 기여하지 못하는 사람들로 비춰져 온 것이 사실이다. 이런 견해에도 불구하고 누군가는 반드시 직원의 권익을 옹호하는 역할을 수행해야만 했다.

HR 전문가들은 직장과 직장 이외의 곳에서 발생하는 직원 문제를 취급하는 HR '위기관리'에 상당한 시간을 할애한다. 그 예로서 너싱홈의 HR관계자가 요양원과 직원들이 가족과 의료휴가법(Family and Medical Leave Act)이 규정하는 요구사항들을 잘 준수하고 있는지를 감독하는 데 상당한 노력을 기울이고 있다.

직원 보호 기능은 개인의 배경이나 처지와 상관없이 직원들을 공정하고 평등하게 다루는 데 도움이 되지만 종종 운영책임자와 마찰을 빚게 만드는 경우도 발생한다. 그럼에도 불구하고, 그 기능은 조직의 근무여건을 개선하고 조직이 불필요한 소송이나 민원에 휘말리는 사태를 미연에 방지하는 데 기여한다.

HR담당자들에게 요구되는 역할은 조직에 필요한 프로그램과 정책을 운영책임자와 협력하여 수립하고 실행하는 것이다. HR담당자에 의해 제안된 계획은 물론이고 다른 분야의 담당자들이 개발했거나 제안한 계획들도 실행해야 한다. 도심에 소재한 대형 병원에 근무하는 어느 간호감독관이 HR채용담당자에게 인근 고등학교를 방문하여 학생들에게 보건의료 분야의 직업을 추천하는 역할을 수행해야 한다고 제안한 일이 있었다.

담당자가 이 제안을 받아들임으로써 고등학교를 방문한 결과 많은 학생들이 보건의료 관련 경력에 보탬이 될 수 있는 교육 프로그램의 선택 성과를 거둘 수 있었다. 노동시장의 경기의 변화에 의해 우선순위가 바뀔 수는 있겠지만, HR의 주요 기능은 HR와 관련된 문제나 이슈들이 제기 · 해결되는 과정에서 경영진과 관리자 및 직원들을 지원하는 것이다.

HR 활동은 그 특성상 전술적으로 이루어진다. 평등한 고용기회(Equal Employment Opportunity ; EEO)를 비롯한 관련 법률들을 반드시 준수하면서 직원들을 채용해야 하고, 감독자에 대한 교육에도 관심을 기울여야 한다.

안전한 근무환경 조성에 앞장서야 하며, 급여가 제대로 지급될 수 있도록 감시해야 한다. 이러한 노력들은 관리자 및 감독자의 활동과 HR 활동의 관리가 조직 전체를 통해 조화를 이뤘을 때에 성과를 낼 수 있다.

3) HR를 위한 전략적 기능

운영상의 접근과 전략적 접근 사이에 차이점이 발생하는 HR의 영역이 존재한다.[10] 전략적 HR의 기능은 HR담당자들이 사업실태를 파악하고, 인력충원계획이나 보상전략과 같은 미래의 변화에 대응하며, 최고 수준의 관리를 지향하면서 HR의 가치를 증대시키는 활동에 적극적으로 나설 것을 요구한다.

많은 경영진, 관리자, HR담당자들이 조직의 목표를 달성하는 데에 HR관리가 커다란 전략적 기여를 할 수 있다는 사실을 알아차렸다. 정부 부문이나 사회봉사단체 같은 비영리(not-for-profit) 조직들조차도 목표를 달성하기 위해서는 '사업-지향적(business-oriented)' 방식으로 HR를 관리해야 한다.

6. HR 전략적 계획수립 과정

전략적인 계획수립에는 조직의 전략계획을 수행하는 데 필요한 인력을 반드시 포함시켜야 한다. 전략계획에 입각한 HR 전략적 계획수립은 조직의 목표를 달성하기 위해 HR의 수요와 활용가능성을 확인 · 분석하는 과정이다. 또한 수행하는 데 있어서 HR의 필요성과 그 활용가능성을 확인 · 분석하는 과정이다.[11]

HR 계획수립 과정은 그림 3-3에서 살펴볼 수 있다. HR 계획수립 과정은 조직의 목표와 전략을 고려하는 데서 시작된다. 그런 다음에 HR의 수요와 공급에 대한 내 · 외부의 평가작업을 수행하여 미래의 상황을 예측하는데, 내부 HR평가의 핵심은 HR 정보체계를 활용하여 정보를 폭넓게 활용하는 데 있다.

일단 평가작업이 완료되면 HR 수요와 공급의 불일치를 확인하고 이를 해결하기 위한 장 · 단기 HR 전략과 계획을 개발해야 한다. 일반적으로 보건의료조직의 HR 수요 · 공급의 예측은 현재 필요로 하는 직원의 절대수 이상을 고려하는 작업이기 때문에 상당히 까다로운 편에 속한다. 예를 들어 방사선치료소에서 새로운

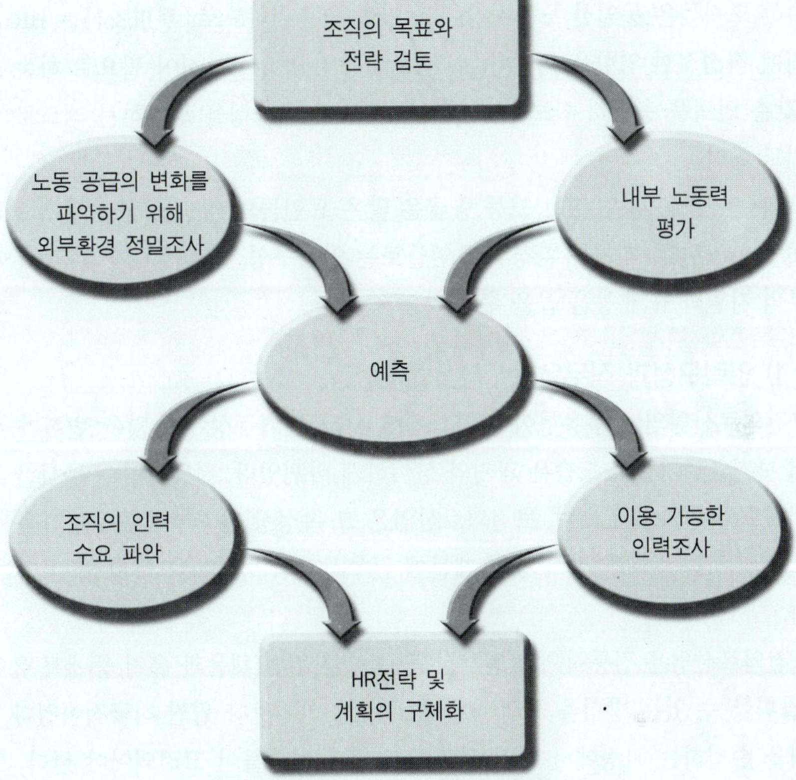

그림 3-3 HR 전략적 계획수립 과정

설비를 도입하고자 한다면 적시에 양질의 케어를 제공해야 한다는 목표에 맞춰서 방사선기사, 기기운용 기술자, 접수담당 직원, 사무업무 직원들의 적정 수를 미리 파악하는 작업이 선행되어야 한다.

HR전략은 인력의 수요와 공급을 관리함으로써 조직을 지원하는 수단으로 HR 활동이 개발되고 관리되어야 할 방향을 제시해 주는 역할을 한다. 궁극적으로 HR 계획은 HR 활동을 관리하는 데에 보다 구체적인 방향을 제시할 수 있도록 개발되어야 한다.

(1) 외부환경의 정밀조사

외부환경의 변화를 정밀조사함으로써 얻은 지식들은 전략적 계획수립 시에 매우 중요한 역할을 한다. 환경조사는 조직의 환경을 연구함으로써 기회와 위험요소를 포착하는 과정이다.

특히 조직들은 동일한 노동시장에서 인력을 충원하므로, 정밀조사는 HR 계획 수립에 직접적인 영향을 끼친다. 실제로 노동시장에서 조직이 필요로 하는 자질을 갖춘 인력을 충분히 확보하는 능력은 조직의 효율성을 평가하는 척도로 활용되기도 한다.

고용주가 활용할 수 있는 노동 공급은 많은 요인들의 영향을 받는다. 노동시장에 중요한 영향을 끼치는 환경적 요인들로는 인력구성, 지리적 경쟁력, 경제 여건, 정부의 지원과 규제 등을 꼽을 수 있다.

1) 인력구성과 직무유형

보건의료산업의 직무유형이 다양화됨에 따라 인력구성에도 많은 변화가 생기면서 보건의료기관의 모습은 과거와 상이하게 바뀌었다. 전통적인 근무시간 또한 점진적으로 변하고 있으며, 보건의료산업은 그 속성상 과거부터 근무시간을 신축적으로 조정하는 데 앞장서 왔기 때문에 근무시간의 변화는 그다지 낯선 일이 아니다.

보건의료산업은 전통적으로 인사정책, 특히 직원의 채용과 유지 등에서 유연성을 발휘할 수 있는 방식을 채택하는 데에 다른 산업보다 훨씬 적극적이었다. HR 계획을 수립하는 과정에서 이런 산업의 속성과 변화들이 고려되어야 한다. 또한 보건의료 종업원들의 확대는 다양한 근무형태를 만드는 데 일조하였다.

재택근무를 하거나 파트타임으로 근무하는가 하면 사무실을 공동으로 사용하는 경우도 생겨났다. 예를 들어 많은 병원이나 의원(physician practice) 등이 실시하고 있는 의료전사작업(medical transcription work)의 경우에 일부 혹은 전부를 가정에서 작업하는 것이 가능해졌고, 텔레커뮤팅(telecommuting)은 컴퓨터와 텔레커뮤니케이션 장비를 통해 작업하는 과정이므로 구태여 전통적 의미의 직장을 고집할 필요가 사라졌다.

또한 일부 종사자들은 어디로 가든지 항상 그들 곁에 가상의 사무실을 두고 있다. 예를 들어 방문간호를 위한 오피스는 처치실이나 컨퍼런스 룸, 심지어는 차 안에도 마련할 수 있다. 이러한 설비의 변화로 인해 언제 어디서나 업무를 수행할 수 있게 되었고, 이는 사람들이 형식이나 절차보다는 결과에 의해서 평가하려는 경향들에 의해 뒷받침되었다. 신뢰의 증가, 직접 감독의 감소, 유연한 일정 조정 등은 가상 오피스나 기타 유연한 근무환경(일부 재택근무 등)에서 근무하고 있는 사람들의 직무와 관련된 특성들이다.

2) 지리적 · 경쟁적 사안

고용주들은 HR 계획을 수립하는 과정에서 다음과 같은 지리적 · 경쟁적 사안들을 반드시 고려해야 한다.

- 해당 지역의 인구 증가 및 감소
- 해당 지역의 다른 모든 고용주
- 지리적 재배치에 대한 종사자와 채용지원자의 저항
- 해당 지역의 직접적인 경쟁자

3) 경제적 여건

일반적인 사업사이클 또한 HR 계획수립에 영향을 미친다. 이자율과 인플레이션, 그리고 경제성장률과 같은 요인들은 노동자들의 활용가능성 결정은 물론이고 조직의 계획과 목표를 설정하는 데도 영향을 미친다. 임금, 초과근무, 채용, 해고 등과 관련한 모든 의사결정은 경제 여건의 영향을 받게 된다.

4) 정부의 영향

정부 역시 노동인력의 공급에 중요한 영향을 미친다. 최근에는 HR 활동에 대한 규제들이 점차 증가하여 보건의료조직의 관리자들을 어리둥절하게 만들 정도다. 정부의 규제는 특히 환자의 안전이나 의무기록의 비밀유지, 그리고 자금지원 등의 영역에서 보건의료산업에 영향을 미쳤다. 따라서 HR 계획수립은 전문자격에 대한 요구조건이나 직원의 자질에 영향을 줄 수 있는 사안을 포함한 정부의 다양한 규제의 법률적 요구조건을 잘 이해하고 있는 사람에 의해 진행되어야 한다.

(2) 조직의 인력에 대한 내부 평가

HR 계획수립의 다음 단계는 현재 인력이 필요한 직무와 그 직무를 담당할 수 있는 인력의 숙련도를 분석하는 작업이다. 조직의 수요는 이용 가능한 노동 공급과 반드시 비교되어야 한다. 조직 내부의 강점과 약점을 평가하는 출발점은 그 조직에서 현재 시행되고 있는 직무를 평가하는 것이다.

급속히 변화하고 있는 보건의료환경에서, 직무의 평가는 매우 중요하다. 예를 들어 입원 케어에서 외래 케어로의 변화는 케어의 제공방법과 케어 제공에 필요한 직무에 대한 문제를 발생시킨다.

모든 보건의료조직에서는 급성케어병원 · 너싱홈 · 의원 등을 막론하고 지속적으로 직무를 재평가해야 하며, 내부평가가 진행되는 동안에 다음과 같은 질문을 던져 보아야 한다.

- 현재 존재하는 직무는 무엇인가?
- 얼마나 많은 인원이 각각의 직무를 수행하고 있는가?
- 직무의 보고관계는 어떻게 이루어져 있는가?
- 각각의 직무가 반드시 필요한가?
- 직무가 "재설계"되거나 또는 업무가 바뀔 수 있는가?
- 조직의 전략을 이행하기 위해서 어떤 직무들이 필요한가?
- 예상되는 직무들의 특성은 무엇인가?

1) 조직내 역량의 목록

HR 계획을 수립하려면 현재의 직무와 앞으로의 조직 계획을 실행하는 데 필수적인 새로운 직무들에 대해 이해해야 한다. 관리자들은 현재 근무 중인 직원들과 그들의 역량을 파악하고 미리 목록을 작성해 두는 것이 필요하다. 직원기록의 가장 기본적인 형태는 조직 내에서 보관하고 있는 HR기록이다.

다양한 데이터를 활용함으로써 HR 계획을 수립하는 자는 종업원의 역량과 지식 및 숙련도를 파악할 수 있게 되며, 장기적으로 이런 목록들은 직원모집과 선발 및 재교육 등을 결정하는 과정에서도 이용될 수 있다.[12)]

2) HR 정보체계

컴퓨터는 막대한 양의 데이터를 분석하는 작업을 단순화하였으며, 임금계산부터 기록보관에 이르기까지 HR의 다양한 분야에서 큰 기여를 하고 있다. 컴퓨터 하드웨어와 소프트웨어, 데이터베이스는 조직이 손쉽게 기록과 정보를 보관하고 활용할 수 있도록 만들었다. HR 정보체계는 HR와 관련된 의사결정에 활용될 수 있는 정보를 제공하도록 설계된 통합시스템이다.

실제로 HRIS는 조직에서 여러 용도로 활용되고 있는데, 가장 기본적인 용도는 임금 및 수당 산정의 자동화이다. HRIS를 도입한 덕분에 종사자의 근무시간을 시스템에 입력하고 적절한 공제사항과 개인적 조정사항을 입력하면 최종 지급할 임금이 자동으로 산정된다.

많은 조직들에서 HRIS를 개발하고 응용한 결과, 임금계산의 몇 가지 기능이 회계부서에서 HR부서로 이전되기도 했다. EEO를 비롯한 법규관련 업무처리에도 컴퓨터가 광범위하게 도입되고 있다.

인터넷 사용의 극적인 증가, 특히 HRIS가 구축되면서 HR 전문가들의 가능성과 업무영역이 증가했다. 웹에 기반한 정보체계를 이용함으로써 보건의료 분야 HR부서의 행정적 효율성은 대폭 개선되었으며 따라서 보다 전략적이고 장기적인 HR 계획의 수립이 가능하게 되었다.[13)]

HR의 두 가지 관심사는 HRIS의 보안유지 및 사생활 보호문제가 되었다. 직원에 대한 HRIS 데이터에 대한 무분별한 접근이 제한되도록 시스템 내부에 제어장치가 구축되어야 한다. 예를 들어 건강보험 클레임은 정신과 상담이나 알콜중독 치료를 받은 사람의 정보를 유출시킬 수도 있기 때문이다. 따라서 그러한 정보에 대한 접근은 종사자의 사생활 보호와 건강보험 이동성 및 HIPAA(Health Insurance Portability and Accountability Act)의 규정 준수 등을 근거로 하여 반드시 제한하여야 한다. 이와 마찬가지로 종업원들의 직무수행에 대한 평가점수도 반드시 보호되어야 한다.

(3) 예측

외부환경에 대한 정밀조사와 조직 내부의 장단점 평가 등으로부터 수집된 정보는 조직의 목표와 전략이라는 관점에서 HR의 수요와 공급을 예측 · 대비하는 데 이용된다. 예측 과정에서는 예상되는 미래의 조건들을 명확히 하기 위해 과거와 현재의 정보들이 이용된다. 물론 미래를 위한 계획이 실패할 가능성은 상당히 높은 편이며 프로젝트의 기반이 된 조건들이 바뀜에 따라 계획 자체가 무효화될 수도 있지만, 한편으로는 그런 상황들이 예측업무를 담당한 사람에게는 또 다른 기회가 될 수도 있다. 다행히 숙련된 인력은 조직의 장기 계획에 이익을 줄 수 있을 만큼 충분한 정확성을 가지고 예측업무를 담당할 수 있다. 그림 3-4에는 HR 예측과정이 나타나 있다.

HR을 예측하는 방법에 대해서는 관리자의 추측에서부터 복잡한 컴퓨터 시뮬레이션까지 다양한 접근이 가능하다. 단순한 추측만으로도 충분한 경우가 있지만, 복잡한 모델들이 필수적일 수도 있다. HR 예측은 세 가지 계획기간, 즉 단기 · 중기 · 장기에 걸쳐서 실시된다. 가장 보편적으로 활용되는 계획기간은 단기이며, 통상 6개월~1년에 해당된다.

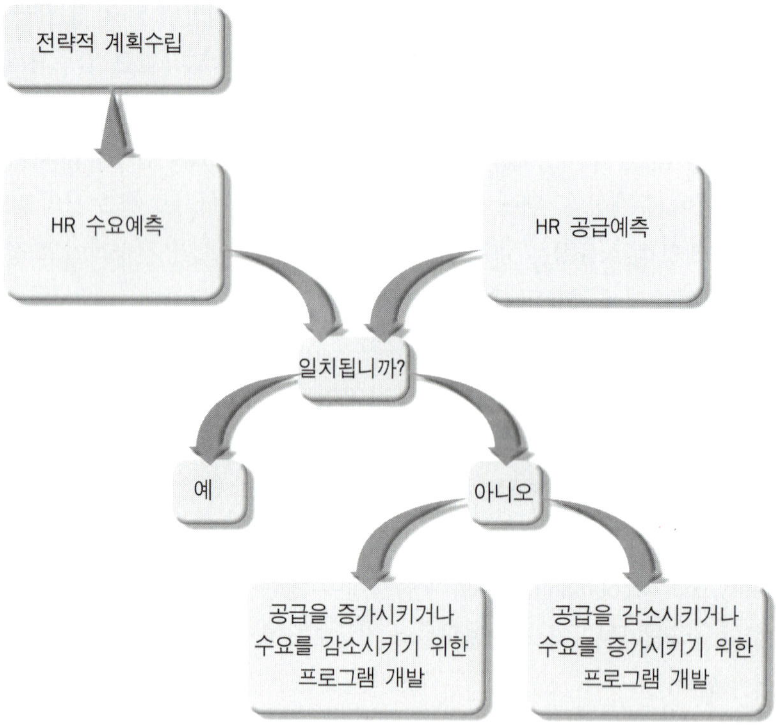

그림 3-4 HR 예측

대부분의 보건의료조직에서도 예측 요인들이 그다지 복잡하지 않은 데다, 예산 사이클과 일치하는 이 계획기간을 선호해 왔는데, 주로 임금과 수당 지출 예산을 계획하거나 확정하려는 목적으로 예측이 이루어졌다.

1) HR의 수요와 공급

조직에 필요한 인력 수요는 두 가지 틀에 의해 예측할 수 있다. 첫째, 장차 발생할지도 모를 결원을 고려하여 그 정보를 토대로 계획을 수립하는 것이다. 결원(혹은 수요)은 직원들이 승진, 이직, 해고 등으로 인하여 자리를 떠날 때 발생한다. 결원에 대한 대비는 항상 조직의 최고위직부터 준비해야 하는데, 그 이유는 그 직위에서는 더 높은 단계로의 승진이 불가능하기 때문이다.

일단 HR에 대한 필요성이 예측되면 반드시 HR의 활용가능성 또는 공급을 확인하여야 한다. HR의 활용가능성에 대한 예측은 내부와 외부 공급 모두를 고려한다. 조직에서 이용 가능한 외부인력 공급을 측정할 때 고려해야 할 요인들은 다음과 같다.

- 취업자와 퇴사자
- 각급 학교와 대학교 졸업자
- 향후 몇 년 간의 경제 예측
- 기술 개발과 변동

7. 성공적인 HR 계획수립의 요인

보건의료조직의 HR 계획수립에는 몇 가지 중요한 성공요인들이 존재한다. HR 계획은 전략적으로 정립되고 목적 지향적이어야 하며, 또한 측정과 문서화가 가능하여야 한다.

HR 계획은 반드시 보다 광범위한 조직적 전략 및 목표와 조화를 이루어야 한다. 이를 위해 HR담당자는 조직의 전략을 숙지하고 관리과정에 동참하여 HR 계획이 조직의 목표와 합치되는 방식으로 개발되도록 해야 한다.

가령 대다수의 대형 외과전문기관에서는 당일수술설비들이 수익을 창출하는 데 매우 도움이 된다는 사실을 깨닫고 당일수술센터를 운영하려는 전략적 결정을 할 경우에 직원배치 · 보상 · 외과 간호사 및 설비 운용기사 등의 채용 등을 포함하는 HR 계획을 반드시 참조해야 한다. 대체로 새 수술센터의 성공은 HR 계획의 성공적인 이행여부에 달려 있기 때문이다.

HR 계획은 그 목적과 목적달성 방법이 분명하도록 수립되어야 하며, 세부 항목을 실천하고 유지하기 위해서는 과정을 추적할 수 있는 방식으로 개발되어야 한다.

당일수술센터의 경우, HR 계획의 인력배치 항목은 환자 수와 관련된 중대한 요인들을 포함해야 한다. 그 시설에서 실시되는 수술의 횟수가 늘어나면 그에 맞춰 새로운 직원의 채용 · 오리엔테이션 · 트레이닝과 관련된 사항들을 예상할 수 있어야 한다. 그 이유는 그 시설의 환자에 대한 케어 제공이 증가하여도 직원의 능력은 일정하게 유지되어야 하기 때문이다.

HR 계획은 매년 입안되고 보완되어야 하며, HR담당자는 경영진과 이사회에 HR 계획을 제출할 의무가 있다. HR 계획 가운데 당일수술센터의 사례처럼 인력 충원정책을 실시하려면 막대한 비용이 소요되므로 이사회의 동의는 반드시 필요한 절차라고 할 수 있다.

1) 보건의료 HR 전략적 계획수립 시의 핵심 투입요소

전략적 계획은 아무것도 없는 상태에서는 작성될 수 없다. HR 계획이 유용하려면 반드시 조직 내 · 외부에 산재해 있는 주요 요소들의 투입을 고려해야 한다. 그림 3-5에 제시되어 있는 각 영역들은 다음과 같다.

① **조직의 임무** : 보건의료조직의 임무는 당연히 케어 제공이다. 다음은 한 가정간호기관이 보건의료조직의 사명에 대해 언급한 내용이다.

- "아틀라스홈케어(Atlas Homecare)에 근무하는 동안 우리는 신중하면서도 정성이 깃든 서비스를 제공하여 고객의 특별한 요구를 충족시키라는 임무를 부여 받았다."

② **조직의 목표와 전략** : 조직의 목표와 전략 가운데 HR의 여러 영역, 즉 인력계획과 경영 및 관리 담당자와 보상 등에 대한 고려가 중요하게 취급되고 있는 것을 많은 사례들 가운데서 확인할 수 있다.

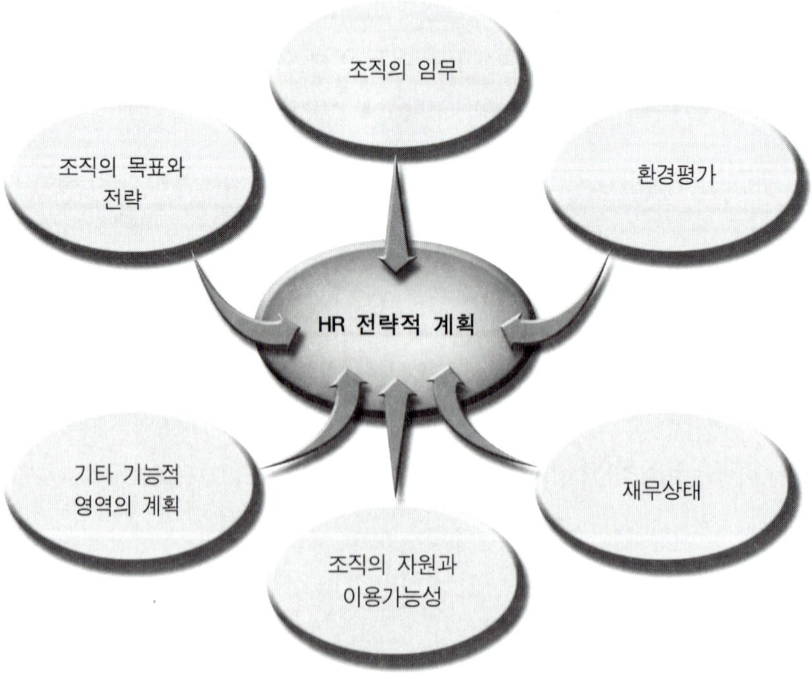

그림 3-5 보건의료 HR 전략 계획수립 시의 투입요소

HR 계획은 인력배치나 고용관계와 같은 조직의 직능기능을 지원하는 규칙적이고 일상적인 HR의 여러 측면들을 취급하면서도 조직의 변화나 목표 – 가령 대형병원에서 종양환자 진료를 위해 새로운 간호조직을 개설하는 경우의 인력배치 · 보상 · 오리엔테이션 및 훈련 실시 등도 고려하여야 한다. 대형병원에서 종양환자 진료를 위해 새로운 간호조직을 개설하려는 경우, 인력배치 · 보상 · 오리엔테이션 및 훈련 실시 등 – 도 고려하여야 한다.

③ **환경 평가** : 이 장의 서두에서 상세히 다루었다시피, 환경에 대한 평가는 보건의료 HR를 관리하는 데 매우 중요하다. HR 계획은 보건의료 종사자의 공급에 잠재적으로 영향을 미칠 수 있는 다른 조직의 확장이나 감축과 같은 외부 환경의 문제들과 기회들을 심도 있게 고려하여야 한다.

④ **조직의 자원과 역량** : HR 계획은 조직의 규모나 생산성 요구들을 고려하여야 한다. 예를 들어 환자 수 · 환자 1인당 의료비 · 입원 · 평균 입원일수 등은 조직의 인력 배치계획을 수립하는 데 이용된다.

⑤ **재무 상태** : 예산 배정과 자본 지출 등과 같은 재정상의 의사결정은 HR관리의 모든 측면에 영향을 미친다. HR 계획은 반드시 재정적으로 실현가능하여야 한다. 직원배치 · 보상 · 수당관리 등과 같은 HR 활동에 대한 지원은 일정한 수준에서 유지시키면서도 재정자원은 HR 정보체제의 업그레이드 같은 HR의 혁신에 필요한 재정도 반드시 고려되어야 한다.

⑥ **기타 직무영역에 대한 고려** : 효과적인 HR 계획을 수립하려면 환자 케어 · 수술 · 재무 등과 같은 조직 내의 다른 모든 직능영역의 계획을 지원하거나 그것과 양립해야 한다. 또한 HR 계획이 실제로 진행되려면 다른 영역의 계획들과 보조를 맞추어야 한다.

윤리준수

보건의료조직에서는 윤리적 의료행위와 순응에 대한 중대한 전략적 측면들이 존재한다. 윤리와 법규 준수는 효율적인 정책과 이의 실행을 유도하는 잘 정비된 계획을 요구한다. 계획 수립에는 다음의 네 가지 중요한 요인들이 포함되어야 한다.

1. 문서화된 행위지침을 개발해 모든 직원에게 배포해야 한다.
2. 직원의 지위, 책임, 의무에 관련된 윤리 및 규칙 준수훈련을 제공해야 한다.

3. 직원들이 보복에 대한 두려움 없이 익명으로 조직 내의 윤리 또는 규칙위반의 가능성을 보고할 수 있는 핫라인을 개발해야 한다.
4. 반드시 윤리와 규칙준수의 계획 및 프로그램을 담당하는 책임자를 정해 두어야 한다.

보건의료조직에서 윤리적 규범과 규칙준수의 과제를 달성하는 과정에 있어 계획수립 · 책임 · 이행 등이 중요하고 의미있는 작업이며, HR 전문가들은 그와 관련된 모든 측면에서 핵심적인 역할을 수행한다.[14)]

8. HR관리에서 제기되는 문제

HR관리의 대상이 된 환경은 광범위하게 발생하는 변화로 인해 HR관리에 저항하게 된다. 허드슨 연구소(Hudson Institute)는 ***'노동력(workforce) 2020'***의 연구에서 다음에 제시된 항목들과 관련된 중요한 인력 문제들을 부각시켰다.[15)]

(1) 인력의 활용과 질

인력의 활용과 질에 대한 문제는 비단 보건의료산업에만 국한되는 것은 아니다. 미국 내의 상당수 지역에서 직무수행능력을 갖춘 인력의 부족 문제를 겪고 있다. 언론에서는 노동시장이 포화상태라는 기사를 쏟아내고 있지만, 특수직종의 인력부족 문제는 몇 년 동안 지속되고 있다.

오늘날에는 비정규직 노동자(임시직 노동자, 독립 계약자, 파견 종사자, 파트타임 노동자)들이 노동력의 상당부분을 차지하고 있기 때문에 많은 고용주들은 중요한 기술을 필요로 하는 핵심부서만 정규직 노동자를 고용하고 기타 비핵심 분야는 비정규직 노동자를 고용하여 인력을 신축적으로 배치하려고 한다.

이러한 시도가 성공하려면 직원의 수요를 미리 결정해야 하며, 특정 직원을 특정 직위에 배치함으로써 조직에서 핵심 역할을 담당하도록 할 것인지와 어느 부서에 대해 보다 유연한 인력배치가 가능할 것인가를 결정해야 한다.

비정규직 노동자들은 보건의료조직에 인력관리의 유연성을 제공할 수 있지만, 정규직 종사자들과 비슷한 수준의 책임감이나 충성심을 가진다고 보기는 어렵다는 점에 유의해야 한다.[16)]

(2) 경제 및 기술의 변화

몇 가지 경제와 관련된 변화들이 미국의 고용과 직업 유형을 변화시켰다. 그 중 중요한 변화는 직업이 제조업과 농업 중심에서 서비스와 보건의료 및 텔레커뮤니케이션 산업 중심으로 이동한 것이다. 이러한 이동으로 인해 새로운 역량을 가진 직원들을 확보해야 하는 조직들이 생긴 반면, 종사자들의 수를 줄여야 하는 조직들도 생겨났다.[17] 보건의료산업도 이러한 변화로 인해 많은 변화를 겪고 있는데, 제1장에서 언급했다시피 현재 약 1,300만 명이 보건의료산업에 종사하고 있고, 새로운 직종이 지속적으로 생겨날 것으로 예상된다.

(3) 직업의 변화

직업에 있어 성장과 쇠퇴의 추계는 현재 경제와 고용의 변화를 반영한다. 현재 급성장하고 있는 직업의 대부분은 정보기술 분야이거나 보건의료 분야에 속한 것들이다. 새로운 직종의 출현은 데이터베이스, 시스템 설계와 분석, 전자출판 등과 같은 정보기술의 사용이 급속히 늘어난 데 힘입은 바가 크다.

집 단	2000	2010
남 자	53.4	52.1
여 자	46.6	47.9
	100	100
백 인	83.5	81.2
흑 인	11.8	12.7
아시아계와 기타	4.7	6.1
	100	100
히스패닉(Hispanic)	10.9	13.3
기 타	89.1	86.7
	100	100

출처 : 미국 노동통계청, 2005

그림 3-6 미국 노동인력 구성의 변화(2000~2010년), 단위 : %

(4) 다양성

직업들 사이에 고용자 수의 차이가 다양해지고 있다. 미국 내의 노동력 구성 변화는 그림 3-6에서 확인할 수 있다. 조직들이 인력을 채용하는 잠재적 인력 풀이 다양해지고 있는 데는 최근 몇 년 동안 진행된 미국 인구구성의 변화 반영이 한몫을 하기도 했다. 미국 노동성(Department of Labor)이 지적한 핵심적인 변화요인들 가운데 일부를 상세히 살펴보면 다음과 같다.[18)]

① 여성 노동력의 급격한 증가는 점차 둔화될 것으로 예상되지만, 당분간 남성 노동력의 증가속도보다는 훨씬 빠르게 유지될 것으로 보인다. 그 결과로 전체 노동인력에서 여성들이 차지하는 비율이 2000년 47%에서 2010년 48%로 증가할 것으로 추정된다.

② 미국에 거주하고 있는 소수 인종들은 인종별로 각기 다른 인구증가율을 보여 왔으며, 이런 추세는 앞으로도 계속될 것으로 예상된다. 소수 인종 가운데 아시아계와 히스패닉계의 인구증가율이 가장 높을 것으로 예상된다.

③ 2010년경에 히스패닉계 노동인구가 흑인 노동인구를 앞지를 것으로 예상되는 주된 이유는 높은 인구증가율 때문이다.

④ 백인 인구증가율은 전체 인구증가율보다 낮고, 전체 노동인구에서 차지하는 비율도 줄어들 것으로 예상된다. 그러나 여전히 전체 노동인구의 2/3 이상을 차지할 것이 분명하다.

1) 여성 노동력

여성 노동력의 증가는 중요한 사회적 · 경제적 파급효과를 불러 일으켰다. 보건의료 부문은 역사적으로 여성 노동력의 비율이 높은 분야였다. 'EEO-1' 데이터에 따르면 간호 및 거주케어 시설의 여성 채용비율이 가장 높고, 그 다음이 병원이며, 이어서 외래 보건의료서비스 시설 등의 순으로 나타났다.[19)]

수적으로 늘어난 여성 노동자에 대한 보건의료 HR관리가 의미하는 바는 다음과 같다.

① 여성들이 가정에 대한 책임을 감당하면서 일을 할 수 있도록 직무유형과 일정을 유연하게 조정해야 한다.

② 아동케어 지원과 부모휴가 프로그램 등 수당 프로그램과 HR 정책이 훨씬 다양해져야 한다.

③ 고용주는 성추행과 성차별 등과 같은 여성 노동자와 관련된 이슈에 대해 더 많은 관심을 가져야 한다.

2) 노동인구의 노령화

호주, 일본, 대부분의 유럽 국가, 미국 등과 같은 선진국들은 인구의 노령화 문제를 겪고 있다. 미국에서 노동인구의 노령화가 의미하는 바는 다음과 같다.

① 1946~1964년 사이에 태어난 베이비붐 세대의 노령화가 노동인구의 노령화에 많은 영향을 미칠 것으로 예상된다. 2010년이 되면 베이비붐 세대의 연령은 46~60세에 이르게 되므로 2005~2010년 사이에는 노인층이 급속히 증가할 것이다.[20)]

② 고령의 노동자들이 조정은퇴, 조기퇴직 바이아웃(buyout), 파트타임 노동 등을 선택함으로써 은퇴의 특성을 변화시킬 것이다.

③ 보건의료산업과 같은 서비스산업은 다양한 직종에서 고령의 노동자들을 적극적으로 모집하고 있다.

④ 은퇴 수당, 특히 연금과 퇴직자와 유사퇴직자를 위한 보건의료 혜택 제공 등의 중요성이 증대되고 있다.

3) 장애인 고용의무

1990년에 입안된 미국 장애인법령(Americans with Disabilties Act ; ADA)에 따르면 보건의료 분야의 고용주들은 장애인의 고용 권리를 보호할 의무를 진다. 최소한 4,300만 명의 장애인들이 ADA의 보호를 받고 있다. 장애인들에게 더 많은 채용 기회를 제공해야 한다는 의미는 다음과 같다.

① 고용주들은 각각의 직무를 수행하는 데 필요한 지식 · 기술 · 자질을 파악하고 각 직종의 핵심 업무가 무엇인지에 대해 보다 엄밀하게 규정해야 할 의무가 있다.

② 유연한 근무일정 제공, 설비 변경, 특수 장비 구매 등의 방법으로 장애인을 고용하는 일이 보편적인 현상으로 바뀌고 있다.

③ 고용과 관련된 건강 · 의료시험의 규정들이 장애인들에게 불리하지 않도록 반드시 개정되어야 한다.

4) 일과 가정의 균형

보건의료 노동자들을 비롯한 미국 내의 많은 노동자들에게 일과 가정을 균등하게 돌보는 일은 무척 어려운 과제이다. 오래전부터 둘 사이의 균형은 매우 중요한 관심사로 인식되어 왔지만, 최근 여성 노동인구와 맞벌이부부의 증가는 노동자들의 스트레스를 가중시키고 있다. 이런 문제를 타개하기 위해서, 보건의료 분야의 많은 고용주들은 가정 친화적 정책과 보상을 제공해야 한다.

최근 고용주들은 아동케어서비스 제공자들에게 아이의 위탁을 알선하거나 직장 내에 아동케어 및 노인케어 시설을 설치하는 등의 다양한 지원책을 선보이고 있다. 연방가정및의료휴가법령(Federal Family and Medical Leave Act)에 따르면, 최소 50인 이상의 노동자를 고용한 사업장의 고용주들은 12주까지의 무급 부모, 가정 휴가를 반드시 제공해야 한다.

사례(CASE)

샤론빌 커뮤니티 메디컬센터(Sharonville Community Medical Center ; SCMC)는 미국 중서부 교외에 위치한 병상 25실 규모의 병원이다. 가장 근접한 대도시와 거리가 120km 정도 떨어진, 인구 약 1만 4000명의 중소도시에서 의료서비스를 제공하고 있다. SCMC가 고용하고 있는 200명의 인력 가운데 간호직은 40명이며, 그 중 RN이 14명이고, LPN이 26명이다.

SCMC의 이사회는 그 병원의 미래에 많은 관심을 가지고 있는 지역사회 지도자와 사업가들로 구성되어 있다. 지역사회의 중심 병원으로서, SCMC의 운영 및 자본예산은 소액의 세금부과로 충당하고 있다. 특히 뛰어난 재정 운용과 계획수립으로 인해 병원의 재정상태는 동급의 다른 병원들을 훨씬 상회하고 있다. 그러나 이사회가 외부에 SCMC의 인력운영에 대한 연구를 위탁하여 얻은 결과는 위원회를 경악하게 만들었다.

① 2010년이 되면 현재 근무 중인 간호사의 66%가 은퇴할 나이에 이른다.
② 신규 간호인력의 중요한 공급원은 샤론빌 일대 반경 48km 이내에 거주하고, 간호교육을 받은 개인들이다. 현재 근무 중인 간호사들의 80%는 샤론빌고등학교를 졸업했고, 간호교육을 받기 위해 먼 곳에 위치한 대학에 진학했으며, 직업을 찾아 고향으로 돌아왔다. 그러나 최근 샤론빌고등학교 졸업생 가운데 간호학교 입학자가 줄어들고 있다. 간호학교를 졸업한 사람들도 예전과 다르게 샤론빌로 돌아오지 않고 있다.
③ SCMC는 10년 후의 문제로 예상되는 인력 부족현상을 타개할 만한 구체적인 충원계획을 현재 가지고 있지 않다.

질문(Question)

1. 인력수급계획과 같은 중대한 문제를 다루는 과정에서 HR의 역할을 정의하시오.
2. 위의 사례에서 언급된 문제를 해결할 수 있도록 HR 계획을 수립하시오.

참고 문헌(END NOTES)

1) Tom Bonfield, "Special Report Health Care: What's Next– Hospital Building Boom," Kentucky Enquirer (June 19, 2005), A1, A10~11.

2) Laila Karamally, "Capturing the State of Human Resources in an Annual Report," Workforce Management (June 2004), 98, 100~101.

3) Lisa M. Aldisent, Valuating People! How Human Capital Can Be Your Strongest Asset (Chicago: Dearborn Trade Publishing, 2002).

4) Leslie A. Weatherly, "Human Capital–The Elusive Asset," SHRM Research Quarterly (March 2003).

5) Richare Fuier, "Human Capital Management (HCM)," Human Resource Management International Digest (2003, vol. 2), 2.

6) Pamela Bobcock, "Is Your Company Two–Faced?" HR Magazine (January 2004), 43~47.

7) Jeff Rosenthal and Mary Ann Masarech, "High–Performance Cultures: How Values Can Drive Business Results." Journal of Organizational Excellence (Spring 2003), 3~19.

8) Tough Times, Tougher HR (New York: Towers–Perrin, 2003).

9) "Internal HR: Outsourcing Growth," Workforce Management (December 2003), 89 ; and Beth McConnell, "Small Majority of Companies Outsource some HR Duties," HR News (August 14, 2003), http://www.shrm.org/hrnews.

10) Dina M. Cox and Channing H. Cox, "At The Table," Workspan (November 2003), 21~23.

11) Jonathan Tomplins, "Strategic Human Resources Management in Government: Unresolved Issues," Public Personnel Management (Spring 2002), 95~110.

12) Bill Macaleer and Jones Shannon, "Does HR Planning Improve Business Performance?" Industrial Management (January/February 2003), 15~20.

13) Carol Glover, "Tomorrow's World," People Management (February 26, 2004), 40~41.

14) Adapted from Steven Watkins, "Be Honest and Dependable: Make the Culture Ethical," Investors Business Daily, National Edition (January 14, 2005), A03 ; and Jonathan Pont, "Doing the Right Thing to Instill Business Ethics," Workforce Management (April 2005), 26.

15) Richard W. Judy and Carol D'Amico, Workforce 2020: Work and Workers in the 21st Century (Indianapolis, IN: Hudson Institute, 1997).

16) Michael Rybicki, "Temporary Worker, Permanent Loser," Newsweek (March 10, 2003), 18.

17) U.S. Bureau of Labor Statistics, 2004, http://www.bls.gov., and U.S. Census Bureau.

18) Ibid.

19) U.S. Equal Employment Opportunity Commission, "Characteristics of Private Search Employment," (April 2003) ; http://www.eeoc.gov.

20) U.S. Bureau of Labor Statistics ; http://www.bls.gov.

Chapter 4

보건의료조직과 법적 쟁점

학습 목표

- 보건의료조직에 영향을 미치는 주요한 법률들을 설명할 수 있어야 한다.
- 합법적 · 비합법적 채용전 조사가 무엇인지를 정의할 수 있어야 한다.
- 적극적 우대조치의 구성요소들을 논의할 수 있어야 한다.
- 성희롱 방지 프로그램의 중요한 요소들을 확인할 수 있어야 한다.
- 동등고용기회에 대한 불만에 대응할 수 있는 조치들을 설명할 수 있어야 한다.
- 법률적 책임과 윤리를 비교 · 대조할 수 있어야 한다.

보건의료 인적자원 사례고찰(Healthcare HR Insight)

대도시에 위치한 한 메디칼 센터의 남성 연구직 의사가 8명의 여성 종업원을 성희롱했다는 혐의로 고소되었다. 확인된 피해자들은 의사가 행한 행동들을 일일이 열거했고, 그로 인해 근무환경이 적대적으로 변해 버렸다고 진술했다. 그는 섹스 장면을 그림을 통해 설명했고, 여성들이 입고 싶어하는 속옷의 종류를 떠벌렸으며, 음식을 이야기 할 때도 성적인 의미를 부여했다고 했다.

피해 여성들은 메디칼 센터의 인적자원관리 부서에 이의제기를 했고, 그 부서는 센터의 인적자원관리 방침에 명시된 대로 적절한 조치들을 취했다. 조사 후, 그 의사는 정직되었으며, 그의 채용기간 동안 최종적인 근신 경고와 조건부로 업무에 복귀할 수 있다는 결정을 내렸다. 그러나 피해 여성들은 그 센터의 결정이 부족했다고 불만을 가졌고, 결국 메디칼 센터와 관련 의사 양측 모두에게 소송을 내게 되었다.

여러 사람이 파면되는 등 값비싼 댓가를 치룬 사실확인 과정을 거친 뒤, 메디칼 센터는 협상을 통해 성희롱당한 여성들에게 변호사 비용을 포함한 금전적인 보상(monetary award)을 함으로써 그 소송를 해결하려고 했다.

하지만, 그 이슈는 거기서 멈추지 않았다. 해결책이 제시된 후, 여성들의 절반이 메디칼 센터를 떠나거나 재배치를 요구했다. 그로 인해 그 의사와 근무를 계속 같이 한 사람들에게는 앞으로 그 의사와 문제가 생길 경우에 인적자원 상담(counseling)에서 최우선 순위를 보장한다는 각서가 제공되었다.[1]

1. 동등한 고용기회(EEO)

동등한 고용기회(Equal Employment Opportunity)는 모든 고용 관련 행위에서 개인들이 동등한 대우를 받아야 한다는 광범위한 개념이다. 동등한 고용 법률의 적용을 받는 개인들은 불법적인 차별로부터 보호받아야 한다. 그 차별은 하나의 공통된 특성을 가진 개인들이 그 특성으로 인해 차별을 받을 때에 발생한다. 종족, 나이, 성과 같은 어떤 특성들을 공유하는 개인들을 보호하기 위해서 다양한 법률들이 통과되었다.

어떤 특정한 특성을 가진 사람들은 보호를 받아야 할 집단의 구성원이 된다.

보호를 위한 다음과 같은 근거들이 다양한 연방법에 의해 확인되었다.

- 민족, 인종, 태생, 피부색(흑인계, 히스패닉계, 인디언계, 아시아계)
- 성(임신부를 포함한 여성)
- 연령(40세 이상의 사람)
- 장애자(육체적 혹은 정신적)
- 군대 경력(베트남전 등의 퇴역군인)
- 종교(특수한 믿음과 행위)
- 혼인 여부(일부 주에서 적용)
- 성적 성향

(1) 주요한 채용 법률

연방과 주 그리고 지역의 많은 법률에는 EEO에 대한 관심사가 드러난다. 그림 4-1은 주요한 법률과 규정 그리고 개념을 개략적으로 보여 주고 있다. 그리고 각각에 대한 보다 구체적인 내용은 아래에서 논의된다.

(2) 시민권리법(Title VII, 1964)

1964년에 통과된 시민권리법은 모든 채용 관련 결정에서 부분적이긴 하지만 평등을 가져왔다. 채용 분야를 다룬 법령 Title VII의 규정들을 시행하기 위하여 동등고용기회위원회(Equal Employment Opportunity Commission ; EEOC)가 설립되었다. 법령의 주요 내용은 다음과 같다.

1) Title VII 적용범위

1972년에 수정된 동등고용기회법 Title VII은 미국 대부분의 고용주들에게 적용된다.

다음의 목록에 제시되어 있는 기준들 중에서 어느 하나라도 충족되는 조직은 그 법의 기준이 엄격히 적용된다.

- 1년에 20주 이상 고용된 인원이 15명 이상인 모든 사기업의 고용주
- 사립과 공립의 모든 교육기관
- 주와 지역 행정부
- 공공 및 민간 고용기관
- 15인 이상이 가입한 노동조합
- 실습과 훈련을 위한 연합노동관리위원회

법 령	연도	규 정
평등임금법	1963	동일한 수준의 직무를 수행하는 남성과 여성의 평등임금 요구
시민권리법(Title VII)	1964	인종, 피부색, 종교, 성별, 국적 등을 이유로 고용차별 금지
행정명령 11246과 11375	1965 1967	연방계약자와 그 하청업체들에게 고용차별 금지 요구
연령차별고용법 (1978과 1986년에 수정)	1967	40세 이상 피고용자 차별금지와 강제은퇴 요구 제한
행정명령 11478	1969	인종, 색깔, 종교, 성, 국적, 신체장애, 연령을 이유로 미국 우편서비스와 각종 행정국안에서 차별금지
직업재활법	1973 1974	2,500달러 이상 연방계약 고용주에 대한 장애인 차별금지
베트남참전용사 적응지원법	1974	연방계약자와 미국정부에 대한 베트남 참전용사 차별금지
임산부차별법	1978	임신 및 출산 여성에 대한 차별금지
이민개혁및통제법	1986 1990 1996	불법체류외국인인지 알면서 고용한 고용주에 대한 벌금. 국적과 시민권을 이유로 고용차별 금지
장애인법	1990	장애인에 대한 편의시설 확보 요구
고령노동자보호법	1990	연령을 이유로 한 고용차별 금지
시민권리법	1991	손해배상청구 규정의 수정
연방의회책임법	1995	EEO 및 시민권리법 규정의 확대

그림 4-1 고용기회평등법과 규정

Title VII은 EEO 법률의 확대 적용을 위한 토대가 되었다. 예를 들어 1980년 EEOC는 성희롱이 포함된 법률에 대해 유권해석을 내렸다. 더욱이 Title VII에서 확인할 수 있는 많은 개념들은 법원의 결정과 규정, 그리고 이 장의 후반부에 논의될 다른 법률들의 토대가 된다.

대부분의 보건의료기관들은 이들 범주 중의 하나 혹은 그 이상에 해당된다. 이는 결국 대부분의 보건의료기관들이 Title VII의 규정을 반드시 준수한다는 것을 의미한다.

2) 업무상의 필요와 직업의 연관성

규정과 법원의 결정으로 부각되었듯이, 고용주들은 직업과 관련된 채용 수칙을 이용할 것으로 예상된다. 미시간의 판례에서, 연방법원은 종업원 운용기관(staffing agency)이 불법적인 차별행위를 했다고 결정했다. 즉 고용주가 어떤 직무에 "남성에만 한정"이나 "발음이 특이한 사람 지원 불가", 그리고 "디트로이트 거주민은 배제" 등과 같은 제한조치를 요청했다는 것이다.

법원은 그러한 기준이 직종과 연계되어 있지 않고, 또 고용주가 종업원 운용부서(staffing service)를 이용하여 이러한 요청을 할 사업상의 필요성도 거의 없다고 판결했다.[2)]

업무상의 필요는 안전하고 효율적인 조직 운영을 위해 반드시 필요한 수칙이다. 업무상의 필요는 수많은 법원 결정의 주제였다. 교육적 요구사항은 종종 업무상의 필요에 기반하고 있다. 그러나 최소한의 교육수준을 요구하는 고용주는 그 요구사항들이 관련 직무를 수행하기 위해 중요하다는 것을 증명해야 한다.

보건의료기관은 그러한 것을 증명하기가 상대적으로 쉽다. 많은 직종들이 교육을 받아야만 취득할 수 있는 면허나 자격증 혹은 등록을 요구하고 있기 때문이다. 그러나 이러한 유형의 자격이 필요하지 않은 직종에 대해서도, 보건의료기관은 교육적인 요구사항에 대한 사업상의 필요를 증명해야 할 의무를 똑같이 지고 있다. 예를 들어 수학이나 읽기 능력을 학사학위 보유자와 동일하게 취급하는 일은 의문에 붙여질 것이다.

(3) EEOC 준수

고용주는 반드시 EEOC 규정과 지침을 준수해야 한다. 그러기 위해서 관리부서는 EEO 정책을 문서로 남겨 놓아야 하고, 필요한 EEO 관련 기록들을 보관하여야 한다. 그리고 그 정책은 전체 기관에 널리 유포되어야 한다. 또한 15인 이상의 사업장의 고용주들은 EEOC가 요청할 수 있는 기록들을 보관해야 한다.

1) 채용 전 대 채용 후 질문사항

그림 4-2는 채용 전 질문 목록이고, 그 항목들이 차별적인지 아닌지를 확인하는 것이다. 또한 제시된 목록들은 채용 전 질문사항들이 허용되거나 금지되는 상황들을 열거해 놓은 것이다.

- 매우 적극적인 우대조치의 영향 아래에서 활동을 하고 있거나, 혹은 연방·주·지역 정부의 평등고용법률 시행기관의 규정 아래에서 활동하고 있는 고용주들은 그러한 프로그램이나 규정의 범위 내에서 금지된 질문사항 중의 일부를 물어볼 수는 있다.
- 연방방위와 관련한 계약을 체결한 고용주들은 보안상의 이유로 연방법에 의해 요청되는 만큼 일부 질문들이 면제된다.

일단 고용주가 지원자에게 채용되었다(채용의 시점)는 말을 전달하면, 그 이전에는 금지되었던 질문사항들을 물어볼 수 있다. 채용된 다음에는 의료검사양식(medical examination forms)과 집단보험카드 그리고 성과 나이 혹은 다른 기초사항들과 직·간접적으로 관련되는 질문사항들을 담고 있는 다른 등록카드 등을 요청할 수 있다.

법률 준수, 그리고 직무상의 보안문제 때문에 채용된 다음에는 사진 혹은 민족·종교·국적을 나타내는 다른 자료들이 요청될 수 있다. 그러나 채용 전에는 안 된다. 그러한 데이터는 별도의 인사기록시스템(seperate personnel records system)에 보관되어야 한다. 이것은 관리자와 감독관이 표창·징계·계약종료 혹은 승진 등의 결정을 내릴 때에 개인의 신상자료들이 참고로 활용되지 않아야 하기 때문이다.

2) 직업상의 자격 요건 (bona fide occupational qualification ; BFOQ)

1964년에 제정된 시민권리 법안의 Title VII은 만약 특정 사업 혹은 기업의 정상적 운영에 필수적인 직업상의 자격요건으로서 그 성격이 정당화될 수 있다면, 고용주가 성이나 종교 혹은 국적을 근거로 차별할 수도 있다는 점을 명시하고 있다.[3)]

그러므로 **중요한 직업상의 자격 요건은** 고용주가 어떤 법의 테두리 내에서 사람들을 배제할 수 있는 합법적인 정당성을 제공하고 있다. 예를 들어 여성 환자들을 다루는 민감한 자리에 여성 케어 제공자만을 채용하는 것은 정당화될 수 있다.

채용 전 조사내용	합 법	불 법
1. 이름	이름	인종, 피부색, 종교, 성별, 국적, 장애, 가문 등의 내용
2. 주소	위치와 거주기간	국적을 나타내는 외국 주소
3. 연령	학교에서 발행된 노동허가서 형태의 연령 확인서	채용 전에 출생증명서 또는 세례 기록
4. 출생지 또는 국적		• 출생지 조사 • 부모, 조부모, 배우자 출생지 조사
5. 인종 또는 피부색		인종과 피부색을 확인
6. 성별		성별 확인
7. 종교		• 종교의 종파를 확인 • 고용주의 종교적 신념이나 선호도를 지원자에게 알려주는 행위 • 종교 리더의 추천서 요구
8. 신체적 제한 (요구사항)	• 특정기능을 수행해야 하는 직무 • 지원자에게 편의시설 제공을 위한 조사	• 질병진단 • 지원자의 보수결정
9. 시민권	• 미국인인지의 여부 확인 • 미국에서 합법적으로 노동할 수 있는지의 여부 확인	• 미국출생인지 귀화인지를 확인 • 부모, 배우자가 미국 출생인지 귀화인지 확인 • 지원전 시민권 입증
10. 사진		채용 전 사진 요구
11. 체포나 유죄판결	지원자의 직무와 직접적으로 관련된 특정한 범죄 여부 확인	• 유죄판결이 아닌 단순히 체포 경력 여부 조사 • 직무와 관련이 없는 유죄판결
12. 교육	• 직무수행에 필요한 학문적 · 전문적 교육 및 직업훈련 여부 확인 • 직무와 관련된 언어능력(읽고 쓰기 등)	• 국적, 인종, 종교관련 학교 수학여부 조사 • 모국어 또는 영어 학습과정 조사
13. 친척	근무 중인 친척이름	지원자 친척의 배후 조사
14. 조직		지원자가 회원으로 소속된 모든 클럽이나 조직 조사
15. 군복무	• 군복무 여부 조사(단, 군복무 여부가 직무수행의 자격요건과 관련이 있을 때) • 채용된 후 군제대증명서 요구	• 미국을 제외한 국가에서 군복무 경력 조사 • 군복무기록 요구 • 군제대 유형 조사
16. 근무일정	요구되는 근무일정에 따른 근무의 양 조사	어떤 특정한 종교적 휴일에 근무의향 조사
17. 기타 자격요건	해당 직무분야에서 요구되는 자격요건을 확인하기 위한 질문	직무와 직접적으로 관련이 없는 정보를 확인하기 위한 조사
18. 참고자료	지원자의 인종, 피부색, 종교, 성별, 국적, 장애 여부, 조상 등과 관련이 없는 직무수행과 관련된 일반적 · 개인적 참고사항	지원자의 인종, 피부색, 종교, 성별, 국적 장애여부 조상과 관련된 개인적 자료

그림 4-2 합법 및 불법적 채용 전 조사내용

3) 차별대우와 그 영향

고용주의 동기나 의도가 차별에 중요한 영향을 미칠 수 있다. 그러나 불법적인 차별이 발생했는지의 여부를 결정할 때, 규제 기관이나 법원은 고용주의 의도가 아니라 행위를 고려한다. 이러한 원리를 확인하는 데 이용되는 두 개의 개념들이 바로 근본적인 차별대우와 그 효과이다.

근본적인 차별대우는 보호를 받는 계층이 다른 계층과 다른 대우를 받을 때에 발생한다. 예를 들어 만약에 여성 지원자가 남성 지원자에게는 요구되지 않는 특별한 기술을 입증해야 한다면, 이때 근본적인 차별대우가 발생할 수 있다. 근본적인 차별대우가 발생한다면 법원은 일반적으로 의도적인 차별이 존재한다고 판결한다.

근본적인 차별효과는 보호를 받는 계층이 그들에게 불리하게 작용하는 채용 결정의 결과로, 그들이 실제로 과소평가될 때에 발생한다. EEO 법률의 법적 토대로 차별효과의 중요성을 확립한 이정표는 Griggs V. Duke Power(1971) 판례이다.[4] 미국 대법원의 결정은 두 가지의 중요한 사실을 확인해 주고 있다.

① 만약 채용 도구가 다른 그룹과 비교해 어떤 특정 그룹을 차별하는 효과가 있다거나 과거의 차별 패턴을 답습한다면, 차별의 의도가 없었다고 보기 어렵다.

② 고용주는 채용 요구사항이 직무수행상 '경영상의 필수 요구조건'과 직접적으로 연계된다는 점을 증명할 의무가 있다. 결국 Duke Power의 지능시험과 고등학교 졸업장 요구는 해당 직무와 무관한 것으로 결정났다.

그러므로 Title VII의 적용을 받는 고용주는 야기될 수 있는 수많은 경우의 수를 충분히 고려하여 근본적인 차별대우와 차별효과가 발생하지 않았다는 것을 문서로 입증할 역량을 갖추고 있어야 한다.

4) 입증의 부담

차별이 확인될 때에 나타나는 또 다른 법률적 이슈는 어떤 당사자가 입증의 부담을 지는지에 대해 결정하는 것이다.[5]

법원 판결의 진보(evolution)에 근거한 현재의 법률 · 규정들은, 차별을 고소하는 원고가 ① 반드시 보호 대상 계층(protected-class)이어야 하고, ② 근본적인 차별대우와 그 효과가 존재하는 것을 입증해야 한다.

일단 법원이 그 사례가 확실하다고 판단하면, 그 입증의 부담은 고용주로 옮아간다. 그러면 고용주는 채용관련 결정을 위한 기초사항들이 특정한 일자리와 연관되어 있고 사업상 필요와 일치하는지를 반드시 입증해야 한다.

고용주들은 EEO 법률에 의해서 차별을 고소한 개인들에게 보복할 수가 없다. 고용주가 법률적 권리를 행사하는 개인들에 대해 처벌하면 그에 상응하는 제재조치가 따른다.

예를 들어 차별에 불만을 가지고 소송을 제기한 어떤 특정 종업원에 대해서만 근무시간을 단축하고 보수를 줄였다면(다른 노동자의 근무시간은 단축하지 않고) 그 기관은 소송제기자에 대해 보복행위를 한 것으로 판결난다.[6)]

(4) 시민권리법

1991년에 제정된 시민권리법(Civil Rights Act)에 의하면 고용주의 채용관행은 해당 직책과 직무연관선상에 있어야 하고 사업상의 필요와도 일치한다는 점을 보여 주어야 한다. 이 법령은 차별 소송을 제기한 원고는 특정한 고용주의 관행이 문제소지가 많음을 반드시 확인시켜 주어야 하고 보호대상 계층의 위상이 어떤 요인으로 작용했는가를 입증해야 함을 분명히 규정하고 있다. 즉, 고용주는 종업원채용 시에 개인의 인종, 피부색, 종교, 국적 등의 요인으로 차별대우를 해서는 안 된다는 것을 의미한다.

- 보상 및 징벌 배상금과 배심원 공판

1991년에 시민권리 법령이 미친 주요한 영향은 성, 종교, 장애 등의 원인 때문에 의도적으로 차별을 받은 피해자(victim)는 보상 및 징벌 배상금(compensatory and punitive)을 받을 수 있다는 점이다. 보상 배상금(compensatory damages)은 감정적 고통과 피해, 삶의 기쁨 상실, 정신적 고통, 불편함 등에 대한 보상을 주로 포함한다. 한편 보상 및 징벌 배상금은 그 한도액이 설정되어 있다.

(5) 역차별 (reverse discrimination)

아마도 동등한 고용 기회 규정이 논의될 때의 가장 뜨거운 이슈는 적극적인 우대조치로 인한 채용 할당, 특혜 선발, 역차별 등의 문제를 초래할 수 있다는 점일 것이다. 갈등의 핵심은 보호받는 계층의 구성원들이 조직의 다양한 일자리에서 과소평가될 때, 그들을 선발 · 훈련하고 승진시키는 것과 관련한 고용주의 역할이다. 보호받는 계층의 구성원이 아닌 사람들은 역차별이 존재한다고 주장한다.

이러한 역차별은 자질이 부족하며 보호받는 계층의 구성원에게는 우선권을 주면서 일반사람에게는 적은 기회를 줄 때에 발생한다. 특히 일부 비판가들은 백인 남성들이 비록 전통적으로는 좋은 조건의 일자리를 많이 차지했지만, 오늘날에는 불리한 입장에 처해 있다고 주장한다.

그러한 이유로 적극적인 우대조치는 일부 개인들뿐만 아니라, 일부 법원과 고용주들에 의해서도 비판의 대상이 되고 있다. 그러한 경향이 앞으로도 지속될지의 여부는 앞으로의 변화, 즉 미국 대법원의 구성과 대통령과 국회의원 선거 결과에 따라 많은 영향을 받게 될 것이다.

2. 적극적인 우대조치

보호받는 계층의 구성원들이 동등한 채용 기회를 가지지 못했던 분야를 개선하기 위해, 일부 고용주들은 적극적인 우대 정책(affirmative action policy)을 개발했다. 고용주가 무엇이 문제인지를 확인하여 목표를 설정하고, 보호받는 계층의 사람들을 위해 동등한 채용 기회를 보장할 때에 적극적인 우대조치가 발생한다.

적극적인 우대조치는 신규채용이 발생하는 노동시장에서 자신이 가진 역량과 비교하여 조직 내에서 보호받는 계층의 구성원들이 과소평가되는 경우에 그들을 채용하며 훈련시키고 승진하는 데 초점을 맞춘다.

어떤 경우에 고용주는 적극적인 우대조치를 자발적으로 취하기도 한다. 그러나 그들은 50인 이상의 종업원을 거느리고 매년 5만 달러 이상 정부와 계약을 맺는 정부 계약업자들이기 때문에 그렇게 하도록 요청받는 경우가 많다.

(1) 적극적인 우대조치의 조건 (Affirmative Action Requirements)

지난 30년 동안 연방정부 및 다른 정부관서와 계약을 맺은 고용주는 잠재적 차별 영역에 대해 추가적으로 발표해 왔다. 정부 계약업자들에게 특별히 적용되는 몇몇의 법령과 규정들이 발의되었다. 이러한 법령들과 규정들은 종업원과 정부 계약 규모의 최소 단위를 규정한다.

요구사항들은 주로 연방정부의 행정명령 11246과 11375, 그리고 11478로부터 온 것들이다.[7] 많은 주에서는 주 정부와 계약을 체결한 회사들에 대해 동일한 사항을 요구한다.

(2) 적극적인 우대조치 계획 (Affirmative Action Plan ; AAP)

연방과 주 및 지방 정부의 규정에 따르면, 많은 정부 계약업자들은 노동력의 구성에 대해 보고하기 위해서 AAP을 수집하려고 한다. AAP은 고용주가 시행기관에 제출하기 위해서 매년 작성하는 공식서류이다. 일반적으로 최소 50인 이상의 종업원을 거느리고 매년 5만 달러 이상 정부와 계약을 체결하는 계약자들은 이러한 계획서를 반드시 제출해야 한다.

법원은 정부와의 계약업자가 아닌 어떤 고용주라도 자발적으로 AAP을 작성할 수도 있다는 점을 강조하고 있다. 정부 계약업자가 아닌 고용주가 AAP을 요구받을 경우, 법원은 그 고용주에게 과거의 차별 관행과 법률 위반결과로 AAP의 작성을 명령한다.

AAP의 내용과 그로부터 파생된 정책들은 조직 내의 관리자와 감독관이 검토하여 활용할 수 있어야 한다. 계획들은 분량에서 차이가 난다. 일부는 길고 종업원들이 준비하는 데 많은 시간이 걸린다. 그림 4-3은 AAP의 구성 요소들을 설명하고 있다

1) 내부 배경 검토

우선 내부배경 검토단계에서 동동한 채용과 긍정적 행위에 대한 고용인의 서명이 포함된 EEO와 AAP 정책성명서(statments)가 제출된다. 그리고 난 다음, 조직의 챠트에서 보는 것처럼 노동인구의 구성을 상세히 다루고 부서의 직무목록과 보수수준 그리고 발전계획 등을 설명함으로써 노동력 분석이 수행된다.

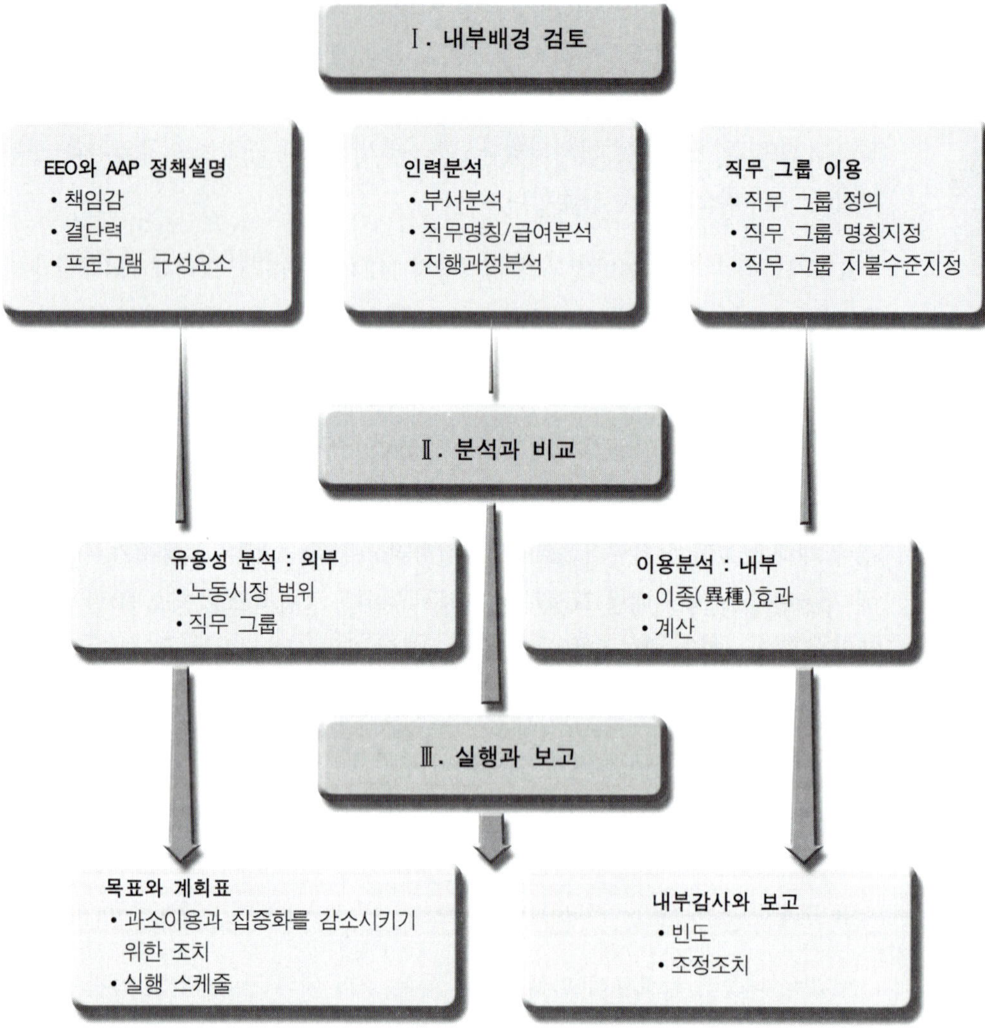

그림 4-3 긍정적 행위계획(AAP)의 구성요소

이 분석은 성(gender)과 종족(race), 그리고 다른 기초 사항들 등에 의해서 종업원의 지위(status of employee)를 상세히 다룬다. 내부배경 검토의 마지막 부분은 직무분석이다. 조직단위에 따라서 데이터가 분류되는 노동력분석(workforce analysis)과는 달리, 직무분석은 부서에 상관없이 조직 전체를 통틀어 유사한 직무들을 살펴본다.

예를 들어 모든 간호직에서 재직자들에 대한 EEO의 인구학적인 데이터가 부서에 관계없이 보고될 것이다. 한 병원에서 12개의 각기 다른 부서에 8단계 수준의 간호사가 있을 수 있다. 모든 단위 부서가 함께 고찰될 것이다.

2) 분석과 비교 (Analyses and Comparisons)

두 번째 단계로, 두 가지 종류의 상이한 분석 · 비교가 수행된다. 첫 번째는 활용가능성 분석으로, 적절한 노동시장에서 주어진 직무를 담당할 수 있는 보호받는 계층의 구성원의 수를 확인하는 것이다.

이 분석은 주 노동부서 (state labor department)와 미국인구조사국, 그리고 다른 관계 부서에서 제공한 데이터로 확인될 수 있다. AAP의 또 다른 중요한 분야는 활용성 분석으로 보호받는 계층의 종업원 수와 그들이 조직에서 담당하고 있는 직무의 유형을 확인하는 것이다.

3) 행위와 보고 (Actions and Reporting)

성실도에 대한 데이터를 이용하면, 보호받는 계층 사람들의 적극적인 활동을 위한 **목표와 일정표**를 반드시 확인하여야 한다. 보호받는 계층을 더 많이 모집하고 고용하고 승진하고 훈련시키기 위해 취해야 할 조치들을 설명해야 한다. 또한 AAP는 매년 재검토되고 업데이트되어야 하는데, 이는 보호받는 계층 사람들의 활용가능성을 높이기 위해서이다. 만약에 AAP의 회계감사가 노동부 연방계약준수국(Office of federal Contract Compliance Programs ; OFCCP)에 의해 수행된다면, 고용주는 추가의 세부사항과 서류들을 제공할 준비를 해야 한다.

국립보건원(National Institute of Health)을 통해 연방연구기금을 수령하는 보건의료 기관들은 미국 보건성이 진행하는 AAP 감사를 받아야 한다.

4) 보건의료와 적극적인 우대조치 (Healthcare and Affirmative Action)

과거 몇 년 동안 보건의료관리 분야에서의 보다 중요한 변화 중의 하나는 지역사회의 다양성에 따라 의료서비스를 제공하는 보건의료기관도 그에 따라 다양해져야 한다는 인식이었다.[18)]

그러나 미국의 보건의료최고경영대학에서 수행한 연구결과에 따르면, 산업 분야 리더십의 순위에 있어서 민족적인 다양성을 장려하는 노력에도 불구하고, 보건의료관리 분야는 계속해서 낮은 관심영역으로 남게 되었으며, 그 경향은 점점 더 심해지고 있다는 것이다.[9)]

그 연구를 통해 알아낸 중요한 사실들은 다음과 같다.

① 연구 샘플의 백인 남성 중에서 62%가 상급관리직을 보유하고 있다. 이것은 1997년에 행한 비슷한 조사에서의 52%와 비교된다.

② 가장 최근에 진행된 연구를 살펴보면, 여성 경영진은 약진을 하였으나 상급관리직을 보유한 백인 남성과 백인 여성 사이의 간격은 더 벌어졌다. 최근 조사에서 여성 응답자의 40%가 상급관리 직무를 담당하고 있으며, 이는 1997년도의 35%보다는 상승한 것이다. 그러나 백인 남성과 여성 사이의 간격은 16%에서 22%로 더욱 벌어졌다.

③ 1997년에는 흑인 남성의 43%가 상급관리 직무를 담당했다. 최근 연구의 보고에 따르면, 단지 1%만이 상승하여 겨우 44%에 머물렀다. 백인 선임관리자와 흑인 선임관리자 사이의 간격은, 1997년도에는 8%에 불과했으나, 최근 연구에서는 18%로 증가하였다.

④ 조사에 응한 흑인 남성 경영진의 95%가 보건의료 관리기회(healthcare management opportunities)에 불공정이 존재한다고 답변했다.

적극적인 우대조치를 통한 신규채용의 주도권은 미국 히스패닉 보건의료협회와 보건의료 관리의 다양성을 위한 기구, 그리고 전국보건의료서비스협회 등이 포함된 광범위한 연합체가 지원하고 있다. 주도권에는 다음의 사항들이 포함된다.

민족적 · 인종적으로 다양한 지원자들을 보건의료 분야로 끌어들이기 위해 그들의 전도를 유망하게 해 줄 수 있는 광범위한 메커니즘을 확립하는 것, 보건의료직 조사위원회의 임명에서도 인종적 다양성을 존중하며 다양한 모든 수준의 지원자들을 채용하여 잠재적인 경영진 후보의 공급원을 확대하는 것, 그리고 보건의료 분야 외부의 지원자들을 채용하여 인종적으로 그리고 민족적으로 다양한 지원자 풀을 확대하는 것 등이다.[11)]

보건의료기관들은 민족적 · 인종적으로 다양한 노동력의 유치와 확보가 연방과 주 그리고 지역의 AAP 요구사항을 준수하는 데 필요할 뿐만 아니라 나라의 인구 구성의 변화와 더불어 핵심적인 중요 사항으로 부각되고 있다는 점을 점차 깨닫고 있다. 보건의료 다양성 참여와 이에 대한 각성은 매우 중요하며, 이는 제5장에서 상세히 논의될 것이다.

윤리준수

보건의료 인적자원관리 전문가들이 직면하고 있는 이슈들의 숫자와 그 복잡성이 날로 증가하자, 윤리적 행위를 실천하라는 압력과 문제제기를 받게 된다. 윤리적 이슈는 공정성, 정의, 진실성, 사회적 책임 등에 관한 근본적인 질문을 제기한다.

보건의료기관에 종사하는 사람들을 포함하여 관리자와 종업원들이 사용하는 윤리적 기준에 대해서 관심이 증가하고 있다.

인적자원관리 전문가들에게는 주어진 인적자원관리 이슈와 관련하여 행위를 취해야 하는 윤리적 방식이 존재한다. 그러나 윤리적 행위를 결정하는 일은 항상 쉬운 것은 아니다. 법률 준수가 윤리적 행위를 보증하지는 않는다. 경영윤리론자들은 법률과 윤리가 그림에서 설명한 대로 교차할 뿐이지 동일하지는 않다고 주장한다.

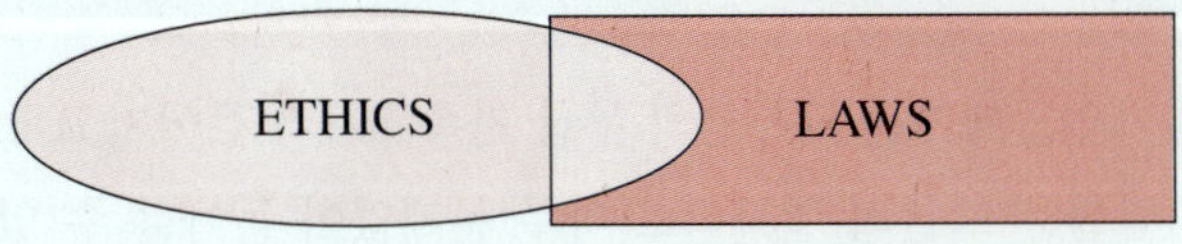

보건의료기관에서 차별을 다루는 일은 분명히 단순한 법률적 문제는 아니다. 보건의료 분야의 고용주들은 고용 증진, 봉급 인상, 혹은 다른 고용 조치들과 관련하여 법률적으로 올바른 결정을 내릴 수 있지만 윤리적 기준들을 위반할 수도 있다.

연방기금을 받는 많은 대형 메디칼 센터와 대학에 기반을 둔 보건의료기관들은 반드시 AAP를 가지고 있어야 하며, 능력있는 소수 인종 지원자들을 모집하고 채용할 때에 긍정적 행위를 실행해야 한다.

그러나 그 요구사항을 진정으로 준수하는지의 여부를 판단하기란 무척 어렵다. 보건의료기관들은 단지 긍정적 행위의 모션만 취할 뿐이고 OFCCP 감사를 준비하기 위해 AAP의 서류작업에만 몰두할 수 있다. 혹은 보호받는 계층의 구성원들의 수가 상당히 증가했다는 결과만을 산출하기 위해 매우 적극적인 노력을 펼칠 수 있다.

법률과 규정만으로는 인적자원관리 전문가들이 직면한 모든 상황을 다룰 수 없다. 그 대신 보건의료 인적자원관리 전문가들은 공정성과 동등한 대우를 대표하는 각자의 행동양식과 가치를 잘 처리해야 한다.[10)]

3. 성차별과 성희롱

1964년의 시민권리법령 Title VII은 종업원 채용 시에 성차별 행위를 금지하였다. 다른 법률과 규정들은 특정한 분야에서의 그러한 차별을 철폐하는 데 목적을 두고 있다.

(1) 임신부 차별 (Pregnancy Discrimination)

1978년의 임신부차별법(Pregnancy Discrimination Act ; PDA)에 의하면 종업원이 15인 이상인 사업장의 고용주는 출산 휴가를 다른 개인적인 휴가 혹은 의료휴가와 동일하게 다루어야 한다고 규정하고 있다. PDA와 연관되는 법령은 1993년의 가족및의료휴가법(Family and Medical Leave Act ; FMLA)이다.

이 법령에 따르면 개인들에게는 12주간의 무급 가족휴가가 주어지고, 12주간의 가족휴가를 떠난 사람들은 그들의 일자리로 아무 문제없이 돌아갈 수 있어야 한다. FMLA는 여성과 남성 모두에게 적용된다.

법원판례에는 PDA에 근거하면 고용주는 유사한 능력을 지녔거나 그런 능력을 지니지 못한 비임신 종업원과 임신한 종업원을 동일하게 다루어야 한다고 판시하고 있다. 그러므로 고용주는 임신으로 인한 질병으로 장기결근을 한 임신 종업원을 해고할 때에 적절한 조치를 취하라는 명령을 받는다. 왜냐 하면 그 종업원은 장기결근을 한 다른 종업원과 동일하게 대우받아야 하기 때문이다.

그러나 또 다른 사례를 보면 임신했다고 관리자에게 말한 지 사흘 후에 해고된 치과분야의 종업원은 법원결정에 의해 18,460달러를 보상받았는데, 법원은 그녀의 고용주가 PDA를 위반했다고 판시했다.[13)]

임신과 어머니라는 상호 연계된 두 개의 다른 영역이 법률 및 규제 조치들의 주제가 되어 왔다. 미국의 동등고용위원회는 고용주가 제공하는 보건의료계획으로 피임약 처방을 의료보험에 포함시키지 않은 것은 PDA를 위반한 것이라고 규정했다.

이 규정의 결과로 의료보험에 피임약을 포함시킨 고용주는 수당의 증가를 겪게 된다. 많은 주들에서 새로운 엄마들을 위하여 작업장에서 수유권(breast-feeding right)을 보장하는 법률들을 통과시켰다.

현재 보건의료산업에 종사하고 있는 많은 여성들을 볼 때, 이는 매우 중요한 이슈가 된다. 주 법률을 준수하고 가정과 같은 단란한 작업환경을 만들고자 하는 수많은 보건의료기관들은 작업 중에 우유를 짜내고 싶은 종업원의 열망을 풀어 줄 수 있는 획기적인 조치들을 취했다. 그러나 연방 차원에서 그러한 법률을 시행하려는 시도는 성공하지 못했다.

(2) 동등보수와 보수의 형평성

1963년에 제정된 동등보수법령(Equal Pay Act of 1963)에 의하면 고용주는 성에 관계없이 유사 노동에 대해서는 비슷한 임금을 지불해야 한다. 업무의 공통적인 핵심사항은 반드시 비슷해야 한다. 그러나 간헐적으로 혹은 뜸하게 수행되는 업무들은 직무를 상이하게 만들지 못하므로 차등임금을 정당화할 수도 없다. 보수의 차이는 다음과 같은 이유로 허용될 수 있다.

- 근무연수의 차이
- 수행능력의 차이
- 결과물의 양과 질에 있어서의 차이
- 기술과 노력, 그리고 다른 근무 조건과 같은 성 이외의 요인들

예를 들어, 신임 여성 교수에게 책임은 동등하게 지우면서도 남자 교수보다 봉급을 낮게 지급하여 평등보수법을 위반한 대학이 있었다. 법원은 여성 교수가 남자 교수보다 더 큰 대형 수업을 맡았고, 더 많은 학생들을 가르쳤다는 사실을 알게 되었다.[14)]

보수와 관련된 다른 개념은 보수의 공평성으로 지식과 기술 및 능력 등에서 비교할 만한 수준을 요구하는 직무(job)에 대한 보수는 실제 직무와는 뚜렷한 차이가 난다고 하더라도 비슷해야 한다는 것이다.

이 개념은 어떤 경우에서는 비교할 만한 가치가 있다. 그러나 주 법률에 의해 공공 분야 종업원들에게 보수의 공평성을 보장해야 하는 경우를 제외하고는 일반적으로 미국 연방법원은 남성들의 직무와 여성들의 직무 사이에 보수의 차이가 있다고 해서 불법적 차별이 발생했다고 밝히기에는 부족하다고 판시했다.

(3) 유리천장 (Glass Ceiling)

몇 년 동안 여성 단체들은 여성들이 작업장에서 유리천장을 만나게 된다고 공언했다. 유리천장은 여성들과 다른 보호받는 계층의 사람들이 경영진 수준의 직무에 진입할 수 없도록 만든 차별적인 관행을 말한다.

이와 관련된 문제는 여성들이 인적자원과 회사 내의 의사소통과 같은 제한된 기능 분야에서만 상급관리 분야로 진출하는 경향을 띤다는 점이다. 이들 지원 분야에서의 직무들은 마켓팅이나 운영 혹은 재정 등의 직무보다 그 역할이 작기 때문에 결국은 여성의 승진과 수입을 감소시키는 효과를 낸다는 것이다.

그러나 여성의 전체적인 채용 인원이 산업별로 변동이 심하므로 모든 산업 분야에서 사무원과 관리자로 균등하게 분포되는 것은 아니다. 그림 4-4는 여성들이 가장 높은 비율로 사무원과 관리자로 일하는 10개의 산업 분야를 보여 주고 있다.

특정한 분야를 제외하고 여성들의 진입을 막고 있는 제한들은 종종 유리벽 혹은 유리엘리베이터라고 불려진다. 보건의료기관을 포함하는 몇몇 기관들은 유리벽을 없애기 위해 공식적인 현명한 프로그램(mentoring program)을 확립했다.

산업 분야	여성 관리자 비율(%)
간호와 재가 케어 시설	73.6
병원	66.9
외래보건시설 케어서비스	62.8
사회지원	61.0
의류와 의류부속 가게	59.3
종교 또는 기부금 조직	52.0
박물관	51.6
교육서비스	50.2
일반상품 가게	49.4
신용중개업 또는 관련 업종	49.0

자료출처 : EEO-1 자료, 2005.

그림 4-4 여성 관리자 비율이 높은 10대 산업 분야

(4) 성희롱(sexual harassment)

보건의료 고용주들은 성희롱이 없는 직장 근무환경을 조성하는 일과 관련하여 끊임없는 도전에 직면해 있다. 보건의료 제공의 특성상 신체와 각 기능에 대해 논의를 할 수밖에 없는 직업상의 필요성 때문에 적절한 말과 행위의 경계를 흐리는 논쟁에 의사와 종업원 그리고 환자들이 휘말리게 되는 경우가 종종 발생한다.

성희롱은 1964년의 시민권리법령의 Title VII을 위반한 성차별의 한 형태이다. 성희롱의 두 가지 유형은 다음과 같이 정의된다.

① 상응조치 희롱은 고용인 혹은 감독자가 특정한 채용 결과를 개인이 허용하는 성적 선호에 연관시킬 때에 발생한다.

② 적대적 환경 희롱은 성희롱이 작업 수행 능력이나 심리적 안정을 비이성적으로 방해하는 효과를 일으키든지 혹은 위협적이거나 공격적인 작업 환경이 만들어질 때에 발생한다.

환영받지 못하는 성차별적인 승진과 성차별에 대한 요청, 성적인 속성을 지닌 기타의 말 혹은 신체적 행위 등은 이를 수용하거나 거부함으로 인해서 개인의 채용에 명백한 영향을 끼칠 때에 성희롱이 성립된다. 또한 개인의 성과를 비이성적으로 방해하거나 혹은 위협적 · 적대적 · 공격적인 작업환경을 조성할 때에는 성립된다. 성희롱은 다음의 상황과 같은 다양한 환경에서 발생할 수 있다. 그러나 여기에만 국한되지는 않는다.

- 가해자뿐만 아니라 피해자는 여성 혹은 남성일 수 있다. 희생자가 반드시 반대의 성일 필요는 없다.
- 가해자는 피해자의 상사, 고용주의 대리인, 다른 분야의 상사, 동료 혹은 전임 종업원 등일 수 있다(그림 4-5).
- 피해자는 반드시 성희롱을 당한 사람이 아니라고 할지라도 공격적인 행위로 피해를 입는 사람일 수 있다.
- 불법적인 성희롱은 피해자에게 경제적 손해를 입히거나 해고시키지 않고서도 발생할 수 있다.
- 가해자의 행위는 반드시 환영받지 못한 것이어야 한다.

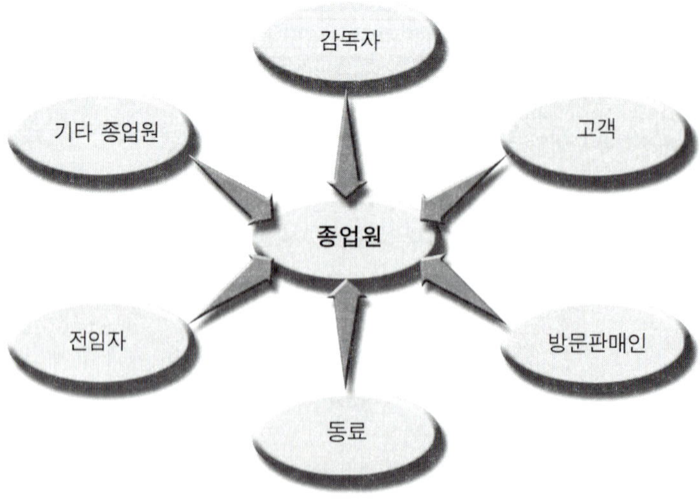

그림 4-5 잠재적 성적 가해자

피해자는 가해자에게 그 행위가 불쾌하므로 그만두어야 한다는 점을 분명히 그리고 직접적으로 알려야 한다. 또한 피해자는 종업원 불평메커니즘 또는 불만시스템을 활용해야 한다.

임금 인상, 승진, 업무와 업무 시간의 배정, 성과평가, 회의, 징계처분, 기타의 여러 가지 사항들을 포함하여 채용조건을 성적인 선호도와 연관시키는 행위는 성희롱 혐의로 고소되는 근거가 된다.

감독자와 관리자들이 자신들의 성적인 선호도를 임금 인상 또는 승진을 위한 조건으로 생각하는 것 또한 성희롱의 한 형태로써 적절하지 못하다. 이러한 견해는 광범위한 사례들에서 지지되고 있다.

성희롱의 두 번째 유형은 적대적 근무환경의 조성이다. Harris 대 Forklift System Inc.의 사례에서 보면, 미국 대법원은 적대적 환경이 존재하는지의 여부를 결정짓는 데 있어서 그 행위가 단지 공격적이냐 하는 것보다는 위협을 가하거나 모욕을 주었는지, 그 행위가 종업원의 작업 수행에 비이성적으로 방해를 했는지, 그 행위가 종업원의 심리적 안정에 영향을 미쳤는지 등과 같은 몇 가지 요소가 고려되어야 한다고 판시했다.[15)]

보건의료고용인들은 다음의 조치들을 취함으로써 인적자원 정책과 실제에서 합리적인 케어를 보장해야 한다.

- 성희롱 방지정책을 수립함.
- 그 정책을 주기적으로 전달함..
- 성희롱 방지에 대한 교육을 모든 종업원, 특히 감독자와 관리자들에게 실시함.
- 불평이 제기되었을 때, 조사 및 그에 적절한 조치를 취함.

고용인은 성희롱을 방지하기 위해 잠재적인 요소들을 먼저 제거하고 그 다음에 성희롱 불평을 조사하며, 확인된 가해자를 처벌해야 한다.

이러한 조치들은 고용인을 방어하는 데 도움을 준다. 고용인이 성희롱 상황을 심각하게 다룬다면, 최종적인 결과는 그들에게 유리하게 작용할 것이다.

직장에서 성희롱을 근절하는 최선의 방책은 예방이다. 고용인이 취해야 할 첫 번째 조치는 성희롱 방지에 대한 분명한 정책을 발표하는 것이다. 그러한 정책의 샘플은 이 책의 웹 사이트 http://flynn.swlearning.com에서 확인할 수 있다.

고용인은 성희롱이 발생하지 않도록 필요한 모든 조치들을 강구해야 한다. 먼저 성희롱이 용납되지 않는다는 점을 분명하게 종업원들에게 알려야 한다. 성희롱 고발시스템을 효과적으로 확립하고 종업원이 불평을 제기했을 때에 즉각적이고 적절한 조치를 취한다면 직장 내의 성희롱을 근절할 수 있을 것이다.

4. 연령 차별

연령차별금지고용법이 1967년 제정된 후 1978년과 1986년에 개정되었다. 이 법령에 따르면 피고용인의 연령을 이유로 고용주가 차별을 하는 행위는 불법이라고 규정되어 있다. 또한 강제은퇴연령을 완전히 폐지했다.

연령차별금지고용법은 20인 이상의 사업장에서 일하는 40세 이상의 모든 개인들에게 적용된다. 그러나 예외적으로 연령이 직무수행과 밀접하게 관련이 있을 경우에는 예외가 인정된다.

(1) 노령노동자수당보호법 (Older Workers Benefit Protection Act ; OWBPA)

노령노동자수당보호법은 연령차별금지고용법을 수정한 법령으로, 종업원들이 해직보상패키지에 대한 댓가로 책임포기각서에 서명할 때에 그들을 보호하는 것을 목적으로 하고 있다.

예를 들어 종업원이 조기 은퇴에 따른 보수를 수령할 경우, 연령 차별에 대한 소송을 제기하지 않겠다는 내용의 포기각서를 포함하는 조기은퇴패키지에는 다음의 내용이 반드시 포함되어야 한다.[16)]

① 서면으로 된 합의동의서를 포함해야 한다.
② 종업원이 해직보상패키지의 대상이 아닐 경우, 수령할 수 있는 금액을 상회하는 가치를 제공해야 한다.
③ 변호사에게 상담할 것을 권고해야 한다.

④ 종업원에게는 적어도 21일 동안 그 제안에 대해 숙고할 수 있는 시간을 허용해야 한다.

⑤ 종업원이 합의안에 서명하고 난 후에도 합의를 철회할 수 있는 7일간의 기간을 허용해야 한다.

5. 미국장애인보호법

1990년, 미국장애인보호법(Americans with Disabilities Act ; ADA)의 통과로 장애인 차별에 대한 법적인 규제가 강화되었다. ADA는 인력 채용 시 다음의 사항을 강조하고 있다.

- 직무기능을 수행할 수 있는 장애인에 대한 차별은 금지된다.
- 고용주는 불가피한 상황이 아니라면 장애인을 합리적으로 채용하여 그들이 근무할 수 있는 기회를 제공해야 한다.
- 채용 전의 신체검사는 특별한 신체적 조건을 필요로 하지 않는 경우라면 금지된다.

ADA의 정의에 따르면, 장애인은 정상적인 일반 생활에 제약이 있을 정도의 육체적 · 정신적 손상을 입었거나, 그러한 손상의 기록을 갖고 있든지, 혹은 그러한 손상을 지닌 것으로 간주되는 사람이다. ADA하에서 점점 관심을 끌고 있는 영역은 정신적 장애를 가진 개인이다. 일반적으로 정신적 장애를 가진 사람에 대한 차별을 고소했을 경우에는 고용주가 유리하다. 그러나 정신적 장애는 육체적 장애보다 진단하기가 무척 어렵다.

(1) ADA 준수

ADA를 준수할 때, 보건의료 분야의 고용주들은 다음과 같은 법령의 핵심 측면들을 반드시 고려해야 한다.

① 핵심 직무기능(Essential Job Functions) : ADA에 의하면 핵심 직무기능은 서면으로 된 직무기술서에서 확인할 수 있어야 한다. 직무기술서에는 다양한 직무기능을 수행하는 데 소요되는 총 시간과 구체적인 직무수행 요구 조건들이 제시되어야 한다.

② **합리적 수용**(Reasonable Accomodation) : 합리적 수용은 직무수행에 필요한 자격을 갖춘 장애인들이 동등한 채용 기회를 가질 수 있도록 직무 또는 작업환경을 수정하거나 조정하는 것이다. 고용주는 법적인 차별이 발생하지 않도록 장애인들을 합리적으로 수용할 수 있어야 한다.

③ **감당하기 힘든 곤경**(Undue Hardship) : 합리적 수용은 고용인에게 감당하기 힘든 곤경을 부담시키지 않는 조치들로 제한된다. 만약에 어떤 조치들이 과도한 비용이나 어려움을 야기한다면, 그 조치들은 고용인에게 감당하기 어려운 곤경을 안겨 주는 셈이다. ADA는 합리적 수용이 비합리적으로 변해 가고 고용인에게 감당하기 힘든 곤경을 안겨 줄 때에는 일반적인 지침만 제시할 뿐이다.

6. 기타 차별의 근거

다양한 법률들에 의해서 불법으로 규정되는 몇 가지 다른 차별의 근거들이 존재한다.

(1) 이민개혁법 (Immigration Reform and Control Act ; IRCA)

미국으로 계속 밀려 들어오는 이민자들로 인해 발생되는 문제를 해결하기 위해 이민개혁 통제법령이 1986년에 통과되었다. 그 법으로 인해 고용인이 개인의 국적이나 시민권에 근거하여 신규채용, 고용, 해고 시에 차별을 두는 것은 불법이 되었다.

최근에는 IRCA의 개정을 통해 고급기술과 다른 희귀기술(scarce skills) 분야의 기관들에서 이민자들의 진입을 막았던 일부 제약들이 변경되었다. 고용주들은 새로운 종업원들에 대해 신분확인 서류를 조사해야 하고, 그 종업원들 역시 미국에서 합법적으로 일할 수 있는 자격을 검증할 수 있는 서류에 서명해야 한다.

(2) 종교적 차별 (Religious Discrimination)

시민권리법령의 Title은 종교 때문에 차별을 하는 행위를 불법으로 규정한다. 그러나 종교기관과 학교는 제한된 규모에 한해서 종교적 신념을 가진 사람을 우선적으로 채용할 수 있도록 허용하고 있다.

(3) 성적 취향

미국의 몇몇 주와 도시에서는 성적인 취향 또는 생활양식을 이유로 차별하는 행위를 금지하는 법률을 통과시켰다.

(4) 퇴역군인의 고용권리 (Veteran's Employment Rights)

퇴역군인들과 재향군인들의 고용권리가 베트남전퇴역군인적응지원법이 통과되면서 부각되었다. 그 법령에 의하면 연방정부와 10,000달러 이상 계약을 맺은 계약자와 하청업자들은 베트남전 퇴역군인을 고용하고, 승진 시에 우선권을 부여할 것을 규정하고 있다.

(5) 군인의 고용권리 (Military Employment Rights)

퇴역군인과 재향군인의 고용권리가 몇 개의 법률에 명시되어 있다. 제일 중요한 두 개의 법률은 1974년의 베트남전퇴역군인적응지원법과 1994년의 재고용권리법이다. 후자에 의하면 종업원은 고용인에게 군복무의무를 통지해야 하며, 고용인은 군복무 휴직을 반드시 주어야 한다. 그리고 군복무를 이유로 휴직한 종업원은 5년까지 재고용권리를 갖는다.[17)]

예비군과 국가방위군을 해외에 파견하는 경우가 증가하자, USERRA의 규정들은 고용인에게 더 많은 사항을 요구하게 되었다. 이 법령에 의하면 종업원의 군복무 기간 동안 고용주는 일부의 보상을 하지만 임금은 지불하지 않아도 된다. 또한 이 법령은 수당 · 장애 · 재고용과 관련한 많은 요구사항들도 규정하고 있다.

7. 집행기관

지방 · 주 · 연방정부는 각각 불법적인 차별을 조사할 권한을 갖는다. 주와 지방 차원에서는 다양한 위원회들이 집행 권한을 갖으며, 연방 차원의 유력한 두 기관은 EEOC와 OFCCP이다.

EEO 집행 권한을 가진 정부와 주에서는 동일한 고소인이 두 기관에 소송을 제기했을 경우, 불법적인 차별 관행을 협력하여 조사해야 한다.

(1) 동등고용기회위원회

EEOC는 EEO(Equal Employment Opportunity Commission) 법령 중에서 채용과 관련된 규정을 집행하는 책임을 진다. 이 기관은 조사를 발의하고 불평을 처리하며 법률을 집행하는 지침을 개발한다. EEOC는 수많은 연방법 위반 혐의로 제기된 고소에 대해 집행 권한을 갖는다. 여기에는 동등보수위반(equal pay violations)과 연령 차별 및 장애인 차별 등을 조사할 책임이 있다. 그림 4-6에서 확인할 수 있듯이, 민족 · 성 · 국적 등을 이유로 차별 받은 것에 대해 동등고용위원회에 접수된 고소건수 비율이다. 그 유형은 과거 10년 동안 비슷했다.

(2) 연방계약준수사무국

노동부의 한 부서인 연방계약준수사무국 OFCCP(Office of Federal Contract Compliance)의 설립 목적은 연방정부와의 계약업자, 그리고 그 하청업자들의 차별행위를 완전히 근절하는 것이다. OFCCP가 보건의료기관에 가하는 주요한 압박은 법의 적용을 받는 고용인에게 차별 행위가 발생하기 전에 미리 예방할 수 있는 구체적 계획을 수립하라는 것이다.

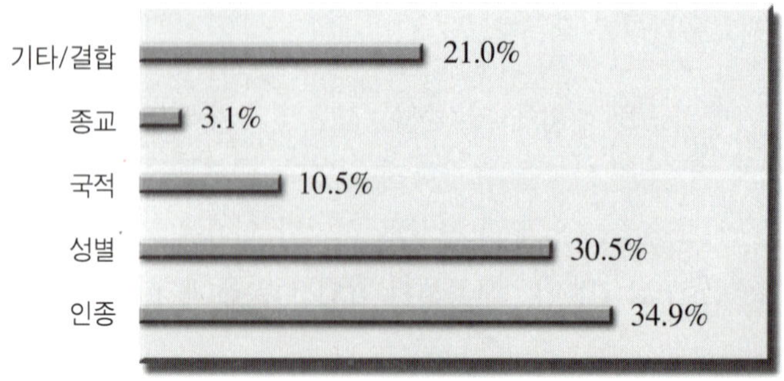

그림 4-6 최근 EEO 관련 고소건수 비율

많은 메디케어 대형 보건의료기관, 특히 메디케어로부터 지불보상을 받거나 국립보건원으로부터 보조금을 받고 있는 대학병원들은 행정명령을 준수하고 있는지의 여부를 OFCCP로부터 정기적으로 조사를 받는다.

(3) 주와 지방의 집행기관 (State and Local Enforcement Agencies)

연방법과 시행명령 외에도, 많은 주와 지방자치단체에서도 다양한 근거를 배경으로 차별금지법을 통과시켰으며, 주와 지방 단위에도 집행기관을 설립하였다. 주와 지역단위의 법률들은 기본적으로 연방법의 모델을 따랐지만 연방법에서 다루지 않는 구체적인 영역에서도 차별을 금지시켰다.

8. 종업원 선발지침

종업원 선발 과정에 대한 통일지침은 EEOC · 미국 노동부의 OFCCP · 미국 법무부 · 인력관리 사무국 등에서 개발되었다. 지침은 고용주가 차별에 대한 연방법을 잘 준수하고 있는지의 여부를 결정하는 데 이용되는 틀을 제공하였다. 지침은 최초의 고용 과정에만 한정되는 게 아니라 종업원의 채용 관련 결정들에도 적용된다.

(1) 무차별 효과 접근 방식

종업원 선발지침에 따르면, 보호받는 집단의 선발비율이 다른 집단의 선발비율의 80%(4/5) 이하 또는 관련 노동시장에서 대표집단의 80% 이하라면 차별은 존재한다.

(2) 직무타당성 접근 방식 (Job-Related Validation Approach)

직무타당성 접근 방식은 종업원 채용과 관련된 결정을 내리는 데 실제로 이용되는 모든 요소-신규채용, 선발, 승진, 해고, 근신, 성과평가-가 직무와 관련된다는 점을 반드시 보여 주어야 한다. 그러기 위해서는 적절한 채용 테스트 등을 통해 채용예정자의 역량을 정확하게 측정하여야 한다.

채용관련 테스트를 위한 가장 적합한 조건은 명확성과 신뢰성을 갖추는 것이다. 신뢰성은 일관성을 말하는 것으로 테스트 항목을 측정한다. 테스트가 신뢰성을 얻기 위해서는, 어떤 개인에게 여러 차례 테스트를 실시한다고 해도 실시할 때마다 점수에 큰 변화가 없어야 한다.

만약 테스트가 개인의 특성을 일관성 있게 측정하지 못한다면, 그것은 직무수행을 예측하는 데 활용될 수 없을 것이다.

1978년에 제정된 종업원 선발지침은 다음의 세 가지 타당도 유형을 제시하고 있다.

- 내용 타당도
- 기준 타당도
- 구성 타당도

1) 내용 타당도(content validity)

직무를 수행하는 데 필수적인 지식 · 기술 · 능력 · 기타 다른 특성들을 확인하는 데 이용하는 논리적이고 비통계적인 방법이다. 테스트를 위한 질문들이 해당 직무에서 수행되는 작업의 실제 샘플을 반영한다면 내용 연관성을 지닌다.

2) 기준관련 타당도

두 개의 방식이 존재한다. 고용주가 동시 발생적인 연관성을 측정할 때에 현재의 종업원에 대한 테스트가 진행되며, 그 점수는 그들의 직무성과와 상호 관련된다. 높은 상호 연관성으로 인해 일을 잘 수행하는 종업원과 업무 성적이 나쁜 종업원을 차별화할 수 있게 된다.

가장 통계적인 연관성 측정방법인 예측 타당도를 추정할 때, 지원자의 테스트 결과를 직무수행결과와 비교한다. 그러나 예측 타당도는 ① 많은 수의 대상자(통상 최소 30명) ② 테스트와 업무 성과 사이의 시간 간격 등을 요구한다(보통 1년). 그 결과 예측 타당도는 많은 상황들에서 실용적이지 않다.

3) 구성 타당도(construct validity)

"동기"와 같이 연구에서 추론되는 추상적인 특성과 직무 성과 사이의 관계를 보여 준다. 심리적 구성의 예들은 직업 만족도와 학습이다.

9. EEO 준수 요인

보건의료 분야의 고용주들은 다양한 EEO 규정과 지침을 준수해야 한다. 이를 위해 관리부서는 EEO 정책 설명서와 EEO 관련 기록들을 유지·관리해야 한다.

(1) EEO 정책 설명서

보건의료 분야의 모든 고용주들은 서면으로 된 EEO 정책 설명서를 가지고 있어야 한다. 이 정책을 게시판에 붙이거나 안내책자로 인쇄하거나 발행하는 뉴스레터에 싣거나 교육훈련 프로그램에서 강조하는 등의 방법을 통해 널리 알려야 한다. 또한 정책의 내용에는 동등한 채용에 대한 조직의 기여도가 분명히 기록되어야 하고, 보호받는 계층의 목록들이 구체적으로 정리되어야 한다.

(2) EEO 기록

15인 이상의 종업원을 거느린 모든 고용주들은 동등고용기회위원회, 연방계약준수 프로그램 사무국, 기타의 주 및 지역 집행기관 등에서 요구할 수 있는 어떤 기록들을 보관하고 있어야 한다. 다양한 법률에 의거해서 고용주는 종업원이 잘 볼 수 있는 장소에 "공식적으로 승인된 공고"를 게시하여야 한다. 이 공고에는 고용주는 동등고용 기회를 준수하며, 차별하지 않는다는 점이 명시되어야 한다.

1) EEO 기록 보유

모든 고용 기록은 EEOC 요구조건대로 유지한다. 요구조건으로는 지원서 양식, 채용, 승진, 좌천(demotion), 전보(transfer), 정직(layoff), 해고(termination), 급여율이나 다른 보상조건, 그리고 교육훈련과 실습생 선발 등의 기록이 포함된다. 문서보관 기간은 다양하지만, 일반적으로 3년의 기간이 최소 연한으로 추천된다. 만약에 차별 혐의로 고소되는 사태가 발생한다면 완벽한 기록은 고용주를 방어할 수 있다.

2) 연례보고 양식

EEOC에 제출해야 하는 기본기록은 연간 보고 양식 EEO-1이다.
다음의 고용주들은 반드시 이 기록을 보관해야 한다.

① 주와 지방 정부를 제외한 100인 이상의 종업원을 둔 모든 고용주

② 총 종업원 규모가 100명 정도인 회사의 자회사
③ 최소 종업원이 50인 이상이면서 5만 달러 이상의 계약을 맺은 연방 계약업자
④ 정부기금을 보유하거나 저축채권을 발행하는 최소 50인의 종업원을 거느린 금융기관

그 양식에는 보호받는 다양한 계층에 따라 분류된 직무영역별 채용 자료가 필요하다.

3) 지원자 흐름 자료

EEO 법률과 규정하에서 고용주는 보호받는 계층의 구성원을 채용하고 선발 시 차별을 하지 않았다는 사실을 증명해야 한다. 지원서에는 인종과 기타 채용 전의 경력이 기록되지 않는다. 따라서 EEOC는 고용주가 '눈으로' 조사하거나 선발과정에서 사용되지 않는 분리된 지원자 흐름 양식을 이용하는 것을 허용한다.

이 양식은 지원자가 자원해서 기입하고, 그 자료는 반드시 선발과 관련된 다른 자료들과 분리해서 보관한다. 이는 고용주가 보호받는 계층을 신규채용하려는 특별한 노력을 했음에도 불구하고 그 계층의 구성원들이 충분히 지원하지 않았기 때문에 그들을 충분히 활용하지 못했음을 증명하는 데 유용할 수 있다. 또한 이들 데이터들은 OFCCP에 제출된 긍정적 행위 계획의 일부로 보고된다.

(3) EEOC 조사과정

차별불평이 EEOC 또는 유사기관에 접수되면, EEOC조사가 반드시 진행되어야 한다. 증가하고 있는 많은 수의 불평을 처리하기 위해 EEOC는 다음의 3가지 범주(우선 처리, 추가 조사가 필요한 것, 즉시 기각)로 불평을 분류하여 처리하는 기관을 설립하였다.

어떤 불평사례가 EEOC와 주시민권리청에 정식으로 접수되면, EEOC는 먼저 주기관에 조사를 요구할 수 있다. 그러나 EEOC는 주기관의 조사결과와 별도로 추가 조사를 계속해서 진행할 수 있다.

1) 준수 조사과정

EEO 불평은 준수 과정이 완료되기 전에 몇 가지 단계를 거친다. 먼저 개인이나 개인들이 모인 단체 또는 그들의 대리인이 고소를 제기한다. 차별 혐의가 발생하고 180일 이내에 고소가 이루어져야 한다. 그 다음에는 EEOC종업원이 고소의 구체적인 내용을 검토하고, 그 기관이 관할권이 있는지의 여부를 결정한다.

관할권이라 함은 그 기관이 그런 유형의 고소를 조사할 권한을 가졌다는 것을 의미한다. 관할권이 있으면 고소제기 후 10일 이내에 고용주에게 고소에 대한 통보를 해야 한다. 고용주는 고소사건에 응하라는 요청을 받는다. 고소 통보를 하고 난 다음, EEOC는 불평을 조사하는 데 모든 역량을 집중한다.

조사하는 동안 EEC는 불평자와 기타 종업원 및 회사 관리자, 그리고 감독자들을 인터뷰할 수 있다. 또한 고용주로부터 추가의 기록들과 서류들을 요청할 수 있다. 차별 발생 원인이 충분히 밝혀지면, 그 다음 단계는 EEOC와 고용인에 의한 중재 노력이다.

중재는 훈련받은 중재자가 개입하여 각 당사자들이 협상을 통해 해결할 수 있도록 도움을 주는 문제해결 과정이다. EEOC는 중재방법을 통해서 해결하면 EEO 불평이 줄어들고, 훨씬 빨리 해결된다는 사실을 알게 되었다.

고용주는 차별이 발생한 점을 시인하고 제안된 해결안을 받아들인다면, 회사 내에 구제공고를 붙이고 합의된 조치들을 취해야 한다. 만약 고용주가 고소에 반대하고 화해책을 거부한다면, EEOC는 소송을 제기할 수 있고 불평 제기자에게 고소권리 문서를 발행할 수 있다. 그 문서는 불평 제기자에게 90일 이내에 연방법원에 개인적인 소송을 제기할 수 있다는 점을 통보한다.

법원의 소송 단계에서 재판은 해당 주 또는 연방법원에서 개최된다. 그 단계에서 양측은 변호사를 고용할 수 있다. 1991년의 시민권리법에 의하면 대부분의 EEO 사례는 배심원재판을 받는다. 어느 한 측이 법원의 결정에 동의하지 않는다면 상급법원에 항소할 수 있다. 미국대법원이 최종적 판결기관이다.

(4) EEO 불평에 대한 고용주의 반응

EEO 불평에 효과적으로 대처하는 일반적인 단계는 그림 4-7에서 확인할 수 있다. 이는 효과적인 인적자원관리를 위해서 매우 중요하다. 종업원이 제기한 차별 불평이 외부기관으로 보내지기 전에 고용주가 그 사건을 적극적으로 조사한다면 EEO 불평과 관련된 많은 문제와 비용들을 조정할 수 있다. 내부의 종업원 불평해소시스템을 잘 운영하면 문제 상황들에 적절하게 대응할 수 있으며, 이는 EEO 고소를 축소시키고 불법적인 차별 조치들을 개선하는 데 핵심적인 도구가 된다.

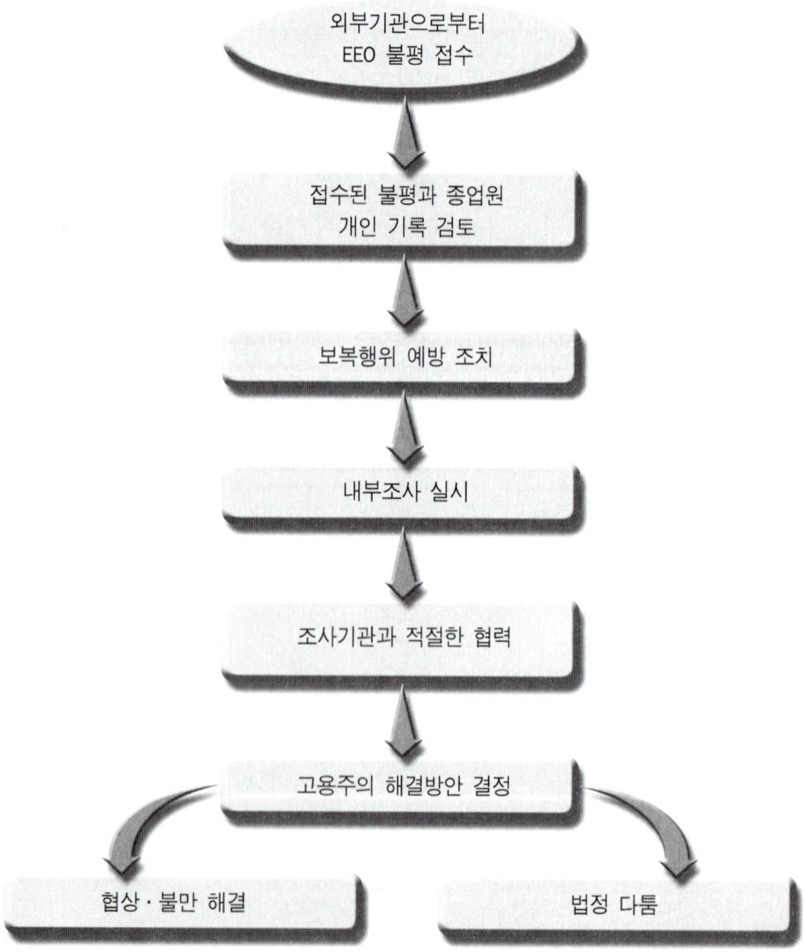

그림 4-7 EEO 불평 해결 단계

사례(CASE)

해리슨가족진료소(Harrison Family Practice Center ; HFPC)는 5개 지역에서 15명의 의사로 운영되는 복합전문클리닉이다. 15명의 의사 이외에도 임상 · 행정 · 사무업무를 지원하기 위해 80명의 종업원이 고용되어 있다.

HFPC는 양질의 케어를 제공하는 것으로 그 명성이 매우 높다. 클리닉은 양질의 케어를 제공할 수 있는 그 역량을 갖춤으로 인해 환자들의 이용률이 매우 높았고, 그로 인해 최첨단 장비와 설비에 투자할 수 있는 재정적 안정과 역량을 키울 수가 있었다.

HFPC의 경영은 의사인 CEO(감독위원회에 의해 5년 임기로 선출됨)와 진료행정관리자 및 5개부서 책임자(임상수술, 검사, 방사선, 재정, 사무행정) 등으로 이루어져 있다.

8개월 전, HFPC는 성희롱 소송에 연루되었다. 그 소송에서 원고인 전직 종업원이 승리했으며, 배심원은 원고에게 보상금 · 손해 배상금 · 법률비용 등으로 50만 달러를 지불하라고 결정했다. 그 사례에 나타난 여러 가지 사실들을 살펴볼 때, HFPC의 근무 환경에는 몇 가지 혼동스러운 문제들이 있었다.

심리 중 증언에 의하면, 원고와 그녀의 증인은 젊고 매력적인 여성들이 세 명의 HFPC 의사들에 의해 성적인 빈정거림, 외설적인 언어, 성적인 색채의 농담 등의 이유로 지속적으로 시달렸다고 HFPC의 분위기를 설명했다. 현재 및 과거의 HFPC의 종업원들도 성희롱으로 적대적 환경을 조성한 피고측(세 명의 의사들)의 행위를 설명했다.

HFPC측 변호인들은 여성 원고와 다른 사람들이 의도적으로 성적인 "농담"에 가담했고, 피고인들에게 그들의 행위가 그녀들을 불편하게 만들었으며, 의사들로 하여금 그들의 행위가 적대적 분위기를 조성하고 있음을 미리 알려주지 않았다고 주장했다.

그러나 많은 해직 여성 종업원들의 증언에 의해 HFPC의 행정책임자는 피해 여성들의 불평을 충분히 인지했음에도 불구하고, 성희롱 혐의를 중단시키려는 어떤 조치도 취하지 않았다는 점이 지적되었다.

재판 결과는 표지의 뉴스감은 아니었지만 대중매체에서 여러 번 다루어졌다. 따라서 HFPC의 의사와 종업원들은 소송절차를 잘 알고 있었다. 그들 중 몇몇은 원고 또는 HFPC의 변호사들이 인터뷰했으며 그들 앞에서 선서 증언을 했다.

재판 결과는 의사들과 종업원들의 근무태도에 상당한 경종을 울렸다. 그러지 않았다면 완전무결했을 HFPC의 명성에 먹칠을 하는 결과를 낳았을 것이다.

질문(Question)

1. 성희롱을 방지하는 데 있어서 인적자원관리의 역할을 설명하시오.
2. HFPC가 성희롱 문제를 근절시킬 수 있는 대책을 수립하시오.

참고 문헌(END NOTES)

1) Adapted from Sharon M. Valente and Vern Bullough, "Sexual Harassment of Nurses in the Workplace," Journal of Nursing Care Quality (July/September 2004), 234~241 ; and " Woman Doctors Tell of Sex Harassment in Training," Women' s International Network News (Spring 1993), 56 ; and Dorothy Kagehiro, " Sexual Harassment Litigation," Employment Law Strategist (September 11, 2004), 1.

2) "Court Orders Michigan Employment Agency to End Wholesale Discrimination," Wall Street Journal (May 2, 2000), 41.

3) Civil Rights Act of 1964, Title VII, Sec 703a.

4) Gregg's v. Duke Power Co., 401 U.S. 424 (1971).

5) Reevs v. Sanderson Plumbing Products, Inc., 530 U.S. 99~536 (June 12, 2000).

6) O'Neal v. Ferguson Construction Co., 10th Ct. U.S. 99~2037 (January 24, 2001).

7) For details, see http://www.dol.gov/esa/ofccp/.

8) Peter Weil, "A Race/Ethnic Comparison of Career Attainments in Healthcare Management," Healthcare Executive (November/December 2003), 22~27.

9) David Burda "A Melting Pot It's Not," Modern Healthcare (August 11, 2003), 4, 6.

10) Caroll Lachnit, "Why Ethics is HR's Issue," Workforce (March 2002), 10.

11) Adapted from "Staffing Watch," Hospitals and Health Networks (January 2004), 24 ; and "Increasing and Sustaining Racial/Ethnic Diversity in Healthcare Management," Policy Statement American College of Healthcare Executives (March 2002).

12) Arimindo v. Padlocker, Inc., 11th Cir, 99~4144 (April 20, 2000).

13) "Additional Pregnancy Bias Rulings," Fair Employment Practices (March 9, 2000), 78.

14) EEOC v. Eastern Michigan University, E.D. Michigan, 98~71806 (September 3, 1999).

15) Harris v. Forklift Systems, Inc., 114S. Ct. 367 (1993).

16) " Provisions to Include Any ADEA Waivers," HR Focus (June 2002) 1.

17) Ruth I. Major, "Military Leave: An Employer's Obligation," Franchising World (January 2002), 52~53.

Chapter 5

직무설계와 직무분석

학습 목표

- 생산성과 직무설계 사이의 관계를 설명할 수 있어야 한다.
- 직무분석의 중요성과 그 활용도를 설명할 수 있어야 한다.
- 직무분석의 일반적인 방법들을 설명할 수 있어야 한다.
- 직무분석 과정의 여러 단계를 설명할 수 있어야 한다.
- 직무기술서와 직무명세서의 여러 요인들을 정의할 수 있어야 한다.
- 직무기술서와 의료기관신임합동심의회(JCAHO)의 표준 사이의 관계를 설명할 수 있어야 한다.

보건의료 인적자원 사례고찰(Healthcare HR Insight)

최근 보건의료 분야에서는 인력이 부족하기 때문에 모든 유형의 보건의료기관들은 숙련된 종업원들을 모집하고 유지하기 위하여 혁신적인 방법을 도입해야 했다. 이렇게 하려면 환자들에게 직접 케어를 제공하든지 검사실에서 결과를 산출하든지 다이어트 계획을 평가하든지 종업원들에게 그들이 최선을 다할 수 있는 시간과 도구를 제공함은 물론이고, 적절한 환경을 제공해 주어야 한다.[1] 직무재설계(job redesign initiative)를 통해 종업원을 성공적으로 확보한 보건의료기관들의 예는 다음과 같다.

- 미네소타 주의 세인트 폴(ST. Paul)에 있는 외래수술센터(ambulatory surgery)는 수술실에서 근무하는 간호사의 근무의욕을 저하시키는 요인들을 평가하고 물품주문 등과 같이 환자 케어와 직접적으로 관련이 없는 업무들을 부정적인 요인라고 결정했다. 그 외래수술센터에서는 구매 전문가들을 고용하여 간호사들이 담당했던 이러한 업무들을 담당하게 함으로써, 물품주문이 보다 더 시기적절하게 이루어졌으며, 간호사들도 환자 케어 업무에만 전념할 수 있게 되었다.

- 플로리다 주 개이네스윌(Gainesvill)의 한 병원은 간호사의 시간을 절약하기 위하여 간호사가 사용할 수 있는 무선 전화기를 설치하고 그들이 환자와 더 활발히 상호작용할 수 있는 여건을 만들어 주었다. 그 결과 간호사실로 전화가 오면 사무원이 해당 간호사를 찾는 대신에 전화는 곧장 해당 간호사에게로 연결되었다. 의사, 약국, 검사실로부터 걸려오는 전화를 기다릴 필요가 없게 된 것이다.

- 오하이오 주 신시내티의 간호전문요양원(skilled nursing facility)에서는 환자 케어팀의 필수요원으로 사회사업가를 활용하기 시작했다. 의료진은 간호사의 업무였던 수많은 핵심적인 조정업무와 가족과 병원의 의사소통 업무를 사회사업가에게 성공적으로 위임하였다. 이로 인해 환자 케어를 위한 간호사들의 시간이 어떤 제약도 받지 않게 되었으며, 요양원 거주자들과 그들의 가족 및 병원 사이의 의사소통이 보다 더 원활하게 이루어졌다.

이 모든 재설계 혁신 사례는 직무분석을 기반으로 이루어졌다. 이는 업무, 업무 흐름, 부처내부와 부처 간의 상호작용과 의사소통, 결과 그리고 업무의 다른 핵심적인 측면들을 이해하기 위해서 꼭 필요하다.

보건의료조직에 종사하는 종사자와 그들의 직무는 보건의료 서비스에 대한 소비자들의 기대증가와 비용절감의 압력 때문에 급격하게 변화하고 있다.[2] 그러한 변화를 다루는 두 가지 부분은 직무설계와 직무분석이다.

직무설계란 일이 가장 잘 이루어지도록 그 직무의 업무와 의무를 논리적으로 배열하는 것이다. 사람들은 현재 자신들이 수행하고 있는 직무에 대한 스냅사진은 공식적인 직무분석을 통해 현상한다. 그리고 그것은 직무기술서와 직무명세서의 개발에 도움을 준다.

뿐만 아니라, 직무분석으로부터 생성되는 정보는 채용과 선발, 보상 및 기타 인사업무의 기초가 된다.

1. 직무설계를 통한 목표 달성

종업원들이 자신들의 직무 속에서 실제로 하는 일을 분석하는 것은 보건의료기관의 전략적 목표를 달성하는 데 매우 중요하다. 직무설계는 그림 5-1에서 보듯이 매우 중요한 과정이다.

조직목표가 계획되고 이행되려면 전사적 목표를 달성하는 데 기여할 수 있는 각각의 부서나 업무영역별로 목표를 수립하는 것이 필요하다. 부서별 목표는 직접적으로 직무설계에 영향을 미친다. 왜냐 하면 직무설계는 궁극적으로 각 부서의 목표들을 달성하기 위해 필요한 의무와 책임 간의 개요를 제시하기 때문이다.

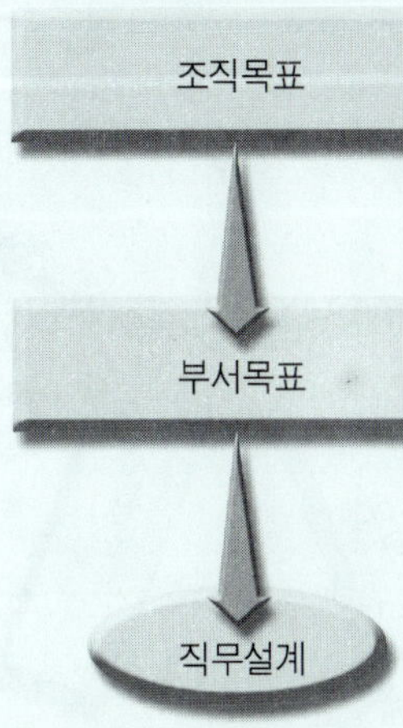

그림 5-1 직무설계의 중요성

(1) 생산성과 직무설계

직무설계란 담당부서의 업무 · 의무 · 책임들을 조직하는 것이다. 여기에는 업무내용과 종업원들에 미치는 영향이 포함되며, 주어진 직무의 구성요소들을 확인하는 것이 직무분석의 핵심부분이 된다.

직무설계는 다양한 직무의 업무 성과에 영향을 미칠 수 있다. 특히 종업원의 동기가 실질적인 차이를 만드는 업무 성과일 때에 더욱 그러하다. 보건의료기관에서의 직무설계는 핵심적인 임상종사자 확보 시 중요한 역할을 할 수 있다.

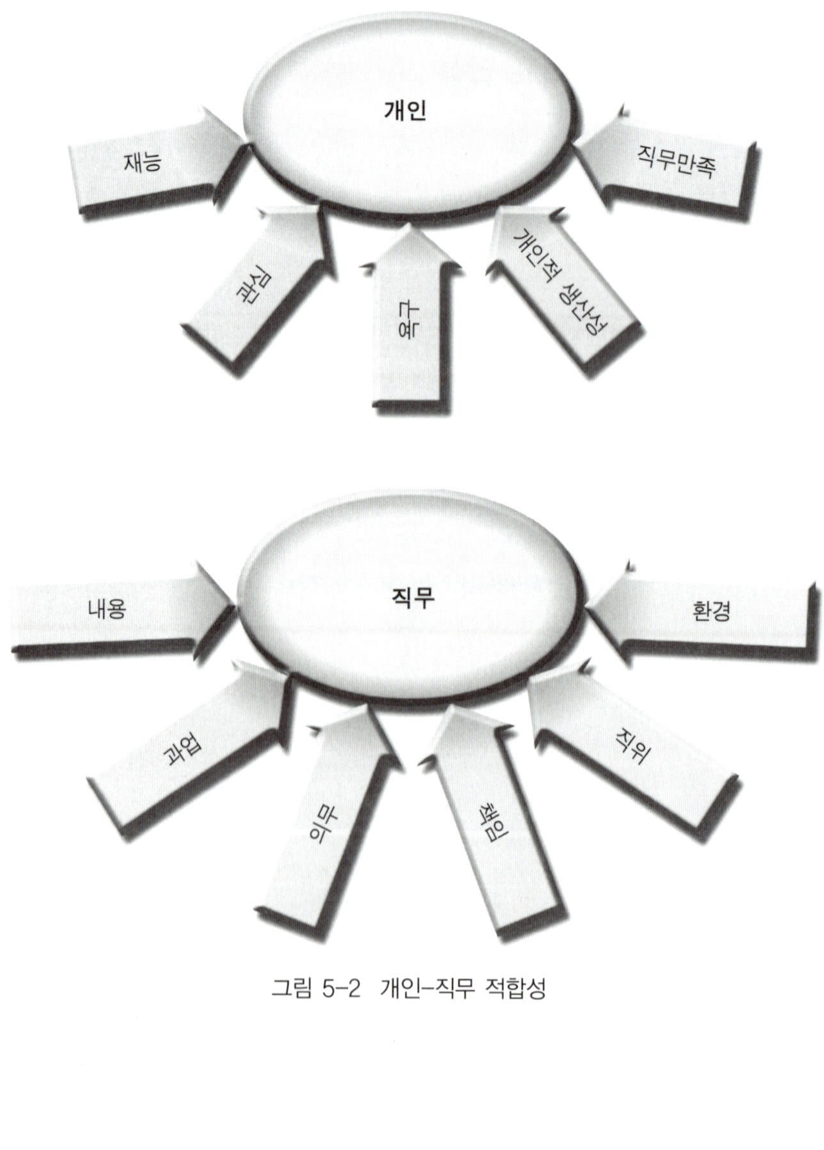

그림 5-2 개인-직무 적합성

한 예로 간호사 부족에 대처하고 인건비를 감소하려는 노력의 일환으로, 병원에서는 환자를 호명하고, 진료기록을 정리하는 등의 일을 하는 데 정규간호사 대신 간호조무사들을 활용하는 대체종업원활용 방식을 채택해 왔다.[3)]

이와 같은 직무설계의 변화는 직무만족에 영향을 미칠 수 있다. 중요한 직무특성들을 이용하려고 설계된 직무들은 종업원들이 훨씬 긍정적으로 받아들일 가능성이 크다.[4)] 그러한 특성들은 "좋은" 직무와 "나쁜" 직무를 구분한다. 생산성과 질을 높이려는 접근 방식들은 기본적인 직무특성들 중의 일부를 확대하는 노력에서 나타난다.

1) 개인 · 직무 적합성

사람의 특성과 직무의 특성을 일치시키는 것은 단순하지만 중요한 개념이다. 어떤 한 개인이 직무에 적합하지 못하다면 그 개인이 교체되거나 직무가 변경될 수 있다. 과거에는 "둥근" 사람을 "네모난" 직무에 맞추려고 하는 게 이상한 일이 아니었다. 그러나 사람을 "개조하는 것"이 성공하기란 쉽지 않다.[5)]

직무를 재설계함으로써 개인 · 직무 적합성은 훨씬 쉽게 개선될 수 있다. 직무는 처음에 확립될 때 또는 나중에 재조정될 때 제대로 설계될 수도 있다(그림 5-2).

2. 보건의료기관의 직무분석 특성

인적자원관리에서 가장 기본이되는 핵심사항은 직무분석이다. **직무분석**은 직무의 내용과 인적 요구 사항들, 그리고 직무수행과 관련된 정보를 수집하고 분석하는 체계적인 방식이다. 직무분석에는 직무들 간의 차이를 구별하기 위하여 직무의 특성에 관한 정보 수집이 포함된다.

직무들 간의 특성을 구분하는 데 도움이 될 수 있는 정보들은 다음과 같다.

① 작업 활동과 행위

② 작업조건

③ 다른 사람들과의 상호작용

④ 적절한 감독

⑤ 성과기준

⑥ 필수적인 지식 · 기술 · 능력
⑦ 재정 및 예산효과
⑧ 사용된 장비와 기술

직무와 직위는 상호 교차적으로 사용되지만 강조점에서는 차이가 있다. **직무**는 공통적인 업무 · 의무 · 책임들을 모아놓은 것이다. **직위**는 한 개인에 의해 수행되는 직무이다. 그러므로 피임장비를 운영하는 두 사람이 있다면, 두 개의 직위(각각의 한 사람에 대한 직위)가 존재하지만 직무는 하나(피임 기술자)이다.

(1) 업무중심 직무분석

수행되고 있는 직무를 중심으로 실시한 직무분석은 수행되는 업무 · 의무 · 책임 등에 초점을 맞춘다. **업무**는 동작들로 이루어진 뚜렷하고 확인 가능한 활동을 말한다. 그 반면 **의무는** 한 개인에 의해 수행되는 여러 가지 업무들로 구성된 보다 큰 업무영역이다. 업무와 의무 모두가 활동을 설명하기 때문에 둘 사이를 구분하는 것이 반드시 필요한 것은 아니다.

예를 들어 고용담당자의 의무 중의 하나가 지원자를 인터뷰하는 것이라면, 그 의무와 연관된 한 가지 업무는 질문을 하는 것이다. **직무책임**은 어떤 업무와 의무를 수행해야 하는 책무이다.

(2) 자격요건 중심의 직무분석

자격요건을 근거로 한 직무분석의 접근 방법은 직무를 구성하는 업무 · 의무 · 책임에 초첨을 맞추기보다는 직무수행을 위해 개인들이 필요로 하는 자격요건에 초점을 맞춘다. 자격요건 중심의 직무분석은 비교적 안정적이고 정형화된 직무기술서에 기록되는 직무에 종사하는 보건 분야 종사자에 대한 생각보다는 활용되는 자격에 초점을 맞추는 것이 좀 더 적절하다.[6)]

자격요건은 개인이나 팀에서 수행한 성과와 관련시킬 수 있다는 특성이 있다. 자격요건의 특정한 유형은 다음과 같다.

- 기술
- 지식
- 능력
- 훈련
- 교육
- 면허증, 자격증

자격요건에 의한 접근 방법은 보다 나은 성과를 산출하는 데 핵심적인 역할을 수행하는 숨은 요인들을 확인하는 작업이기도 하다. 예를 들어 많은 감독자들이 종업원의 태도에 대해 말을 하긴 하지만 실제로 그들의 태도에 의해서 뜻하는 바를 확인하는 데는 애를 먹는다. 자격요건에 의한 접근 방법은 적절한 태도가 의미하는 예들과 그런 요인들이 성과에 어떻게 영향을 미치는지에 대해서 감독자들이 확인할 수 있도록 몇 가지 방법론을 이용한다.

보편적인 요건의 예들은 다음과 같다.

① **일반적인 또는 포괄적인 자격 요건** : 조직의 모든 직무에 요구되는 특징들로 의사결정과 문제해결, 직업정신, 책임감, 고객서비스 등이다.

② **부서별 자격요건** : 한 부서 내에 적절한 서비스를 제공하는 데 필요하거나 그 부서에 근무하는 모든 종업원들에게 적용되는 기술들이다. 예를 들어 숙련된 전문간호요양원에서 치매환자들에게 주거 케어를 제공하는 것이다.

③ **특정 직무의 자격요건** : 특정한 업무와 관련되어 있고 특정한 장비 또는 기술을 사용하는 자격요건들이다.

④ **문화적인 자격요건** : 문화적으로 다양한 환경 속에서 개인들이 환자 그리고 동료와 상호 존경하면서도 효과적으로 관련 직무를 수행할 수 있도록 하는 일련의 태도 · 기술 · 행위들이다.[7)]

(3) JCAHO과 직무분석

의료기관평가합동위원회는 인력계획과 직무 자격시스템을 개발하면서 직무설계와 직무분석의 중요성을 반영했다. 종업원의 자질 함양은 특정한 직무로 그들을 배치시킬 준비를 하는 것보다는 차라리 그들에게 필요한 자격요건을 갖추도록 자질을 향상시키는 데 초점을 맞춘다. 이런 방식으로 변화가 일어날 때 종업원들은 자신들이 수행하는 직무에서 유용한 역량을 개발할 수 있다.

JCAHO 기준과 점검과정에 맞추기 위해 보건의료기관들은 반드시 인력계획과 직무자격시스템을 확립해야 한다. 인력계획을 수립하고 직무자격시스템을 구축하려면 직무설계와 직무분석에 상당한 관심을 쏟아야만 한다.

인적자원관리 계획과 관련된 리더십 기준을 확립하려면 인력 수요를 분석하고, 진료량을 소화할 수 있는 종업원을 적절히 공급할 수 있는 리더가 필요하다.

직무자격시스템의 확립과 관련된 인적자원관리와 리더십 기준들을 설정하려면 조직의 리더는 다음의 사항들을 위한 시스템을 개발하고 유지해야 한다.

① 자격있는 보건의료 종업원의 신규채용 및 유지
② 종업원의 자격에 대한 지속적인 평가
③ 종업원들의 업무수행 지식을 유지하고 향상시킬 수 있는 조직의 역량

인적자원관리와 리더십에 관한 기준을 세우는 토대가 직무설계와 직무분석이다. 직무분석(직무가 어떻게 수행되고 있는가를 발견하는 것)은 종업원들의 자격을 유지하는 핵심 요인이다. 또한 직무분석은 직무자격 · 자격요건 · 기대성과를 정의하는 것이다.

3. 직무분석의 활용

인적자원관리자는 다른 인적자원관리 활동을 위해 직무분석을 사용한다. 직무분석은 장애를 가진 사람들을 고용 · 평가 · 훈련하고, 편의뿐만 아니라 감독을 위한 객관적인 근거를 제공한다. 또한 조직의 효율성을 향상시키는 객관적인 근거도 제공한다. 그것은 다음의 사항들을 결정하는 논리적 과정이다.

① **목적** : 직무에 대한 이유
② **본질적인 기능** : 직무수행에 핵심적이거나 토대가 되는 직무 관련 의무들
③ **직무환경** : 핵심적인 기능들이 수행되는 근무상태와 조건
④ **직무자질** : 핵심적인 기능들을 수행하기 위해 개인이 필수적으로 보유해야 하는 최소한의 기술

조직의 직무를 분석하는 과정에는 몇 가지 요인들을 계획하는 것이 필요하다. 그림 5-3에서 보듯이 고려해야 할 몇 가지 사항들은 어떻게 분석이 수행되는가, 누가 데이터를 제공하는가, 그리고 누가 분석을 실시하고 데이터를 사용하는가 등을 포함한다.

이렇게 해서 직무기술서와 직무명세서가 준비되고 검토될 수 있다. 일단 그러한 사항이 준비되고 나면 다양한 결과물이 광범위한 영역의 인적자원관리 활동과 연계된다. 직무분석의 가장 근본적인 용도는 직무기술서와 명세서를 개발하는 데 필요한 필수적인 정보를 제공하는 것이다.

대부분의 경우 직무기술서와 직무명세서는 몇 가지 다른 영역을 포함하는 하나의 문서로 결합된다. 직무기술서와 직무명세서에 대해 개략적으로 살펴보면 다음과 같다. 보다 상세한 것은 이 장의 후반부에 논의될 것이다.

직무기술서는 직무의 업무 · 의무 · 책임 등을 나타내는 서류이다. 그것은 무엇이 수행되는지, 왜 그것이 수행되는지, 그것이 어디에서 수행되는지, 그것이 어떻게 수행되는지 등을 밝히고 있다.

성과기준은 직무기술서에 성취해야 하는 것과 핵심 영역에서 성과는 어떻게 평가되는지 등으로 기술되어 있다. 만약 종업원들이 자신들에게 기대되는 바와 성과가 어떻게 평가되는지를 안다면, 만족하면서 업무를 수행할 수 있는 보다 좋은 기회를 가지게 된다.

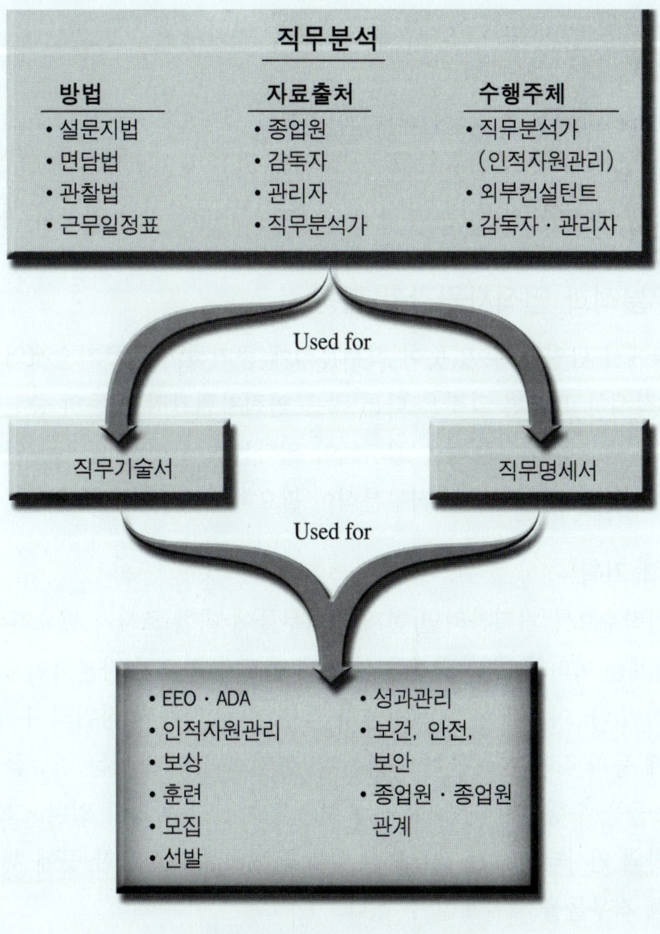

그림 5-3 직무분석 과정 결정

직무기술서는 직무에서 수행되는 제반 활동들을 설명하는 반면에, **직무명세서**는 직무를 만족스럽게 수행하기 위해 개인에게 필요한 지식 · 기술 · 능력 등을 열거한다. 지식 · 기술 · 능력에는 교육, 경험, 자격, 개인적인 역량, 그리고 정신적, 육체적 요구사항들이 포함된다. 정확한 직무명세서는 그 직무를 수행하기 위해 개인이 어떤 지식 · 기술 · 능력을 필요로 하는지 등을 밝혀야 한다. 그러나 현재의 종업원이 어떤 자질을 가져야 하는지에 대해서는 반드시 확인할 필요는 없다.

(1) 직무군, 부서, 조직도

조직 내의 모든 직무들이 규명되면 각각의 직무를 직무군(job family)으로 묶고 조직도를 작성하면 유용하게 활용할 수 있다. 직무군을 규명하고 집단화하는 데는 다양한 방식이 있다. 직무군은 비슷한 특징을 지닌 직무를 묶어 놓은 것이다. 직무군을 규명할 때 직무의 유사성을 평가하는 것이 중요하다. 부서는 조직을 책임단위별로 묶어 놓은 것이다.

조직도는 조직내부에서 직무들 사이의 관계를 설명하는 것이다. 조직도는 전통적으로 서열 순으로 되어 있고, 권한과 책임에 따른 보고관계를 보여 주고 있다. 대부분의 조직에서 이들 챠트는 누가 누구에게 보고하는지를 명확히 해 준다.

(2) 직무분석과 인적자원관리 활동

그림 5-4에서 확인할 수 있듯이 직무분석에 근거하여 직무기술서와 직무명세서를 모두 작성하고 나면 그것은 다른 많은 인적자원관리 활동의 중심에 위치한다. 고용주가 반드시 직무분석을 실시해야 된다는 법률적인 요구는 없지만 효과적으로 인적자원을 관리하려면 직무분석이 필요하다.

1) 인력 기획

필요한 인력수요를 기획하려면 현재의 직무들에 대한 조사가 필요하다. 현재의 직무기술서에는 이러한 내부 평가를 하는 데 반드시 필요한 기본적이고도 상세한 정보가 들어 있다. 여기에는 활용 가능한 직무, 현재 직무와 직위의 수, 직무 사이의 보고관계 등과 같은 항목들이 포함된다. 현재 수행되고 있는 기능들을 확인하고, 그 기능들을 수행하는 데 소요되는 시간을 계산할 필요가 있다. 그렇게 함으로써 관리자와 인사담당자는 불필요한 업무를 제거하고 필요한 곳에 책임자를 배치하기 위해 직무들을 재설계할 수 있다.

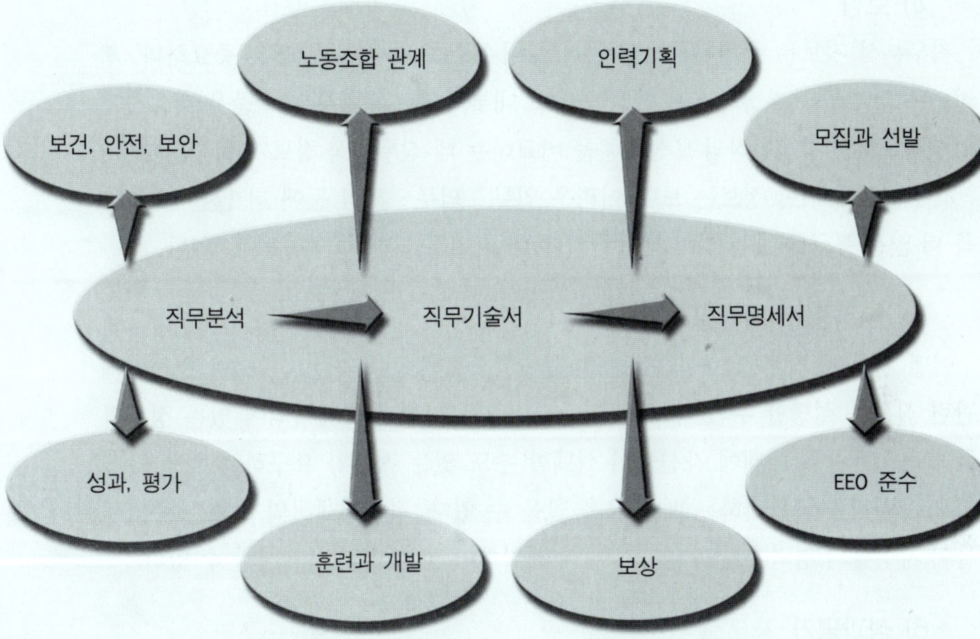

그림 5-4 직무분석과 기타 인력관리 활동

2) 신규채용과 선발

고용기회균등지침에는 신규채용과 선발기준을 명확히 하기 위해서 철저하고도 포괄적인 직무분석을 요구하고 있다. 직무에 대한 체계적인 조사가 이루어지지 않는다면, 고용주는 명확하게 직무와 연관되지 않은 사항들을 요구할 수도 있다. 조직이 필요한 인력을 내부에서 채용을 하든지 외부에서 신규채용을 하든지 자격을 갖춘 필요한 종업원을 확보하기 위해서는 직무분석을 통해 작성된 직무명세서를 활용할 수 있다.

3) 고용평등지침 준수

EEO를 준수하려면 정확하고 입증 가능한 직무분석 정보가 필요하다. 직무분석은 직무의 본질적 기능을 결정하고, 그 직무에 반드시 필요한 자격이 무엇인지를 판단하는 핵심사항이다. 이 정보는 비차별적인 방식에 따라 선발과정을 진행하는 데 이용될 수 있기 때문에 매우 중요하다.[8)]

4) 보상

직무분석 정보는 종업원들의 적절한 보상수준을 결정할 때 매우 중요하다. 적절한 보상수준을 결정하는 방법의 하나로 내부적으로는 책무의 수준을 비교하고 외부적으로는 경쟁조직의 보상수준을 비교하는 데 직무분석 정보가 활용된다.

직무분석에 의한 정보는 보다 어려운 업무 · 의무 · 책임 등에 더 많은 가중치, 즉 더 많은 봉급을 주는 것이 타당한지에 대한 결정을 할 때 이용될 수 있다.

5) 훈련 및 자기개발

어떤 활동이 직무를 구성하는지를 규명함으로써 감독자는 신규종업원들에게 관련 직무를 설명할 수 있다. 직무기술서와 직무명세서에 제시되어 있는 정보를 통해 종업원들은 미래에 자신들이 선택할 수도 있는 직무가 요구하는 것을 알게 함으로써 경력을 관리하는 데 도움을 받을 수 있다. 직무명세서의 정보는 종업원들이 자신들의 경력을 심화시키기 위해 개발해야 하는 영역을 제시할 수 있다.

6) 성과평가

종업원이 담당해야 할 일을 실제로 수행했던 일과 비교할 수 있는 성과기준을 이용하면 관리자는 종업원들의 성과수준을 결정할 수 있다. 성과평가 과정은 직무기술서와 성과기준에 부합되어야 한다.[9] 명확하고 현실적인 성과기준들을 개발하면 관리자 · 감독자 · 종업원들 사이에서 발생할 수 있는 성과평가 피드백의 전달 문제를 줄일 수 있다.

7) 안전과 건강

직무분석 정보는 예상되는 직무위험과 직무와 관련되는 근무조건들을 확인하는 데 유용하다. 수집된 정보를 통해 관리자와 인사담당자는 필요한 보건 및 보안 장비를 확인하고, 근무방법을 명시하며, 종업원들을 훈련시킬 수 있다.

8) 노동조합 관계

노동조합이 종업원들을 대표할 경우, 직무분석은 여러 가지 방법으로 사용된다. 먼저, 직무분석 정보는 그 직무가 노동조합 협약에 적용되는지의 여부를 결정하기 위해 필요할 수 있다. 둘째, 직무기술서를 통해 어떤 직무에서 어떤 업무들이 수행되고 수행되지 않아야 하는지에 관해서 분명히 확인할 수 있다.

마지막으로, 잘 정리되고 정확하게 명시된 직무기술서는 종업원들이 제기하는 불만을 줄일 수 있다.

4. 근무일정표와 직무분석

직무는 종업원들이 수행하는 업무, 업무 수행 시에 요구되는 관계, 종업원이 근무할 때 사용하는 도구, 그 밖의 많은 다른 요소들로 구성된다. 보건의료 분야에서 직무설계에 영향을 미치는 주요요인들은 근무시간과 근무위치이다.

직무수행 시에 요구되는 요인들과 관련하여 종업원들의 삶에 가해지는 압박은 집단적 스트레스라고 이름 붙일 수 있는 감정상의 불균형을 지적할 수 있다. 직무와 연관된 스트레스의 주요 원인은 시간압박, 직업상실의 두려움, 마감시간, 분화된 업무 등이다.

기술의 중요성이 강조되면서 많은 종업원들은 “항상 대기상태(always on call)”에 놓여지거나 업무에 의해 “탈진상태(burn out)”에 이르게 될 수 있다. 이러한 현상은 다양한 보건의료 근무환경의 측면에 의해 나타날 수 있다.

종업원들이 근무와 관련된 요구사항들을 어떻게 바라보는가 하는 시각은 다음의 연구 결과에서 확인되었다.[10)]

- 미국 종업원들의 절반 이상(52%)은 일주일 중 하루를 더 일해서 버는 것보다 하루를 더 쉬고 싶어한다.
- 80% 이상이 가족과 더 많은 시간을 보내고 싶어하고, 이런 관점은 자녀가 있는 가정이나 자녀가 없는 가정이나 동일하게 나타나고 있다.
- 약 60%는 일에 대한 압박을 너무 많이 느낀다.

스트레스와 그 밖의 걱정거리에 대처하기 위해 보건의료조직들은 특수한 당직명령서, 시차근무제, 재택근무 등을 이용하고 있다. 상이한 직무를 수행하기 위한 업무담당명령서는 매우 다양하다. 일부 직무들은 정상근무시간과 근무일수 동안 반드시 수행되어야 할 뿐만 아니라 일부 직무는 야간 · 주말 · 연장근무 등이 필요하다.

(1) 근무시간 자유선택제

미국은 오랫동안 주 5일, 하루 8시간을 근무하는 전통을 가지고 있다. 보건의료 기관에서 종업원의 근무일정표는 의료서비스의 중증도 또는 보건의료 제공의 지원 필요성에 의해서 작성된다. 보건의료산업에서 근무일정 편성은 4일 근무 주 40시간, 4일 근무 주 32시간, 3일 근무, 교대근무, 일정조정, 직무공유 등이 포함된다.

(2) 교대근무와 압축근무

교대근무는 보편적으로 사용되는 작업일정설계라고 할 수 있다. 급성질환 중심의 병원, 너싱홈, 호스피스케어 제공기관 등에서는 24시간 근무가 필요하다. 그러므로 매일 8시간 3번 교대로 일정이 정해진다. 그리고 저녁 또는 야간 교대근무자들에게 일정 형태의 부가보수, 즉 시간근로수당을 제공한다.

교대근무는 작업장에서 많은 사고를 일으키는 요인 중의 하나로 밝혀졌는데, "무덤"에 있는 것 같은 시간으로 인식되는 근무시간대(밤 11시에서 아침 7시까지)에 업무를 수행하는 사람들은 20% 이상 더 사고를 일으키고, 작업과 연관된 실수도 5배나 더 많았다.[11] 또한 교대근무는 가족을 부양하는 종업원들에게 많은 어려움을 안겨 주는 것으로 알려지고 있으나 전술한 유형의 의료공급자들은 교대근무시스템을 채택할 수밖에 없다.

교대근무의 한 유형은 압축근무시간이다. 일반적으로 한 주에 수행되는 근무는 5일 이하의 하루 8시간 노동으로 완수된다. 압축의 의미는 종업원이 매일 일하는 시간 수를 단순히 변경하는 것으로 매일 더 많은 시간을 일하고 매주당 근무일수를 축소하는 것이다. 압축근무는 근무일정이 얼마나 유연성 있게 운영되고 있는가를 보여 준다.

압축근무는 보건의료기관에서 특히 성공적인 인력관리 방법의 하나로 인식되고 있다. 24시간 주말 근무를 해야 하는 많은 병원 또는 다른 유형의 보건의료기관들은 "바일러계획(Baylor Plan)"으로 명명된 근무일정과 보상방법을 활용한다. 처음 그 계획을 도입한 바일러대학 메티칼센터를 본 떠서 명명한 그 방법은 두 번째 교대는 금요일에 시작하고, 세 번째 교대는 일요일에 끝나는 12시간 3번 교대로 일하는 풀타임 근무 방식이다. 근무일정에 대한 이러한 접근 방식은 보건의료 종업원을 신규채용하고 보유할 수 있는 성공적인 방법으로 평가되었다.

(3) 탄력근로시간제

보건의료 기관들이 탄력근로시간제를 도입하면 종업원들을 훨씬 더 유용하게 활용할 수 있다. 탄력근로시간제의 한 가지 유형은 근무시간을 근무자가 자유롭게 선택하는 것이다. 종업원들은 하루에 정해진 근무시간만큼 일하지만 시작하고 끝나는 시간을 다양하게 선택할 수 있다. 또 다른 방법으로 종업원들이 월요일에서 목요일까지 30분 더 일하면서 점심시간을 줄이고, 금요일에 1시 또는 2시에 퇴근하는 것이다.

탄력근로시간제를 도입하면 관리부서는 종업원들에게 전통적인 "출퇴근관리(time clock)" 통제를 완화시킬 수 있는 동시에 업무량은 동일하게 유지하게 된다. 미국의 풀타임 종업원의 30% 이상이 전통적인 유형의 근무시간들로부터 자신들만의 근무시간을 다양화하였는데, 이는 10년 전의 2배 이상이다. 또한 조사된 종업원들 중 60% 이상이 자신들의 근무일정을 조정했다고 응답했다.[12)]

5. 직무분석과 연관된 법률적 문제

앞 장들에서 논의된 고용평등법률, 규정, 법원판례 등에 따르면 법의 준수는 반드시 개인들이 수행하는 직무들에 초점을 맞추어야 한다. 1978년 통일채용지침은 고용주들이 사업상의 필연적인 이유로 자신들의 조치들을 변호해야 될 경우가 발생하면 인적자원관리 요구사항들은 반드시 특정한 직무와 연관된 요인들에 결부해야 한다는 점을 분명히 했다.

(1) 미국의 장애인 법령(ADA)

ADA(Americans with Disabilities Act)는 직무분석, 직무기술서, 직무명세서의 중요성을 한층 강조하고 있다. 보건의료기관들은 직무수행 과정에서 육체적인 측면이 어느 정도 필요한지를 반드시 확인해야 한다. 보건의료서비스 분야에 종사하는 많은 전문기술 인력들이 육체적 업무에 종사하고 있기 때문에, 직무분석 과정의 핵심기능은 다음의 두 가지 이유에서 반드시 정확하게 정의되어야 한다.

첫째, 직무분석 과정은 그 직무를 수행하고 있는 종업원과 그들이 돌보는 환자 모두에게 관련이 있어야 하고 안전하게 실행되고 있는지를 보증할 수 있는 신체적 요구사항들을 제대로 규정해야 한다. 둘째, 핵심적인 기능들의 신체적 요구사항들이 정확하게 결정되어 비차별적인 고용 결정을 손쉽게 할 수 있어야 한다.

핵심기능을 결정할 때 장애를 가진 개인이 유지하고 있거나 원하는 직책에서 요구되는 기본적인 직무 관련 의무사항들이 반드시 평가되어야 한다. 이러한 필요사항을 충족할 수 있는 유용한 접근 방법은 다음의 질문들에 답변하는 것이다.

① 실제로 직무를 구성하는 3~4가지 중요한 활동은 무엇인가? 또한 각각의 활동은 직무수행 시 반드시 필요한가? 예를 들어 접수계원은 환자들의 수속을 밟고, 보험 정보를 수집하고, 전화로 답변하며, 환자의 약속일정을 잡아야 한다. 이 경우에 각각의 업무는 반드시 필요하다.

② 업무들 사이의 관계는 무엇인가? 그 업무수행 시 이행해야 하는 특별한 순서가 있는가?
③ 업무수행 시에 앉기, 서기, 기기, 걷기, 오르기, 뛰기, 구부리기, 무릎꿇기, 들어올리기, 운반하기, 쓰기, 작동하기, 밀기, 당기기, 손가락으로 만지기, 말하기, 듣기, 해석하기, 분석하기, 보기, 조정하기, 기타 다른 신체적 활동들이 반드시 필요한가?
④ 직무수행 시에 다른 종업원들의 도움을 얼마나 많이 받아야 하는가? 그 기능은 다른 종업원에 의해 수행될 수 있는가?
⑤ 각각의 특정한 기능을 수행하는 직무에는 얼마나 많은 시간이 소요되는가? 빈도가 낮은 업무들은 빈도가 높은 업무만큼 중요한가?
⑥ 하나의 기능을 제거하면 직무가 근본적으로 변경되는가?
⑦ 업무가 정각에 끝나지 않으면 무슨 일이 발생하는가?

직무분석을 통해 핵심적인 직무기능을 파악했기 때문에 고용주는 이를 합리적으로 수용할 수 있도록 준비해야 한다. 다시 살펴보면 그림 5-5에서 이들 고려사항들이 강조되고 있듯이 핵심적인 직무의무들과 KSAs 등이 고려되어야 한다.

(2) 직무분석과 임금 · 시간 규정

직무분석은 일반적으로 직무에서 각각의 의무를 수행하는데 소요되는 시간의 비율을 확인하게 된다. 이런 정보는 근로기준법의 규정에 의해 세금공제 대상과 비공제 대상을 결정하는 데 도움을 준다.

고려사항	핵심직무기능	주변직무기능
직무수행을 위해 소비된 시간 비율	20% 이상	10% 미만
직무의 빈도	규칙적(매일, 매주, 매월) 비규칙적(대체업무)	
직무의 중요성	다른 업무에 영향을 미침.	다른 업무와 관련이 거의 없음 수행되지 않는다고 해도 결과에 중요한 영향을 미치지 않음.

그림 5-5 핵심직무기능과 주변직무기능

12장에서 다시 살펴보겠지만 연방공정노동기준법(Federal Fair Labor Standards Act ; FLSA)과 대부분의 주 근로기준 법률은 종업원들이 일상적이거나 사무적인 의무들을 수행하는 데 소요하는 시간이 주당 40시간을 초과하여 근무한 경우에 그 초과근무시간에 대해서 종업원이 연장근무수당을 받는지의 여부에 영향을 미친다는 점을 지적하고 있다.

연장근무에서 제외되려면 종업원은 관리직, 행정직, 전문직, 외부 판매직으로서 자신들의 일차적인 직무를 반드시 수행해야 한다. 여기서 일차적이란 의미는 근무시간의 50% 이상을 고유업무를 수행하는 데 할애해야 한다는 의미이다.

작업장의 안전 및 보건과 같은 법률의 준수 노력도 직무분석에서 제공하는 데이터를 통해 도움받을 수 있다. 요약하면 고용주가 공식적인 직무분석을 수행하지 않고 합법적인 종업원운용시스템을 운영한다는 것은 매우 어렵다.

윤리준수

보건의료기관들에서 근로기준 규정을 충족시키는 것은 지극히 어려운 과제였다. 예를 들어 보건의료기관의 정규직 간호사나 약사와 같은 다양한 전문직 종사자들은 관련 규정 법령의 적용대상에서 벗어나기 위해 근로기준 테스트를 충족시킬 수 있었다. 그러나 이들 기관들 중 상당수는 이들 전문직 종사자들을 비대상자로 취급한다.

그 주된 이유는 간호사나 약사들에게 요구되는 근무시간이 가변적이고, 법률적인 요구라기보다는 그들에게 정해진 교대시간보다 더 많이 일을 시키기 위한 유인책으로 그들에게 연장근무수당을 지불해야 하는 필요 때문이다.

분석된 직무가 현재의 법령하에서 공제 대상 여부를 적절하게 지적함으로써 공정노동기준법령(Fair Labor Standards Act ; FLSA)의 요구사항을 충족시키는 것은 매우 중요하다. 2004년에 FLSA를 개정하여 공제 대상에 포함될 수 있는 보건의료 직무들을 훨씬 명확하게 규정했다. 잘못 분류하면 해당되는 종업원들에게 상당한 지불보상금을 돌려주는 결과가 발생할 수 있었다.

많은 보건의료기관들이 추가적인 기록 유지 요구와 FLSA에서 요구하는 연장근무 임금지불 비용을 회피하고자 비공제 대상 종업원을 공제 대상으로 전환함으로써 편리하면서도 비용을 절약할 수 있다. 추가적으로 손해를 당하는 종업원이 연방노동부의 근로기준 부처 또는 다른 유사한 주의 기관들에 불평을 제기하지 않는다면, 그 행위는 적발되지 않을 수도 있다.

많은 종업원들이 근로기준 규칙을 완전히 이해하지 못하고 있다.

설령 이해한다고 하더라도 보복의 두려움 때문에 그 분류에 대해 이의를 공개적으로 제기하는 것을 꺼려한다. 그러나 이 경우는 보건의료 인적자원관리 전문가들이 종업원을 적절하게 분류하고, 합당한 보수를 지불하고 있다는 것을 보증하기 위해 윤리적으로 조치하고 법률을 준수해야 할 책임을 져야 하는 사례이다.

6. 직무분석에 대한 종업원의 반응

(1) 직무분석의 행위적인 측면

직무분석은 "핵심"직무가 무엇인지를 결정하는 것이 포함된다. 직무에 대한 자세한 조사는 직무분석 과정에서 필수적이긴 하지만 관리자와 종업원 모두에게 요구될 수도 있고, 파괴적인 경험이 될 수도 있다. 직무분석은 어떤 직무들에서 어떤 의무들이 현재 수행되고 있는지 그리고 어떤 일이 수행되어야 하는지, 둘 사이의 차이점을 밝혀낼 수도 있기 때문에 이러한 문제점들이 발생할 수 있다. 결론적으로 많은 행위 요소들이 직무분석에 영향을 미칠 수 있고, 이들 중 일부가 뒤이어 논의된다.

(2) 직무 부풀리기와 직무명칭(직함)

종업원들과 관리자들은 자신들이 수행하는 직무의 중요성과 의미를 부풀리는 경향이 있다. 직무분석 정보가 보상 목적으로 사용되기 때문에 관리자와 종업원 모두는 직무의 "값올리기"가 더 높은 봉급수준과 경쟁력 있는 이력서 및 승진기회의 확대를 가져다 줄 것이라고 생각한다.

직무의 명칭(직함)도 역시 부풀려질 수 있다.[13] 일부 보건의료조직들은 봉급을 올려 주는 대신에 차상위 직함을 부여함으로써 회사를 떠나지 못하도록 하고 있다. 한 예로 어떤 보건의료조직들은 다른 종업원들을 관리하거나 감독하지 않는 종업원들에게 관리자 또는 감독자의 직위를 부여하는 것은 매우 흔한 일이다. 리더십을 의미하는 직함을 개인에게 부여하는 것은 지위를 보장하려는 전형적인 방법이다.

(3) 관리의 어려움

관리자와 종업원 모두 직무분석에 관심이 많다. 직무기술서는 직무분석에서 개발된 정보를 통해 직무의 본질을 파악하는 것이 이상적이다. 그러나 어떤 종업원이 다양한 의무를 수행하면서 고도의 독자성을 갖고 수행하는 직무, 예를 들어 회계, 인적자원관리, 시설관리 등을 수행하는 조그만 지방 병원의 보조행정가의 경우에 직무의 모든 양상을 파악하는 것은 사실상 어렵다.

1) 직무영역 제한

관리자와 감독자의 주된 관심 중의 하나는 직무분석과 직무기술서가 관리의 유연성을 지나치게 제한할 것이라는 점이다. 보건의료 분야의 표준업무량과 요구사항들이 급속하게 변화하기 때문에, 관리자와 감독자는 자신들의 의무들 중 일부를 다른 종업원들에게 전가함으로써 직무를 수행하는 데 보다 역동적이고 유연한 방식을 적용하기를 원한다. 만일 직무기술서가 직무영역을 지나치게 구속하는 방향으로 쓰여져 있다면, 일부 종업원은 직무에 태만할 수도 있다.

그 예로 "그건 나의 직무기술서가 아니예요."와 같은 태도는 관리자에게 감독과 통제에 전념하게 하는 구속복(straitjacket)을 걸치게 하는 것이다. 노동조합이 결성되어 있는 일부 보건의료조직은 매우 제약적인 직무기술서가 존재한다.

그런 어려움 때문에 많은 직무기술서의 최종적인 내용은 "직속 상급자가 지정한 다른 의무들을 수행하라."와 유사한 구절들로 이루어진 "잡다한 조항"이 대부분이다. 이러한 직무기술서는 종업원의 직무에서 일어날 수 있는 흔치 않은 상황을 주로 언급하고 있으나 이 구절이 다루고 있는 의무들은 ADA하에서는 본질적인 기능으로 고려되지 않을 수 있다.

2) 종업원의 두려움

종업원이 가질 수 있는 한 가지 두려움은 그들이 담당하는 직무를 상세히 조사받는 것에 대한 것이다. 종업원이 두려워하는 이유는 아마도 그렇게 상세히 조사하면 그들이 무슨 잘못을 저지르지 않았나 하고 다른 사람이 생각하지 않을까 하는 염려 때문일 것이다. 그러한 두려움 뒤에는 "내가 하기로 되어 있는 일을 어느 누구도 정확하게 알지 못하는 한 나는 안전하다."는 태도가 놓여 있다.

또한 일부 종업원들은 자신들의 직무에 대한 분석이 자신들의 직무 영역을 제한하고, 의무를 공식화함으로써 자신들의 창조성과 유연성을 제한할지도 모른다고 두려워한다. 그러나 직무분석이 실제로 직무 영역이나 깊이를 제한하지는 않는다. 사실 잘 쓰여지고 의사전달이 용이한 직무기술서는 종업원의 역할과 그러한 역할에 대한 기대를 명확히 규정함으로써 종업원을 도울 수 있다.[14)]

종업원들이 가질 수 있는 근심을 해결하기 위한 한 가지 효과적인 방식은 개정과정에 종업원을 참여시키는 것이다.

7. 직무분석 방법

직무분석 정보는 다양한 방식으로 취합될 수 있다. 보편적인 방식으로는 관찰법, 면담법, 설문지법, 전문화된 분석 방법 등이다. 조직상황에 따라서 위의 방법들이 혼용되어 사용될 수 있다. 각각의 구체적인 분석방법은 다음 절들에서 다룰 것이다.

(1) 관찰법

관찰법이 사용될 때, 관리자 · 직무분석가 · 엔지니어 등은 해당 직무수행자들을 관찰하고 기록하면서 실행되는 업무와 의무를 기술한다. 관찰법은 관찰대상자 전체를 지속적으로 관찰할 수도 있고, 표본에 근거하기도 한다. 관찰법의 사용은 제한적이다. 왜냐 하면 많은 직무들이 완전하고도 쉽게 관찰되는 직무의무 또는 완전한 직무사이클을 가지지 못하기 때문이다. 따라서 반복되는 업무에 사용하는 것이 유용하며, 다른 분석법과 혼용하여 사용하면 더욱 유용할 것이다.

(2) 면담법

정보를 취합하는 방식 중에서 면담법은 관리자 또는 인적자원관리 전문가가 작업현장을 방문해서 각 직무를 수행하는 종업원들과 대화를 나누는 것이다. 정보를 효율적으로 수집하기 위해서 표준화된 인터뷰 양식이 가장 많이 사용된다. 해당 직무를 완전히 이해하기 위해서는 종업원과 관리자 모두를 인터뷰해야 한다.

만일 인터뷰 진행자가 별개의 직무를 수행하는 두 명 또는 세 명의 종업원과 대화를 나눈다면 인터뷰 시간이 많이 소요될 것이다. 특히 전문직과 관리직의 직무들을 분석하는 것이 훨씬 복잡하고 어려워서 인터뷰 시간이 많이 소요된다.

이러한 이유 때문에 면담법과 함께 다른 분석법 중의 하나를 함께 사용하는 것이 좋다.

(3) 설문지법

직무분석 설문지법은 직무에 관한 데이터를 수집하는 방법 중 가장 많이 사용된다. 직무분석을 위한 설문 문항들이 개발되어 종업원과 관리자에게 직접 기입토록 배포된다. 설문지법의 장점은 다양한 직무에 대한 정보가 비교적 짧은 시간 안에 적은 비용으로 수집될 수 있다는 점이다. 또한 설문지 방식은 종업원들이 각자가 수행하고 있는 직무에 관한 정보를 정확하게 분석하고 전달될 수 있다.

그러나 설문지법을 사용할 경우, 직무에 대한 인식이나 질문내용을 읽고 이해하는 능력에 있어서도 차이가 난다. 이런 이유 때문에 일반적으로 설문지 방식은 설문정보를 명료하게 하고 입증하기 위해 면담법이나 관찰법을 함께 사용하게 된다.

(4) 직무분석의 전산화

연구자들은 컴퓨터 기술이 확대됨에 따라 컴퓨터로 처리되는 직무분석시스템을 개발했다. 전산화 직무분석의 중요한 특징은 수집될 수 있는 자료의 특수성이다. 수집된 모든 자료는 직무분석을 위해 데이터베이스화된다. 전산화 직무분석시스템은 직무기술서를 작성하는 데 들어가는 시간과 노력을 줄일 수 있다. 이 시스템은 설문지법을 사용할 경우에 기술된 설문의 내용과 범위와 관련된 직무기술 은행을 가지고 있다.

8. 직무분석 과정

직무분석 과정은 논리적이어야 하며, 적절한 관리와 전문적인 심리측정의 기법이 함께 수행되어야 한다. 그러므로 이용되는 직무분석 방법에 상관없이 일반적으로 다단계 분석과정이 수행된다. 전형적인 직무분석 단계들이 그림 5-6에서 제시되고 있지만 각 단계들은 사용되는 방법과 포함된 직무 수에 따라서 다양하다. 그림 5-6은 그 과정의 기본적인 단계들을 설명하고 있다.

Ⅰ. 직무분석 기획

A. 직무분석의 목표 확인
B. 최고 경영진의 지원 획득

Ⅱ. 직무분석 준비

A. 직무와 분석 방법론 확인
B. 직무관련 서류 검토
C. 관리자·종업원과 의사소통 과정

Ⅲ. 직무분석 수행

A. 직무분석 자료 수집
B. 자료검토와 편집

Ⅳ. 직무기술서와 직무명세서 개발

A. 직무기술서와 직무명세서 초안 작성
B. 관리자와 종업원의 초안 검토
C. 추천서 확인
D. 직무기술서와 추천서 최종정리

Ⅴ. 직무기술서와 직무명세서의 유지와 갱신

A. 조직의 변화에 따라 직무기술서와 직무명세서의 갱신
B. 모든 직무에 대한 주기적인 검토(점검)

그림 5-6 직무분석 과정의 각 단계

(1) 직무분석 기획

관리자와 종업원들로부터 데이터를 수집하기 이전에 직무분석 절차가 수립되는 것이 가장 중요하다. 기획과정에서 가장 중요한 고려사항은 직무분석의 목표를 확인하는 것이다. 주요 목표에는 직무기술서를 업데이트하거나, 그 결과에 근거하여 조직의 보상 프로그램을 재개정하는 것도 포함될 수 있다. 또 다른 목적은 새로운 조직의 전략에 부응하도록 부서의 직무들을 재설계하거나 조직을 분할하거나 조직내 여러 부서의 구조를 변경하는 것이다. 비용절감과 종업원 운용의 문제로 전략과 기획의 재수정이 필요할 때에 직무분석은 유용하게 활용될 수 있으며, 종업원 운용 비용을 감소시키는 데도 도움이 되는 중요한 도구이다.

(2) 준비와 의사소통

직무분석 준비는 검토 중인 직무를 확인하는 것이다. 준비단계에서 해야 할 또 다른 일은 현재의 서류를 검토하는 것이다. 현재의 직무기술서, 조직도, 이전의 직무분석 정보, 다른 산업과 연관된 자원 등이 모두 검토되어야 한다. 중요한 단계는 관리자의 영향을 받는 종업원이나 노동조합 간사와 같은 다른 관련 사람들에게 그 과정을 전달하고 설명하는 것이다. 설명은 누군가가 자신의 직무에 대해 정밀한 조사를 받을 때에 사람들이 갖게 되는 자연적인 염려와 근심을 전달하고, 발생 가능한 문제들을 예상하는 것이다.

(3) 직무분석 실시

준비가 완료되면 직무분석이 실행될 수 있다. 선정된 방법에 따라 프로젝트에 대한 일정이 결정된다. 종업원과 관리자로부터 정보를 수집하기 위해서는 충분한 시간이 할당되어야 한다. 직무분석의 내용을 자세히 정리하고 나면 그 내용을 직무군(job family)과 조직 단위별로 분류한다. 이 단계에서는 조직의 전체적인 관점에서 유사한 직무의 세부사항이 비교된다. 또한 자료의 정확성은 다시 한 번 검토되어야 하며, 관리자와 종업원에 대한 인터뷰 형식으로 추가적인 후속조치가 필요하다.

(4) 직무기술서, 직무명세서, 성과기준의 개발과 유지

직무분석의 결과는 직무기술서 · 직무명세서 · 성과기준을 개발하기 위해 이용된다. 뿐만 아니라 그 결과는 직무분석 정보를 읽을 수 있는 형태로 요약하고 직무관련 활동을 법률적으로 변호할 수 있는 근거를 제공하게 된다.

또한 분석결과를 문서화함으로써 특정 직무목표를 구별하는 경영진으로부터 개인근로자를 도울 수 있다.

대부분의 경우 직무기술서와 직무명세서는 몇 개의 다른 직무영역들을 포함하는 하나의 서류로 결합된다. 직무기술서는 직무의 업무, 의무, 책임을 확인한다. 직무기술서는 무엇이 행해지고, 그것이 왜 어디에서 행해지며, 어떻게 행해지는지를 설명한다. 또한 구체적인 설명이 필요한 영역을 확인해야 한다.

제목 : 의료정보 담당자 임금등급 : 비면세자, 시간급
부서 : 의료정보실 인가된 날짜 : 5/15/2006
감독자 : 의료정보 감독자

직무요약 : 환자의 전자의료정보 유지 및 전자파일 제공

직무책임 :

*E/M/NA	% 시간	내 용
E	35	의료정보의 비밀유지 및 전자 파일에 대한 접근 통제
M	30	컴퓨터로 환자정보 정리 및 환자의 인구학적 자료검색
E	20	진단내용, 임상검사 보고내용, X-레이 결과 등과 같은 정보 입력 및 환자 챠트 정리
E	5	새로운 기록 보완
E	5	확립된 비밀절차에 따라서 요구 받은 부서에 환자정보 제공 또한 임상검사 결과에 대한 환자의 요구에 답변
M	3	지시(보고) 받은 진료기록의 복사
M	2	전화답변과 대민업무, 환자진료약속 일정표 작성
		할당받거나 요구받은 것처럼 기타 관련 의무를 수행하라. 조직은 언제나 필요할 때 의무를 추가하거나 변경할 권리가 있다.

각자의 직위에서 직무기능의 중요성 정도 : *E(필수적), M(주변적), NA(비적용)

그림 5-7(A) 직무기술서 예제

직무명세서

기술 : 행정직

정책과 절차의 이해 및 수행
통계처리능력
전화답변
각기 다른 프로젝트의 우선순위 결정
손으로 쓴 내용의 이해

교육과 경험

최소 교육요건 : 고등학교 이상
선호되는 교육요건 : 고등학교나 동등자격
선호되는 전문분야 : 의료정보
선호되는 경험 : 6~12개월

신체적 요구조건

신체적 요구조건	드물게 (0-12%)	가끔 (12-33%)	자주 (34-60%)	정기적으로 (67-100%)
보고서류의 이해 및 정리 능력				×
동료와 의사소통 능력				×
서 있기/걷기			×	
오르기/구부리기/무릎굻기			×	
들기/끌기/밀기			×	
손으로 만지기/잡기/쓰기, 타이핑, 전화사용				

기술 : 컴퓨터 소프트웨어 ___×___ 스캔장비 ___×___
팩스 ___×___

위의 내용들은 수행되고 있는 직무의 일반적인 특성과 수준을 설명하기 위한 것이다. 위의 내용들은 개인에게 요구되는 책임, 의무, 기술 등 모든 내용을 철저하게 제시하기 위한 것이 아니다. 그리고 고용계약을 위해 고안된 것도 아니다.

SIGNATURES

Employee : ______________________ Date: __________

Supervisor : ______________________ Date: __________

그림 5-7(B) 직무기술서 예제(계속)

일반적으로 보건의료기관들에는 관리자와 종업원들 스스로 직무기술서를 작성하게 하는 방법이 권장되지 않는다. 인적자원 관리자가 직무기술서를 작성할 수 있으며, 작성이 끝났을 때에 인적자원관리 부서에 의해 관리자와 감독자 및 종업원들에게 배포될 수 있다. 각 감독자 또는 관리자는 개별 종업원과 함께 완성된 내용을 검토하고, 다른 모든 인적자원관리 활동뿐만 아니라 성과평가와 연계될 수 있는 내용에 대해 이해와 동의를 구하는 것이 매우 중요하다.

일단 개인들의 직무기술서와 직무명세서가 완성 · 검토되고 나면, 그것들이 적용될 수 있도록 할 수 있는 시스템이 개발되어야 한다. 그렇지 못하면 직무분석으로부터 시작하는 모든 과정은 몇 년 이내에 다시 반복되어야 할 것이다.

직무기술의 현실성을 유지하는 두 가지 효과적인 방식은 재직자의 업무성과평가와 동시에 그리고 어떤 자리가 비었을 때의 신규채용 조치를 취하기 전에 그 내용을 업데이트 하는 것이다.

9. 직무기술서의 구성 요소

ADA는 잘 구성된 직무기술서의 중요성에 대해 주목하였다. 법률을 준수하려면 직무기술서는 실제의 직무를 정확하게 설명해야 한다. 또한, 직무명칭은 수행되는 직무의 기능을 묘사해야 한다. 너무 상세하지 않으면서도 명확한 직무기술서를 작성하는 것은 매우 중요하다. 그림 5-7에 묘사된 것과 같이 직무기술서는 몇 가지 주요한 부분을 포함한다. 직무기술서의 가장 일반적인 구성요소들에 대해 개략적으로 살펴보자.

(1) 확인

직무기술서 작성의 첫 단계는 직무명칭, 부서의 보고체계, 직무의 상호 관련성, 위치, 공정노동기준법(FLSA) 준수 여부 등에 관한 확인이 포함된다. 대개는 인적자원정보시스템을 통해 직무와 종업원을 추적하는 데 유용한 다른 정보에 대한 확인도 필요사항이 된다.

(2) 요약

두 번째 부분은 전체적으로 요약하는 것이다. 직무를 다른 직무들과 구별시켜 주는 일반적인 책임과 각각의 구성요소들에 대한 간단한 설명을 포함하고 있다.

한 인적자원관리 전문가에 따르면 총괄적인 요약진술서는 다음과 같이 작성할 것을 제안하고 있다. "30자 내외로, 그 직무의 본질을 설명하라."

(3) 핵심 기능과 의무

직무기술서의 세 번째 부분은 직무의 핵심 기능과 의무를 기록하는 것이다. 이 단계에서는 수행되는 주요한 업무 · 의무 · 책임 등에 대해서 명확하고도 정확한 설명 등이 포함된다. 직무기술서의 준비과정에서 이 부분을 작성하는 데 시간이 가장 많이 걸린다.

핵심적인 기능을 설명하기 위한 일반적인 형식은 다음과 같다.

① 행위 동사 ② 무엇에 적용되는가 ③ 정보는 어떻게 획득되는가 ④ 방법 · 이유 · 빈도 등으로 구성된다.

ADA에 의하면 직무의무는 구체적으로 설명하는 것이 중요하다고 강조되어 있다. 즉 가장 핵심적인 부분이 제일 먼저 설명되고, 보조적인 또는 중요하지 않은 의무는 나중에 설명된다. 그 틀 내에서 특정한 기능적인 의무들이 일정한 논리적 유형으로 묶여지고 배열된다.

어떤 직무에서 몇 가지 보고를 준비하기 위해 회계감독관이 필요하다면, 다른 기능들 중에서 보고 준비와 관련된 설명이 같이 묶여져야 한다. 사소한 내용은 마지막에 설명되는데, 관리적 유연성을 어느 정도 제공하기 위해서 포함된다.

(4) 직무명세서

직무기술서의 다음 부분은 직무를 만족스럽게 수행하는 데 필요한 자격요건이다. 직무명세서는 전형적으로 ① 지식 · 기술 · 능력 ② 교육과 경험 ③ 물리적 요구조건과 근무여건 등으로 기술된다. 직무명세서의 구성요소들은 ADA 규정하에서 어떠한 융통성이 발휘될 수 있는지를 결정하는 데 필수적인 정보를 제공한다.

직무명세서는 다양한 정보출처를 통해 개발될 수 있는데, 직무분석 과정이 그 출발점이라는 것이 명백하다. 그러나 내용 속에 포함된 지식 · 기술 · 능력은 직무수행에 실제로 필요한 사항들에 근거해야 한다. 더 나아가서 열거된 직무명세서는 만족스러운 직무수행을 위해 필수적인 내용을 반영해야지 지나치게 이상적인 내용을 다루어서는 안 된다. ADA의 관점에서 각 직무의 물리적이고 정신적인 측면의 내용을 명확하게 확인하는 것이 중요하다.

만약 들어올리기, 구부리기, 서 있기, 걷기, 오르기, 기어가기 등을 기록할 상황이면 그렇게 해야 한다. 또한 직무의 특정한 시각적 · 청각적 요구사항들도 구체적으로 기록되어야 한다.

(5) 성과기준과 자격요건

성과기준과 자격요건은 직무기술서로부터 직접 도출될 수 있으며, 그 직무의 목표 및 직무기술서의 핵심영역에 있어서 직무성과가 어떻게 측정되는지 등을 설명하게 된다. JCAHO 기준들을 준수하는 많은 보건의료기관들은 성과 및 자격요건 평가와 결합하는 방법을 채택하여 직무기술서를 작성하였다. 성과기준과 자격요건을 포함하는 이유는 분명하다.

만일 종업원이 직무목표가 무엇인지, 성과가 어떻게 측정되어야 하는지, 어떤 자격요건이 필요한 지 등을 안다면, 직무를 만족스럽게 진행할 수 있는 훨씬 더 좋은 기회를 갖게 된다. 그림 5-8, 한 예로 병원의 중앙공급실 관리자를 위해 이용되는 직무기술서의 의무 설명내용과 성과기준의 일부를 보여 준다.

직업명 : 소독 관리자
감독자 : 외과수술실 책임자

의 무	성과표준
외과수술 부서를 위한 소독 실시방법의 개발, 검토, 평가, 확인	• 부서의 표준작업량을 체크하고 예측함 그리고 요구되는 표준작업량을 충족시키기 위해 관리자에게 필요한 인력수준을 건의 • 부서의 연간 예산 준비 • 병원감염을 예방하기 위해 병원절차와 소독장비에 대한 적절한 검토와 평가
소독문제와 결과의 확인 및 수정조치의 문서화 및 건의	• 기술적 기능을 수행함에 있어서 관련 부서의 정책, 절차, 지침, 표준 등을 확인 • 부서별 환경지침을 체크 • 새로운 장비가 소독과 감염통제의 기준을 충족하고 있는지를 확인

그림 5-8 직무의무 설명과 성과표준의 예

(6) 포기와 승인

직무기술서의 최종 단계는 책임있는 관리자와 법률이 지정하는 기권자가 확인 · 서명하는 과정을 포함한다. 고용주는 기권자의 확인에 따라 종업원의 직무 의무를 변경할 수 있으며, 종업원에게 열거되지 않은 의무들을 수행할 것을 요구할 수도 있다. 따라서 직무기술서는 고용주와 종사자 사이의 "계약"으로 간주되지 않는다.

보건의료기관들은 계속 변화하고 있고, 수행해야 할 직무들은 다양하기 때문에 관리자와 종업원 모두는 직무를 설계하고 분석함에 있어서 과거보다 훨씬 더 많은 주의를 기울여야 한다. 관리자, 감독자, 종업원 등이 조직에서 수행되는 업무를 이해할 때에는 반드시 사실과 데이터의 분석에 근거해야 한다.

사례(CASE)

오렌지카운티 페디아트릭 메디칼 센터(Orange County Pediatric Medical Center ; OCPMC)는 일차진료를 제공하는 자신들의 역량을 확대하기 위해 자신들이 속한 지역에서 세 곳의 진료소를 인수하였다. 메디칼 센터는 연구결과에 근거해서 사업활동을 견고히 하고 집중시킴으로써, 이들 진료소의 운영비용을 감소시킬 수 있으리라고 확신했다. 이들 사업활동에는 회계 및 재무, 청구서 작성, 구매 및 재고자산, 시설 유지 등이 포함된다. 또한 센터는 총 행정비용을 세 군데 시설에 분담시킬 수도 있었다.

이들 새로운 시설들을 운영한 지 거의 여섯 달이 지난 후, OCPMC의 재무분석 결과 예산이 매우 부실하게 집행되고 있음이 확인되었다. 세 군데 진료소 모두 10% 이상 예산이 초과되었으며, 부족액은 더 커지리라고 예상되었다. 이때 가장 큰 예산상의 문제는 인건비였다.

그 문제를 더욱 자세히 분석해 본 결과, 핵심은 의사 · 간호사 · 무면허 의료보조인력에 관한 정원관리 문제로 나타났다. 진료소를 인수했을 때의 정원 정책은 단순히 의사와 보조원을 중심으로 집행되는 형태였다. OCPM은 진료소를 인수하자 간호사를 종업원 정원에 포함하는 것으로 변경했다. 이것은 OCPM이 현재 소유 · 운영하고 있는 다른 클리닉의 인력 운용 모델과 일치하는 것이었다. 예산문제는 간호사 인건비가 상승한 결과와 직접 연관되어 있다. OCPMC는 정원관리 전략을 변경할 수 있는지를 판단하기 위해 진료과정과 이들 클리닉에 필수적인 기술의 종류를 평가하기로 결정했다. 인적자원관리 부서는 직무분석에 착수해서 대안적인 직무설계를 고안해 내고, 권고사항들을 마련해 달라는 요청을 받았다.

질문(Question)

1. 진료소의 업무를 평가하고 적절한 정원관리 전략을 결정하기 위해 취해야 할 단계를 개략적으로 설명하시오.
2. 이 과제에 가장 효과적인 직무분석 방법은 무엇인지를 설명하시오.

참고 문헌(END NOTES)

1) Adapted from Anna Hayburst, Coleen Saylor, Diane Stuenkel, "Work Environmental Factors and Retention of Nurses," Journal of Nursing Care Quality (July/September 2005), 283~288 ; and Terese Hudson－Thrall, "Work Redesign," Hospital and Health Networks (March 2003), 34.

2) Michael E. Chernew, Peter D. Jacobson, Timothy P. Hofer, Keith D. Arnoson, and A. Mack Fendrick, "Barriers to Constraining Health Care Cost Growth," Health Affairs (November/December 2004), 122~128.

3) For more information on Clinic and Physician Group staffing models see http://www.mgma.org.

4) American Hospital Association, "Foster Meaningful Work," Workforce Ideas in Action2, (September 2003), 3.

5) Adrian Savage, "Who Needs Superstars?" Across the Board (March/April 2004), 31~33.

6) "Strategies for Continuous Compliance－Meeting Challenging Competency Requirements." Joint Commission: The Source 2 (January 2004), 3~4.

7) Joint Commission Resources, Inc., "Improving Healthcare Quality and Safety," Issues in Human Resources for Hospitals (2004), 21~25.

8) For a detailed explanation of the EEOC's Job Analysis Requirements, see http://www.eeoc.gov/policy/docs/accommodation.html#reasonable.

9) Kathy Gogne, " Using Performance Management to Support an Organization's Strategic Business Plan," Employment Relations Today (Winter 2002), 26~34.

10) "Poll Shows Americans Eager to Take Back Their Time," Newsline (October 6, 2003), accessed at http://www.timeday.com.

11) "Acacia Acquire Health in Extended Hours Operation: Understanding the challenges, Implementing Solutions" (2003), http://www.circadian.com.

12) Families and Work Institute (2002), http://www.familiesandwork.com.

13) Patrick Shannon and Bob Miller, "What's in a Title?" WorldatWork Journal (Fourth Quarter 2003), 26~34.

14) Merrie Spath, "Expanding Your Job Description," Risk Management (October

Chapter

6

보건의료 인력모집과 선발

학습 목표

- 인력 모집에 대한 전략적 접근의 일환인 필수적 의사결정사항들을 명시할 수 있어야 한다.
- 내부 종업원 모집과 외부 종업원 모집에 활용되는 방법을 설명할 수 있어야 한다.
- 조직의 인력모집에 대한 효과성을 평가하는 데 사용되는 기준을 논의할 수 있어야 한다.
- 직무 성과 · 선발 기준 · 예측치 등을 비교하고 대조할 수 있어야 한다.
- 선발과정에서 유의해야 할 법률적 내용을 이해하고 설명할 수 있어야 한다.
- 채용 전에 행하는 배경조사의 중요성을 설명할 수 있어야 한다.

보건의료 인적자원 사례고찰(Healthcare HR Insight)

남동부지역에 있는 200병상 규모의 장기요양 시설의 인력관리 담당자가 보고한 1/4 분기 동안 등록 간호사(RNs : 이하 RN)의 결원 비율(vacancy rate)은 매우 고무적이었다. 2년 이상 결원율이 10% 아래로 떨어진 것은 처음이었기 때문이다. 동시에 이직(turnover)이 줄고 지원자가 늘어났다는 점 또한 고무적이었다.

등록 간호사의 부족 현상은 주기성을 가지고 나타난다. 지난 반 세기 동안 미국 보건의료 산업은 최소 세 번 이상의 주요한 RN 부족 사태를 겪었다. 최근의 부족 현상은 다소 둔화되는 조짐을 보여주고 있는데, 이는 간호사를 확보하려는 혁신적인 방법이 도입되었기 때문이다.

그 중 대표적인 요인은 RN의 높은 임금상승과 삶의 질 개선으로 간호직을 매력적인 직종으로 만들었기 때문이다.[1] 또한 새로운 RN의 공급에 도움을 주고 있는 요소로 간호학교의 간호 교수요원(nursing faculty)의 증가와 입학생의 증가를 들 수 있다.

간호 인력의 부족현상이 완화되고 있다는 증거는 다음과 같다.

① 30대 초반에서 중반의 많은 신규 RN들이 보건의료 분야에 종사하면서 200만 명 이상이 RN으로 근무하고 있다.

② 최근 몇 년 동안 보건의료 분야의 고용주들은 예전보다 더 많은 간호사들을 성공적으로 유인하여 확보할 수 있게 되었는데, 이 기간은 간호 인력의 부족현상이 두드러지게 나타나기 시작한 무렵에 이루어졌다.

③ 다른 긍정적인 신호들은 다음과 같다. 중소 병원들의 결원을 충원하는 데 소요되는 시간이 상당히 줄어들었다는 점과 미네소타 · 플로리다 · 아리조나 주의 RN 결원비율이 낮아졌다는 점, 간호 학교에 지원하는 사람들이 급격하게 증가했다는 점 등이다.[2]

그러나 보건의료산업은 여전히 유능한 인적자원 확보와 관련한 도전에 직면해 있다. 그 이유는 인구의 고령화 때문에 보건의료에 대한 수요는 계속적으로 증가할 것이기 때문이다.

보건의료 HR 전문가들은 위에서 본 보건의료 인적자원에 대한 긍정적인 조짐에도 불구하고 종업원 운용의 이슈들에 대해 지속적인 관심을 가져야 한다. 왜냐하면 이러한 문제들은 반복될 것이기 때문이다. 설령 종업원 부족과 요구가 일시적인 소강상태에 접어든다고 하더라도, 혁신적인 종업원 모집과 종업원 유지 전략은 앞으로도 매우 중요할 것이기 때문이다.[3)]

1. 종업원 모집과 노동시장 (Recruiting and Labor Markets)

보건의료 분야의 고용주가 종업원을 끌어들이는 외부적인 원천인 노동시장은 실제로 하나가 아니라 여러 개 존재한다. 노동시장을 찾는 방법은 지리적 영역 · 기술의 유형 · 교육 수준 등으로 매우 많다. 일부 특정한 노동시장에는 관리 · 사무 · 전문기술 · 서비스지원 분야가 포함될 수 있다.

보건의료 분야에서 특정 노동시장은 간호사 · 의사 · 행정직이 주요한 보건의료 시장이다. 색다른 분류로는 지역별 시장과 전국적 시장 등으로 분류하는 것이다. 또한 국제 노동시장도 존재한다. 종업원 모집에 대한 노동시장을 이해하기 위해서는 세 개의 상이한 개념들, 즉 노동 인구 · 지원자 인구 · 지원가능자(applicant pool) 등을 반드시 고려하여야 한다.

1) **노동 인구**(labor force population)에는 선발가능한 모든 개인들이 포함되는데, 켄터키 주의 루이빌 시 또는 미국의 중서부 지역의 도시와 같은 특수한 시장에서는 가능한 모든 종업원 모집 전략이 사용되고 있다. 아마 이 방대한 지원자에 대한 자료들은 다양한 방식으로 유용하게 활용될 것이다.

2) **지원자 인구**(applicant population)에는 특정한 종업원 모집방법을 사용하여 선발할 경우, 활용할 수 있는 노동 인구의 집합체이다. 적어도 다음의 네 개의 종업원 모집 결정사항들이 지원자 인구의 특성에 영향을 미치게 된다.

① 종업원 모집방법(Recruiting Method) : 선택된 매체에 광고하기
② 종업원 모집 메시지(Recruiting Message) : 직무에 관한 내용과 방식
③ 신청자 자격요건(Applicant Qualification Required) : 교육수준과 필요한 경험의 정도

④ 행정 절차(Administrative Procedures) : 종업원 모집시기, 지원자에 대한 재점검, 이전 지원자의 파일 사용 등

3) 지원가능자(applicant pool)은 선발을 위해 실제로 평가된 모든 사람들로 구성된다. 지원 근무할 기관의 명성과 조직에서 수행되는 심사(screening), 그리고 지원자 인구에 유용한 정보 등을 신뢰하게 될 것이다. 적합한 후보자가 나타났다고 생각되면, 최종 선발은 지원자 풀을 이용하여 결정한다.

보건의료산업 분야의 HR전문가들은 노동인구에서 노동자들의 공급과 수요, 그리고 공급문제가 보건의료산업 분야의 종업원운용 전략에 미친 상당한 영향력에 대해 특히 잘 알고 있다. 내부의 노동시장도 역시 종업원 모집에 영향을 미친다. 이러한 논의와 다른 전략적 모집 결정은 다음과 같다.

2. 모집에 관한 기획과 전략적 결정

종업원 모집에 대한 결정들은 지원자의 유형과 인원뿐만 아니라 종업원 모집에 대한 노력들을 어렵게 하거나 성공적으로 이루어지도록 하는 방법들에 영향을 준다. 그림 6-1은 이러한 종업원 모집 결정에 대한 개괄적인 내용을 보여주고 있다. 종업원 모집은 어디에서 모집하고, 누구를 모집하고, 그 직무의 요구사항이 무엇인지 등을 확인하는 과정이 포함된다. 또 다른 핵심적인 고려사항은 내부 및 외부의 탐색 범위의 정도를 결정하는 것이다.

(1) 내부 종업원 모집 대 외부 종업원 모집 (Internal Versus External Recruiting)

결원을 충원하기 위한 조직내부의 승진(내부 종업원 모집)과 조직 외부로부터의 고용(외부종업원 모집)은 모두 장단점을 가지고 있다. 대부분의 보건의료 기관들은 내부적 방법과 외부적 방법을 결합하여 사용한다. 역사적으로 병원, 메디칼센터, 장기케어시설 등과 같은 대형 보건의료기관들은 내부 승진 정책을 고수했다. 그러나 급속하게 변화하고 있는 환경과 경쟁 상태에서 운영되고 있는 보건의료 기관들은 내부 인력뿐만 아니라 외부로부터 공급되는 인력들에 대해서도 보다 더 강조하고 있다.

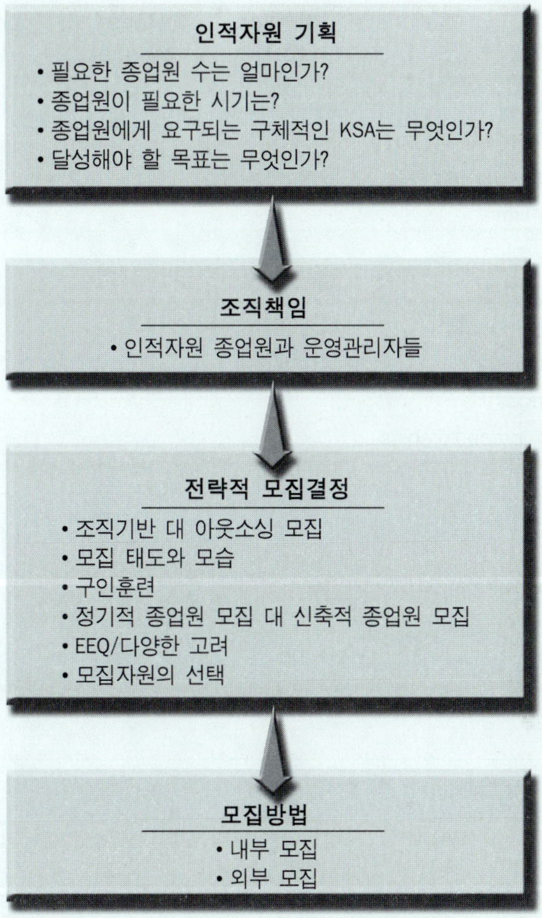

그림 6-1 전략적 모집결정

그림 6-2는 외부 모집과 내부 모집에 있어서의 다양한 보건의료조직의 종업원 모집 방법을 제시하고 있다. 또한 그것은 어떤 방법이 노동자의 각 유형에 가장 효과적인지를 보여주고 있다.

(2) 유연한 종업원 운용(Flexible Staffing)

종업원 모집에 대한 결정은 전통적인 풀 타임 종업원을 찾아야 할 것인지 아니면 보다 유연한 고용방법을 활용해야 될 것인지에 따라 정해진다. 보건의료조직들은 인력을 유인하고 확보하기 위해 창조적인 종업원운용 방식으로 전환할 필요성을 느끼고 있다.

	service worker	office/ clerical	professional /technical	executive/ managerial
1. Promotion from within	*	*	*	*
2. Job posting and bidding	*	*	*	
3. Contacts and employee referrals	*	*	*	–
4. Executive search firm			–	*
5. Internet recruiting sites		*	*	*
6. Media advertisements	*	*	*	
7. Public employment agency	*	*	–	
8. Private employment agency	*	*	*	*
9. Schools and colleges		*	*	*
10. Clinical rotations, preceptorships, and internships			*	
11. Fellowships				*
12. Volunteers		*	*	
13. Professional associations			*	*
14. Military service	–	–	*	–
15. Former employees		*	*	–
16. Special events		*	*	–
17. Temporary help	*	*	*	–

주) 유용한 모집방법, –가능한 모집방법

그림 6-2 종업원 모집방법 선택 : 가능한 접근법들

보건의료 분야의 상당수 노동자들이 파트 타임으로 일을 하고 있기 때문에 파트 타임 근로자는 보건의료 분야에서 이용되는 가장 전통적인 유연한 방법이다.[4] 사실, 많은 사람들은 간호직을 파트 타임 직업으로 보고 있다.

임시 종업원(temporary employee)을 활용하는 보건의료 분야 고용주는 일당 혹은 주당으로 자신들이 임시 종업원을 고용하거나 혹은 임시 노동자를 파견하는 대행업자(agencies)들을 이용한다. "이동 간호사(traveling nurse)"들의 수는 약 2만 명으로 추산되고 있는데, 그들은 평균 13주간의 업무를 맡으며 이 조직에서 저 조직으로 이동하고 있다.[5] 보건의료 분야에 있어서 전통적인 임시 노동자의 활용은, 만약 작업의 변동이 심하거나 노동자들을 정규 종업원이 되기 전에 종업원을 평가하는 것을 조건으로 한다면 합당하다고 볼 수 있다.

예를 들어, 많은 대형 보건의료기관의 HR부서는 임시 종업원을 구하기 위해 외부의 임시대행업자를 활용했을 때에 들어가는 비용을 감소시키기 위하여 내부 임시 종업원 운용부서를 운용하고 있다.

일부 보건의료기관들은 계약을 맺어 특정한 서비스를 수행하는 외부의 **독립 계약자(independent contractor)**들을 고용한다. 예를 들면, 중요한 새로운 소프트웨어 전환을 도와주는 정보기술 노동자 같은 경우이다. 그러나 이들 계약자들은 미국 국세청(U.S. Internal Revenue Service)과 노동부(U.S. Department of Labor)의 인정을 받은 합법적인 독립기관이어야 한다(상세한 내용은 12장에서 설명).

(3) 이동하는 인력 풀(Float Pool)

간호부서는 전형적으로 **RN 자원 풀**을 이용한다. 구체적으로 말하면 RN은 환자 수를 조사하거나 종업원들이 감당할 수 있는 분야보다 더 민첩성이 요구될 때, 다양한 단위의 "float"의 활용이 가능하다.

자원가능자(혹은 뜨내기 노동자 풀 : float pool)는 신임 간호사들이 어떤 유닛(unit)이나 부서 혹은 가장 바라는 간호유형을 결정하기 전에 다양한 환경에서 일할 수 있는 기회를 부여해 주는 좋은 통로이다. 그러나 종양 혹은 심장병 케어처럼 간호업무 내의 전문화가 계속 확대되기 때문에 이동하는 간호사는 병원 · 클리닉 · 치료 센터의 모든 분야에서 안정적으로 근무하리라고는 기대할 수 없다.

(4) 종업원 임대(Employee Leasing)

개업과 클리닉에 있어서 종업원 임대는 최근에 급속히 확산되고 있는 개념이다. 종업원 임대의 한 예로는 클리닉을 들 수 있는데, 클리닉은 종업원 임대 회사와 협약을 맺는다. 물론 현재의 종업원은 임대 회사에 고용되어 있다. 클리닉은 임대 회사에 일정금액을 지불하고 종업원들을 임대한다. 임대회사는 보수표를 작성하고, 세금을 내며, 수당을 지불한다. 또한 HR 정책을 준비하고 이행하며, 필요한 모든 인사 기록을 보관한다.

3. 내부 종업원 모집 (Internal Recruiting)

내부 종업원 모집은 현재의 종업원에 초점을 둔다. 승진 · 강등 · 선보 등을 통해 전체조직은 아니더라도 조직 단위에서 필요한 인력을 제공할 수 있다.

현재 종업원의 동료와 이전 종업원, 그리고 이전에 지원한 적이 있는 사람도 인력 공급원이 될 수 있다. 외부 공급원보다 내부 모집 공급원이 가지는 장점은 관리자가 승진(혹은 전보) 후보자들에 대해 일정기간 관찰할 수 있고, 개인의 잠재력과 특정한 업무 성과를 평가할 수 있다는 점이다.

또한 보건의료조직이 결원을 충원할 때 내부 승진의 또 다른 이점은 이를 통해 현재의 종업원들에게 그들이 몸담고 있는 조직에 머물게 할 수 있는 동기를 추가로 부여할 수 있고 계속되는 교육과 훈련을 통해 승진을 준비할 수 있다는 점이다.[6)]

(1) 일자리 공모와 초빙 (Job Posting and Bidding)

보건의료조직 내에서 내부적으로 다른 직무들에 대해서 종업원을 모집하는 주요 수단은 **일자리 공모와 초빙**을 통해서이다. 고용주는 빈자리에 대한 공고를 내고 종업원은 특정한 일자리에 지원할 수 있다. 고용주는 공석이 된 직위를 카페테리아, 휴게실, 인터넷 웹 사이트 등에 공고를 내어 종업원들에게 알린다.

(2) 내부 종업원 모집 데이터베이스 (Internal Recruiting Database)

내부 인재은행 혹은 지원자 트래킹시스템은 종업원의 KSAs의 목록명세서를 확인하는 데 이용될 수 있다. 수많은 지원자와 공석이 된 일자리를 다루어야 하는 고용주는 인적자원 정보시스템을 활용하는 것이 매우 유용하다는 것을 알고 있다. 전자우편과 인트라넷(intranet)의 확대로 보다 많은 보건의료 기관들이 이 방법을 이용하여 내부적으로 직위를 공모하고 있다.

직위공모와 초빙시스템을 제대로 다루지 못하면 비효과적일 수 있다. 직위는 주로 외부모집이 이루어지기 전에 공모된다. 조직은 합리적인 기한을 정하여 현재의 종업원이 외부의 지원자에게 넘어가기 전에 지원할 수 있는 직무들을 점검해 볼 수 있도록 해주어야 한다. 병원의 직위공모 정책의 한 예는 http ://flynn.swlearning.com에서 확인할 수 있다.

(3) 승진과 전보

많은 보건의료기관들은 가능한 한 내부로부터 승진이나 전보를 통해 빈자리를 충원하곤 한다. 대개의 경우는 성공적이지만 내부 승진 역시 약점을 가지고 있다. 한 직무에 대한 개인의 업무성과는 다른 직무에 대한 업무성과를 정확히 예측해 주지 못할 수도 있다. 왜냐 하면 새로운 직무에는 다른 기술들이 요청될 수도 있기 때문이다.

예를 들어 보건의료기관들은 기술적인 자격에 근거해서 최고의 간호사 혹은 최고의 호흡기 치료사를 감독직으로 승진시키고 있다. 감독직의 성공적인 업무 수행에는 또 다른 역량이 요구되기 때문에 이러한 승진 결정이 조직에는 가장 효과적인 방법이 아닐 수도 있다.

(4) 현 종업원의 추천

빈자리를 충원할 수 있는 가장 신뢰할 수 있는 인력 공급원은 현재 종업원과 개인적으로 친밀한 사람 혹은 현 종업원의 전문직 동료 등이다. 종업원은 잠재적인 지원자들에게 그 조직 내의 직무에 대해 그 장점을 설명할 수 있고, 안내 책자를 제공할 수 있으며, 지원해 보라고 권유할 수 있다. 이들은 내부의 정보를 이용하여 모집되는 외부 모집 지원자들이다.

많은 보건의료 고용주는 정상적인 수단을 통하여서는 모집하기 힘든 특수기술을 가진 개인들을 추천할 때, 추천한 종업원들에게 인센티브를 제공한다. 한 예로, 서부 해안의 대형 방사선 진료소의 종업원이 비어 있는 일자리에 지원하라는 권유를 받은 경우를 들 수 있다. 만약 고용이 된다면 고용주는 추천한 자에게 보너스로 500불을 지급한다.

전직 종업원과 전직 지원자들도 종업원 모집을 위한 훌륭한 내부 공급원이다. 두 경우, 모두 시간을 절약한다는 이점이 있다. 왜냐 하면 잠재적인 종업원에 대한 풍부한 정보가 이미 존재하기 때문이다.[7)]

예를 들어, 침례교의 헬스 사우스 플로리다(Baptist Health South Florida)는 "서비스의 중재(Bridgement of Service)" 정책을 이행했다. 이 정책을 통해 직장을 떠났던 전직 종업원은 5년 이내에 돌아올 경우에 이전의 직책과 수당을 받을 수 있는 유리한 입장에 놓이게 되었다.[8)]

4. 외부 종업원 모집 (External Recruiting)

내부에서 직무에 적합한 인력을 찾지 못하면 외부의 많은 공급원을 이용할 수도 있다. 이러한 공급원에는 각급 학교, 대학, 미디어(media), 경쟁업체, 직업소개소(employment agencies), 인력구인업체(executive search firms), 그리고 인터넷 등이 있다.

(1) 채용에 있어서의 브랜드 (Employment "Branding")

고용주가 빈자리에 아주 우수한 후보자를 채용하려고 한다면 "브랜드"나 정체성을 갖는 것이 훨씬 유익하다는 것을 보건의료 기관들이 알게 되었다. 고용주 입장에서 본 보건의료조직은 명성이 별로 없는 조직보다는 브랜드나 정체성을 가진 조직이 훨씬 더 좋은 인력을 유치할 수 있다는 것이다.

예를 들어 클리브랜드 클리닉(Cleveland Clinic)은 환자에 대한 세심한 보호와 결부되어 정교한 진단 능력을 가진 것으로 유명하다. 그 명성으로 인해 대중 마케팅이 필요하지 않게 되었다. 왜냐 하면 환자 · 의뢰 의사 · 언론 등이 그 클리닉에 대해 이야기를 해주기 때문이다. 그 결과, 클리닉에는 아주 자질이 뛰어난 후보들이 그 병원의 많은 일자리에 끊임없이 지원을 하고 있다.

마케팅 · 대중 관계 · HR 사이의 이러한 결합은 항상 쉽지만은 않고, 일부 보건의료 기관에서는 가능하지도 않다. 그러나 이런 일이 발생했을 때, 브랜드의 효과가 얼마나 큰지를 보여주는 요인들은 다음과 같다.[9)]

① 고용주는 이름이 긍정적으로 작용한다는 것을 경험하게 되었는데, 그 이유는 조직 안팎의 개인들이 우호적으로 평가하기 때문이다.

② 고용주는 아주 업무 성적이 뛰어난 사람을 제일 먼저 선발할 수 있게 되는데, 왜냐 하면 이들은 그 조직을 그들의 미래를 투자할 수 있는 유력한 일자리로 여기기 때문이다.

③ 만약 본 직장에서 그만둔 개인이 새로운 조직에서 일하다가 원하는 조직이 아니라고 판단하면 다시 원래의 조직에 돌아올 가능성이 높다는 것이다.

(2) 중등학교 및 대학(school, college, university)

고등학교 혹은 직업/기술 학교들은 많은 보건의료 기관들에게 신규 종업원을 제공할 수 있는 좋은 공급처가 될 수 있다. 이들 기관들에서는 의료 보조와 응급 의료 기술자, 그리고 실험실 보조 등과 같은 직무가 마련되어 있다. 이러한 기관들에서의 성공적인 인력모집 프로그램은 면밀한 분석과 각 학교들과의 지속적인 접촉의 결과이다.

보건의료조직 내에서는 많은 일자리가 있는데, 여기에는 적정 교육요건을 갖춘 고등학교 졸업 또는 GED(General Educational Development)가 요구된다. 이러한 일자리에는 광범위하고 다양한 서비스 노동자 · 사무직 · 임상 보조 등이 포함된다.

신규모집 자격요건으로 학사 학위를 필요로 하는 경우, 보건의료 기관들은 대학과 긴밀한 관계를 형성해야 한다. 대부분의 대학들은 고용주와 지원자가 만날 수 있는 학생취업 지도실을 운영하고 있다.

(3) 대중매체(Media Sources)

신문, 잡지, TV, 라디오, 광고판 등과 같은 매체가 광범위하게 이용된다. 개인이 어떤 매체를 이용하든지 그것은 관련된 노동 시장과 상호 연결되어 있어야 하고 회사와 일자리에 대해 충분한 정보를 제공해야 한다. 매체에 종업원 모집 광고(recruitment advertisements)를 할 때는 고용주는 다음의 다섯 가지 핵심적인 질문을 고려해야 한다.

① 광고는 무엇을 성취하려고 하느냐?
② 메시지는 어떻게 제시되어야 하는가?
③ 전달하려고 하는 사람들은 누구인가?
④ 어디에 배포되어야 하는가?
⑤ 광고 메시지는 어떤 내용을 전달해야 하는가?

(4) 전문직 협회 (Professional Associations)

많은 보건의료 전문가 학회 및 협회는 그 기관들이 발행하는 뉴스레터와 잡지를 통해 일자리 광고를 싣고 있다. 그러한 발행물은 특수한 전문직을 구하려는 지원자들에게는 훌륭한 정보원이 될 수 있다. 게다가 미국보건의료 인적자원관리협회(American Society of Healthcare Human Resources Administration)와 같은 많은 전문가 협회는 자신들의 웹 사이트에서 채용 링크를 두고 관리한다.

(5) 채용 대행기관 (Employment Agencies)

미국의 모든 주는 주에서 지원하는 채용 대행기관을 갖고 있다. 이들 대행 기관들은 주 전역의 많은 도시에 지사를 운영하고 있으며, 지원자 혹은 고용주에게 대행료를 받지 않는다. 사설 채용 대행기관들은 종업원 혹은 고용주로부터 받은 대행료(주로 고용주로부터 받음)로 운영하며, 이들 대행기관들은 지원자들에 대한 예비심사를 하고 빈자리가 있으면 지원자들을 추천한다.

(6) 간부구인회사 (Executive Search Firms)

일부 채용기관들은 경영진 · 관리직 · 전문직에 자신들의 노력을 경주한다. 이들 간부구인회사들은 두 그룹으로 나뉠 수 있다. ① 고객 회사가 지원자를 고용한 후에만 요금을 청구하는 임시적 회사들(contingency firms), 그리고 ② 구인의 성공여부와 상관없이 구인계약에 따라 고객에게 설정된 요금을 청구하는 리테이너 회사(retainer firms)이다.

두 유형의 회사 모두 전문화된 임상 · 관리 · 경영 분야의 간부를 채용하려는 보건의료 기관들에 의해 폭넓게 이용되고 있다. 그림 6-3은 수입이 가장 많은 5개 회사의 목록이다. 이 회사들은 모두 보건의료산업 분야에서 다방면에 걸쳐서 활동하고 있다.[10)]

1. Korn/Ferry International–http://www.kornferry.com
2. Heidrick & Struggle–http://www.heidrick.com
3. Spencer Stuart–http://www.spencerstuart.com
4. Egon Zehnder International–http://www.egonzehnder.com
5. Russell Reynolds Associates–http://www.russellreynolds.com

그림 6-3 5개 간부구인회사(수입에 따른 순위)

5. 인터넷 종업원 모집

종업원 모집에 처음으로 컴퓨터를 사용한 조직이 보건의료기관인데, 게시판 서비스(bulletin board service)에 일자리를 광고하여 미래의 지원자들이 고용주와 접촉할 수 있도록 하였다. 그리고 이메일을 이용하여 지원자들을 모집하기 시작했다. 오늘날의 고용주들은 인터넷을 주요 수단으로 이용하여 인터넷이 주요한 수단이 되어 고용주는 일자리를 구하는 후보자와 지원자를 검색하고 있다. 주된 이유는 인터넷이 폭발적으로 성장했기 때문이다.[11)]

인터넷 사용자들은 인터넷을 통해 온라인상으로 광고가 분류된 신문을 읽어 봄으로써 보다 빈번하게 일자리를 검색하고 있다. 또한, 대다수의 인터넷 사용자들은 인터넷으로 이력서를 제출하고 자신의 이력서를 공개하기도 한다.

HR 전문가들과 고용주들도 직원을 모집하기 위해 인터넷을 정기적으로 사용하고 있다. 조사결과를 보면 보건의료 분야 고용주들 중 상당수가 종업원 모집을 위해 인터넷을 이용하고 있다는 사실이 밝혀졌다. 10만 개 이상의 종업원 모집 웹사이트가 존재한다고 추정되고 있으며, 그 웹사이트를 통해 고용주와 일자리 지원자가 접근할 수 있는 일자리가 공고되고 다양한 유형의 이력서가 검색된다. 그러나 인터넷 종업원 모집의 폭발적인 성장은 HR 전문가들이 인터넷 종업원 모집의 폭과 범위에 압도당할 수 있다는 것을 의미한다.

(1) 온라인 종업원 모집 방법

인터넷 종업원 모집에는 몇 가지의 상이한 방식들이 존재한다. 가장 보편적인 방법은 일자리 게시판과 전문직 및 경력자 웹 사이트 및 고용주 웹 사이트 등이다.

1) 일자리 게시판

고용주가 일자리를 공고하거나 지원자를 검색할 수 있는 많은 일자리 게시판이 존재한다. 보건의료 기관들이 가장 보편적으로 사용하는 일부 게시판은 다음과 같다.[12)]

- Mosnter.com
- CareerSite.com
- CareerBuilder.com
- Dice.com
- Yahoo!HotJobs.com
- Craigslist.com

일자리 게시판은 수많은 지원자들에게 접근할 수 있는 통로를 제공하기 때문에 다양한 부류의 지원자들이 기웃거리는 곳이기도 하다. 이 사람들은 일자리를 바꾸는 것에 대해 심각하게 고려하지는 않지만, 임금의 수준과 그들의 관심분야에서의 유용한 자료 등을 체크한다. 이러한 우려에도 불구하고, HR 모집인(recruiter)은 지원자의 반응을 알아보는 데 일자리 게시판이 유용하다는 것을 알고 있다.

2) 전문직 · 경력직 웹 사이트

많은 전문직 협회는 자신들의 웹 사이트에 채용 분야를 두고 있다. 참고로 HR 일자리를 알아보려면 http://www.shrm.org 혹은 http://www.astd.org에 방문하기를 권한다. 또한 많은 사설 회사들은 마취 간호사나 의사 보조와 같은 분야, 혹은 다른 분야에 초점을 맞추기 위해 전문 보건 경력직 웹 사이트를 개설했다. 이러한 특정한 웹 사이트들을 이용하면 모집인의 탐색 시간과 노력을 절약할 수 있다. 또한 그러한 웹 사이트에 일자리를 공고하면 그 직무에 특별히 관심을 가진 지원자들에게만 한정되고 자격을 갖추고 있지 않는 사람들이 지원하는 것을 감소시킬 수 있다.

3) 고용주 웹 사이트

일자리 게시판과 다른 일자리 사이트들이 큰 인기를 얻고 있지만, 많은 모집인들은 고용주의 웹 사이트가 지원자를 모집할 때에 효율적이라는 것을 알게 되었다. 많은 고용주들이 자신들이 운영하는 조직의 웹 사이트 한 부분에다 채용과 경력 정보를 실어 놓았다.

직업을 구하는 사람들은 이러한 사이트에 이메일로 이력서를 보내고 온라인상의 지원 절차를 마친다. 일자리 게시판이 포함된 고용주 웹사이트의 한 예로 마요 클리닉의 웹 사이트(Mayo Clinics' Web site), http://www.mayoclinic.org/jobs를 들 수 있다.

(2) 효과적인 온라인상의 일자리 공모

종업원 모집을 위한 인터넷의 급격한 이용 증가로 많은 기관들에서 지원자를 구하는 방식이 변경되었다. 종업원 모집을 위한 일차적인 공급원으로 신문 광고 대신에 온라인상의 일자리 공고가 일반적인 종업원 모집 노력의 필수적인 부분이 되었다.

그러나 온라인상에 효과적으로 일자리 공고를 내는 것은 단순히 신문 광고를 전자형식으로 바꿔 놓는 것과는 다르다. 효과적으로 온라인상에 일자리를 공고할 수 있는 제안들은 다음과 같다.

① **호소력 있는 공고를 만들어라** : 사람들의 관심을 붙들 수 있어야 한다. 그러므로 공고가 돋보일 수 있도록 그래픽, 회사 로고, 기타 간단한 삽화 등을 사용하는 게 유용하다.

② **읽기 쉽게 하라** : 읽기에 쉬운 언어를 사용한다. 지원자들이 쉽게 알아볼 수 없는 은어(jargon)와 너무 많은 생략은 피하는 것이 좋다. 또한 모두 대문자 또는 굵은체를 써서 글씨가 너무 갑갑하게 보이지 않도록 한다.

③ **짧을수록 더 좋다** : 너무 많은 고용주들이 그 회사에 대해 50~60단어로 된 긴 문장으로 온라인 광고를 시작하고, 도전적 · 진취적 등과 같은 진부한 일반적인 묘사 단어를 사용한다.

④ **도입부분의 직무 명칭과 개관은 명확해야 한다** : 직무 명칭과 직무의 책임에 대한 짤막한 설명은 다른 내용이 더 읽힐 수 있는지를 가늠하는 기준이 된다. 그 부분이 재미가 없다면 나머지 상세한 부분도 읽지 않는다.

⑤ **고용사업체를 간결하게 설명하라** : 고용사업체, 특히 직무 구분과 위상에 대한 간단한 설명은 정보를 제공하고 조직에 대한 흥미를 유발한다.

⑥ **필요한 자격요건을 분명하게 말하라** : 자격의 수준이 정확하게 반영될 수 있는 세심한 주의가 필요하다. 자격미달의 지원자가 함부로 지원할 수 없도록 암시해 주어야 한다. 반면 자격 요건을 "과장하면" 그들의 능력 이상으로 직무를 평가하여 지원자가 아무도 없을 수도 있다.

⑦ **보상과 수당 정보를 제공하라** : 일자리 공고는 봉급 수준에 대한 정보를 제공하고, 특히 특별 수당의 수혜 여부를 알려 줌으로써 경쟁에 의한 수당을 강조한다. 그러나 수당에 대해 너무 "상세한 목록"은 보이지 않도록 주의해야 한다.

⑧ **지원방식을 알려라** : 이메일 혹은 채용 지원서에 자동 링크시켜서 지원자가 클릭만 하여도 지원할 수 있도록 하는 것이 중요하다. 부차적으로 담당자의 이름 및 코드 번호와 함께 팩스 번호와 편지 주소도 제공해야 한다.

일반적으로 고용주가 전화 질문에 대답하기를 원하는 경우에만 전화번호를 기재하는 것이 좋은데, 전화질문이 너무 많으면 어떤 측면에서 보면 전화번호 기재가 바람직한 것은 아닐 때가 있다.

고용사업체 웹 사이트의 종업원 모집과 채용 부분은 통합된 마켓팅 노력의 한 부분일 수 있다. 또한 웹 사이트는 조직과 조직의 성장 잠재력, 그리고 조직의 운영 등에 대한 정보를 제공함으로써 고용사업체를 구직 수요층 시장에 내놓을 수 있다.

그리하여 잠재적인 지원자들은 고용사업체에 대한 일반적인 정보를 얻을 수 있다. 불행히도 많은 고용사업체의 웹 사이트는 사업체 경력과 채용 정보를 효과적으로 통합하지 못하고 있다.

(3) 인터넷 종업원 모집의 장점

고용주는 인터넷 종업원 모집을 이용할 경우에 많은 장점이 있음을 알게 되었다. 제일 큰 장점은 신문 광고와 채용 대행기관과 구인회사 및 다른 외부 공급원에 비해서 인터넷 모집을 이용하면 많은 고용주 입장에서 비용절감을 실감하게 된다는 것이다.

또한 인터넷 종업원 모집은 상당한 시간을 절약할 수 있다. 지원자는 일반적인 우편을 이용하기보다는 이메일을 보내어서 일자리 공고에 즉각적으로 반응한다. 모집인은 자격을 갖춘 지원자에게 보다 신속하게 반응하고 인터뷰할 시간을 확보하고 후보자에 대한 추가의 정보를 요청할 수 있다.

확대 지원자 풀은 인터넷 종업원 모집을 이용하여 형성될 수 있다. 이용되는 인터넷 출처에 따라서, 일자리는 수많은 지원자들에게 활용가능하다. 일자리는 글자 그대로 국제적으로 공고된다. 그래서 다른 지역과 외국의 잠재적인 지원자들이 웹 사이트에 공고된 일자리를 볼 수 있다.

(4) 인터넷 종업원 모집의 단점

인터넷 종업원 모집과 연관된 긍정적인 측면과는 달리, 일부 단점도 가지고 있다. 인터넷 종업원 모집은 광범위하게 노출되어 있기 때문에 고용주는 또한 자격이 덜 갖춰진 지원자들을 맞이할 수도 있다.

지원자의 이력서가 더 많이 몰리고 다루어야 할 이메일의 양도 늘어난다. 인터넷의 종업원 모집 덕택에 늘어난 지원자들을 다루기 위해 전문화된 지원자 추적 소프트웨어가 필요할 수도 있다.

인터넷 종업원 모집과 관련된 또 다른 문제는 일부 지원자들이 인터넷에 쉽게 접근할 수 없다는 점이다. 이러한 지원자는 사회경제적 저소득층 그리고 소수 인종/민족들이다. 결과적으로 고용주는 인터넷 종업원 모집을 통해 원하는 만큼의 다양한 종업원 모집 풀을 얻지 못할 수도 있다.

이러한 단점에도 불구하고 인터넷 종업원 모집은 계속 활용될 것이다. 이것은 보건의료 분야의 고용주와 직업을 구하는 사람들 모두가 인터넷 종업원 모집을 외부 종업원 모집의 주요한 일부로 간주하고 있기 때문이다.

6. 보건의료 분야 종업원 모집을 위한 외부 공급원 (Other Sources for Healthcare Recruitment)

그림 6-4에서 보는 바와 같이 지원자 대부분이 임상관련 학위 및 관리적 측면의 학위를 가지고 있는데, 이는 보건의료 인력으로서 발휘하는 데 필요한 준비측면에서 교육이 요구되는 특성을 가지기 때문이다. 따라서 많은 보건의료 분야 고용주들은 이미 훈련되고 만들어진 지원자 공급원을 가지고 있다. 임상 순환이나 지도의 및 수련의 등은 간호 · 약학 · 의료기술 · 기타 치료 분야의 교육 및 임상 훈련의 일부이다.

펠로우십은 보건의료 행정학위를 받기 위한 교육 훈련의 한 부분이다. 이러한 교육 과정을 밟고 있는 사람들은 병원, 클리닉, 너싱홈, 기타의 보건의료 제공 업체 등에서 자신들의 “임상수련”을 받고자 한다. 그러므로 그들은 현재 혹은 미래의 일자리와 경력 기회에 쉽게 접근할 수 있게 된다.

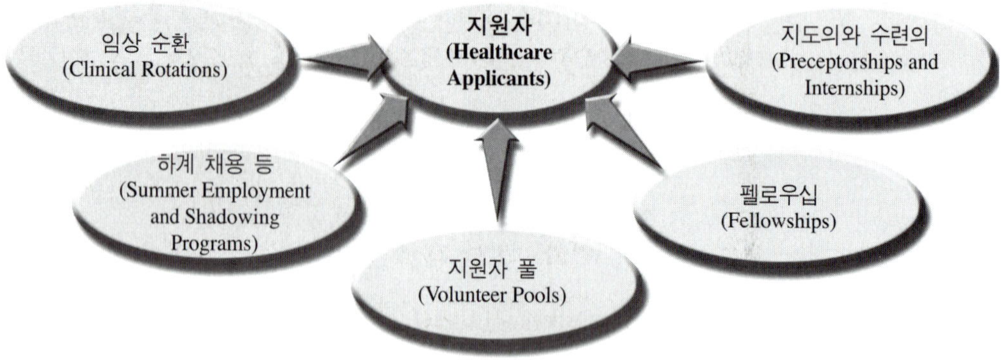

그림 6-4 보건의료 분야 지원자의 자원

(1) 임상 순환

임상-준비 학위 프로그램에는 임상 순환은 학생들이 "실제로 실습"함으로써 배울 수 있는 시설이 필요하다. 클리닉, 병원, 너싱홈, 기타의 케어제공시설 등에서는 이러한 임상 순환을 시행하고 있다. 임상 순환을 실시하는 많은 기관들은 이들 학생들이 현장에 있는 동안 이들을 신규채용할 수 있는 기회를 십분 활용한다.[13)]

(2) 지도의와 수련의

임상 순환과 비슷하게 지도의와 수련의 또한 교육경험의 한 과정으로 보건의료 전문직 훈련의 최종 단계에 이수한다. 많은 보건의료기관들은 지도의와 수련의를 정상적인 채용 사이클 안으로 편입한다. 어떤 경우엔 빈자리를 충원하기 위해 자신들의 기관에서 지도의와 수련의를 마친 사람들만을 채용하기도 한다.

보건의료 분야의 고급 진료전문가들, 특히 경력 간호사(NP)와 약사 등은 이 방식으로 모집된다. 어떤 경우에는 채용 제안과 연계된 교육비 보조, 수업료 대여, 면제 프로그램(forgiveness program) 등이 존재한다.[14)]

(3) 펠로우십

보건행정, 공중보건, 보건기획 분야의 수많은 학부 및 대학원 학위 프로그램은 졸업후 펠로우십 프로그램을 운영하고 있다. 이 분야의 펠로우십을 받으면 신임 졸업자들은 행정관, CEO, 다른 보건의료 경영진들을 보좌하는 고위 직책을 맡을 수 있다.

일반적으로 "펠로우"는 JCAHO 사이트 방문 준비와 같은 특별한 프로젝트 혹은 연구를 진행함으로써 현장직무교육을 쌓는다. 펠로우십을 받은 일부 펠로우들은 그 프로그램을 마쳤을 때에 중간급 경영 직책을 맡을 수 있는 기회를 잡을 수도 있다.

(4) 하계 채용 등

보건의료 분야의 많은 고용주들은 여름 대체근무에 대학생들을 활용하고 있다. 이러한 여름 대체근무를 통해 학생들은 졸업하기만 하면 종업원으로 모집될 수 있는 좋은 자원이 될 수 있다.

보건관련 경력을 촉진하기 위하여 보건의료 분야의 고용주들은 "셰도윙프로그램(shadowing program)"을 설치했다. 이 프로그램은 보건의료 분야의 직업 혹은 교육 프로그램을 고려하고 있는 개인에게 취업하고 있는 동안 보건의료 전문가와 같이 수행할 수 있는 기회를 제공한다. 셰도윙프로그램 경험을 통해 잠재적인 종업원 혹은 학생은 보건의료 환경과 직위 책임에 대해 현장에서 힐끗 봄으로써 귀한 경험을 얻을 수 있다.

자원봉사자 풀 또한 지원자를 유인하기 위해 사용되었다. 병원과 기타 치료시설들은 역사적으로 자원봉사자들을 이용하여 접대 · 접수 · 배달 · 기타 서비스 분야의 업무를 진행하였다. 많은 보건의료 시설들은 수백 명의 자원봉사자들로 잘 짜여진 프로그램을 통해 보수를 받는 종업원들을 보조하는 역할을 담당하고 있다. 자원봉사자들은 노동비용 절감효과를 가져오는 역할 외에도 보수를 받는 고용이 필요할 경우, 그 일자리에 적합한 아주 우수한 지원자 공급원이 될 수 있다.

7. 종업원 모집 평가(Recruiting Evaluation)와 메트릭스

종업원 모집을 위한 노력의 성공에 대한 평가는 중요하다. 종업원 모집 평가를 위한 일반적인 분야는 다음과 같다.

① **지원자 수** : 좋은 종업원 모집 프로그램의 목표는 대형 지원자 풀을 만들어서 그것을 통해 종업원을 선발하는 것이기 때문에 그 숫자는 선택이 가능하고 빈 일자리를 충원할 만큼 충분해야 한다.

② **고용기회균등(EEO) 목적 충족** : 종업원 모집 프로그램은 보호계층의 개인들을 고용하고자 하는 목적들을 충족시키기 위해 이용되는 핵심적인 활동이다. 이는 회사가 그러한 목표를 충족시키기 위해 차별 시정조치(affirmative action)를 취하고 있을 때에 실질적으로 가치가 있다.

③ **지원자의 자질** : 지원자 풀의 자질이 그 일자리에 충분한지에 대해서는 문제의 여지가 있다. 그렇기 때문에 지원자들은 직무명세서를 보면서 일을 배우고 그들의 직무를 수행해 나간다.

④ **고용된 지원자 1인당 비용** : 충원되는 일자리에 따라서 비용은 다양하다. 그러나 비어 있는 직책을 충원하는 데 드는 비용을 알면 이직과 봉급 수준을 예측할 수 있다.

⑤ **일자리를 충원하는 데 요구되는 시간** : 일자리를 충원하는 데 걸리는 시간은 종업원 모집 노력을 평가하는 또 다른 수단이 된다. 만약, 일자리가 자격을 갖춘 자격자들로 금방 충원된다면 조직의 작업과 생산성은 빈자리로 인해 많은 타격을 받지 않을 것이다.

이상을 요약하면 종업원 모집원의 효과는 충원되는 일자리의 특성과 그 일자리를 충원하는 데 들어가는 시간에 따라서 다양하다. 그러나 만약 이러한 것들이 잘 계산되지 않는다면 그 효과성은 인식되지 않을 수도 있다.[15)]

8. 선발의 특성(Nature of Selection)

선발은 조직 내의 일자리를 충원하기 위해 지원자 풀로부터 재능을 갖춘 개인들을 선택하는 과정이다. 자격을 갖춘 유능한 종업원이 없으면 보건의료 기관은 자신들에게 부여된 임무를 완수할 수 없을 것이다.

선발은 단순히 가장 능력 있는 개인을 선택하는 것 이상이다. 적절한 KSAs를 선발하는 것은 지원자가 할 수 있는 것은 무엇인지, 무엇을 하기를 원하는지, 조직에서 필요한 것은 무엇인지 등을 가장 적합하게 이어주는 시도라고 할 수 있다. 지원자와 조직 사이의 연결은 일자리를 제공하려는 고용주의 의지와 일자리를 받아들이려는 지원자의 의지 모두에 영향을 미친다.

어떤 개인을 적합한 일자리에 이어주는 것을 배치(placement)라고 한다. 다른 무엇보다도 인적자원의 배치는 매칭과정으로 간주된다. 고용주가 특정한 KSAs를 이용하든지 아니면 보다 일반적인 방법을 사용하든지 종업원을 효과적으로 선발하려면 직무성과의 기준과 예측을 이해해야 한다.

(1) 기준, 예측, 직무성과

효과적인 선발시스템의 중심에는 무엇이 적절한 직무성과를 구성하는지 그리고 종업원의 어떤 특징이 그 업무성과와 연관되는지 등을 아는 것이 중요하다. 일단 종업원 성공(업무성과)의 정의가 알려지면, 그 성공을 얻기 위해 요구되는 종업원에 대한 상세한 내용이 결정될 수 있다. 선발기준은 개인이 그 직무를 성공적으로 수행하기 위해서 반드시 보유해야 할 특징이다.

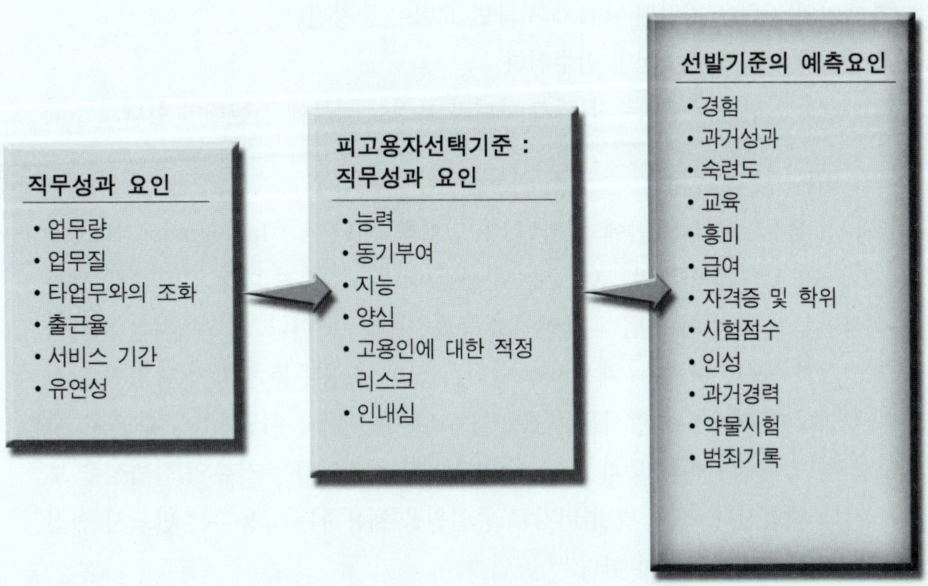

그림 6-5 직무성과와 선발기준 및 예측요인

그림 6-5는 능력, 동기부여, 지능, 양심, 적당한 리스크, 인내심 등이 직무에 대한 좋은 선발 기준이 될 수 있음을 보여준다. 동기부여 혹은 능력과 같은 선발기준이 존재하는지를 예측하려면 고용주는 선발 기준의 가시적인 지표로서 예측요인을 확인할 필요가 있다.

(2) 법률적인 고려사항

신중한 보건의료 분야의 고용주들은 지원자가 그 일자리에 적합한지를 알아보기 위해 다양한 사전채용조치를 취하고 예측을 한다. 선발을 하려면 모든 EEO 요구사항을 준수해야 한다.

법률적 문제가 연루된 지원자가 누구인지를 고용주가 조심스럽게 그리고 정확하게 파악하는 것이 점점 더 중요해지고 있다. 지원자에 대한 특정한 요건을 갖추도록 하는 문서화된 방침이 없다면 이력서를 보내고 선발에 불합격되었을 경우, 나중에 불법 차별로 인해서 채용되지 않았다고 억지 주장을 할 사람이 생겨날 수도 있다. 이러한 방침에서 규정한 지원서에는 다음과 같은 내용들이 포함된다.

① 일자리가 비었을 때에만 지원자는 받아들여진다.
② 지원서의 빈칸을 채우는 개인만이 지원자로 간주된다.
③ 개인의 지원은 지정된 날짜가 지나면 효력이 중지된다.
④ 일정한 숫자의 지원서만 접수된다.
⑤ 사람들은 반드시 "모든 직무"가 아니라 특정한 직무에 지원해야 한다.

1) 이민 양식

1986년 제정되고 1990년에 개정된 '이민개혁법(IRCA ; Immigration Reform and Control Act)'에 따르면, 고용주는 72시간 내에 지원자가 미국 시민인지, 등록된 외국인인지, 아니면 불법 외국인인지 등을 가려내야 한다. 미국에서는 일자리에 적격자가 아닌 지원자는 채용하지 말아야 한다. 고용주는 잠재적 종업원의 신분을 확인하기 위해 I-9 양식을 사용한다. 고용주는 미국 여권, 출생 확인증, 사회보장 카드, 운전면허증 등과 같은 신임 종업원이 제출하는 서류의 합법성을 보증하는 데 책임진다. 또한 특별 비자로 종업원을 채용하는 고용주는 반드시 적절한 서류와 기록을 보존해야 한다.[16)]

(3) 선발 책임

보건의료기관들은 HR 전문가와 관리자들 사이에 선발 책임을 배분하는 방식에서 차이가 난다. 선발 활동은 HR부서의 일부인 특수화된 조직 단위로 집중된다. 100명 이하의 종업원을 두고 있는 클리닉과 같은 소규모 기관에서 풀타임 채용 전문가나 혹은 단위조직을 설치하는 것은 비현실적이다.

대부분의 기관들은 지원자들을 처리하는 일정한 공통적인 조치들을 취한다. 이러한 기본적인 과정은 조직의 크기, 충원되는 직무의 특성, 선발되는 사람의 숫자, 외부 세력의 압력 등에 의해 변경이 된다.

그림 6-6의 선발과정은 대형 보건의료조직에서 전형적으로 나타난다. 그러나 일반 병원 혹은 치과 진료소와 같은 더 작은 규모의 기관들에서는 선발 과정의 전부 혹은 일부 구성요소들이 용이하게 이용된다.

(4) 접수 및 직무 예비심사 · 흥미심사

선발과정은 일자리에 적합한 자격을 갖춘 사람들을 찾아내는 것 외에도 중요한 공적관계 차원을 지니고 있다. 이것은 특별히 보건의료 종업원들에게 해당된다. 차별적인 고용 관행, 불손한 면접자, 불필요한 오랜 기다림, 적절치 못한 테스팅 절차, 후속조치 연락의 부족 등은 고용주에 대한 좋지 못한 인상을 남긴다.

개인에게 지원서 양식을 채우도록 한 다음에 지원자가 조직 내의 빈 일자리에 적합한지를 알아보기 위해 초기 심사 혹은 직무 예비심사/흥미심사라고 불리는 짧은 인터뷰를 갖는 것도 좋은 방안이다. 그림 6-6에서 볼 수 있듯이 많은 보건의료기관들이 전화로 예비심사/흥미심사를 실시한다.

직무 예비심사/흥미심사는 인터넷에서 보다 더 효과적으로 수행된다. 지원자들의 컴퓨터 처리과정은 몇 가지 상이한 단계에서 발생할 수 있다. 컴퓨터의 키워드 검색어로 이력서 혹은 지원서 양식을 검색할 수 있다. 많은 대형 보건의료기관들은 지원자의 이력서를 스캔하고 기록하고 추적하기 위해 인공지능 혹은 텍스트 탐색 소프트웨어를 이용한다.

은퇴, 사직 혹은 해고

↓

1. 부서책임자로부터 요구사항 수령
   A. 부서책임자와 HR의 정확한 직무명세서를 결정
   B. 예산승인 수령

↓

2. 직무공모/광고 착수
   A. HR의 내부직무 공모
   B. HR의 적절한 외부자원 모집결정 : 인터넷사이트, 신문, 협회, 저널 등

↓

3. 지원서 및 이력서 접수
   A. 직위자격 요건에 대하여 HR 지원서와 이력서 선별
   B. 자격있는 지원자를 결정 : 부서책임자에게 지원서와 이력서 송부 : 지원자 flow log를 기록

↓

4. 부서책임자는 지원서와 이력서를 검토
   A. 부서책임자는 인터뷰 후보자를 결정

↓

5. 부서책임자에 의해 확정된 지원자에 대한 인터뷰 통보 전화, 개인별 인터뷰 스케줄 통보

↓

6. 부서책임자와 인사담당자의 인터뷰 수행
   A. 인터뷰는 직위수준과 지원자관련 보고서에 의해 결정
   B. 구조화된 인터뷰 형식을 이용
   C. 모든 인터뷰 완료 후 지원자 평가

↓

7. 부서책임자의 선발결정
   A. HR에 의해 참고자료 체크
   B. 부서책임자에 의한 인터뷰 평가양식 평가
   C. 부서책임자가 HR에게 "채용확정" 통보

↓

8. HR의 채용 및 오리엔테이션 활동

그림 6-6 선발과정

컴퓨터 심사의 또 다른 수단은 최초의 심사 인터뷰를 전자공학적인 방법을 이용하는 것이다. 컴퓨터 지원을 받는 인터뷰 기술은 지원자가 반응할 수 있도록 시나리오를 담은 비디오 테이프와 같은 도구를 활용할 수 있다.

사실적인 직무 예비심사의 목적은 직무 후보자에게 직무의 "조직적인 실태"를 알려서 그들이 자신의 맡을 직무의 기대치를 정확하게 평가하도록 하는 것이다. 지원자들에게 직무에 대한 자세한 그림을 제시함으로써 조직은 비현실적인 기대치를 감소시킴으로써 종업원의 환멸감, 불만족, 이직 등을 감소시킬 수 있다.[17)]

(5) 지원서 양식

지원서 양식은 광범위하게 사용된다. 샘플 지원서는 이 책의 웹 사이트(http://flynn.swlearning.com)에서 이용할 수 있다.

지원서 양식의 4가지 목적은 다음과 같다.

① 일자리를 얻으려는 지원자의 욕망에 대한 기록이다.
② 면접자에게 인터뷰에 사용될 수 있는 지원자의 프로파일을 제공한다.
③ 지원자의 기본적인 종업원 기록이다.
④ 선발 과정의 효과를 연구하기 위해 활용될 수 있다.

1) 지원 포기와 통보(Application Disclaimer and Notice)

지원서 양식에는 지원 포기와 통보가 필요한데, 이는 고용주의 적절한 법률적 보호를 위한 것이다. 추천할 만한 지원서에 나타나는 포기와 통보는 다음 사항들이 포함된다.

① **임의 고용(Employment-at-Will)** : 아무런 통고나 이유 없이 언제라도 고용관계를 중단할 수 있는 고용주 혹은 지원서의 권리를 나타낸다.

② **고용 테스트** : 지원자에게 필요한 약물 테스트나 물리 시험 혹은 다른 테스트를 통고한다.

③ **참조사항 접촉** : 지원자들이 올린 참조사항에 접근할 수 있는 허가를 요청한다.

④ **지원서 유효기간** : 지원서 유효기간(일반적으로 6개월)이 지나면 재지원을 해야 한다.

⑤ **정보 왜곡** : 양식에 서명한 지원자에게 지원정보의 오류는 채용취소의 근거가 된다는 점을 전달한다.

2) 이력서

배경정보를 제공하기 위해 지원자가 사용하는 가장 보편적인 방식 중의 하나는 이력서이다. 기술적으로 고용주는 지원서 양식 대신에 사용되는 이력서를 EEO(고용기회균등) 목적을 위한 지원서로 취급하여야 한다. 그러나 지원양식을 이력서로 대체하는 행위는 삼가해야 한다.

제대로 설계가 되어 있다면 지원 양식은 지원자가 제공하는 정보의 정확성과 진실성을 입증하는 지원자의 서명이 필요하다. 기관들이 이력서에만 의존했을 때에 만약 지원자가 정보를 잘못 전하고 변조할 경우, 그 기관들은 법률적으로 대응할 수 있는 보장을 받지 못한다.

9. 선발 테스트

훌륭한 종업원을 선발하기 위한 많은 시험들이 있다. 읽고 쓰는 능력 테스트, 기술 테스트, 심리 측정 테스트, 정직 테스트 등이 주요 범주이다. 잘 고안되고 적절히 운영되고 있는 채용 테스트는 어떤 지원자가 특정한 직무를 수행할 수 있는 능력을 가졌는지, 누가 훈련에서 뛰어난 학습 능력을 가졌는지, 누가 더 오래 근무할 수 있는지 등에 대해서 고용주가 예측할 수 있도록 해준다.

테스트는 고용주에게 행동의 위협 혹은 다른 위협을 가할 수 있는 지원자들을 가려내는 데도 활용가능하다.[18)]

최근의 조사에 의하면 고용주의 41%가 근본적인 기술 테스트(본질적으로 읽고 셈을 할 수 있는 능력 테스트)를 이용하고, 68%가 직무 기술 테스트(특정한 직무를 수행하는 데 필수적인 기술들에 집중)를 이용한다. 또한 29%는 (인식 능력, 개성, 정직성을 포함하는) 심리 측정 테스트를 이용한다.[19)] 가장 보편적인 유형의 테스트를 살펴보면 다음과 같다.

① **능력 테스트** : 개인들이 이미 습득한 기술들을 평가한다.

② **적성 테스트** : 기술을 학습하거나 습득하는 일반적인 능력을 측정한다.

③ **정신능력 테스트** : 추론 능력(reasoning capabilities)을 측정한다.

④ **평가 센터** : 평가 센터는 필수적인 부분은 아니지만 선발과 개발을 위해 사용되는 일련의 평가 훈련과 테스트이다. 평가는 다양한 훈련과 평가자를 활용한다.

⑤ **심리 · 인성 테스트** : 이것은 독특한 개인들의 특성을 평가하는 것인데, 이러한 인간 특성은 환경과 상호작용을 하는 데 영향을 주고 있으며, 한 개인을 규정하는 데 도움을 준다. 역사적으로 볼 때, 예측타당성(predictive validity)은 직무의 성과 예측치로 사용되는 인성 테스트를 소홀하게 보는 경향이 있다. 그러나 일부 연구 결과에 의하면 잘 고안된 인성 테스트는 직무 성공의 대인관계 측면을 예측하는 데 도움을 주는 직무요구도와 논리적으로 연결되어 있다는 것을 보여주고 있다.

⑥ **심리능력 테스트** : 이 평가는 지원자의 힘, 인내력, 근육 운동과 같은 개별 능력들을 측정한다. ADA의 규정 위반을 피하기 위해서 조건적인 직무 제안이 이루어질 때까지는 심리능력 테스트를 제한하도록 주의를 기울여야 한다.

⑦ **정신 · 심리운동 테스트**(psychomotor test) : 개인의 솜씨, 손과 눈 동작 일치, 손과 팔의 안정성 및 기타 요인을 측정한다.

10. 선발 인터뷰(Selection Interviewing)

선발 인터뷰는 후보자에 대한 정보를 확인하고 기타 정보자료를 밝혀서 정보사항을 명확히 할 수 있도록 설계된다. 이러한 심층 인터뷰는 지원서 양식 · 테스트 · 참고사항 점검 등 모든 정보를 검토하여 최종 결정을 내릴 수 있도록 설계된다. 인터뷰는 가장 중요한 선발과정 단계라고 할 수 있는데, 그 이유는 필요한 요구사항을 통합할 수 있고 직접적인 대면 접촉이 가장 바람직하기 때문이다. 간혹 테스트, 지원서 양식, 참고사항 등에서 서로 상반되는 정보가 나타날 수 있다.

따라서 면접자는 제한된 인터뷰 시간 동안 지원자에 관해서 가능한 한 적절한 정보를 많이 획득하고 직무 표준에 대한 정보를 평가하여야 한다.

그림 6-7은 채용 인터뷰 과정 중에 "해야 될 일"과 "하지 말아야 될 일"을 설명하고 있다. 마지막으로 앞선 단계들에서 획득된 모든 정보에 기초해서 선발 결정이 이루어져야 한다.

(1) 인터뷰 유형

인터뷰는 직무 성과(job performance)에 대한 매우 유효한 예측치(predictor)라기보다는 매우 높은 "표면적 타당성(face validity)"을 가지기 때문에 고용주들은 이를 매우 유용하다고 보고 있다. 실제로 모든 고용인들은 상이한 유형의 인터뷰를 이용하여 개인들을 고용한다. 일반적으로 다음의 인터뷰 유형들이 선발과정의 타당성을 높일 수 있다.

1) 구조화된 인터뷰

구조화된 인터뷰는 모든 지원자들에게 묻는 일련의 표준화된 질문들을 이용한다. 모든 지원자들은 동일한 기본 질문들을 받음으로써 지원자들 사이에 서로 쉽게 비교될 수 있다.

해야 될 일

- 질문의 원래의도를 상기한다.
- 자유로운 대답이 가능한 질문 : ~은 마음에 드나요?
- 1단계와 2단계 질문(What? Why?)
- 구체적인 질문(당신이 보기에 이 직무가 만족스러운 이유는 무엇입니까?)
- 반응을 볼 수 있는 질문(지루하지 않을까요?)
- 개요를 질문(회상하여 생각해 보자면 그 장소는 어땠습니까?)
- 잠깐 동안 중단(15초면 충분한 시간임)
- 자기를 평가할 수 있는 질문
- 가설에 기초한 상황을 부여하여 대답하게 하는 것

하지 말아야 될 일

- 단순히 Yes 또는 No로 대답되는 질문
- 유도심문 같은 질문
- 개인의 프라이버시에 관계된 질문
- 장황한 질문
- 갑자기 끼어드는 질문
- 지원자를 얕보는 말

그림 6-7 채용 인터뷰 시에 해야 될 일과 말아야 될 일

이런 유형의 인터뷰를 이용하면 면접자는 미리 직업과 연관된 질문들을 준비할 수 있고, 그 다음 표준화된 피면접자 평가 양식을 완성할 수 있다. 그러한 양식을 완성하면 EEO 시행 기관을 망라하여 어느 누군가로부터 왜 특정 지원자가 다른 사람을 제치고 선발되었는지에 대해 질문을 받을 경우는 이를 뒷받침 할 수 있는 서류를 제공할 수 있다.

2) 행위사건 인터뷰 (Behavioral Event Interview)

행위사건 인터뷰에 응답할 때, 지원자들은 그들이 특정한 절차를 어떻게 수행했는지 혹은 과거의 문제를 어떻게 다루어야 될지에 대한 특정한 예를 제시해야 한다. 앞서 상세히 다루어진 정보와 일관되게, 행위사건 인터뷰는 지원자가 과거에 그들이 수행했던 방법에 근거하여 앞으로 지원자들이 어떻게 업무수행을 할지에 대한 통찰력을 제공한다.

예를 들어 클리닉 관리자에 응시한 지원자에 대한 행위사건 인터뷰에서의 질문은 "당신이 과거 감독직에 있을 때 종업원 관계가 어렵게 꼬인 상황을 어떻게 다루었는지를 설명하시오. 사례와 결과들을 제시하시오."와 같을 것이다.

이 질문에 대한 지원자들의 응답은 그들이 앞으로 직면하게 될 미래의 종업원 관계를 어떻게 다룰지 그리고 그들의 접근 방식이 조직에서 전형적으로 원하는 방식과 양립할 수 있는지 등에 대해서 중요한 통찰력을 제공할 수 있다. 구조화된 다른 선택 방법과 마찬가지로 행위사건 인터뷰는 구조화하지 않은 인터뷰보다 훨씬 더 좋은 타당성을 제공한다.

(2) 패널 인터뷰 (Panel Interview)

대개의 지원자들은 한 번에 한 사람의 면접관과 인터뷰한다. 그러나 피면접자가 여러 사람을 만나야 할 때, 인터뷰를 연속으로 진행하는 것은 중복되고 불필요한 시간 낭비이다. 패널 인터뷰 방식은 여러 사람의 면접관이 동시에 지원자를 인터뷰한다. 이때 모든 면접관은 동일한 반응정보를 얻는다. 부정적인 측면을 들자면 지원자들이 그룹 인터뷰 형식에 다소 불편함을 느낄 수 있다는 점이다.

11. 신원조사 (Background Checking)

보건의료 종사자들은 직업특성상 환자를 돌보고 환자, 지역주민, 고객들과 밀접한 접촉을 하기 때문에 보건의료조직은 반드시 종업원들의 신원조사를 실시해야 하는 의무를 지니게 된다. 이는 환자를 돌보는 종업원들이 폭력 범죄나 성 범죄 혹은 다른 범죄 행위 전과가 없음을 보증하는 것이다.

신원조사는 심층 인터뷰 전후에 실시될 수 있다. 이렇게 하려면 기관은 일정 정도의 시간과 비용이 소요된다. 하지만 그럴 만한 가치는 충분히 있다. 하지만 일부 지원자들은 그들의 자격과 신원을 허위로 제출하기도 한다.

(1) 법률적 구속(Legal Constraints)

본인의 배경이 채용 전 심사 동안 조사될 수도 있는 개인의 권리를 보호하기 위해, 다양한 연방 및 주 법률 등이 통과되었다. 주마다 고용인이 조사할 수 있는 허용범위에는 차이가 있다.

일부 주에서는 보건의료 분야의 고용주들이 지원자들에 대한 정보를 법률시행기관에 직접 요청할 수 있다. 예를 들어 오하이오 주에서는 보건의료 기관들과 주간보호 센터들은 지원자들이 자격에 미달하는 범죄 경력을 지녔는지를 알아보기 위해 지원자들의 지문을 반드시 제출해야 한다.

1) 공정신용조사보고법(Fair Credit Reporting Act)

보건의료 분야의 일부 고용주들은 지원자의 신용상태를 점검한다. 논리상 신용상태가 불량한 개인들은 돈을 관리하는 지위에는 부적절하다는 것이다. 그러나 이러한 가정은 의문에 붙여질 수 있고, 지원자의 신용 기록을 점검하는 회사들은 반드시 연방공정신용조사보고법(Federal Fair Credit Reporting Act ; FCRA)과 EEO 지침 혹은 선발지침 모두를 준수해야 한다.

FCRA는 기본적으로 신용 점검이 이루어지고 있다는 사실을 밝히고, 점검당하는 개인들로부터 서면 동의를 얻고 지원자에게 보고서 사본을 제공해야 한다. 또한 일부 주의 법령들은 고용주가 특정한 신용 정보를 얻는 것을 금지하고 있다.

신용경력조사(credit history checking)는 돈의 사용이나 접근, 혹은 관리가 필수적인 기능인 직무에 지원하는 사람에게 행해진다. 공통적으로 보건의료 기관들은 돈을 다루는 경리 담당자 혹은 재정 최고책임자 등과 같이 재정 정보에 책임이 있는 종업원들에 대해 신용경력(credit histories)을 조사한다.

2) 전직 종업원에 대한 참고자료(references) 제공

법원 판례에 따르면 개인들은 전직 고용주를 중상모략 · 비방 · 명예훼손 등의 혐의로 고소를 제기하는데, 그 이유는 고용주가 다른 잠재적인 고용주에게 그들이 일자리를 구하지 못하도록 말을 했기 때문이라는 것이다. 그러한 문제점 때문에 많은 기관들은 참고자료 정보의 노출을 금지하는 지침을 채택했다. 변호사들은 전직 종업원에 대한 정보를 물어오는 기관들에 대해서 이름 · 채용 날짜 · 직함만을 제공하라는 충고를 한다.

1974년에 제정된 연방프라이버시법(Federal Privacy Act)에 따르면 정부는 다른 누군가에 대해서 그 개인에 대한 정보를 제공하기 전에 그 개인으로부터 정보 누출에 대한 서명을 반드시 취득해야 한다. 모든 고용주로 하여금 퇴직자 면담(exit interview) 동안 개인에게 장래에 참고자료 정보를 다른 고용주가 요청할 때, 이를 제공할 수 있다고 위임하는 내용의 서명을 얻어내도록 하고 있다.

분명한 것은 고용주는 어려운 처지에 놓여 있다는 점이다. 소송의 위협 때문에 고용주는 반드시 잠재적인 종업원에 대한 정보를 획득해야 하지만, 그 대신에 마지못해 정보를 요구하면 제공해 주어야 한다는 점이다. 이러한 우려 때문에 점점 더 많은 주에서는 고용주가 선량한 마음에서 본질적으로 객관적이고 사실적인 참고자료 정보를 제공했을 때, 고용주를 민사책임에서 보호해 주는 법률을 채택하고 있다.

3) 부주의한 고용(Negligent Hiring)의 위험

참고사항 점검에 실패함으로써 치르게 될 비용은 매우 높다. 일부 기관들은 직무에 대해 폭력행위를 행사한 노동자를 고용한 부주의함 때문에 고발을 당하는 법률 소송의 당사자가 되었다. 법률가들의 말을 빌리면 고용주의 법적 책임(liability)은 지원자의 배경을 얼마나 잘 조사하느냐에 달려 있다고 한다. 예전의 유죄 판결(conviction)과 빈번한 이직(move), 그리고 고용 간격은 자세한 조사를 위한 계기가 된다.

지원자가 제공한 지원양식의 상세한 내용은 가능한 대로 최대한 조사되어야 한다. 그리고 고용주는 최선을 다했다는 점을 보여주어야 한다. 또한 고용주는 누구와 접촉했는지, 언제 어떤 정보를 제공받았는지 혹은 제공받지 못했는지 등을 기록해 둠으로써 그들의 노력을 서류로 남겨야 한다. 이 서류는 부주의한 고용을 했다는 주장을 반박하는 데 도움을 줄 수 있다.

윤리준수

종업원 모집은 대부분의 보건의료기관들이 직면하고 있는 문제이다. 결원이 생기면 재빨리 빈자리를 채워야 하는 것과 지원자가 맡을 직무를 효과적이면서 안전하게 수행할 수 있는지 여부를 결정하기 위해 지원자의 신원을 조심스럽게 평가할 필요성이 있는데, 이들 사이에 균형을 맞춘다는 것은 항상 도전적인 과제이다. 많은 보건의료 기관들은 신속하게 채용 제안을 확인하고, 응답하고, 평가하고, 실행하기 위해서 그들의 선발과정을 극적으로 간소화했다.

어떤 경우에는 지원자와 처음 접촉한 지 24시간 내에 이루어질 만큼 신속할 때가 있다. 그러나 이러한 극단적이고 간소화된 선발 과정은 부주의한 고용으로 이어질 수 있다. 선발 과정의 중요한 평가 측면들이 누락되거나 무시되었을 때, 고용 결정은 심각한 결과를 초래할 수도 있다.

사용자책임이라는 법률주의에 따르면, 환자들은 보건의료 기관 종업원의 행위에 대해 해당 기관에 그 책임을 물을 수 있다. 또한 법원도 부주의하게 종업원을 고용한 행위에 대해 그 기관이 책임을 져야 한다고 간주한다.[20)]

범죄여부 조사를 포함하여 적절한 신원조사에 실패하여 종업원이 환자를 학대한 사실이 나중에 밝혀진 보건의료기관들의 예는 수없이 많다. 조사가 제대로 되었더라면 그 종업원은 고용되지 않았을 것이다. 이런 수많은 사례의 결과로 손해를 입은 환자와 그 가족들에게는 상당한 금전적인 손해 보상금을 지불해야 하고 잘못된 고용을 한 해당 보건의료 기관은 상당한 신뢰 상실을 감수해야 한다.

보건의료 HR 전문가들은 경영상의 문제와 부서관리자 및 감독자 등으로부터 도전을 받고 있는데, 이는 선발과정을 좀 더 신속하게 처리하거나 빈자리를 채우기 위해 시간과 비용 등을 "절약"하도록 독려하기 때문이다. 이런 일은 감독자에 대한 압력 때문인데, 감독자는 적절한 종업원의 인력비율을 유지하고 환자 · 거주자 및 종업원을 위한 숙식장소를 적절히 유지해야 하기 때문이다.

HR 전문가들은 종종 "우선 일부터 먼저 시키고, 잡다한 서류 작업은 나중에 해도 되지 않느냐?"라는 관리자의 요구를 들어 주지 않으면 아마 일을 방해하려고 하는 듯이 보여질 수도 있다. 하지만 올바른 방법은 선발과정의 일부를 편리성을 위해 일부를 생략해 버리는 오류는 피해야 한다는 것이다.

일관성 있게 그리고 의식적으로 효율적인 선발과정을 따르게 되면 보다 나은 채용이 되고 부적절한 고용으로 인해 발생할 수 있는 조직의 책임성 문제를 감소시킬 것이다.[21)]

(2) 건강진단과 조사(medical examination and inquiries)

지원자에 대한 의료 정보는 직무를 수행하는 개인의 신체적 · 정신적 능력을 판단하기 위해서 이용될 수 있다. 직무를 위한 신체적 기준들은 실제적이고 공정해야 하며 직무 요구사항에 적합하여야 한다. 장애를 가진 노동자들은 많은 직무에서 충분히 업무를 수행할 수 있다. 그러나 많은 경우가 거절되는데, 그 이유는 적합한 직무에 대한 심사 및 배치보다는 단지 장애가 있다는 이유 때문이다.

1) ADA와 의료 검사

ADA에 의하면 조건부로 일자리를 가지게 되었다는 사실을 알기 전까지는 약물 검사를 제외한 어떠한 사전채용 건강진단을 할 수 없다. 또한 ADA에 의하면 일자리에 단서가 붙기 전까지는 고용회사는 장애로 인해 개인을 거부할 수 없으며, 현재 혹은 과거의 병력과 관계 있는 어떠한 질문도 지원자에게 물을 수 없다.

일부 기관들은 단서가 붙은 채용 제안을 했을 경우에만 지원자에게 사전채용 건강검진표를 작성하라고 요구할 수 있으며, 고용주가 그 비용을 지불하는 신체검사를 요청할 수 있다.

2) 약물검사

약물검사는 건강검진의 한 부분일 수 있고 혹은 그것과 별도로 수행될 수 있다. 선발과정의 일부로 시행되는 약물 검사는 과거 몇 년 동안 증가했으나, 어려운 노동 시장에 직면한 일부 고용주들은 약물검사를 중단하기도 했다. 고용주들은 이용되는 테스트의 유형, 테스트되는 항목, 테스트 샘플이 보내지는 실험실의 역량에 따라 약물 검사의 정확성이 다양하게 나타난다는 점을 명심해야 한다.

소변 · 피 · 침 · 머리카락 샘플 중 어느 항목이 이용되든지 샘플을 얻고 라벨을 붙이며 실험연구실에 보내는 과정은 분명하게 설명되어야 한다. 그리고 명확한 지침과 절차가 확정되어야 한다.

처방약품(prescription drug)은 테스트 결과에 잠재적인 영향(potential impact)을 주기 때문에 지원자들은 테스트하기 전에 이러한 문제에 대한 상세한 질문지(questionnaire)를 완성해야 한다. 만약 어떤 개인이 약물 사용에 양성 반응을 보이면 별도 실험실에서 보다 상세한 재검이 실시되어야 한다.

3) 유전자 검사

논쟁이 되고 있는 의료 검사의 또 다른 분야는 유전자 선별 검사이다. 고용주들이 유전자 선별 검사를 실시하는 몇 가지 이유가 있다. 첫 번째, 테스트를 통해 작업장의 건강 위험 요소와 개인들을 특정한 유전적 특성과 연결시킬 수 있다. 두 번째, 유전자 테스트는 특정한 작업 상황에서 발생할 수 있는 유전자 문제를 종사자들에게 알리는 데 이용될 수 있다. 세 번째 경우가 가장 많은 논쟁을 일으키는데, 즉 자신의 건강을 점점 더 위험에 빠뜨리는 유전적인 조건을 갖고 있을 경우, 개인을 특정 직무에서 제외시키는 것이다.

사람들은 자신의 유전자 구성을 변경할 수 없기 때문에, 앞으로 건강문제에 대해 유전적인 소인에 바탕을 둔 불법 차별의 가능성이 대두되고 있으므로 이러한 문제가 반드시 평가되어야 한다.

12. 일자리 제안

선발과정의 마지막 단계는 일자리 제안이다. 전화로 통보를 하고 난 다음, 일자리 제안은 지원자에게 보내는 편지로 모양새를 갖춘다. 제안 서류는 법률 자문의 검토를 거치고 채용의 표현과 조건들을 분명하게 확인해야 한다. 보너스와 작업 일정, 그리고 나중에 변경될 수 있는 다른 사항들에 대해서 막연하고 일반적인 진술과 약속들은 하지 않도록 조심해야 한다.

그 서류는 개인에게 보내지고 그 제안을 수락한다는 서명을 받고 고용주에게 다시 반환되어야 한다. 고용주는 그 서류를 개인 인사 파일에 보관한다.

(1) 재배치 지원 (Relocation Assistance)

일단 선발되면 신임 종업원은 재배치를 요구할 수 있다. 보건의료 분야의 고용주는 선발된 사람 중에서 새로운 일터에서 너무 멀리 떨어져 사는 사람에게 재배치를 해 줄 수 있다. 재배치로 인해서 신임 종업원은 새로운 일자리에서 보다 신속하게 더 많은 생산성을 올릴 수 있다. 재배치 지원에는 현재 거주하는 집을 파는 행위, 이사 비용, 집을 구하려고 돌아다니는 데 들어가는 비용, 운반 비용, 새 집의 저당 지원 등이 포함된다.

재배치 지원의 유형에 상관없이 재배치 지원의 특성과 정도에 따라서 새로운 종업원은 그들의 새 일자리에 대해 분위기를 파악할 수 있다. 그러한 지원은 종업원 가족 구성원의 적응에도 역시 도움을 준다.

사례(CASE)

프라임 헬스 간호 및 케어 센터(PrimeHealth Nursing and Care Centers : PrimeHealth)는 65병상의 숙련이 요구되는 노인병 간호시설이다. 많은 간호 및 연장치료(extended care) 시설들과 마찬가지로 프라임 헬스도 많은 공석에 지원자들을 충원하려고 계획하고 있다. 핵심 보직의 현재 결원 비율은 다음과 같다. a) 경험 있는 면허간호사 20%, b) 너싱 40%, c) 기타 보조업무 20%.

과거에는 신문광고라든가 빈 일자리를 지역 고등학교와 상업학교에 알리는 등의 전통적인 외부종업원 모집 방법을 써 왔다. 내부적으로 프라임 헬스는 모든 빈 일자리를 게시판에 올리고, 종업원이 공고물을 보고 자신들의 친구나 친척들에게 지원토록 독려하게 했다. 그러나 빈자리에 대한 지원자들은 매우 부족하였으며 결국, 인력부족으로 환자진료에 지장을 초래하였다. 또한 프라임 헬스는 비어 있는 야간 및 주말 교대를 담당할 경험 있는 면허간호사를 고용하기 위해 임시 종업원 대행업자를 활용했다.

이 위기를 해결하기 위해 각 부서의 장으로 구성된 태스크 포스팀이 구성되었다. 태스크 포스팀의 역할은 종업원 모집 상황을 평가하고 권고하는 것이다.

질문

1. 프라임 헬스의 채용 문제를 해결하기 위해 태스크 포스팀이 고려해야 할 전략적인 HR 방법을 제시하시오.
2. 태스크 포스팀은 어떤 다른 채용 방법을 고려해야 하는지를 설명하시오.

참고 문헌(END NOTES)

1) Peter D. Buerhaus, Douglas O. Staiger, and David Averback, " New Signs Of a Strengthening U.S. Nurse Labor Market?" Health Affairs (November 17, 2004), 526~533.

2) Melanie Evans, "Reaping Rewards, Increase Recruitment, Better Wages Start to Pay Off," Modern Healthcare (November 22, 2004), 1, 12.

3) "Nursing a Shortage," Fedgazett (January 2005), 5.

4) Elizabeth A. Robb, Amy Determan, Lucy Lampat, and Mary Scherbring, "Self-Scheduling: Satisfaction Guaranteed?" Nursing Management (July 2003), 16.

5) Julie Schmit, "Nursing Shortage Drums Up Demand for Happy Nomads," USA Today (June 9, 2005), 3B.

6) Linda Hollinger-Smith, "It Takes a Village to Retain Quality Nursing Staff," Nursing Homes Magazine (May 2003), 52, 54.

7) Ella-May Seth, "Competing for Talent," Healthcare Executive (May/June 2003), 86~87.

8) Joe Mullich, "New Ideas Draw Older Workers," Workforce Management (March 2004), 44, 46.

9) Gene C. George, et al., "Building the Brand Through People," World at Work Journal (First Quarter 2004), 39~45 ; Eilene Zimmerman, "Hospital President Sparks Groundbreaking Recruitment Campaign," Workforce Online (May 2003), http://www.workforce.com.

10) Adapted from "The Hot List- Top Executive Search Firms," Workforce Management (July 2004), Outfront.

11. Anne Freedman "The Web World-Wide," Human Resource Executive (March 6, 2002), 44~46.

12) "Advertising 2005 Outlook: Online Recruitment Advertising," Borrell Associates, http://www.borrellassociates.com.

13) Kathy Cullen, "Recruiting and Retaining Nurses and Health Care Employees," Cullen Recruitment Consulting (2002), 40~41.

14) Tracy A. Cox, "Meeting the Nursing Shortage Head On: A Roundtable Discussion," Healthcare Financial Management (March 2003), 52~60.

15) Charlotte Garvey, "The Next Generation of Hiring Metrics," HR Magazine (April 2005), 71~76.

16) W. J. Manning and Joyce R. Lopez, "New Concerns About Immigration Procedures Merit Review of I-9 Requirements," Jackson/Lewis, http://www.jacksonlewis.com/legalupdates/articles.cfm-aid=77.

17) Betty R. Kupperschmidt, "Unlicensed Assistive Personnel Retention and Realistic Job Previews," Nursing Economics (November/December 2002), 279~283.

18) David Aarnold and John Jones, "Who the Devil's Applying Now- Companies Can Use Tests to Screen Out Dangerous Job Candidates," Security Management (March 2002), 85.

19) "2001 AMA Survey on Workplace Testing," AMA Research, http://www.amanet.org/research.

20) Melinda S. Monson, "Should You Hire That Nurse?" Nursing Magazine (October 2001), 21.

21) Caroll Lachnit, "Why Ethics is HR's Issue," Workforce (March 2002), 10.

Chapter

7

보건의료 조직관계와 종업원 유지

학습 목표

- 종업원과 보건의료기관과의 관계에 영향을 미치는 요인들을 설명할 수 있어야 한다.
- 보건의료기관을 운영함에 있어서 종업원 유지의 중요성을 논의할 수 있어야 한다.
- 종업원이 자발적으로 조직을 떠나는 공통적인 이유를 확인할 수 있어야 한다.
- 다양한 조직의 유지 결정요인을 정의할 수 있어야 한다.
- 조직의 이직 비용을 계산하는 방법을 설명할 수 있어야 한다.

보건의료 인적자원 사례고찰(Healthcare HR Insight)

거주형 요양 시설의 유닛 감독관(unit supervisor) 산모가 두 번째 아기를 출산했다. 만약 그는 파트 타임으로 일을 나갈 수 있도록 배려해 주거나 다른 하프 타임 감독관과 일을 분배해 달라고 요청한다면, 그 일로 인해 직장을 그만두게 되거나 신상의 피해를 입지 않을까 전전긍긍했다.

거주형 요양시설은 과거부터 계속 비전통적인 작업 일정을 수용하는 분위기가 아니었다. 하지만 그녀는 자녀를 양육하면서 가족을 부양하는 데 필요한 사항들을 충족시키려고 노력하면서 풀 타임으로 일을 하는 것은 분명히 어렵고 갈등을 일으키기 때문에 두 가지 요구 모두 균형을 맞추는 것이 그녀의 능력에도 부정적인 영향을 줄 것이라는 점을 알고 있었다.

보건의료기관들은 일반진료, 장기 케어 시설, 거주치료 시설 등 다양하고 광범위한 직위와 역할을 수행하기 위해 헌신적인 종업원을 고용하여 환자를 돌보는 데 노력하여 왔다. 그러나 보건의료 분야에서 일하는 개인들 또한 시간, 에너지, 집중적인 투자를 해야 하는 개인적인 삶도 중요하다.

대부분의 성공적인 보건의료 기관들은 직업-생활 사이의 균형 맞추기의 중요성을 역설한다. 사실 포춘지가 선정한 "일하기에 가장 좋은 100대 기관들" 중의 하나로 각광받았던 마요 클리닉과 같은 보건의료 기관들은 종업원이 직업-생활에 균형을 맞추는 문제에 대해 해결책을 찾는 데 골몰했다.[1)] 그들은 직업-생활 균형을 그들의 문화와 효과적으로 접목시키고, 문화를 지원하고 유지하는 HR 지침을 이행함으로써 이 문제를 해결했다.

보건의료 기관들은 종업원 모집 및 보유를 성공적으로 유지시키는 것이 어려운 일이라는 것을 인식하고 있다. 중요한 핵심적인 사항은 종업원이 떠나고 싶어하지 않는 환경과 문화를 만들고 유지하는 것이다. 그렇지 않으면, 많은 보건의료 분야의 고용주들이 이룩한 종업원 모집의 성과는 쓸모 없게 되고 말 것이다.

위에서 언급한 예가 시사하는 바는 직업-생활 균형을 지탱할 줄 수 있는 문화적 변화를 자극하기 위해서는 종업원의 업무와 조직의 핵심인물의 태도를 변화시킬 정책이 필요하다는 점이다. 조직은 다음 사항들을 조사할 필요가 있다.

① **작업과정** : 의무와 책임을 어떻게 위임하는가

② **기술** : 재택작업 지원과 작업에 소요되는 불필요한 시간을 줄이는 기술

③ **HR 시스템** : 종업원 모집, 평가(appraisal), 성공적인 기획, 훈련(training)에 대한 접근 등은 직업-생활 균형 목표를 지원해 주도록 해야 한다.

가장 중요한 것은 조직은 최고 경영진, 개별 종업원, 운영 관리자 등의 훈련을 평가할 필요가 있는 것이다. 그렇게 함으로써 이들 세 그룹들은 이슈와 우선순위(priorities) 그리고 직업과 생활 사이의 균형 문화를 확립하기 위해 필요한 방법 등을 이해하고 서로 협력하고 제휴하게 된다.[2)]

많은 보건의료 분야의 고용주들은 종업원 유지 노력을 경주하는 데 있어서 상당한 진척을 보이기 시작했다. 그 예들은 다음과 같다.

- 네브라스카 주 그랜드아이랜드(Grand Island)의 Saint Francis Medical Center는 최근 몇 년 동안 지원자의 폭발적인 증가와 이직률의 급격한 감소를 보고했다.[3)]
- 워싱턴 D.C의 국립 소아메디컬센터(Children's National Medical Center)는 최근 RN의 결원율이 4%에 불과하다고 보고했다. 이는 26%의 결원율에서 상당히 감소한 것이다.[4)]
- 자체 진단 설비를 갖춘 대형 특수 진료소인 미네소타(Minnesota) 주 세인트 폴(St. Paul) 시의 서미트 정형외과(Summit Orthopedics)는 한 때는 충원하기에 불가능하다고 여겨졌던 방사선 기술직에 대해 최근 0%의 결원율을 보고했다.[5)]

이러한 사례들은 사안이 중요한 종업원 부족 문제를 성공적으로 다루려고 고군분투했던 보건의료조직들의 수많은 성공 사례 중의 일부이다. 그러나 종업원 모집 목표가 충족되자, 이제는 초점이 종업원 보유 쪽으로 옮아갔다.

모든 유형의 유능한 종업원을 보유하는 것은 모든 보건의료 제공자들에게 요구되는 핵심적인 사항이다. 노동인력이 고령화되고 졸업생 인력 풀이 감소함에 따라 보건의료 전문가들을 채용하는 일이 힘들어졌기 때문에 보건의료 제공자들은 현재의 보건의료 전문가들을 확보하는 데 관심을 집중시킬 수밖에 없다.

1. 개인 · 조직 관계

보건의료기관들은 장기적으로 볼 때, 경제적 성공은 종업원들이 직무를 성공적으로 완수하는 데 필요한 적절한 능력과 동기를 가지고 노력하고 있는가에 달려 있다. 장기간에 걸쳐 성공을 거둔 기관들을 보면 어떤 일을 수행하는 데 개인 간의 관계가 중요하고 이를 적절히 관리되어야 한다는 것을 알고 있었다는 점을 발견할 수 있다.

한 때는 하나의 보건의료 기관에 충성을 다 바치고 오랜 시간 근무 하는 것이 적합한 개인 · 조직 관계로 여겨졌다. 최근에 종업원들이 더욱 빈번하게 이직을 하게 되자, 충성심과 장기 근속에 대한 변화의 조짐이 눈에 띄게 나타났다. 여섯 명 중의 한 명 꼴로 현재의 직장을 떠날 준비가 되어 있는 것으로 추정된다.[7)]

인적자원관리협회(Society for Human Resource Management)의 한 연구에 의하면, 모든 종업원 중에서 75%가 새로운 기회를 찾는 데에 흥미를 보인다는 점이 밝혀졌다. 이렇게 응답한 세 가지 핵심적인 이유는 보다 나은 보상, 보다 나은 경력기회에 대한 열망, 현재의 직장에 대한 불만 등이다.[8)]

(1) 심리적 계약(Psychological Contract)

조직과 맺는 종업원의 관계를 논의할 때, 유용한 한 가지 개념은 심리적 계약이다. 이는 종업원과 고용주가 그들의 직업관계의 본질에 대해 갖게 되는 암묵적 기대(unwritten expectation)를 말한다. 심리적 계약은 그 본질상 개별적이고 주관적이기 때문에 그것은 종업원이 분명하게 규정할 수 없는 "공정성"에 대한 기대에 초점을 맞춘다.

임금 · 수당 · 종업원 생산성 · 출근 등과 같은 유형적인 항목과 충성심 · 공정한 대우 · 그리고 직무의 안정성 등과 같은 일부의 무형적인 항목(intangible items) 모두 모든 유형의 보건의료조직의 종업원과 고용주 사이의 심리적 계약에 포함되어 있다.

1) 심리적 계약의 변화

심리적 계약의 내용은 여러 해에 걸쳐서 변화되어 왔다. "좋았던 옛 시절에" 종업원은 봉급 인상, 광범위한 수당, 조직 내의 승진 등을 제공하는 안정적인 직장에 대해 그 대가로 자신들의 노력과 능력을 바쳤다. 그러나 보건의료 기관들이 구조 조정되고 장기간 충성을 바쳤던 노동자를 해고함에 따라 많은 수의 종업원들이 그들의 고용주에게 충성을 바쳐야 하는지에 대해 점차 의문을 갖게 되었다.

심리적 계약과 밀접히 연관되는 것은 심리적 소유권(psychological ownership)의 개념이다.[9] 개인들은 자신들이 통제권을 일부 지니고 있으며 조직에 대한 권리를 인지했다고 느낄 때, 그 조직에 더욱 헌신하게 되는 것 같다.

심리적 계약은 변모를 거듭하는데, 이는 조직이 단지 업무를 수행하는 개인들을 고용하는 것에서부터 결과를 산출하도록 개인들을 고용하게 만드는 조직의 발전을 반영하고 있다. 단지 명령을 따르게 하고 제시간에 업무를 수행하는 종업원에게 봉급을 주기보다는 점차적으로 고용주들은 종업원에게 조직의 성과를 달성하기 위해 그들의 기술과 능력을 활용할 수 있도록 기대하고 있다. 그림 7-1에서 알 수 있듯이 종업원과 고용주 모두는 새로운 심리적 계약의 영향을 받고 있다.

고용주 제공	종업원 헌신
• 경쟁적인 보상과 수당 • 경력개발 기회 • 직장과 가정생활의 조화를 위한 유연성	• 지속적인 기술 향상 • 조직에 대한 합리적인 시간 준수 • 필요 시 초과근무

그림 7-1 새로운 심리적 계약

(2) 개인 · 조직 관계에 영향을 주는 요인들

개인과 보건의료조직 사이의 관계는 외부 세력의 영향을 받는다. 가장 큰 영향 4가지는 경제적 변화 · 세대 차이에 의한 기대 · 충성심 · 변하고 있는 여성에 대한 직업 기대이다. 이들 요인들은 수많은 방식으로 심리적 계약에 영향을 미친다.

1) 경제적 변화

종업원 기대에 영향을 미치는 한 가지 주요 요인은 경제의 흥망성쇠이다. 일부 개인들은 기술직 · 판매직 · 부동산 경력 등을 선택했다. 이 분야에서 개인들은 높은 초기 급여, 유연한 작업일정, 느슨하고 편안한 작업장, 빈번한 승진 등을 기대할 수 있다. 이들 개인들 중 많은 숫자가 그들의 직업을 결정했을 때, 보건의료 분야의 작업장은 매력적으로 비치지 않았다.

많은 판매 및 기술직과 대조적으로 보건의료분야의 직업들은 1주일 내내 24시간 서비스가 요구되고, 어떤 때는 고도의 기술이 요구되며, 또한 인간적인 접촉이 많이 가는 케어로 인해 스트레스를 많이 받는 직종이다.

2) 세대 차이에 의한 기대

세대가 변화함에 따라 개인들에 요구되는 기대도 달라진다는 점이다. 이러한 변화 중에 많은 부분은 관심의 대상이 되며, 다양한 연령 집단에서 개인에 대한 세대별 정보가 제공될 수 있다는 것을 인식하고 있어야 한다. 보편적인 세대별 분류의 일부는 다음과 같다.

- 장년기 세대 : 1945년 이전 출생자
- 베이붐 세대 : 1945~1965년 사이에 태어난 사람
- X세대 : 1966~1980년 사이에 태어난 사람
- Y세대 : 1980~1990년 사이에 태어난 사람

여기에서는 인용된 세대들에 대한 특징들을 알아보기보다는 기대에 대한 세대 내에서의 차이뿐만 아니라 세대 간의 차이를 강조하는 것이 훨씬 더 중요하다. 보건의료 분야의 고용주들에게 상이한 기대치는 문제를 제기한다. 예를 들어 베이비 붐 세대와 장년층은 안전과 경험에 관심이 많다. 반면, 보다 젊은 Y세대는 "왜"라고 묻는 세대로 비춰진다. 이들은 신속한 보상을 기대하고, 매우 적응력이 뛰어나며, 왜 관리자와 조직이 그들이 해야 할 결정을 내리는지에 대해 끊임없이 질문하는 경향을 보인다.[10)]

또한 X세대와 Y세대를 지시하는 장년층 관리자와 나이가 자기보다 많고 경험이 많은 베이붐 세대의 사람들을 감독하는 X세대 관리자들의 역학관계에 대해 생각해 볼 필요가 있다. 이들 세대 간의 차이는 다양한 개인들이 갖는 경험의 차이 때문에 계속적으로 문제를 제기하고 조직 내에 갈등을 만들어 낸다. 가장 일반적인 차이를 가져오는 영역 중의 하나는 조직에 대한 충성심에서 엿볼 수 있다.

3) 충성심

종업원은 고용주와의 심리적 계약을 믿고 있으며 고용주가 자기들과 "합의"한 내용에 대해 지켜 줄 것으로 기대하고 있다. 대부분의 종업원은 안전과 안정, 흥미 있는 작업, 존경하는 감독자, 타인에 비해 경쟁력 있는 봉급과 수당을 원한다.

이러한 항목들이 제공되지 않았을 때, 종업원은 조직의 작업 수행에 대해 그들이 기여할 필요성을 점점 덜 느끼게 된다. 또한 조직들이 합병하고 엄청난 숫자의 종업원이 해고되며 일을 외부에 맡기고 많은 임시 및 파트 타임 노동자들을 이용할 때, 종업원은 자신의 직업이 불안정한 것에 대한 반응으로 고용주에게 충성을 바칠 이유를 점점 더 발견하지 못하게 된다.

보건의료 분야의 고용주들은 어떤 유형의 노동 시장에서든, 특히 경쟁이 치열한 노동 시장에서, 핵심 인력의 이직은 종업원의 충성심이 낮을 때에 더욱더 빈번하게 발생한다는 사실을 알게 되었다. 그러므로 충성심이 많고 헌신적인 노동력을 보유하는 것이 중요하다.

종업원의 충성심에 영향을 미치는 한 가지 중요한 조직의 가치는 신뢰(trust)이다. 관리자와 동료(coworker) 그리고 조직의 공정시스템을 신뢰하고 있는 종업원은 여간해서 현재의 고용주를 떠나려고 하지 않는다. 간호 잡지가 시행한 한 조사에 따르면, 예전의 고용주를 떠난 RN의 주요한 이유 중의 하나는 경영진에 대한 신뢰와 확신(confidence)의 부족이었다.[11)]

4) 여성에 대한 직업 기대(Career Expectations for Women)

세대간 차이와 밀접하게 연관되는 것은 변화하고 있는 여성에 대한 직업 기대이다. 많은 여성들이 과거 세대보다 더 많은 직업 기회를 가진다. 고용주의 특성뿐만 아니라 작업의 설계와 특성 등은 보건의료기관에 고용되고 싶은 여성의 의지에 영향을 미칠 수 있다.

어떤 면에서의 병원과 너싱홈은 일하고 싶은 매력적인 장소로 보이지 않는다. 왜냐 하면 시간은 예측할 수 없고, 직무는 위험하고 육체적으로 혹사시키며, 종업원들은 의사와 경영진으로부터 존경을 얻는 데 실패하기 때문이다.[12)]

2. 직무만족과 조직몰입

가장 근본적인 의미에서의 직무만족은 적극적인 감정상태를 의미하며, 이는 각자의 직무경험을 평가함으로써 알 수 있다. 직무불만족은 이러한 기대가 나타나지 않을 때에 발생한다. 예를 들어 만약 실험실의 연구원은 깨끗하고 안전한 작업환경을 기대하지만, 실험실이 더럽고 위험할 정도로 안전하지 못한 경우라면 그 연구원은 실망하게 될 것이다.

때때로 언급되는 직무만족의 범위는 일 · 봉급 · 승진 기회 · 감독 · 동료 등을 포함한다. 직무만족은 최근 퇴조하는 기색을 보이고 있는데, 1만 명에 대한 10년간의 연구 결과에서는 종업원/고용주 관계의 여러 요인들이 직무만족의 퇴조를 가져오는 주요 원인이라는 사실을 밝히고 있다.[13)]

더욱 늘어나는 작업량, 점점 줄어드는 경영진과의 전통적인 서열 관계, 유대관계의 축소, 장기간 보상에 대한 불확신 등이 가장 빈번하게 인용되는 이유들이다.

개별 종업원의 직무만족을 예측할 수 있는 명확한 지표가 있는 것도 아니고, 게다가 생산성과 직무만족 사이의 관계가 분명한 것도 아니다. 핵심적인 요인은 종업원이 직무를 통해 기대하고 있는 것이 무엇이며 종업원들이 그들의 직무를 통해 보상 받고자하는 것이 무엇이냐 하는 것이다.

비록 직무만족은 그 자체로도 흥미롭고 중요하지만, 아마도 "본질"은 직무만족이 조직몰입(organizational commitment)에 영향을 미친다는 것이고, 직무몰입은 종업원의 이직과 조직의 업무수행에 영향을 끼친다는 것이다.

그림 7-2에서 설명하고 있듯이 개인의 능력 · 동기 · 지원이 직무로 이전된다. 개인의 상호작용과 직무가 어떻게 다양해지는가에 근거해서 직무만족 혹은 직무불만 그리고 조직몰입 정도가 나타난다. 그러한 두 가지 요인, 즉 직무만족과 조직몰입은 개인과 조직의 업무 수행에 영향을 미친다.

(1) 조직몰입 (Organizational Commitment)

종업원들이 조직에 헌신한다면 더욱 높은 생산성을 올릴 수 있을 것이다. 조직몰입은 종업원이 조직의 목표를 믿고 수용하여 조직에 머무르고자 하는 마음을 갖게 한다. 그들의 직무에 비교적 만족을 하는 사람들은 조직에 더욱 몰입할 것이다. 또한 조직에 몰입하는 사람들은 더욱 큰 직무만족을 얻을 가능성이 높다.

조직몰입의 논리적 확장은 조직몰입 요인들에 주안점을 두게 되는데, 조직몰입 요인들이 시사하는 바는 조직에 머물거나 떠나기로 결정한다면 이는 결국 종업원 결근과 이직관련 통계에 반영된다는 점이다. 조직의 직무에 만족하지 않거나 조직에 헌신하지 않는 개인들은 결근을 통해 일시적으로 조직으로부터 멀어지거나 아니면 이직을 통해 영구적으로 그 조직을 떠나게 된다.

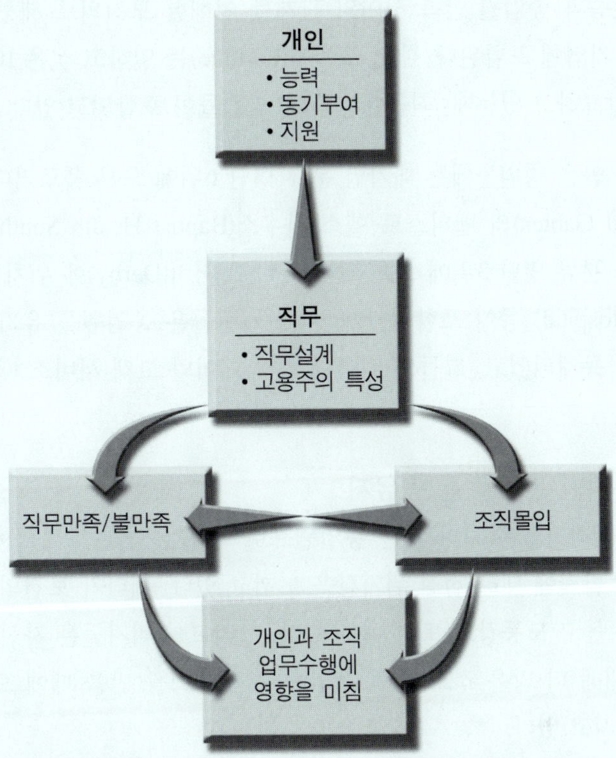

그림 7-2 업무수행에 영향을 미치는 개인과 조직의 특성

3. 인적자원의 유지

종업원 유지는 몇 가지 이유 때문에 보건의료 기관의 주요한 관심사가 되었다. 고용된 모든 보건의료 분야의 종업원은 본인이 빠지면 모집 · 선발 · 훈련을 해야만 하는 노동자를 의미한다. 또한 조직 및 개인의 업무수행은 그들의 직무, 동료, 조직의 서비스, 환자 혹은 고객을 잘 아는 종업원과 계속해서 일을 같이 해 나갈 때 향상된다.

종업원이 계속해서 일하고 있으면 다른 종업원들에게 좋은 이미지를 제공하고 종업원들에게 매력적인 직업으로 느끼게 하여 계속 남아 있도록 한다. 또한 환자의 만족과 종업원 유지 사이에는 서로 밀접하게 연계되어 있다. 종업원 만족은 아마도 환자/고객 만족의 수준에 영향을 미치고 있는 것 같다.[14)]

환자의 만족과 종업원 만족 사이의 관계를 이해한 보건의료 제공자들이 국가 100대 우량 기업에 포함된다. 매년 포춘지(Fortune)는 일하고 싶은 100대 우량 기업 명단을 발표하고 있는데, 최근에는 많은 병원들이 포함되고 있다.

그 영예를 안은 병원들에는 대기업 분류 명단 6위에 오른 플로리다 주 코럴 게이블즈(Coral Gables)의 뱁티스트 헬스 사우스(Baptist Health South) 병원과, 중소규모 기업 분류 명단 3위에 오른 코네티컷 주 더비(Derby)에 위치한 그리핀 병원(Griffin Hospital) 등이 포함되었다. 이들 기관들은 종업원을 유지하는 그들의 역량 때문에 등재되었고, 그들의 뛰어난 환자 케어와 고객 서비스 때문에 인정을 받았다.[15)]

1) 지속적인 관심을 통한 유지

보건의료 관리자들은 보다 적은 종업원으로 더 많은 환자를 보호해야 하는데, 어떻게 해야 할지에 대해 점점 위기감을 느끼고 있다. 게다가 보건의료산업 분야의 이직률은 높고 노동강도 또한 매우 높다. 그리고 소비자들은 자신들의 보건의료 선택에 대해 더 많은 정보를 얻고 있으며, 서비스를 받을 때에 요구사항들이 더욱더 강해지고 있다.

소비자들은 자신들의 지식을 바탕으로 보건의료 종업원, 특히 환자들과 가장 많은 접촉을 하는 간호원들에 대해 더 많은 요구를 하고 있다. 이렇게 늘어난 요구사항 때문에 엄청난 스트레스가 발생하고, 따라서 보건의료분야 종업원들은 스트레스를 덜 받는 직업을 구하게 된다. 그러한 점 때문에 보건의료분야 기관들과 관리자들은 종업원 유지가 인적자원관리의 지속적인 강조사항이란 점을 인정한다.

2) 감독 및 관리수단을 통한 유지

종업원 유지의 중요성을 알려 주는 또 다른 징후는 점점 더 많은 보건의료 분야의 고용주들이 종업원 유지는 감독자와 관리자가 담당해야 될 중대한 책임으로 인식했다는 점이다. 보다 직접적으로는 보건의료 기관들은 관리자와 감독자를 평가할 때, 예산편성과 안전수칙 준수 및 운영 기능 등에 대해서뿐만 아니라 어떻게 노동자를 효과적으로 모집하고 보유할지에 대해서도 중요하게 생각하게 되었다.

윤리준수

보건의료조직이 윤리적 기준을 잘 준수하면 종업원들을 유지시키는 데 도움이 된다. 종업원들은 고용주들이 윤리적 기준을 잘 준수하고 있는지를 이미 잘 알고 있다. 하지만, 종업원들은 자신들이 근무하고 있는 기관이 윤리적 딜레마에 빠지거나 준수해야 할 윤리적 의무사항들을 무시한다는 사실을 알게 되면 조직에 바치는 헌신은 심각한 손상을 입게 될 수도 있다.

약사나 의사와 같은 보건의료 분야 전문가들은 그들의 직업상 자격증 혹은 면허가 요구되기 때문에 지켜야 할 윤리적 기준들을 갖고 있다. 이들 인력들은 직업윤리 실천강령을 지킬 수 있도록 도움을 주는 기관들과 일하기를 원한다.

병원 · 클리닉 · 너싱홈이 비윤리적이거나 부적절하다고 생각하는 종업원들은 그들의 직업적인 입장에 어떻게 영향을 미칠지에 대해 걱정한다. 이러한 우려는 종업원으로 하여금 쉽게 이직에 이르게 한다.

(1) JCAHO와 유지(Retention)

많은 JCAHO(The Joint Commission on Accreditation of Healthcare Organizations)의 HR 표준들은 유능한 종업원의 보유를 강조한다. JCAHO는 보건의료기관이 그들의 임무를 완수하고 환자들이 필요한 사항을 제공하는 역량은 자격을 갖춘 유능한 종업원을 조달할 수 있는가와 직접적인 관련이 있다는 점을 인정했다. 각각의 보건의료 공급자는 자체 종업원 운용 계획을 완수하기 위하여 적재적소에 배치할 수 있는 적절한 숫자의 종업원을 반드시 확보해야 한다.[16)]

대규모 보건의료기관에서는 종업원 유지에 최고의 우선 순위를 부여하고, 거기에만 집중적으로 책임이 부여되며 또한 종업원 확보에 필요한 노력에 초점을 맞추는 HR 부서 책임자를 두고 있다. 자체 종업원을 확보하는 데 최고의 우선순위를 두는 일부 보건의료기관에서 HR 전문가는 종업원 유지 프로그래밍에 집중적인 노력을 기할 수 있다.

(2) 종업원 유지의 결정 요인(Retention Determinants)

광범위한 연구와 보건의료기관의 고용주와 종업원들이 직면한 상황들을 검토해본 결과, 종업원 유지에 영향을 미치는 일부 공통적인 영역이 존재한다는 사실을 발견하였다.

그림 7-3에 설명되어 있다시피 중요하고 광범위한 조직상의 일부 유지 구성요소들이 존재한다. 그러한 조직상의 구성요소들이 적절하게 개인들에게 전달된다고 가정한다고 해도, 유지에 영향을 미치는 다른 요인들이 존재한다. 종업원을 대상으로 조사해 보면 경력 기회와 보상이 유지를 결정짓는 가장 중요한 두 가지 요인이라는 점이 일관성 있게 나타난다.

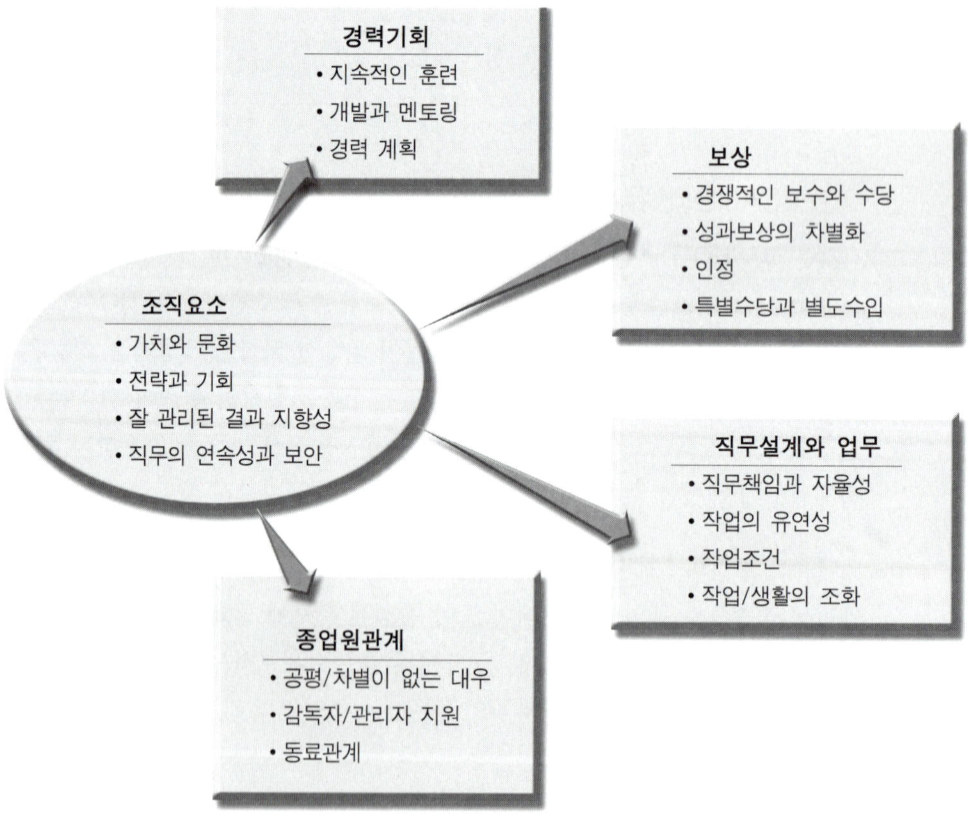

그림 7-3 종업원 유지 결정요인

마지막으로 직무 설계/작업 요인들과 종업원이 조직 내부의 다른 사람들과 공정하고 도움이 되는 관계를 맺는 것 또한 종업원 유지에 기여한다.

만약 이 구성요소들이 개별 종업원의 기대를 충족시켜 준다면, 이직률을 감소시키는 역할을 하여 종업원의 유지는 증가하게 된다.

(3) 조직의 구성요소 (Organizational Components)

개인들이 고용주 곁에 머물거나 떠나려는 결정에 영향을 미치는 많은 조직상의 요인들이 존재한다. 일반적으로 적극적이고 독특한 문화와 가치를 지니는 조직은 이직하는 사람들이 훨씬 적다.

1) 조직문화와 가치

조직문화는 조직의 구성원들에게 의미를 부여하고 행위에 대한 규율을 제공하는 공유된 가치와 신념을 유형화한 것이다. 이들 가치가 가지는 고유한 속성은 조직의 방식, 조직구성원들의 자기성찰, 목표달성을 위한 기회 규정, 기획전략 등에 내재되어 있다. 개성이 개인을 구체적으로 형상화하는 것과 마찬가지로 조직의 문화도 그 구성원의 반응을 형상화하고, 조직이 할 수 있는 것과 하고자 하는 것이 무엇인지를 규정해 준다.[17)]

조직자체의 문화와 가치로 잘 알려진 한 건강시스템은 마요클리닉(Mayo Clinic)이다. 마요클리닉은 고객에게 서비스를 제공하고 HR 노력을 통해 종업원을 확보하는 데 있어서, 고품격의 환자 케어를 제공하고 최고의 종업원을 유지하는 데 그 가치를 두려고 많은 노력을 하였다. 이러한 노력을 통해 마요클리닉은 종업원을 확보할 수 있었고, 보건의료 산업에서 종업원을 "골라서 채용하는 고용주"로 잘 알려져 있다.

2) 직무의 연속성과 안전성 (Continuity and Security)

많은 보건의료기관의 종업원들은 과거 10년 동안 직무의 안전성에 위협을 받아왔다. 축소(downsizing), 해고(layoff), 합병과 인수(mergers and Acquisitions ; M&A), 그리고 조직의 구조조정 등은 종업원 유지와 그들의 충성심에 많은 영향을 미쳤다. 또한 동료 노동자들이 해고되고 일자리가 줄어들게 되자, 현재 일을 하고 있는 종업원의 불안강도(anxiety level)도 높아졌다. 결과적으로 종업원들은 그들도 이들과 마찬가지로 해고되기 전에 이직할 생각을 하기 시작했다. 하지만 직무의 연속성과 안전성이 높은 조직에서 일하는 종업원들은 훨씬 더 높은 유지 비율을 보여 주고 있다.

(4) 경력개발 기회 (Organizational Career Opportunities)

모든 유형의 직업에 근무하는 종업원들은 지속적으로 경력 기회와 자기개발 노력을 추구하는데, 이는 종업원 유지에 영향을 미친다. 경력개발과 승진기회는 기술직 전문가들과 30세 이하의 노동자들에게 더욱 절실해서 보상보다 우선순위가 앞선다.

1) 경력개발

조직에서 경력개발을 다루는 방식은 수없이 많다. 많은 보건의료 고용주들이 제공하는 전형적인 수당인 수업료 보조 프로그램을 통해 종업원들은 추가의 교육기회와 훈련 기회를 갖게 된다. 수업료 보조 프로그램에 참여하는 종업원들은 그렇지 못한 개인들보다 훨씬 높은 보유율을 지녔음이 밝혀졌다. 그러나 단지 그러한 프로그램을 제공하는 것만으로는 충분하지 않다.

조직은 종업원들이 새로이 습득한 지식과 능력을 조직 내에서 활용할 수 있는 방법들을 찾아야 한다. 그렇지 않으면, 종업원들은 자신들의 증대된 "가치"가 인정받지 못하고 있다고 느끼기 때문에 그들의 새로운 역량을 다른 고용주에게 빼앗길 가능성이 높다. 총체적으로 조직은 경력개발 노력을 통해 종업원의 기대, 즉 고용주가 종업원들이 지닌 지식 · 기술 · 능력 등을 활용하도록 노력하고 있다는 기대를 충족시키는 방향으로 나아가도록 해야 한다.

효율적인 경력개발 프로그램을 운영하고 있는 한 예로서 하와이의 퍼시픽 재활병원을 들 수 있다. 이곳의 임상능력 성취 수준과 봉급 상승은 상호 긴밀하게 연관되어 있다. 그들이 운영하는 프로그램에 따르면 임상자격증(clinical certifications)에 진전이 있으면 종업원은 보상받는다.

그 프로그램은 치료사와 간호사에게도 개방되어 있다. 프로그램을 시행한 결과, 거기에서 일하는 간호사와 치료사가 자신들의 직업분야와 지역사회에서 지도적인 역할을 발휘하는 것으로 그 병원은 보고하고 있다.[18]

2) 경력계획 (Career Planning)

보건의료기관들은 공식적으로 경력계획에 상당한 노력을 투입함으로써 종업원 유지를 증대시켰다. 종업원과 그들의 관리자들은 조직 내의 경력 기회에 대해서 그리고 어떤 경력개발 활동이 종업원의 잠재적 능력을 고양시킬지에 대해서 서로 토론을 한다.

직위공모 프로그램(job posting program)은 부서 내 그리고 부서 간의 이동과 승진을 조장하기 때문에 보건의료기관에는 특히 효율적인 HR 프로그램임이 입증되었다. 이들 프로그램 덕분으로 종업원들은 현재 근무하고 있는 조직을 떠나지 않고서도 새로운 기회를 얻을 수 있게 되었다.

(5) 보상과 유지(Rewards and Retention)

사람들이 일할 때에 받게 되는 구체적인 보상은 급여 · 인센티브 · 수당 등의 형태로 제공된다. 이런 보상은 개인들이 그들의 재정적인 의무를 충족시킬 수 있도록 그들에게 경제 수단을 제공하는 것이다.

HR 전문가가 수행한 많은 조사와 그들이 겪은 경험을 통해, 종업원 유지를 위한 핵심 요인 중의 하나는 경쟁력 있는 보상 관행을 확립하는 것이라는 점이 밝혀졌다. 많은 관리자들은 경제적 보상이 일차적인 유지 요인이라고 믿고 있으며, 많은 종업원들은 그들이 고용주를 떠날 때보다 나은 급여 혹은 더 높은 보상을 그 이유로 삼고 있다.[19] 그러나 실제는 좀 더 복잡하다.

급여와 수당은 경쟁력이 있어야 한다. 즉 이 말은 급여와 수당이 다른 고용주가 제공하는 것과 개인들이 그들의 역량 · 경험 · 성과와 일치한다고 믿는 것에 "매우 근접해 있어야 한다."는 것을 뜻한다. 만약 보상이 근접(시장의 10% 이내로 종종 정의된다)하지 않는다면, 이직률은 더 높아질 가능성이 크다.

이는 시간 당 15달러 이하의 낮은 급여를 받는 개인들에게 주로 적용된다. 간단히 말해 생계비와 경제적인 압박 요인으로 인해 그들에게 급여를 얼마나 받는지가 절실해진다. 그러므로 만약 저임금 노동자들이 다른 곳에서 시간당 1달러 남짓을 더 벌 수 있거나 혹은 가족건강 수당범위를 더 많이 얻을 수 있다면 그들은 아마 그 직장을 떠날 것이다.

그러나 이보다 훨씬 더 많은 급여를 받는 개인, 특히 6만 달러 이상의 급여를 받는 개인들의 경우, 종업원 유지는 상대적으로 경쟁력 있는 보상에 의해 영향을 받게 된다. 다른 고려사항들도 직장에 머물거나 떠나는 결정에 영향을 미치는 요인이 될 수 있다. 사실 경제적인 이유 때문에 일부 사람들이 직장을 떠나는 이유가 되기도 하지만, 다른 요인들 때문에 많은 사람들이 그 직장에 계속 남아 있게 된다.

1) 경쟁력 있는 수당(Competitive Benefits)

종업원 보유에 영향을 미치는 또 다른 보수 문제는 경쟁력 있는 수당 프로그램을 갖는 것이다. 고용주가 주로 제공하는 건강보험, 정년, 수업료 보조, 기타 수당들은 중요하며, 고용주들은 또한 수당의 유연성이 종업원 유지에 도움을 준다는 점을 인식하기 시작했다.

종업원들이 주어진 재정의 한도 내에서 어떤 수당을 원하는지, 또 얼마나 원하는지 등을 선택하게 한다면, 종업원들은 "다양한 선택" 기회를 갖게 될 것이고 그들이 원하는 바가 무엇인지에 따라 그들의 수당을 맞추게 할 수 있다. 예를 들어 다른 기관에 근무하고 있는 배우자로 인해 이미 건강보험 수혜를 받고 있는 기혼 노동자의 경우는 추가의 생명보험을 구매하려고 할 것이다.

2) 특별 수당(benefit)과 별도 수입(Perk)

수많은 보건의료 고용주들은 종업원을 유인하고 보유하기 위해 광범위한 특별 수당과 별도 수입을 이용하여 왔다. 보다 건설적인 특별 수당과 별도 수입은 종업원들의 삶을 편리하게 해줄 수 있도록 주간보호센터, 미용실, 우체국, 세탁소 등에 대한 이용접근성을 제공해 주는 것 등이 포함된다.

보건의료 분야의 고용주들은 이러한 특별 수당과 별도 수입을 제공함으로써 종업원들이 일을 끝낸 다음, 개인적인 잡일에 보내는 시간을 줄일 수 있기를 희망한다. 그리하여 그들이 더 오랫동안 근무할 수 있는 분위기를 제공해 주는 바람직한 고용주로 비춰지기를 바란다. 근무시간 자유선택제 · 특별보너스 · 재배치 비용보상 등은 인원부족이 아주 심각한 분야의 종업원, 특히 RN, 치료사나 약사 등에게 빈번하게 제공된다.[20)]

3) 보상의 차별화

종업원들은 그들에게 돌아오는 보상이 성과에 근거하여 남들과 차별화되기를 원한다. 예를 들어 만약 종업원이 노동생산성이 더 낮고 보다 빈번히 결근하며 노동시간이 더 적은 사람들과 거의 동일한 봉급 상승과 총 임금을 받는다면, 보상에서 차별화의 부재는 "불공평"하다는 느낌을 가져오게 될 것이다. 이러한 불공정함으로 인해서 개인들은 더 많은 돈을 지불하고, 성과에 따라 차별화된 보상을 지불하는 다른 직장을 구하고자 결심할 수도 있다.

보건의료기관들이 그들의 종업원을 조사했을 때, 그 중 많은 기관들이 확인한 사실은 종업원들이 급여를 결정하기 위해 이용되는 절차보다는 급여의 수준에 더 만족한다는 사실이다. 그 점이 보건의료기관의 성과관리체계와 성과평가 과정이 보상 확대와 반드시 연계되어야 하는 이유가 된다. 만약 종업원들이 높은 성과결과를 얻었는데 보상은 남들과 동일하게 변동한다면 그 조직에 머물고자 하는 그들의 욕망은 감소할 수 있다.

개인의 성과와 보상을 연동시키기 위해 점점 더 많은 보건의료기관들이 변동급과 인센티브 프로그램을 이용하고 있다. 이들 프로그램들에서는 별도의 성과를 보상하기 위해 보너스 혹은 총액지급을 제공하고 있다.

비영리 보건의료기관의 변동급 프로그램 도입은 논란이 되어 왔다. 경영진 혹은 의사들에게 변동급을 극단적으로 적용하는 것은 적절하지 않고 또한 보건의료의 비용을 상승할 뿐이라는 비판을 받았다. 그러나 보건의료기관들은 스톡옵션을 포함하여 광범위한 변동급 옵션을 제공할 수 있는 사기업과 동일한 재능을 갖춘 사람을 놓고 경쟁하고 있다.

4) 인정을 통한 보상 (Recognition)

그림 7-4에 설명된 대로, 종업원의 인정은 보상의 한 형태로 구체적일 수도 있고 그렇지 않을 수도 있다. 구체적인 인정은 많은 형태, 즉 개근상 혹은 다른 특별한 상 등으로 나타난다. 또한 인정은 그 본질상 추상적이며 심리적일 수도 있다. 개인들의 특별한 노력과 성과를 알아주는 관리자와 감독관들의 반응은 설령 금전적인 보상이 아니더라도 인정은 필요하다.

예를 들어 많은 너싱홈은 종업원을 계속 유지하기 위한 노력으로 구체적이면서 추상적인 인정을 이용한다. 동료로부터 인정 카드를 받는 종업원들은 뉴스레터를 통해 알리거나 그들을 축하해서 열리는 연회장 등에서 인정을 받는다.[21]

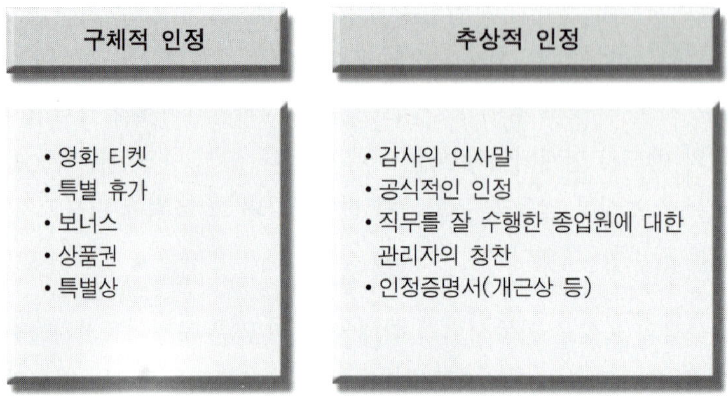

그림 7-4 종업원 인정

(6) 유지와 선발 (Retention and Selection)

종업원 유지는 선발 과정에 의해 영향을 받는다. 선발과정이란 개인과 직무를 매칭시켜 주는 노력이다. 즉 개인이 지닌 지식 · 기술 · 능력을 그들이 수행해야 하는 직무와 요구와 연결하는 과정이다. 많은 기관에서 종업원들이 채용된 지 몇 개월이 지나지 않아 높은 이직률을 보여주는 현상은 선발과정에서 걸러내는 노력이 부족했다는 점을 인식하였다.

각자가 일자리에 배치되면 몇 가지 직무/작업 요인들이 종업원 유지에 영향을 미친다. 개인들은 작업에 많은 시간을 투자할 것이기 때문에, 현재 수행 중인 작업 조건이 양호하길 바라게 된다. 공간 · 조명 · 온도 · 소음 · 배치 · 물리적 요인과 환경적 요인들이 종업원의 유지에 영향을 미치며, 종업원은 현대식 장비와 기술로 작업하기를 기대한다.

추가적으로 사고와 부상의 위험을 나타내 주는 안전한 작업환경도 존재해야 한다. 이는 질병 · 해로운 화학물질 · 방사능 등에 노출로 인해 안전 사고의 위험을 안고 있는 보건의료 고용주에게 특히 절실하다.

4. 일 · 삶의 균형

미국 내 노동력 구성이 변화됨에 따라 개인들은 직무, 가족의 요구, 사생활의 요구 사이에서 균형을 맞춰야 할 필요성이 생기게 되었다. 편부모 가정과 자녀를 가진 맞벌이 부부가 증가하고 노인 가족 구성원들에 대한 근로자들의 책임이 늘어나게 되면서 일과 가정의 역할 사이에 균형을 잡는 것이 매우 어려워질 수 있다. 그러므로 일과 가정 사이의 시간 배정 및 자원과 같은 모든 요인들이 고려되어야 한다.

고용주가 제공하는 일/삶 프로그램은 광범위한 항목을 포함할 수 있다. 일부항목에는 유연한 작업 일정, 직무 공유, 혹은 텔레커뮤팅과 같은 일/직무 선택이 포함된다. 또 다른 면에서는 유연한 수당, 피트니스센터, 자녀보호 혹은 노인부양 지원, 애완동물 보호, 유연한 시간 운영, 병가 등이 포함된다.

아마도 작업 유연성의 최대 편익은 그것이 고용주가 제공하는 일/삶의 노력과 딱 맞아떨어진다는 알 것이다. 이런 모든 편익 제공의 목적은 고용주가 종업원에 대해 세심한 배려를 하고 있으며, 일 · 삶의 요구 사이에 균형을 맞춰야 하는 문제를 인정하고 있다는 점을 종업원들에게 전달하는 것이다.

1) 환자의 케어 욕구와 근무 일정 유연성과의 균형

근무 일정과 작업이 진행되는 방식에서 유연성을 확보하는 능력은 종업원 유지를 위해 더욱 중요해졌다. 최근 실시된 작업과 가족관계 조사에 응한 참여자의 거의 3분의 2는 근무일정의 유연성이 현재 직무에 계속 머물게 하는 데 영향을 미친다고 대답했다.[22)]

보건의료 분야의 전문가들은 근무 스케줄의 유연성을 지적하면서 종업원들이 보건의료 작업장을 떠나는 이유로 병원에서는 근무 스케줄을 쉽게 바꿀 수 없기 때문이라는 사실을 알고 있다.

보건의료 관리자들은 환자들에 대한 케어 제공, 종업원의 요구사항, 작업일정의 유연성 사이에서 균형을 유지해야 되는 필요성을 잘 인식하고 있다. 환자 케어가 반드시 최우선되어야 하지만, 입원 요양소 혹은 응급실과 같은 장소에서는 환자수를 예측하기가 힘들기 때문에 일정을 계획하기가 매우 어렵다.

병원, 클리닉, 개인병원과 치과의원, 너싱홈 등에서 창의적으로 근무일정의 유연성을 제공하는 한 가지 방식은 다양한 근무일정 대안들을 이용하는 것이다. 이들 대안들의 예는 다음과 같다.

① **파트 타임 및 임시 노동자의 활용** : 한 명 혹은 두 명의 풀 타임 노동자를 여러 사람의 파트 타임 및 임시 노동자로 대체할 수 있는데, 이들은 주당 16시간 혹은 그 이상까지 일하는 것이 가능하다. 그러나 환자 케어에 추가 종업원이 필요할 경우에 추가로 시간을 연장할 수 있다.

② **환자 수 예측 및 종업원 운용 모델 개발** : 100%의 정확성을 가지고 예측하는 것은 힘들지만, 일부 보건의료 제공자들은 어떤 부서에 핵심 종업원이 필요한지를 예측하는 능력이 뛰어나다. 연도별 추정, 수술 요구도, 전염성 질환의 계절적 요인 등과 같은 변수들에 근거해서 종업원 운용의 탄력성을 높일 수 있다. 과거 기록을 잘 정리함으로써 얻는 이러한 종업원 운용 모델은 놀라울 정도로 그 정확성을 가지고 있다.

③ **주말 근무** : 많은 보건의료기관들은 주말에만 근무하는 종업원을 둘 수 있다. 한 예로, 캔사스 시의 성누가병원은 주중과 주말에 각기 다른 간호사를 배치하여 운영하고 있다.

④ **부모 역할 수행 근무교대** : 종업원이 일과 삶 사이에서 균형을 이룰 수 있도록 지원하는 노력의 일환으로, 일부 보건의료 기관들은 부모의 교대근무를 운영하고 있다. 이러한 부모의 교대근무는 주중에 아이들을 보호하는 아주 중요한 시간대에 종업원인 부모가 그들의 아이들과 같이 시간을 보낼 수 있도록 운영하고 있다.

클리브랜드 클리닉은 간호사들에게 근무시간에 대한 유연한 스케줄을 제공하고 있는데, 이는 부모들이 하루 8시간 혹은 12시간의 근무시간은 아이에 대한 부모의 역할을 수행하기에는 매우 어렵다고 보았기 때문이다. 따라서 간호사들은 부모 역할을 수행하면서 일에 보다 효과적으로 전념할 수 있도록 2시간에서 6시간의 짧은 교대근무를 선택할 수 있다.

⑤ **내부 인력 운용 풀**(Internal Staffing Pools) : 많은 보건의료기관들은 외부의 임시고용기관을 활용하는 대신에 내부의 종업원 운용 혹은 유동 풀을 개발하였다. 이들 풀을 통해 조직은 환자 케어 수요가 요구하는 만큼 필요한 종업원을 운용할 수 있고 또한 종업원에게 상당한 유연성을 제공할 수 있게 되었다.[23)]

(1) 종업원과 감독관 및 동료와의 관계

종업원 유지에 영향을 미치는 것으로 알려진 일련의 요인들은 조직 내에서의 종업원 관계와 관련이 있다. 보건의료기관들은 어설픈 감독 능력과 태도가 종업원 유지에 어떻게 영향을 미치는지를 오래 전부터 잘 알고 있다. 어설픈 감독관은 그 조직이 기울인 다른 모든 긍정적인 노력을 무산시킨다. 그림 7-5는 감독관이 종업원 유지에 기여하기 위해 무엇을 할 수 있는지를 보여주고 있다.

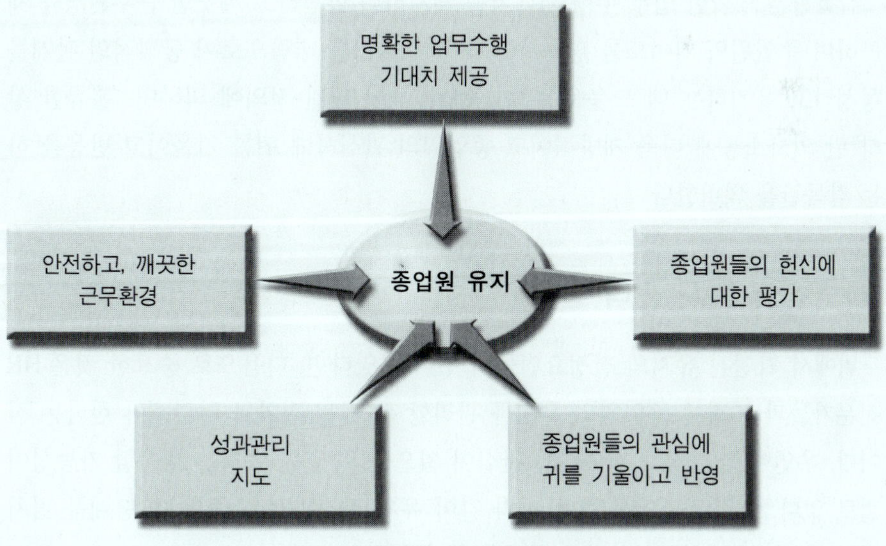

그림 7-5 감독관의 종업원 유지노력

종업원은 직장에서 공정하게 대우받기를 원한다. 합리적인 인적자원 정책, 징계 처분 조치의 공정성, 직무할당과 기회를 결정하는 수단 등 모든 것들이 종업원 유지에 영향을 미친다. 정책이 부당하게 비합리적이거나 일관성 없게 시행된다면 종업원들은 이직을 고려하게 될 것이다.

미국의 직장 내 인구구성이 더욱더 다양해짐에 따라 성, 연령, 다른 요인들과 상관없이 종업원은 차별받지 않아야 한다는 점이 더욱 중요해졌다. 다양한 인종들이 느끼는 조직몰입과 직무만족은 차별적인 대우를 인식함으로써 영향을 받을 수 있다.

종업원 유지에 영향을 미치는 또 다른 요인들은 감독 · 관리의 지원과 동료와의 관계이다. 많은 종업원들은 함께 일하는 사람들과 밀접한 관계를 형성한다. 동료관계는 감독관 및 관리자와 지원 관계를 맺는 것과 밀접하게 관계되어 있다.

감독관은 명확한 업무 수행 기대치를 제시하며 안전하고 깨끗한 근무환경을 제공하며 종업원의 기여도를 평가하고 적절한 지시를 내림으로써 긍정적인 관계를 형성하고 유지하는 데 도움을 준다. 종업원들이 내린 정의에 의하면 "훌륭한 상사"란 의사소통에 더욱 개방적이고 종업원의 관심사에 귀를 기울이고 반응을 하는 감독관을 의미한다.

5. 종업원 유지 관리 절차

위에서 확인된 유지의 결정요인들이 주어져 있다면, 다음으로 중요한 것은 HR 전문가들과 조직은 종업원의 유지를 관리할 수 있는 절차를 마련해야 한다는 점이다. 우연에 맡기거나 지속적인 관심이 없으면, 종업원 유지는 성공할 가능성이 별로 없다. 그림 7-6에서 보는 바와 같이 유지 관리과정은 주요 세 단계를 거치게 되며 각각의 단계를 설명하면 다음과 같다.

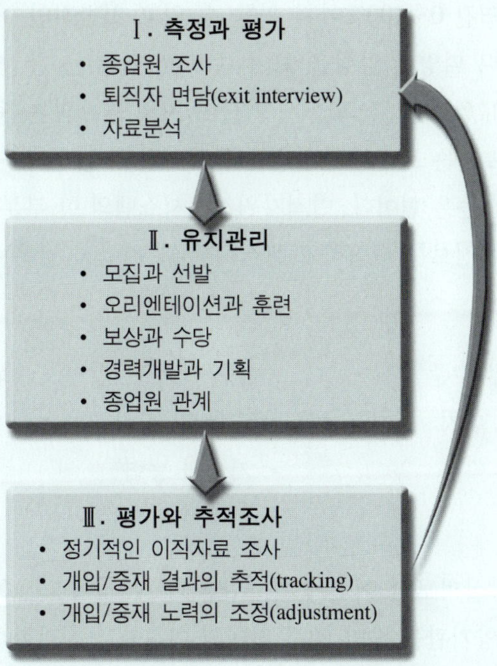

그림 7-6 종업원 유지 관리 절차

(1) 유지 측정과 평가 (Retention Measurement and Assessment)

종업원 유지를 늘리고 이직을 감소시킬 수 있는 적절한 조치를 확보하기 위해서는 주관적인 인상과 종업원들의 개인적인 일화(anecdote) 혹은 몇몇 핵심인물의 피해에 대한 호들갑스러운 반응에 의지하기보다는 데이터와 분석을 이용한 관리의사결정(management decision)을 내리는 것이 더 중요하다. 이것이 다양한 측정 및 분석을 시행하는 중요한 이유이다.

1) 이직의 측정

조직의 이직률은 상이한 방식으로 계산될 수 있다. 미국 노동성에서 제공하는 다음의 공식이 폭 넓게 사용된다. 여기서 이직(separation)은 조직에서 떠남을 의미한다.

$$\frac{(\text{일정기간 동안 이직자 수})}{(\text{일정기간 중간의 총 종업원 수})} \times 100$$

이직 숫자는 연간 0~100%까지 이를 수 있고 일반적인 이직률은 산업분야에 따라 또 직종마다 다양한 양상을 보여 주고 있다. 최근 한 연구[24)]를 보면 RN의 전국 이직률은 17%로 보고 되었다. 기술이 거의 필요없는, 즉 단순(entry-level) 종업원을 필요로 하는 조직의 종업원은 관리자적 자질이 요구되는 조직의 종업원들보다 이직률이 높은 편이다. 인적자원정보시스템의 한 부분으로서 이직 정보는 다양한 방법으로 정보를 수집하고 분석하는 데 다음과 같은 분석 항목들이 포함되어 있다.

- 직무와 직무 수준
- 부서, 유닛, 위치
- 이직 이유
- 근무 기간
- 인구학적 특성
- 교육 및 훈련
- 기술과 능력
- 업무성과 수준

몇 가지 예를 살펴보면 이직에 대한 상세한 분석이 왜 중요한지를 알 수 있다.[25)] 한 장기요양기관을 보면 조직 전체의 이직률은 심각한 편이 아니었지만 특정한 유닛(unit)에서의 이직률은 80%에 달하였다. 이러한 조직 전체와 특정 유닛 이직률의 불균형은 문제가 발생한 그 유닛을 해결하기 위해서는 몇 가지 조치가 필요하였음을 의미한다.

가정의학클리닉에서는 매년 20%의 이직이 있었고, 그 이직 중 60%는 채용된 지 60일 이내에 발생하였다. 근무 기간을 통해 이직률을 분석해 봄으로써 클리닉의 HR 전문가에게 모집 · 선발 · 훈련 과정 등의 변화가 필요함을 알게 되었다. 성공적인 훈련과정을 마치게 하고 훈련을 마친 후에는 만족스런 업무수행을 하도록 함으로써 종업원들의 클리닉 이직률을 현저히 줄일 수 있었다.

또한 한 메디칼 센터는 RN의 최대 이직은 고용된 후 24~36개월 내에 발생한다는 것을 알게 되었다. 그리하여 그 메디칼 센터는 2년 과정의 종업원 인정 프로그램을 마련했고, 최소 2년의 근무 기간을 가진 종업원들에 대해서 경력 개발과 훈련 활동을 확대하였다. 이 모든 예들에서 볼 때, 이직률은 이직 원인 분석을 통해 적절한 조치를 취함으로써 감소시킬 수 있다.

2) 이직의 비용

이직 비용의 결정은 기울이는 노력의 정도와 이용되는 자료의 성격에 따라서 상대적으로 단순할 수도 있고 복잡할 수도 있다. 그림 7-7은 단순 이직 비용 모

Job Title	
A. Typical annual pay for job	____
B. Percentage of pay for benefits times (×) annual pay	____
C. Total employee annual cost(add A +B)	____
D. How many employees voluntarily quit in this job in the past 12 months	____
E. How long does it take for one employee to become fully productive (in month)	____
F. Per person turnover cost : (Multiply E+12×C×30%*)	____
G. Annual turnover cost for this job : (Multiply F×D)	____

* Assume 30% productivity throughout the learning period(E)

그림 7-7 단순 이직비용 모델

델이다. 만약, 한 직장에서 25,000달러(A)를 지불하고 수당을 30% 지불(B)하면 한 종업원에 대한 연간 총 비용은 32,500달러이다.

지난 해에 10명의 종업원이 그만두고(D) 종업원이 일에서 생산성을 올리는 데 3개월이 걸린다고 가정할 때, 계산 결과(F), 한 명당 이직 비용은 3,217.50달러이다. 전체적으로 연간 이직 비용은 떠나는 10 사람에 대해서 32,175달러가 될 것이라는 의미가 된다. 단순모델은 매우 보수적일 수 있다는 점을 주의해야 한다. 이직률에 대한 비용은 매우 비싸다는 점이 강조되어야 한다.

예를 들어 대규모 너싱홈에서 간호 보조의 일자리가 있고 일 년에 150명이 떠난다고 가정하면, 보수적 모델로 분석하면 이직 비용이 연간 500,000달러를 넘어설 것이다.

보다 자세하고 정교한 이직 비용 모델은 수많은 요인들이 고려된다. 이러한 요인 중 공통적인 요인으로 고려되는 것은 다음과 같다.

① **채용 비용** : 모집 및 광고비용, 검색료, HR 면접관과 종업원들의 시간 및 급여, 종업원 의뢰 비용, 재배치와 이동 비용, 감독관과 관리인의 시간과 급여, 채용시험 비용, 서류 검토 비용 등

② **훈련 비용**(Training Costs) : 오리엔테이션 비용, 훈련 종업원 시간 및 급여, 훈련 재료비, 감독관 및 관리자의 시간 및 급여, 동료의 "코칭" 시간 및 급여 등

③ 생산 비용(Productivity Costs) : 신입 종업원의 "훈육" 시간으로 인한 생산성 상실, 고객에 대한 정보 상실 및 연락 불능, 조직의 생산 및 서비스에 대한 생소함, 조직 자원과 시스템 이용에 드는 시간 등

④ 이직 비용(Separation Costs) : 이직을 예방하는 데 들어가는 HR 종업원 및 관리자의 시간 및 급여, 퇴직자 면담 시간, 실업 비용, 이직 관련 문제 발생 시에 드는 법률 수수료 등

3) 종업원 설문 조사

종업원 설문 조사를 이용하면 특정 문제 영역 진단, 종업원의 필요사항 및 선호도 확인, HR 활동에 대한 긍정적 혹은 부정적인 관점 등을 밝히는 데 도움이 된다. 예를 들어 성과평가제도에 대한 아이디어를 수집하거나 종업원이 수당제도에 만족하는지 여부를 알아보기 위해 종업원들에게 설문지를 보낼 수 있다. 설문 조사의 주제와 상관없이 종업원이 기입한 내용은 관리자와 HR 전문가들에게는 조직의 "종업원 유지 풍토"에 대한 자료가 된다.[26)]

많은 조직에서 이용하는 특정한 유형의 설문 조사는 자신들이 담당하는 업무와 조직에 대해 종업원이 가지는 감정과 믿음에 초점을 맞춘 태도 조사이다. 종업원들로 하여금 그들의 직무 · 감독자 · 동료, 조직의 정책과 실천 등에 대한 반응 자료를 수집하는 수단으로 이용됨으로써 이러한 태도조사는 이직을 줄이고 더 오랜 기간 동안 종업원 유지를 늘리기 위한 출발점이 될 수 있다.

일부 고용주는 일년 단위와 같이 정기적으로 태도조사를 실시하고 있는 반면 그 외 고용주들은 비정기적으로 실시한다. 인터넷 사용이 확산됨에 따라 컴퓨터를 이용한 태도조사 실시 기관이 늘어나고 있다.[27)]

내부에서 개발된 "연구" 설문조사는 서투르게 만들어져서 혼동스러운 방식으로 질문을 물어보거나 "우호적인" 결과를 산출하는 방식으로 답변하도록 만든다.[28)] 종업원들이 솔직하게 태도조사에 답변할 수 있도록 유도함으로써 경영진은 이미 확인된 문제들에 대해 조치가 취해지리라는 종업원의 기대를 충족시켜 주어야 한다.

그러므로 태도조사의 가장 핵심적인 부분은 그 조사에 참여한 사람들에게 피드백을 제공하는 것이다. 심지어 부정적인 조사 결과도 그 결과를 숨기려고 한다거나 비난을 전가하는 모습을 보이지 않도록 의사소통이 되어야 한다는 점은 특히 중요하다.

일반적으로 종업원의 피드백은 관리자(managers), 감독자(supervisors), 종업원(employees) 등과의 회의를 통해 달성된다. 피드백을 위한 회의는 상호이해와 토론을 조성하기 위해 소규모 그룹으로 진행된다.

4) 퇴직자 면담 (Exit Interview)

이직 관련 자료를 수집하는 데 널리 이용되는 자료원은 퇴직자 면담(exit interview)이다. 이 면담에서 조직을 떠나려는 사람에게 그만두는 이유를 알기 위해 질문을 던진다. 퇴직 면담은 보건의료 고용주들 사이에서 광범위하게 이용되는데, 종업원 유지에 도움이 되도록 변화를 시도하는 데 필요한 정보를 수집하기 위해서이다. 퇴직자 면담에는 다양한 영역의 문제들이 조사된다.

부서의 관리자 혹은 감독관보다는 HR 전문가가 통상 이런 인터뷰를 진행한다. 그 이유는 떠나는 종업원이 관리자 및 감독관과 나누고 싶지 않을 때, 특히 만약 이직자가 떠나게 된 이유나 문제에 관리자와 감독관이 관련되어 있다면 더욱 그럴 것이다.

반면에 노련한 HR 전문가는 보다 자유로운 상태에서 유용한 정보를 얻을 수 있기 때문이다. 또한 떠나는 종업원은 떠나는 진짜 이유를 밝히는 데 주저하는 면도 있다. 그 이유는 언젠가 다시 그 조직으로 복귀하고 싶을 수도 있기 때문이다. 또한 그들은 솔직히 대답하면 자기에 대한 우호적인 평판을 얻는 데 방해 요소가 될 수 있을지도 모른다는 두려움을 가질 수도 있다.

다음의 내용들은 퇴직 면담을 진행할 때에 유용하게 사용될 수 있다.[29)]

① 토론시기를 결정하라. 토론은 떠나는 개인의 고용 마지막 날에 진행된다. 떠나는 종업원이 제공하는 정보는 은밀하게 취급하라는 점을 강조하라.

② 점검표 혹은 일련의 표준 질문들을 개발해서 정보를 일목요연하게 볼 수 있도록 하라. 전형적인 주요 영역은 떠나는 이유, 감독, 급여, 훈련, 직무 중에서 가장 좋아하는 분야와 싫어하는 분야, 종업원이 옮겨가는 기관 등이다.

③ 떠나는 종업원이 제공하는 정보는 은밀히 다루어지고, 그 조직의 미래의 개선책과 변화를 도모하는 데 이용될 수 있도록 일목요연하게 요약되어야 한다는 점을 강조하라.

④ 이전 종업원들에게는 그 조직을 떠난 후에 시간이 얼마 지나면 자신들의 집으로 보내질 질문서 혹은 전화 대화에 기꺼이 정보를 제공할 것이라는 점을 인식시켜라.

(2) 종업원 유지 개입(Retention Intervention)

측정 및 평가자료에 근거해서 다양한 HR 개입(intervention)이 종업원 유지 개선을 위해 활용될 수 있다. 이직률은 몇 가지 방식을 통해 통제 · 감소될 수 있다. 신입사원을 모집하는 동안, 직무에 대해서 대략적인 설명을 하고 그 일의 실상에 대해 미리 알려 주어야 한다.

그리하면 그 직무를 종업원이 파악함으로써 본인의 기대와 조화를 이룰 수 있다. 잠재적 종업원(potential employee)의 기대를 그 조직이 제공하려는 직무내용과 정확히 일치시키면, 자발적인 이직은 줄어들 수 있다.

이직을 근절하는 또 다른 방법은 지원자들을 직무에 보다 더 일치하도록 선발과정(selection process)을 개선하는 것이다. 선발과정을 세련화시키고(fine-tuning), 훈련(disciplinary) 혹은 업무 수행에 문제가 없는 사람들 혹은 경력사항에 이직의 가능성이 높지 않은 인력을 채용함으로써 고용주는 이직을 줄일 수 있다. 일단 선발되면, 효과적인 오리엔테이션과 트레이닝을 받은 개인들은 이직을 하려고 하지 않을 것이다.

다른 HR 요인들 역시 중요하다. 경쟁 · 공정 · 합리적인 보수 체계는 이직을 줄이는 데 도움을 줄 수 있기 때문에 보상(compensation)은 중요하다. 자기가 하는 동일한 업무가 다른 직장의 보수보다 월등히 낮을 경우, 자발적인 이직에 이르게 된다. 경력개발계획(career development planning)은 조직이 종업원을 붙잡아두는 데 도움을 줄 수 있다.

만약 개인들이 경력개발과 승진을 위한 기회가 거의 없다고 확신하게 되면 보다 쉽게 조직을 떠날 것이다. 공정한 처우와 HR 정책 시행을 포함한 종업원 관계 또한 종업원 유지를 높일 수 있다.

보건의료기관들은 종업원의 유지노력을 고양시킬 수 있는 프로그램을 채택할 수 있다. 간호사에 대한 성공적인 유지개입의 한 예는 미국간호협회 산하 미국간호사자격위원회(American Nurses Credentialing Council ; ANCC)가 수여하는 "마그넷 병원(Magnet Hospital)" 호칭을 들 수 있다.

마그넷 프로그램은 미국 간호학회가 수행한 연구 결과로 자격 있는 간호사들을 유인하고 유지하는 방법을 분석해 놓은 것이다. 연구결과를 보면 병원은 종업원 유지를 위한 주도적인 노력을 하도록 제안하고 있다.

이러한 노력에는 종업원과 관리자 간의 보다 협조적인 노력을 경주할 것, 간호사들이 그들의 직무와 환자 케어에 대해 솔직하고 말할 수 있는 수평적인 조직구조를 만들 것, 간호 최고 경영진에 대한 지원을 실시하여 보다 높은 직무만족과 환자에 대한 보다 나은 서비스를 제공하도록 권고하고 있다.[30)]

보건의료 HR 전문가는 종업원 유지를 개선하는 데 어떤 변화가 필요한지를 밝혀 주는 유지 결정요인과 평가 정보를 사용해야 한다. 대체로 한 영역에 초점을 맞추는 것보다 다면적인 접근방법이 필요하다. 예를 들어 신규사원 모집과 선발 과정을 고려하지 않고 급부 또는 수당을 변동시키는 것만으로는 오랫동안 근무하고자 하는 개인들을 유인하고 채용하는 데 실패할 수도 있다. 종업원 유지를 위한 개입 노력을 통해 이직률을 낮추고 종업원이 계속 근무하도록 유도하기 위해 평가하고 지속적인 후속조치를 취하는 것이 중요하다.

(3) 평가와 후속조치

일단 유지 개입 노력이 시행되면, 중요한 것은 유지개입 노력이 평가되고 적절한 후속조치와 조정 작업이 이루어져야 한다는 점이다. 정기적인 이직자료 검토를 통해 종업원들의 이직률이 증가할 때와 감소할 때를 파악할 수 있는데, 이러한 자료는 종업원을 종사기간별 · 교육별 · 부서별 · 성별 · 기타 요인으로 분류함으로써 파악할 수 있다.

개입결과 추적 또한 평가 노력의 일부이다. 일부 보건의료기관들은 이직률이 어떻게 영향을 받는지를 알아보기 위해 조직 전체로 적용하기에 앞서 임시 프로그램을 사용하기도 한다. 예를 들어 종업원 이직에 있어서 근무시간 자유선택제의 효과를 시험해 보기 위해 특정 한 부서에 적용해 볼 수 있다.

만약 근무시간 자유선택제를 시행한 부서의 종업원의 이직률이 이를 실시하고 있지 않은 부서와 비교하여 이직률이 낮았다면 근무시간 자유선택제가 이직률을 감소시켰다고 할 수 있다. 이러한 결과 근무시간 자유선택제는 조직 전체로 확대할 수 있다.

종업원 유지는 조정 과정을 통해서도 이직률을 낮출 수 있다. 유지 관리에 초점을 맞춘 보건의료기관들의 수많은 예들은 인적자원을 유인하고 보유하는 것이 조직의 성공에 상당한 기여를 할 수 있다는 점을 예시하고 있다.

사례(CASE)

한 비영리 보건조직은 대략 2,000병상 규모의 7개의 종합병원, 200개 이상의 클리닉과 외래환자진료소, 1,200명의 의사, 그리고 7,500명 이상의 다른 직종 종업원으로 구성되어 있다.

경영진은 HR 전문가가 제기한 "급성환자진료"의 필요성을 인식하였다. 500개 이상의 공석과 더불어 24%의 이직률은 회사에 매년 1,500만 달러의 비용을 발생시키고 있었다.

4년 뒤, 이직률은 12%로 감소했고 공석도 100개 이하로 떨어졌다. 이러한 개선책, 특히 종업원 유지에 성공했기 때문에 그 보건체계의 HR 실천은 몇몇 지역 및 전국적인 호응을 얻을 수 있었다.

종업원 유지 노력에 특별히 초점을 맞추기 위해서, 그 조직은 이직을 감소시키고 종업원의 만족도를 높이는 데 주력하는 종업원 유지 태스크 포스팀을 설치하였다. TF팀은 이용될 수 있는 몇 가지 전략들을 발견하였다.

한 프로그램은 그들이 간호사 유지에 어떻게 접근했는지를 보여 준다. 간호기숙 프로그램은 전국적인 관심을 불러일으켰다. 각각의 거주자(혹은 새 간호사)는 취향, 개성, 기타 등에 근거해서 숙련된 간호사 혹은 "지도급 종업원"과 짝을 이루었다. 또한 간호부서 외부의 멘토(mentor)는 개인에게 도움을 주고 용기를 북돋아 준다.

간호 종업원들은 교육을 위해 매달 만난다. 또한 그들은 자신들이 경력을 쌓고 싶은 다양한 부서(소아과, 흉부외과 등)들을 방문한다. 경영에 흥미를 가지고 있는 간호사들은 그 부서가 어떻게 운영되는지를 알아보기 위해 부서의 감독관을 따라 다닌다. 5년 이상 현장을 벗어나 있었던 복귀 간호사들이 등록되고, 재교육을 받고, 최근에 임무가 끝난 거주자와 짝을 이룬다.

그 조직에서의 간호사의 이직률은 매우 이례적인 것이다. 20%에 달하는 미국 보건의료산업의 이직률과 비교하여 본다면, 그 조직의 이직률 7.6%는 이례적이다. 간호사 모집과 유지에 도움을 주는 또 다른 핵심적인 요인은 광범위한 훈련 및 개발 프로그램이다. 다양한 단기 코스 및 교육이 종업원들에게 무료로 제공된다.

이 프로그램의 일환으로, 조직에서는 간호학위를 수여받는 경력 승진 프로그램에 선발된 종업원들에게 최고 20,000달러까지 지급한다.

질문(Question)

1. 본 장에서 다루어지고 있는 종업원 유지 실천전략과 사례에서 언급된 조직의 실천방법을 어떻게 조화시킬 수 있는지를 설명하시오.
2. 간호사 유지에 광범위한 접근 방식이 왜 중요한지를 설명하시오.

참고 문헌(END NOTES)

1) Robert Levering and Milton Moskowitz, "The 100 Best Companies to Work For," Fortune (January 24, 2005), 61~72.

2) David Clutterbuck, "How to Get the Payback From Investment in Work－Life Balance," Journal for Quality & Participation (Fall 2004), 17~19.

3) Charlotte Huff, "Hospital Aims for Culture Where Employees Never Want to Leave," Workforce Management (February 2005), accessed at http://www.workforce.com.

4) Nellie C. Robinson and Sue Ellen Pinkerton, "The Children's National Medical Center Story: Nursing Shortage to Employer of Choice," Nursing Economics (March/April 2004), 91~93.

5) Used with permission, Summit Orthopedics, St. Paul, Minnesota.

6) Adapted from Melanie Evans, "Reaping Rewards," Modern Healthcare (November 22, 2004), 12.

7) Louis Lavelle, "Coming Next: A War for Talent," Business Week Online (September 29, 2003), 1, accessed at http://www.businessweek.com.

8) "The 2004 U.S. Job Recovery and Retention Poll Findings," The Society of Human Resources Management (SHRM), accessed at http://www.shrm.org.

9) Denis Rousseau and Zipi Sherling, "Piece of the Action: Owners and the Changing Employment Relationship," Academy of Management Review, 28 (2003), 553~570.

10) Virgil Larson, "Age Differences Key to Motivation," Omaha World Herald (March 17, 2003), D1.

11) "What Nurses Want," Marketing Health Services (Fall 2003), 3.

12) Edward H. O'Neil, "The Workforce Challenge and Opportunity," Futurescan Healthcare Trends and Implications (Health Administration Press 2005), 32~35.

13) "As Job Satisfaction Declines Further, Demands on Workers Rise, Survey Says," Bulletin to Management (October 2, 2003), 314.

14) James Peltier, John A. Schebrowsky, and Alexander Nil, " Crossing Cultures," Marketing Health Services (Spring 2004), 26~34.

15) Levering and Moskowitz, "The 100 Best Companies to Work For," Fortune (January 24, 2005), 61~72.

16) Joint Commission Resources, "The Role of Human Resources Professionals in Providing Competent Staff," Issues in Human Resources for Hospitals (2004), 19.

17) "Organizational Climate Helps Predict Performance," TD (June 2005), 16.

18) "Workforce Ideas in Action 3," American Hospital Association (January 2004), 13. Also, for more information contact Thomas Au, M.D., Thomasaumd@hawaii.rr.com.

19) Cindy Marano, "Beating the Nursing Home Staffing Blues," Nursing Homes Long－Term Care Management (2003), 48~49.

20) Sandy Morgan and Patricia Tobin, "Managing the Nursing Workforce," Nursing Management (October 2004), 4~5.

21) Adapted from Golden Bethume, Dennis Sherrod, and Linda Youngblood, "Tips to Retain a Happy, Healthy Staff," Nursing Management (April 2005), 25~29 ; and Roger Schenkel and Cathy Gardner, "5 Ways to Retain Good Staff," Family Practice Management (November/December 2004), 57~58.

22) "Flexibility, Raise Would Convince Workers to Stay," IOMAS Human Resources Management Report (September 2004), 9.

23) "Short－Term Fixes with Long－Lasting Implications," Healthcare Financial Management (January 2005), Special Section, 6.
24) The Advisory Board Company, Washington, DC. 2003～2004 Registered nurse recruitment and turnover range averages. http://www.theadvisoryboardcompany.com.
25) Brenda Campbell, "The High Cost of Turnover," Black Enterprise (December 2002), 61.
26) For more information on surveys used in healthcare organizations visit http://stanard.com.
27) Marcie Levine and Peter Tobias, "Take Stock Then Take Action," HR.com (January 2004), 1～5, accessed at http://www.hr.com.
28) Charlotte Garvey, "Getting Feedback You Can Depend On," HR Magazine, 48 (March 2003), 1～2.
29) Fay Hansen, "Weighing the Truth of Exit Interviews," Workforce (December 2002), 37 ; and Theresa Sweeney, "Exit Interviews," Credit Union Management (November 2002), 38～39.
30) Jan Greene, "Attracting Nurses－Why Magnet Hospitals Succeed," Trustee (April 2003), 20～23.

Chapter

8

보건의료 인력의 교육훈련과 개발

학습 목표

- 직무성과와 훈련의 연관성을 논의할 수 있어야 한다.
- 조직의 전략과 훈련 전략이 어떻게 연계되는지를 확인할 수 있어야 한다.
- 다양한 학습 스타일을 규정할 수 있어야 한다.
- 연합위원회가 요구하는 오리엔테이션 · 훈련 · 종업원 개발 요구사항들을 기술할 수 있어야 한다.
- 보건의료 분야의 종업원 개발에 대한 독특한 측면을 설명할 수 있어야 한다.

보건의료 인적자원 사례고찰(Healthcare HR Insight)

현재 보건의료산업 분야의 종사자가 부족하기 때문에 많은 보건의료기관들은 부족한 인력을 충원하기 위한 "자기성장/자구책 마련" 전략을 개발하고 있다. 이러한 접근 방식은 보건의료 분야에 종사했던 경험이 거의 없거나 전혀 없는 개인들을 모집하여 그들에게 성공적인 직무 수행에 필요한 지식, 기술, 능력 등을 스스로 개발할 수 있도록 훈련과 경험을 제공하는 것이다.

일부 보건의료기관들은 정부 혹은 비영리기관들과 제휴를 맺어서 특수작업 프로그램을 개발하였다. 이 프로그램의 목적은 장기적으로 실업 혹은 준실업 상태에 놓여 있는 개인들을 도우려는 데 있다. 이런 노력을 통해 보건의료기관들은 인적자원 관련 문제를 해결하고자 한다.

- 코네티컷 주의 뉴 헤븐에 있는 세인트 라파엘 병원(Hospital of Saint Raphael)은 주 기관과 제휴를 맺어서 HOPE(Having a Opportunity to Prepare for Employment : 채용 준비 기회 획득)로 명명된 프로그램을 개발하였다. 코네티컷 주의 생산활동을 통한 복지법안으로 마련된 16주 간의 이 프로그램은 주당 30시간 동안 병원에서 직무기술 훈련을 제공한다. 이 병원은 본 프로그램을 이수한 200명 가운데 거의 절반 가량을 채용했다.[1]
- 오하이오 주 쿠야호가 카운티(Cuyahoga County)에서 실시한 직무유지 프로그램인 어치브(Achieve)는 그 카운티에 있는 장기요양 시설 고용주들에게 필요한 종업원을 공급한다. 그 목표는 초보수준의 종업원 보유를 확대하고, 종업원의 성공을 위해 기술을 함양시키며, 종업원의 장기 결근과 이직을 줄이는 것이다.

  매우 독특한 이 프로그램은 사회복지사와 직무 코치를 장기환자에게 케어를 제공하는 고용주와 결연을 맺게 해서 최근에 고용된 저임금의 초보 수준 노동자들의 직무 수행을 도와주는 것이다. 어치브를 통해 그 프로그램에 참여한 종업원은 채용된 지 90일 후에 82%가 계속 근무하고 있다.[2]

이 예들을 통해 보건의료 HR 전문가들의 창조적 사고가 얼마나 중요한지를 알 수 있다. 효과적인 훈련 및 개발 프로그램과 결합하여 미개척 분야의 인적자원을 활용하는 일은 점차 늘어날 전망이다.

안전하고 욕구를 충족시킬 수 있는 진료서비스를 지속적으로 보장하기 위해서 훈련과 자기개발은 보건의료 기관에서 매우 핵심적인 사안이다. 훈련은 구성원으로 하여금 조직의 목표 달성에 도움을 줄 수 있는 능력을 획득하게 하는 과정이다.

이 과정은 다양한 조직의 목표와 연관되어 있기 때문에 훈련을 협의 또는 광의의 의미로 바라볼 수 있다. 협의의 훈련은 종업원에게 현재 자신들의 직무에 사용될 수 있는 구체적이고 확인 가능한 지식과 기술을 제공하는 것으로 정의할 수 있다. 종업원 자기개발은 그 범위가 확대된 개념이며 개인이 현재 및 미래의 직무 모두에 유용한 새로운 역량을 획득하는 것을 중요하게 생각한다.

1. 보건의료조직 훈련의 특성 (Nature of Training in Healthcare Organizations)

보건의료조직에서 현재 실시하고 있는 훈련은 과거 10년 동안 엄청난 진보를 거듭하였다. 점점 더 많은 고용주들이 자신의 조직에 소속된 인적자원에 대한 훈련이 매우 중요하다는 점을 인식하고 있다. 현재 미국의 고용주들은 훈련에 매년 600억 달러를 투자하고 있다.

미국훈련개발협회(American Society for Training and Development ; ASTD)가 실시한 한 연구에 따르면, 고용주 평균 훈련 지출 비용은 급여 지출의 1.5%에서 2%까지 달하고 있으며, 이는 정규 직원 한 명당 677달러를 지출하고 있다. 특히 훈련이 사업경쟁력 강화에 매우 중요하다고 인식하는 기관들은 정규 직원 한 명당 훈련 비용으로 평균 1,665달러를 사용하고 있다.[3)]

역사적으로 볼 때, 보건의료기관들은 타 산업의 기관들에 비해 훈련 비용을 적게 투자하고 있었다. 전략적 경쟁의 일부로서 현재 능력있고 정규적인 훈련을 받은 종업원은 보건의료 분야에서 발생하는 도전과 변화에 훨씬 더 잘 대처할 수 있다. 오늘날의 보건의료 환경, 즉 새로운 기술 · 웹 기술의 폭발 · 증대하는 비용 압력 등을 5년 전과 비교해 보라.

지속적인 훈련이 없다면, 보건의료기관들은 진료서비스를 제공하고 조직을 운영하는 데 필요한 KSAs(지식, 기술, 능력)를 갖춘 종업원들을 확보할 수 없을 것이다. 그림 8-1에 나타나 있듯이 보건의료기관의 훈련은 매우 다양한 영역에서 다양한 방식으로 제공된다.

- 성희롱 예방
- 소방안전
- 컴퓨터 사용법
- 업무추진팀 구성 기술
- JCAHO 표준
- 환자안전
- 질향상 기술
- 고객서비스 기술
- 다양한 인지력
- 대인 간의 의사소통 기술

그림 8-1 비임상 보건의료 훈련의 공통유형

또한 훈련은 종업원으로 하여금 근속할 수 있도록 도와줌으로써 조직경쟁력에 일조하고 있다. 많은 개인들이 조직에 머물거나 떠나는 일차적인 이유는 경력훈련과 개발기회의 유무이기 때문이다. 의료기관 경영자가 종업원의 훈련과 개발에 투자하는 것은 종업원의 유지를 유도하기 위한 노력의 일환이라고 할 수 있다.

또한 무언가 새로운 변화의 조짐이 보이고 있다. 전통적으로 HR관리의 오래된 격언은 "어려운 시기가 다가올수록 훈련은 제일 먼저 삭감해야 할 지출 항목이다."였다. 그러나 점점 더 많은 고용주들이 훈련은 단지 비용이 아니라 장기적으로 전체 조직에 이익을 줄 수 있는 조직의 인적자원에 대한 투자라고 인식하게 되었다.

조직 내에 비용 삭감 요인이 발생할 경우에 훈련 비용은 일부 감소할 수 있지만, 훨씬 진취적인 보건의료기관들은 훈련에 대한 노력을 멈추지 않는다. 사실, 일부 보건의료기관들은 수익을 늘리는 방편의 하나로 훈련에 대한 투자를 해 오고 있다.

한 예로 플로리다 주의 서부 해안에 위치한 사라소타 메모리얼 병원(Sarasota Memorial Hospital)은 예전에 낮게 평가받은 고객 서비스를 개선하기 위해 종업원 훈련에 전적으로 초점을 맞춘 고객서비스 이니셔티브(customer service initiative)를 개발하였다. 그것의 핵심적인 부분인 훈련은 병원의 고객 서비스 점수에 상당한 영향을 주었고, 또한 하위권의 서비스 수준을 개선하는 데 도움을 주었다.[4)]

(1) 최고학습책임자

훈련의 중요성을 강조하기 위해 일부 보건의료기관들은 최고학습책임자(Chief Learning Officer ; CLO) 혹은 최고지식책임자(Chief Knowledge Officer ; CKO)라는 직책을 두었다. CLO는 단지 보기만 좋게 하는 새로운 명칭의 감독관이 아니다. 대신, CLO는 훈련을 통해 개별 종업원과 조직에 임상적 · 행정적 · 법률 관련 지식을 제공하는 리더이다.

CLO는 의사와 다른 임상 전문가들뿐만 아니라 이사회와 최고경영진과 작업할 때도 아무 꺼리낌 없이 업무를 추진해야 한다.

(2) 직무성과와 훈련 및 학습의 통합

직무성과, 훈련, 종업원 학습이 효과를 발휘하려면 반드시 통합되어야 한다. 먼저, 실시간 학습을 실시하기 위해서는 훈련과 직무성과 사이의 연계가 매우 중요하다. 다음의 예를 살펴보자.

새로 들어온 호흡기치료사가 집중치료시설(Intensive Care Unit ; ICU)에 대한 오리엔테이션을 받을 때, 훈련생(trainee)은 경험이 풍부한 호흡기치료사와 긴밀히 협조하면서 업무를 수행하게 된다. 경험이 풍부한 치료사는 후견인(preceptor)의 역할을 담당하고, 신참 치료사에게 지침을 내리고 현장 훈련을 지도한다. 훈련생은 후견인이 업무를 수행하는 절차를 관찰하고 그 행동을 안전하게 답습하며 실제의 근무 환경에서 실시간 피드백을 통해 학습한다.

두 번째 조직은 종업원의 학습을 향상시키기 위해 실제의 조직 사례를 이용하여 훈련생에게 보다 실제적이고 효과적인 훈련 경험을 제공하려고 한다. 훈련 경험과 실제 직무성과를 분리시키기보다 훈련자는 매일 운영상황을 통합하는 역할을 담당함으로써 학습사례들에 대한 실천성을 높이고 있다.

신시내티 주의 한 아동병원과 같은 많은 보건의료기관들은 다양한 인식과 기술 훈련을 시작하였다. 신시내티 아동병원의 다양성 훈련의 목표는 종업원 입장, 환자/부모 입장, 방문객 입장 등으로 되어 실제 표현하는 것이다. 입장(situation)이란 피훈련자에 대한 다양성과 관련된 이슈와 피훈련자로 하여금 어떻게 반응하고 적절히 대응하는가 하는 것까지 포함하는 개념이다. 훈련기간 동안 실제 일어날 수 있는 다양한 갈등이 논의되고, 더불어 다양한 상황을 다루는 데 효과적인 조치와 비효과적인 조치도 논의된다.[5)]

효과적인 반응은 여러 가지 다양성 문제를 다루는 데 가장 훌륭한 실천 접근방식으로 제시된다. 이는 훈련, 학습, 직무성과를 보다 더 잘 통합시킬 수 있는 또 다른 방식의 한 예이다. 그 결과, 훈련은 점점 더 직무성과에 초점을 맞추게 된다.

(3) 업무성과 컨설팅으로서의 훈련

업무성과 컨설팅은 조직의 내부 혹은 외부의 훈련 촉진자와 조직의 고객이 조직의 업무성과를 높이기 위하여 상호협력하는 과정이다. 그림 8-2에서 확인할 수 있는 바와 같이 업무성과 컨실팅은 조직의 성과목표와 실제목표에 바탕을 두고 종업원의 성과목표와 실제목표를 비교하는 것이다. 일단 이런 비교가 이루어지고 나면 업무성과 컨설팅은 성과문제를 다루면서 나타나는 모든 요인들을 고려하게 된다.[6]

- 성과 문제점의 근본 원인을 확인하고 발표하는 데 초점을 맞춤.
- 종업원 성과에 공동으로 영향을 미치는 개인적 요소와 조직의 요소들을 인식함.
- 높은 성과를 올리는 사람의 행동 및 업적과 전형적 수준의 성과를 올리는 사람의 업적을 비교함.

훈련관이 조직 내부의 사람이든지 그렇지 않으면 외부에서 온 훈련 건설턴트이든지 간에 훈련이 종업원 성과와 관련한 모든 문제를 자동적으로 해결해 주지는 않는다.

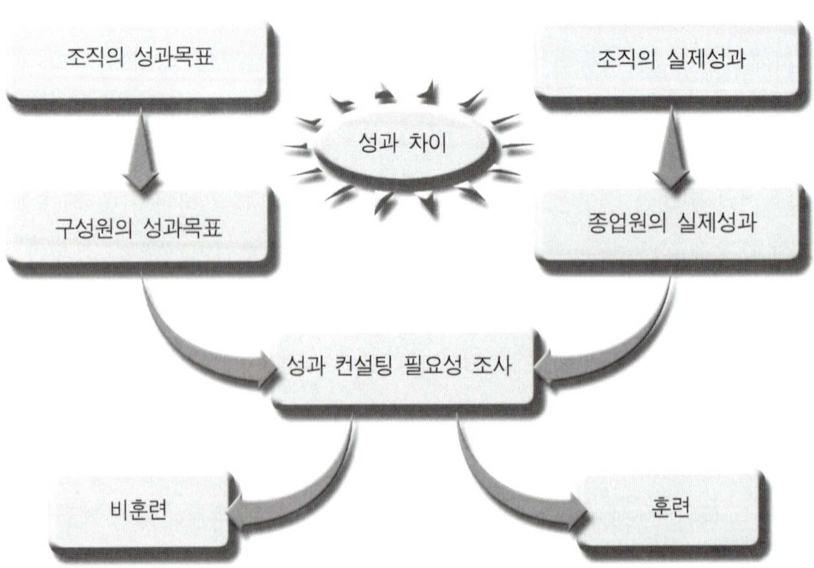

그림 8-2 성과 컨설팅

그러나 훈련은 여러 해결 방법들 중의 한 부분으로 간주되어야 한다. 예를 들어 어떤 종업원 성과 문제는 종업원을 위한 훈련 프로그램을 구축함으로써 해결될 수 있다. 반면, 다른 문제들은 보상체계 혹은 직무설계 변동을 통해 해결될 수도 있다.

다음 예는 성과 컨설팅 접근법을 설명하고 있다. 당신이 대형 메디칼 센터의 HR 훈련 전문가이고, 간호부장이 병동 소속 간호사를 위한 훈련 프로그램을 마련하기 위해서 당신과 연락을 취했다고 가정해 보자.

지난 6개월 동안 간호부장은 그 부서를 지원하는 다른 진료 부서의 종업원과 간호사 간의 상호작용과 의사소통에 대한 다양한 불만을 들어 왔다. 간호부장은 당신에게 효과적인 의사소통과 협조적인 작업 관계에 대한 맞춤형 훈련 프로그램을 개발해 주도록 요청하였다.

단순히 훈련 프로그램만을 개발하는 대신에 성과 컨설팅을 활용하는 사람들은

① 의사소통 문제의 근본적인 원인 ② 이 문제를 야기시킨 다수의 간호사와 조직의 요인들 ③ 병동에서 높은 성과를 창출하는 간호사와 저조한 실적을 보이는 간호사 사이에서 차이가 나는 일차적인 이유

등을 확인하기 위해 더 많은 정보를 수집한다. 이러한 정보를 모두 모으게 되면, 어떤 훈련 방식이 종합성과 개선방안에서 그 역할을 제대로 할 수 있는지의 여부를 결정하는 데 도움이 된다.

아마도 최근의 환자 수의 증가로 인해 간호사에게는 과거보다 더 과중한 작업이 부과되었고, 이에 호응해서 지원부서 종업원들도 더 많은 지원을 해야 할 필요성이 제기되었다. 그 원인이야 어찌되었든, 포괄적인 맞춤형 접근방식이 의사소통과 상호작용 문제들을 다루는 데 필요하다.

(4) 훈련 책임의 통합 (Integrating Training Responsibilities)

성과 컨설팅을 통해 밝혀 낸 가장 중요한 사실 중의 하나는 HR 종업원과 훈련관은 운영관리자와 동료로서 같이 작업을 수행하여 종업원과 조직의 성과 두 가지 모두를 강화하는 방향으로 훈련을 통합해야 한다는 점이다. 훈련 책임의 전형적인 구분은 그림 8-3에 나와 있다. HR는 주로 전문가적인 훈련을 지원하고 조정하는 역할을 담당한다.

HR는 전체 조직의 발전과 종업원 경력에 대해서 단위 부서 관리자보다 훨씬 장기적인 관점을 갖고 있다. 특히 이 차이는 조직의 하위 직급에서 심각하게 나타난다. 그러나 관리자들이 기술 훈련에 이용되는 기술 정보를 가장 잘 전수할 수 있을 것이다. 또한 그들은 언제 종업원들이 훈련 혹은 재훈련이 필요한지를 결정하는 데 훨씬 파악이 잘 될 수 있다.

현장관리자가 종업원들과 친밀하고 지속적인 상호작용을 맺기 때문에 관리자들이 종업원의 경력기회 및 계획을 결정하고 이에 대해 개별 종업원과 합리적으로 도출할 수 있다. 그러므로 HR 종업원과 현장관리자들 사이의 훈련 공조는 매우 중요하다.

(5) 법률적 문제와 훈련

훈련계획을 설계할 때에는 반드시 고려해야 할 수많은 법률적 쟁점들이 존재한다. 첫 번째 쟁점은 훈련 프로그램에 참여하는 개인들을 선발할 때에 이용되는 기

HR부서

- 기술훈련 자료 준비
- 조직의 신규종업원 오리엔테이션 실시
- 훈련노력 조정
- 직장외 훈련 실시 또는 조정
- 경력계획 및 종업원개발 노력 조정
- 조직발전을 위해 투입과 전문적 지식 제공
- 조직훈련 기록 유지

보건의료 관리자

- 부서 신규종업원 오리엔테이션
- 기술정보 제공
- 훈련수요 모니터링
- 직장훈련 실시
- 종업원의 성장과 미래잠재력에 대한 지속적 논의
- 조직변화 노력에 참여
- 진행 중인 훈련 필요도 결정

그림 8-3 HR 책임의 전형적인 구분 : 훈련

준과 관행들은 반드시 직무와 연관되어야 하고 보호 계층의 구성원들의 참여를 부당하게 제한해서는 안 된다.

두 번째 쟁점은 보호계층의 구성원들은 동등하게 접근하지 못하기 때문에 급여에 차등을 둔다는 점이다.

세 번째 쟁점은 보호 집단의 개인들이 필요한 훈련에 대해 적절한 기회조차 갖지 못할 경우에도 승진할 개인을 선발할 때에 훈련을 기초자료로 사용한다는 점이다. 장애를 가진 개인들의 훈련 참여를 수용하지 못하여 많은 고용주들이 동등고용기회(EEO) 소송에 휘말리게 되었다.

오늘날의 또 다른 법률적 쟁점은 훈련계약서의 이용이다. 이 훈련계약서에 의해 고용주는 전문화된 종업원 훈련에 투자된 비용과 시간을 보호받기 위해 값 비싼 대가를 치르는 훈련에 참여하는 종업원에게 훈련계약서의 서명을 요구한다.

예를 들어 자격증을 지닌 치료사를 보유하기 위해 15,000달러를 지불한 클리닉은 훈련계약서를 이용할 수도 있는데, 이 계약서에 의하면 클리닉은 치료사가 그 훈련을 마치고서 그 조직에 머문다면 매년 비용의 1/4을 차감한다. 만약 치료사가 더 일찍 떠난다면, 그때 클리닉은 계약서를 이용하여 지불되지 않은 잔액을 징수할 수 있다.

(6) 전략적 훈련

훈련을 통해 조직의 목표 · 목적 · 사업전략에 훈련 전략이 연계됨으로써 조직의 가치는 더 높아진다. 전략적 훈련은 개별 노동자의 자격 요건을 개발시키는 노력에 초점을 맞추고 그 조직을 위해서 활용되고 있는 가치와 경쟁우위를 만들어 낼 수 있다.

이것은 근본적으로 훈련은 반드시 전사적(全社的) 계획과 HR기획 노력에 토대를 두어야 한다는 것을 뜻한다.[7] 전략적 훈련의 의미는, HR과 훈련 전문가들은 반드시 조직이 경쟁우위를 창출할 수 있도록 도움을 주어야 한다는 뜻이다. 궁극적으로 조직의 훈련 과정이 원래 경쟁자들이 흉내내거나 모방할 수 없을 정도로 어렵다면, 훈련은 전략적 재산으로 간주될 수 있다.

전략적 훈련 사고방식은 훈련이 대부분의 종업원 혹은 조직의 문제를 해결할 수 있다는 생각을 떨쳐 버리는 것이다. 간호부장이 자신의 부하 종업원들에게 의사소통 기술훈련이 필요하다고 확신했던 초반의 상황처럼 운영 관리자, HR 전문가, 훈련관 등이 "나는 X에 대한 훈련 프로그램이 필요해요."라고 말함으로써 문제들에 반응하곤 한다.

전략적인 훈련에 초점을 맞춤으로써 성과평가가 쟁점을 다루는 데 훈련을 하거나 혹은 훈련을 하지 않고 해결할 수 있는 결정에 대한 요구를 평가할 가능성이 높다는 것이다. 그렇게 초점을 맞추면 성과와 훈련에 대한 예상 설정이 가능하므로 훈련의 결과를 측정할 수 있다.

윤리준수

새로 들어오는 종업원에 대한 오리엔테이션 프로그램의 일환으로 많은 보건의료기관들은 종업원들이 조직에서 지켜야 할 준수 프로그램의 다양한 요인들을 받아들이고 준수할 것을 요구하고 있다. 전형적인 요소들은 다음과 같다.

① 환자 개인의 정보보호와 HIPAA(Health Insurance Portability and Accountability Act) 요구사항 : 보건의료 종업원들은 보호받아야 할 환자의 건강정보 비밀을 지켜 주어야 한다.

② 인터넷과 컴퓨터 사용 : 종업원들이 자신들의 직업에 맞게 인터넷 및 컴퓨터를 이용하고, 그 외에 포르노와 도박 및 그 외의 직무에 적합하지 않은 다른 사이트에는 접근하지 말 것을 요구한다.

③ 이해관계의 대립 : 뇌물 혹은 다른 사적 이익의 취득에 근거해서 구매 결정을 하거나 유통관계를 형성하지 말고, 이익을 조직에 최대한 돌려주도록 종업원들에게 행동할 것을 요구한다.

④ 취약한 성인(환자) 표준 : 보건의료기관들은 다양한 주 법령을 준수하여야 한다. 보건의료기관들은 종업원들에게 질병 혹은 나이로 인해 정신 및 판단 장애를 겪고 있는 환자들을 보호해 줄 것을 요구한다. 이들 표준들에 따르면 이들 개인들이 육체적 · 성적 학대, 금융사기, 다른 형태의 학대 등에 취약하다는 사실을 민감하게 받아들여야 한다.

보건의료기관들이 이러한 정보의 제공 및 문서화에 높은 윤리적 기준을 유지해야 한다는 점은 중요하다. 만약 문제가 생기고 조직이 오리엔테이션을 실행하지 않았거나 자신들의 노력을 문서화하는 데 실패했다면, 그 조직에 부과되는 벌금과 법적 책임은 막중할 것이다.

2. 훈련과정(Training Process)

효과적인 훈련을 하려면 체계적인 훈련 과정이 필요하다. 그림 8-4에 따르면 훈련과정은 사전평가, 설계, 실시, 사후평가 등의 네 단계로 설정된다.

이러한 과정을 이용하면, 계획되거나 조정되지 않은 훈련이 발생할 가능성은 줄어든다. 사전에 충분히 준비되지 않은 훈련은 학습효과를 현저히 감소시킬 수 있다. 훈련과정의 각 단계에 대한 논의는 다음과 같다.

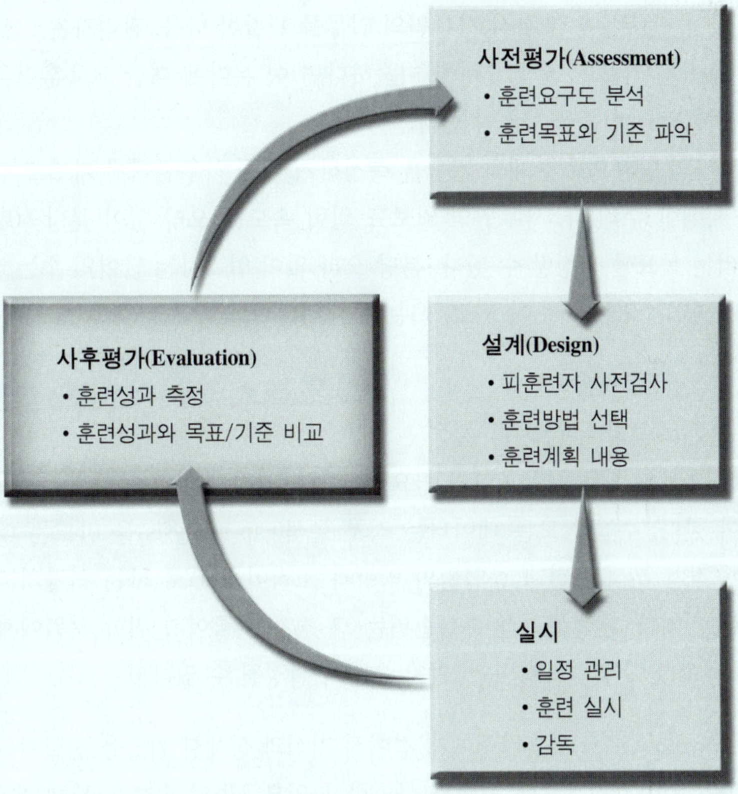

그림 8-4 훈련과정

(1) 훈련요구도 평가

훈련은 조직이 그 목표를 달성할 수 있도록 설계되어야 하기 때문에 조직의 훈련요구도를 사전에 평가하는 것은 훈련 목표를 설정하는 진단단계이다. 평가는 훈련이 도움이 되는지 여부를 결정하기 위해 종업원과 조직의 성과와 관련한 문제를 고려하게 된다.

앞서 언급된 성과 컨설팅 접근 방식을 이용하여 관리자는 보상 · 조직 구조 · 직무 설계, 물리적 작업 환경 등과 같은 비훈련 요소들 역시 고려해야 한다. 그러나 훈련이 반드시 필요하다면, 사전평가는 훈련에 대한 필요성을 분석하고 훈련 노력의 목표를 구체화한다.[8)]

예를 들어 진료비 수납 부서 사무원의 업무를 관찰한 다음, 관리자는 그들의 자료입력 능력과 키보드 조작 요령이 미숙하다면 이 분야에 대한 교육훈련을 통해 나아질 것이라는 믿음을 가져야 한다.

사전평가의 일환으로 현재의 기술을 측정하기 위해 사무원에게 키보드 입력 테스트를 시행할 수 있다. 사무원의 키보드 입력 속도를 오타 없이 분당 60단어로 끌어올리는 목표를 설정할 수 있다. 분당 오타 없이 입력하는 단어의 수는 훈련성과를 판단할 수 있는 기준이 되고, 이는 구체적인 목표를 나타내는 방식이 될 수 있다.

1) 훈련목적과 우선순위 설정

다양한 분석을 이용하여 훈련의 필요성이 확인되면 훈련의 목적과 우선순위가 정해져야 한다. 수집한 모든 데이터는 격차 분석(gap analysis)을 만드는 데 이용된다. 이 격차 분석은 현재 종업원의 역량과 조직이 필요로 하는 역량의 격차를 확인하는 것이다. 훈련목적과 우선순위는 그 격차를 줄이기 위한 차원에서 설정된다. 다음과 같이 훈련목적의 세 가지 유형이 설정될 수 있다.

① 지식(Knowledge) : 훈련생에게 경험적 지식과 상세한 기술을 전달한다.
② 기술(Skill) : 직무수행 방법과 다양한 과업요구들의 수행을 통해 행위변화를 유도한다.
③ 태도(Attitude) : 훈련에 흥미를 유발시키고 훈련의 중요성을 인식하게 한다.

훈련의 성공 여부는 목표설정의 관점에서 평가되어야 한다. 유용한 목표는 측정할 수 있어야 한다.

예를 들어 새로 들어온 진료비 청구서 작성자를 위한 목표는 "2주 안에 그 부서의 다양한 청구서 작성 과정을 설명할 수 있는 능력을 보여 주는 것"이 될 수 있다. 이 목표는 내재화, 즉 그 사람이 실제로 그 훈련을 배웠고 그것을 이용할 수 있느냐를 점검할 수 있는 역할을 한다.

훈련은 대개 제약을 받는 예산항목이고 조직은 복합적인 훈련목표를 필요로 하기 때문에, 그 필요성에 대해 우선순위를 정하는 일은 반드시 필요하다. 훈련의 필요성은 조직의 목표에 근거해서 그 중요성에 따라 순위가 설정되는 것이 이상적이다. 조직의 성과를 개선시키는 데 가장 필요한 훈련은 가시적 결과를 성취하기 위해서 제일 먼저 수행되어야 한다.

(2) 직무설계

훈련목표가 결정되면, 훈련설계가 확정될 수 있다. 직무에 구체적인 훈련이든지 아니면 본질적으로 광범위한 훈련이든지 상관없이 훈련설계는 사전에 평가된 필요한 부분을 어떻게 다루어져야 할지에 대해 결정해야 한다. 효과적인 훈련설계를 하려면 학습 개념 · 법률적인 문제 · 상이한 훈련 유형 등을 고려해야 한다.

1) 학습 : 훈련의 초점

조직 내에서 일을 한다는 것은 연속적인 학습 과정이고, 학습은 모든 훈련활동의 핵심이다. 다양한 학습 방법들이 있지만, 학습은 개업의(practitioner) 혹은 연구 심리학자들 조차 완전히 이해할 수 없는 복잡한 심리학적 과정이다. 직무를 설계할 때에는 세 가지 중요한 고려요인이 있다.

① 학습자의 준비 자세 ② 상이한 학습 유형의 이해 ③ 전직(transfer)을 위한 훈련설계 등이다. 이들 각 요소들은 반드시 훈련설계와 서로 맞물릴 수 있도록 고려되어야 한다.[9)]

2) 성인 학습

성인 학습과 이후의 작업에 있어서 말콤 노웰(Malcolm Knowles)은 성인을 위한 훈련설계의 다섯 가지 원칙들을 다음과 같이 제안하고 있다.[10)]

① 왜 배워야 하는가의 이유를 이해해야 한다.
② 스스로 관리 · 감독에 대한 필요성을 지녀야 한다.
③ 작업과 연관된 경험을 학습 과정 속에 반영시켜라.

④ 학습에 대한 문제 중심적인 접근 방법을 가지고 학습 경험을 시작하라.
⑤ 외재적 · 내재적 요인들 모두에 의해 동기부여가 되어야 한다.

보건의료기관의 학습자들은 대부분 성인이기 때문에 훈련설계를 위해서는 노웰의 원칙으로부터 시사받는 바가 많다. 예를 들어 훈련관은 훈련생에게 참여자가 훈련 정보를 알아야 할 이유에 대한 큰 그림 혹은 맥락을 제공하지 않고서는 소재에 대해 "브레인 덤프(brain dump)"를 하리라고 기대할 수 없다.

이 개념은 전체 학습 혹은 게스탈트 학습으로 알려져 있다. 이를 직무훈련에 적용하면, 강습은 소규모 요소들로 나누어지고, 나중에야 비로소 종업원들은 모든 요소들이 어떻게 들어맞는지를 알 수 있는 기회를 갖게 됨을 뜻한다.

3) 강화와 즉각적인 확인(Reinforcement and Immediate confirmation)

강화의 개념은 "효과의 법칙"에 근거하고, 그 법칙이란 사람들은 그들에게 긍정적인 보상의 일부 유형을 제공하고 부정적인 결과(consequences)와 연관된 행동을 피하는 반응을 반복하는 경향을 보인다는 것이다. "즉각적인 확인"이라는 다른 학습 개념도 밀접하게 연관된다. 훈련이 끝난 후에 가능한 한 빨리 강화와 피드백이 주어지면 사람들은 많이 잘 배우게 된다.

4) 훈련의 이전 (Transfer of Training)

마지막으로 훈련 중재는 가장 긍정적인 훈련의 이전을 위해 설계되어야 한다. 이전은 훈련생들이 훈련에서 배운 내용을 직무에 실제로 사용할 때 발생한다. 회사 훈련에서 얼마나 많이 훈련이 효과적으로 이전되었는지를 추정해 보면 굉장히 실망스럽다.[11)]

효과적인 훈련의 이전은 두 가지 조건을 충족시킨다. 첫 번째, 훈련생은 훈련으로 배운 기술들을 취해서 그것을 그들이 수행하는 직무 내용에 적용할 수 있다. 두 번째, 종업원은 습득한 기술을 시간이 경과하여도 계속 이용할 수 있다. 수많은 방법들이 훈련의 이전을 증대시킬 수 있다.[12)]

실제 훈련에 들어가기 전에 훈련생에게 훈련 내용과 과정을 총괄적으로 살펴보게 하면 장기 및 단기의 훈련 이전에 도움을 준다. 훈련을 직무 상황에 이전하는데 도움을 주는 또 다른 구체적인 방식은 훈련의 많은 내용이 직무에 반영될 수 있도록 하는 것이다.

예를 들어 간호관리자를 면접관으로 양성하고자 한다면, 이들을 훈련시킬 때에 지원자들과의 역할 연기에 동참하게 하는 방법이 있다. 이는 지원자들이 실제 면접에서와 동일한 반응을 보일 것이다.

3. 훈련의 유형(Types of Training)

훈련은 많은 상이한 목적들을 충족시키도록 설계될 수 있다. 따라서 몇 가지의 훈련 유형이 설계되어야 한다. 한 가지 유용한 분류 도구는 훈련을 다음의 몇 가지 유형으로 간주하는 것이다.

① **필수 및 정규 훈련(Required and Regular Training)** : 모든 종업원(신규 종업원 오리엔테이션)을 위한 훈련으로서 다양한 위임사항이나 법률적 준수사항(예 : JCAHO, EEO)을 준수

② **직무 · 기술 훈련(Job · Technical Training)** : 종업원이 자신의 직무, 임무, 책임 등을 잘 수행할 수 있도록 실행(예 : 고객 서비스, 컴퓨터 및 기계 작동법)

③ **대인관계 및 문제해결 훈련(Interpersonal and Problem-Solving Training)** : 운영 및 대인관계 문제 및 조직의 작업 관계(예 : 팀 구축, 갈등 해결) 개선을 위한 행동

④ **발전적이고 혁신적인 훈련** : 장기적인 계획(예 : 조직의 변화, 창조적인 사고)을 위해 개인 및 조직의 역량을 향상시키는 데 초점을 맞춤

(1) 오리엔테이션 : 신규 종업원을 위한 훈련

직업안전위생관리국(Occupational Safety and Health Administration ; OSHA)의 요청사항에 의해 JCAHO에 등록한 보건의료기관을 위해서 모든 신규 보건의료 종업원들은 반드시 오리엔테이션에 참가해야 한다. 다양한 보건의료 시설들의 정기적으로 순환보직되는 모든 종업원들은 각 분야에 대해 오리엔테이션을 받아야 한다.

순환보직 대상자에 포함되는 종업원들에는 간호사 · 호흡기 치료사 · 다른 임시직 종업원 등이 포함된다. 더구나 오리엔테이션은 재고용되거나 전보되거나 혹은 새로운 직책으로 승진된 종업원에게 필요하고, 또한 부서 혹은 조직의 구조조정의 여파를 받는 종업원에게도 필요하다.

오리엔테이션에는 몇 가지 중요한 목적이 있다.

- 조직과 직무에 대해 종업원이 좋은 인상을 받도록 하는 것이다.
- 조직 및 직무의 정보를 제공하는 것이다.
- 동료들과의 인간적인 유대감을 확대하는 것이다.
- 신규 종업원의 사회화와 조직으로의 통합을 촉진시키는 것이다.
- 보다 빠르게 종업원의 성과, 생산성, 안전을 확보하는 것이다.

효과적인 오리엔테이션은 단기 및 장기 고용의 성공을 가져온다.[13)] 오리엔테이션이 보다 효과적으로 이루어지게 하는 한 가지 방식은 전자 오리엔테이션을 이용하는 것이다. 고용주는 조직 내의 정보네트워크(intranet) 혹은 회사의 웹 사이트에 일반적인 오리엔테이션 정보를 올린다.

신규 종업원들은 교실에 앉아서 사람이 틀어 주는 테이프에 담은 정보를 보는 대신에 로그인해서 조직의 역사, 구조, 생산품과 서비스, 사명선언서(mission statements), 그리고 다른 배경 정보 등 많은 일반 재료들을 습득한다.

웹에 기반한 정보가 신규 종업원에 의해서 검토되고 난 다음에 HR 종업원 및 다른 종업원들은 보다 특정한 질문들과 영역들을 제시할 수 있다.

그림 8-5은 조직 및 부서에서 시행하는 오리엔테이션의 전형적인 구성요소들을 보여주고 있다. 언급한 바와 같이 많은 주제들은 웹에 기반한 프리젠테이션으로 넘어갔고, 이러한 프리젠테이션은 그룹미팅(group meetings)을 통해 보완된다.

하지만 많은 신입사원 오리엔테이션은 지겹고, 관련성이 없는(irrelevant) 것으로 비춰졌으며, 신입사원과 부서의 감독관 및 관리자도 이를 시간의 낭비로 여겼다. 그래서 많은 보건의료 기관에서 신입사원 오리엔테이션을 훨씬 재미있게 그리고 직무와 관련된 것으로 만들려고 신입사원 오리에테이션에 대한 그들의 접근방식을 다시 고려하고 있다.

한 예로, 대형 가정보건기관은 조찬회의 때에 신입사원 오리엔테이션을 하면서 다양한 비디오를 활용하게 하고 발표자는 프리젠테이션에 유머나 실제상황 정보 등을 섞어 가면서 발표하도록 하였다.

조직 오리엔테이션	부서 오리엔테이션
• 미션, 비전, 가치	• 부서구조
• 조직윤리	• 환자/업무흐름도
• 조직구조	• 부서순회
• 고객서비스 요구	• 직무책임
• 환자안전	• 직무성과 기준
• 직업안전위생관리국(OSHA)과 안전	• 부서관계
• 비밀성 유지	• 단위부서의 구체적인 안전정보
• 환자권리	• 부서정책 등
• 수당, 보상, 인적자원정책	
• 보안과 소방안전 등	

그림 8-5 보건의료 오리엔테이션의 전형적인 구성요소

(2) 자기개발의 장려

보건의료 종업원에 대한 훈련과 교육의 욕구는 조직과 부서 혹은 감독의 지도를 받는 훈련을 통해서는 모두 충족될 수 없다. 종업원 교육의 욕구는 종종 개별화되고 있으며, 종업원은 자신들의 욕구를 충족시키기 위해 교육의 주도권(initiative)을 잡아야 한다.

그러나 조직은 종업원을 격려하고 그들에게 자원을 제공하며 자기개발을 추구할 수 있도록 힘을 북돋워 주어야 한다.[14)]

자기개발의 장려 및 촉진은 여러 형태를 취하고 있으며, 다음과 같은 것이 있다.

- 종업원이 정보를 검색하거나 종업원의 속도에 맞는 방식으로 절차 기술을 개발할 수 있도록 자원의 저장관리 및 학습 연구실(learning labs)
- 종업원이 보건시설(health facility) 혹은 가정의 컴퓨터로 접근할 수 있는 컴퓨터에 기반한 훈련(computer-based training ; CBT)
- 다양한 워크숍과 교육 포럼을 제공하는 전문협회의 회의에 참석하는 기회
- 기술학교 혹은 전문대학 수준의 강의에 참여할 수 있도록 수업료 상환 혹은 수당지급

종업원의 자질을 보증하는 것은 자기개발의 장려 못지않게, 위에서 설명한 자기 개발 노력에 대한 보건의료기관의 투자는 종업원의 장기근무에도 기여할 수 있다. 유능한 종업원의 장기근무는 더 나아가서 안전한 양질의 의료서비스 제공에 기여한다.

(3) 지속적인 훈련과 자기개발

보건의료 분야에서의 훈련 · 자기개발은 다양하게 나타난다. 구체적으로 살펴보면 감독관 혹은 유능한 종업원이 실시하는 직장내 교육, 새로운 절차와 지침 혹은 과정에 대한 서비스 교육, 지속적인 교육강좌, 직업개발 워크숍 또는 세미나 등이 있다. 이들 훈련 및 자기개발 노력의 일반적인 목적은 종업원의 자질 향상을 통해서 조직 내에서 그들의 역할을 증가시키기 위해서이다.

구체적인 목표들은 다음과 같다.

① 성과 혹은 능력을 향상시킴 .
② 새로운 기술, 기법, 절차에 대한 훈련을 제공.
③ 혈액매개병원체 혹은 화재안전표준과 같은 영역에서 안전 혹은 규정 준수 요구사항들을 충족시킴.
④ 새로운 직무 임무 혹은 승진 기회에 대해 종업원들을 준비시킴.

보건의료 종업원들이 훈련과 개발을 계속 받을 수 있도록 하는 것은 전형적인 종업원, 감독관 혹은 부서장들의 의무이다. 그러나 HR의 더 중요한 역할은 안전 훈련과 같은 조직 차원의 훈련을 할 때에 감독관이 참석자들을 모니터하는 것을 도와주고, 훈련 내용을 문서화는 과정에 도움을 주는 역할이다.

(4) 훈련의 제공

조직차원에서 수행된 다양한 형태의 훈련은 전략계획 · 자원 · 요구도 등에 달려있다. 일단 훈련에 대한 설계가 있은 후에는 실제적인 훈련이 시작된다.

훈련은 임시로 혹은 시험적으로 실시해 보고 결정하도록 권고하고 있는데, 그 이유는 훈련이 확인된 요구도에 충족되는지 그리고 훈련설계가 적정한지 확인하는 과정이 필요하기 때문이다. 그러나 수행된 훈련의 유형에 상관없이, 이용 가능한 다양한 훈련 접근방식과 방법들이 존재한다. 훈련기술이 발전함에 따라 활용할 수 있는 방법의 선택 범위가 확대되었다.

이용되고 있는 접근방식에 상관없이, 훈련 접근 방식과 방법들을 선택할 때에는 반드시 균형을 이루어야 하는 다양한 고려사항들이 존재한다.

고려되어야 할 공통적인 변수는 다음과 같다.

- 훈련의 본질
- 주제
- 훈련생 수
- 개인 대 팀
- 자기속도 대 안내자에 의한 지도
- 훈련 자원
- 비용
- 지리적인 위치
- 할당된 시간
- 종료 시간

예를 들어, 가깝긴 하지만 지리적으로 상이한 지역에 위치한 세 개의 분점을 거느린 대형 클리닉은 관리자 훈련을 시행할 때, 분기별로 이틀간 시행되는 워크숍을 통해 관리자들을 소집할 수 있다. 그러나 여러 주에 걸쳐 있는 대형 간호진료소는 웹에 기반한 강좌들을 이용하여 전국에 흩어져 있는 관리자를 교육시킬 수 있다.

(5) 내부 훈련

내부 훈련은 직무에 매우 잘 적용되는 것으로 간주되는 경향을 보인다. 또한 내부 훈련을 통해 종업원을 참가시키는 비용을 절약할 수 있고 또한 가끔은 외부 훈련관을 초빙할 때에 들어가는 비용을 줄일 수 있기 때문에 인기 또한 매우 높다. 가끔은 숙련도가 높은 근무자에 대한 기술 훈련은 조직 내부에서 실행된다.

기술 훈련은 통상 숙련도에 기반한다(예 : 실험실 장비를 가동하는 훈련). 보건의료 기술의 급격한 변화 때문에 기술적인 숙련도의 축적과 업데이트를 위해서 훈련은 매우 중요하다. 또한 기본적인 기술 훈련은 OSHA와 환경보호청(Environmental Protection Agency ; EPA) 그리고 다른 기관들이 자체 규정을 가진 분야에서 연방 규정에 의해 위임되고 있다. 웹에 기반한 훈련과 인트라넷 또한 훈련의 내부 수단으로 부각되고 있다.

① **비공식적인 훈련**(informal training) : 비공식적인 훈련은 종업원들 사이의 상호작용과 피드백을 통해 발생한다. 종업원들이 자신의 직무에 대해 알고 있는 내용의 상당 부분은 공식적인 훈련 프로그램이 아니라 다른 종업원과 그들의 감독관에게 질문을 하고 충고를 들음으로써 비공식적으로 습득된다.

② **직장 내 훈련(On-the-Job Training)** : 조직의 모든 수준에서 가장 보편적인 훈련 형태는 직장 내 훈련(OJT)이다. 종종 자발적으로 발생하는 비공식적인 훈련과 다르게 직장 내 훈련은 사전에 충분히 계획되어야 한다.

훈련을 실시하는 감독관 혹은 관리자는 종업원에게 무엇을 해야 될지를 보여 주어야 할 뿐만 아니라 가르칠 수도 있어야 한다. 직장 내 훈련은 보건의료기관에서 가장 보편적으로 사용되는 훈련 형태로, 그 이유는 그것이 유연하고 종업원이 실제로 직무를 수행하는 것과 연관되기 때문이다.

(6) 외부 훈련

외부훈련 또한 모든 규모의 조직에서 광범위하게 사용된다. 대규모 조직에서 외부 훈련은 필요한 내부 훈련 역량이 부족하기 때문에, 혹은 많은 사람들을 재빨리 교육시켜야 할 필요성 때문에 이용될 수 있다.

외부 훈련은 HR 종업원의 규모 그리고 다양한 유형의 특수화된 훈련이 필요한 종업원들의 수에 있어서 제약을 받는 소규모 보건의료 고용주들에게 훈련을 위한 최선의 선택이 될 수 있다.

1) 외주 교육과 훈련

어떤 규모의 고용주는 외부 훈련 회사와 컨설턴트 그리고 다른 기관에다 훈련을 의뢰하는 사례가 많이 있다. 미국교육훈련개발학회(American Society of Training and Development ; ASTD)의 자료에 따르면, 대략 교육과 훈련 비용의 28%는 외부 훈련 기관들에 돌아간다.

최근 3년여에 걸쳐서 외주 교육이 감소한 것으로 나타났는데, 흥미로운 것은 종업원이 500명 이하의 회사에서 이런 현상이 두드러지고 있다.[15] 감소한 이유는 예산상의 이유, 즉 내부적으로 조직의 전략을 훈련에 연계시키는 데에 대한 강조와 일반적인 비용 감소 등의 필요성 때문이다.

외부기관을 이용하는 보편적인 방법은 종업원을 훈련하기 위해 판매자나 공급자를 이용하는 것이다. 몇몇 컴퓨터 소프트웨어 판매자는 종업원들에게 자신들의 소프트웨어에 대한 증명서를 교부한다. 예를 들어 마이크로소프트 공인제품 전문가들은 자신들의 기술적 전문 수준을 보여주는 자격증을 종업원에게 제공한다.

그 자격증은 만일 종업원들이 직무를 바꾸려고 결정하면, 자신들의 이력서에 기재할 수 있는 항목으로 활용할 수 있다. 이들 자격증은 또한 고용주들에게도 이득을 주는데, 고용주는 고용 및 승진을 위한 직무명세서로 그 자격증을 활용할 수 있다.

(7) E-러닝 : 온라인을 통한 훈련

E-러닝은 온라인상에서 훈련을 실행하기 위해 인터넷 혹은 조직의 인트라넷을 이용하는 것으로 정의된다. 인터넷은 사람들이 사업을 하고 정보를 할당하며 의사소통하는 방식을 극적으로 변화시켰다는 점에서 많은 사람들에게 매우 익숙해져 있다.

인트라넷은 인터넷과 유사하지만 그것은 E-러닝에 참여하는 종업원을 포함하여 인가된 사용자에게만 제한적인 접근을 허용하는 "방어벽" 소프트웨어의 보호를 받는 개별조직의 네트워크이다. 최근의 한 조사에 따르면, 훈련 관리자들은 훈련 비용을 줄일 수 있는 가장 효과적인 방법 중의 하나로 E-러닝을 꼽고 있다.[16)]

정보기술의 장점을 이용한 많은 훈련방법들이 있다.

① **강사주도 강의실 및 컨프런스 훈련** : 강사가 이끄는 훈련이 여전히 가장 보편적인 훈련방법이다. 강의실 훈련에서 특히 중요한 것은 강의실 훈련에 참석한 어른들은 젊은 학생들과는 다른 기대와 학습 유형을 가지고 있다는 점을 이해하는 것이다. 따라서 많은 보건의료 훈련전문가는 강의실 및 컨프런스 훈련을 확대한다.

② **원격 훈련 · 학습(Distance Training/Learning)** : 훈련 부서의 E-러닝에 참석하는 것은 원격 학습훈련에서 일어나는 일과 유사하다. 점점 더 많은 대학의 강의실에서는 인터넷에 기반한 강좌형태를 활용한다. 칠판과 웹시티(Web-CT)는 수많은 대학 교수들이 자신들의 강좌내용을 학생들에게 전달하고 있는 가장 보편적인 지원 방식이다.

이들 방식을 이용하면 수강생들은 채팅할 수 있고 전자 파일을 교환할 수 있으며, 강사와 학생 사이의 연락도 보다 원활하게 진행할 수 있다. 또한 많은 대학들은 학생들이 참석한 강의에 쌍방향 텔레비전을 이용한다.

그 매체를 통해 어떤 한 장소에 있는 강사는 다른 장소에 있는 "강의실"을 볼 수 있고 반응할 수도 있다. 시스템이 완전히 구축되면 종업원은 세계 어디에서도 강좌에 참여할 수 있다.[17)]

③ **기술과 훈련** : 훈련장에서의 기술 활용은 과거 몇 년 사이에 급속하게 증가했으며, 비디오 스트리밍(streaming)과 쌍방향 비디오 훈련을 포함하는 다채로운 멀티미디어 기술이 사용되고 있다.

또한 컴퓨터 시뮬레이션이 조직의 훈련에 적용됨에 따라 업무수행 과정에서 겪게 되는 심리상태와 행위들을 반복하여 실시하고, 훈련생의 직무 환경과 유사한 실제 환경을 제공하기도 한다. 까다로운 수술 시나리오를 반복 실시하는 매우 복잡한 수술 시뮬레이션에서부터 채혈사를 위한 채혈 훈련까지 실시한다.

시뮬레이션의 중요한 장점은 실패할 위험성이 높을 때에 안전하게 훈련할 수 있다는 점이다.[18)] 컴퓨터에 기반한 시뮬레이터 또한 즉각적인 피드백 강화와 자율학습, 그리고 업무와 연계된 문제점과 같은 학습원리를 통합할 수 있다.

최근에는 새로운 기술들이 시행 · 설계 · 행정 · 훈련지원 등의 과정에서 활용되고 있다. 예를 들면 참가자 등록과 시험결과 기록 및 학습 과정을 보고할 수 있는 전자등록 및 기록보관시스템에 투자하는 보건의료기관들이 늘고 있다. 훈련 관련 정보와 각종 조언 및 기술에 대한 정보를 제공해 주는 소프트웨어도 있는데, 이것은 전자업무지원시스템으로 알려져 있다.

이들 컴퓨터에 기반한 시스템들은 직무에 대한 지속적인 훈련을 가능하게 하는 데에도 도움을 준다. 예를 들어 어떤 병원에서 전자시스템을 활용하면 문제가 발생한 장비를 확인하고 수리하기 위해 진단시스템을 이용할 때에 임상 엔지니어에게 부가적인 도움을 줄 수 있다.

보건의료 분야에 적용되는 기술이 다양해지면서 직원의 학습과 훈련에서도 최신 기술이 활발하게 도입되고 있는 추세이다. 앞으로는 학습과 업무가 보다 더 밀접하게 통합됨에 따라 기술은 종업원의 업무환경 속에 완전히 통합될 것이다. 그리하여 종업원은 기술 사용 방법을 학습하는 시간을 줄이고 원하는 학습 내용에 더 많은 시간을 투여할 수 있다.

(8) 훈련의 평가 (Evaluation of Training)

훈련 결과를 관리자 · 훈련관 · 훈련생들의 목표와 비교하는 것이 '평가'이다. 상당수의 훈련에서 평가가 소홀히 취급되고 있지만 훈련은 오랜 시간이 소요되고 많은 비용이 들어가므로 반드시 철저한 평가가 뒤따라야 한다.

1) 비용–편익 분석

훈련결과를 평가하는 한 가지 방법은 비용–편익 분석을 통해 훈련과 관련된 비용과 획득된 편익을 평가해 보는 것이다. 그림 8–6은 훈련으로 인한 비용과 편익을 보여주고 있다. (태도 변화와 같은) 일부의 편익을 수량적으로 계산하기 어렵다고 할지라도 훈련과 연관된 비용과 편익의 비교는 훈련이 비용 대비로 효과적이었는지를 살펴보는 중요한 것이다.

한 예로 어느 요양원에서는 전통적인 안전훈련 프로그램을 평가했고, 그 프로그램이 사고의 감소로 이어지지 않았다는 것이 밝혀졌다. 그리하여 훈련은 재설계되었고, 이로 인해 보다 안전한 지침들이 만들어졌다.

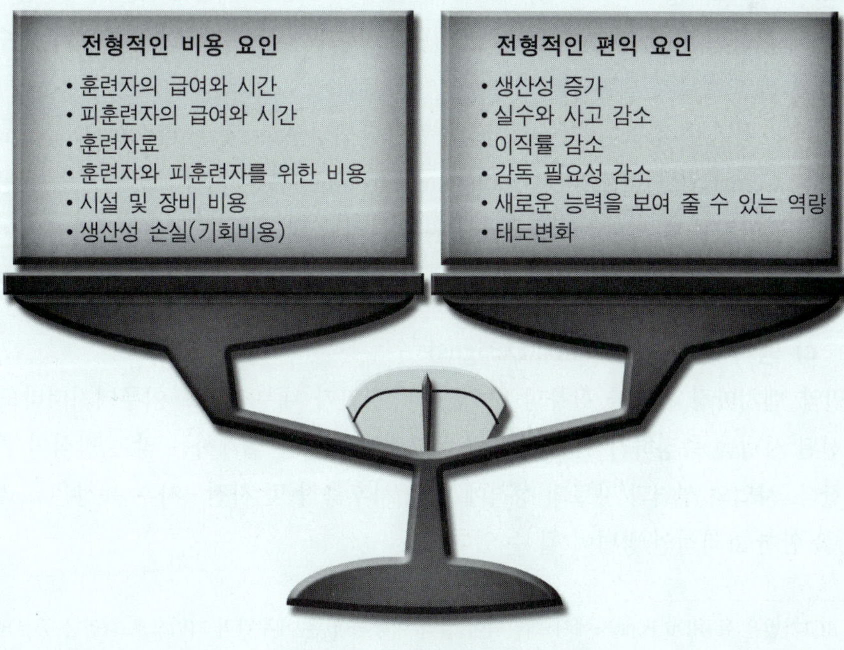

그림 8–6 훈련 비용–편익의 균형

2) 투자수익률 (Return on Investment ; ROI)*

최근 들어서 조직들은 훈련비용에 대한 투자수익률은 건질 수 있으리라고 기대한다. 조직의 다른 분야와 마찬가지로 다양한 HR와 훈련사례들은 투자된 훈련비용에 대한 부가가치에 의해 정당화되어야 하는 것이다.

포춘지(Fortune Magazine)에 의해 "일하기 좋은 100대 직장"과 "Training Magazine"의 "100대 최고 훈련기관" 중의 하나로 선정된 플로리다 주 펜사콜라(Pensacola) 지역에 소재한 침례교 헬스케어(Baptist Healthcare)의 관리자들은 ROI를 엄격하게 계산한 결과로 수술에서 2백 30만 달러를 절약했고, 시장점유율은 5년 연속 상승했으며, 환자의 만족도와 직원의 사기도 개선되었다.[19]

3) 벤치마킹 훈련 (Benchmarking Training)

일부 기관들은 훈련 평가를 내부에서 진행하기보다 한 기관과 다른 기관들 사이에서 비교된 훈련평가를 벤치마킹하고 있다. 이를 위해서 한 기관의 HR 전문가들은 훈련에 대한 자료를 수집하고 그것을 동일 산업에 속한 비슷한 규모의 다른 기관들의 자료와 비교한다. 비교 자료는 미국교육훈련개발학회(American Society of Training and Development ; ASTD)와 그 협회의 벤치마킹 서비스센터를 통해 활용할 수 있다. 이 센터에는 매년 1,000개 이상의 고용주들로부터 입수한 훈련 관련 자료가 보관되어 있다.

훈련과 연관된 정보는 미국생산성품질향상센터(American Productivity and Quality Center)와 사라토가연구소(Saratoga Institute)로부터 입수한 자료를 이용하여 벤치마킹할 수 있다. 또한 개별 병원과 클리닉 및 다른 공급자들에게 벤치마킹 결과를 제공하는 민간 보건의료 벤치마킹 서비스 업체도 존재한다.[20]

4) 평가 설계 (Evaluation Designs)

만약 벤치마킹 자료를 활용할 수 없어서 평가가 내부적으로 이루어지더라도, 개선된 사항을 측정하기 위한 훈련 프로그램의 평가를 설계하는 많은 방식이 존재한다. 사업의 성격과 자료의 성격에 따라 사후측정 및 사전 · 사후 측정은 고려해 볼 만한 효과적인 방법이 될 수 있다.

---

* ROI기법은 듀퐁(Du Pont)사에서 개발되어 널리 이용되어 온 재무관리 기법으로 다양한 종류의 재무비율들이 상호간에 어떻게 연결되어 궁극적으로 기업의 경영성과인 총 자산이익률(ROI 또는 ROA) 또는 자기자본이익률(ROE)의 형태로 나타나는지를 종합적이고 체계적으로 보여 줌으로써 관리적 목적에서의 재무계획 또는 통제기능에 활용할 수 있는 기법이다.

① **사후 측정** : 훈련 효과를 평가하는 가장 명확한 방식은 훈련이 끝난 다음에 개인들이 보다 효과적인 방식으로 업무 수행을 했는지 혹은 그들의 지식이 증가하였는지를 판단하는 것이다. 그러나 이것이 항상 명확하지 않을 수도 있다. 한 예로, 간호 관리자가 데이터 입력 속도를 향상시켜야 되는 20명의 병동근무자를 두고 있다고 가정해 보자.

병동근무자에게 하루 동안의 훈련 기간을 주고 그 다음 그들의 속도를 측정하는 테스트를 보게 한다. 만약 병동근무자가 훈련이 끝난 다음에 요구하는 속도로 모두 타이핑할 수 있었다면, 훈련은 이득이 되었을까? 타이핑 속도가 훈련의 결과인지 혹은 훈련 없이도 성취될 수 있었는지는 알기가 어려울 수 있다.

② **사전 · 사후 측정** : 자료입력 평가를 달리 설계해 보았더라면 시험 전의 숙련도 수준의 문제를 고려해 볼 수 있었을 것이다. 간호관리자가 훈련 전과 훈련 후에 자료 입력 속도를 측정했다면, 훈련을 통해 어떤 차이점이 났는지를 알 수 있었을 것이다. 그러나 여전히 의문은 남는다. 만약 속도에 차이가 났다면, 훈련이 그 차이의 원인이었을까? 그렇지 않다면, 개인들은 종종 그들이 결과에 대해 테스트를 받고 있다는 사실을 알 때에 더 일을 잘하기 때문에 단순히 평가되고 있다는 사실을 알기 때문에 더 빨리 작업했을까?

(9) 합동위원회 표준과 오리엔테이션, 훈련, 자기개발

JCAHO 기준은 종업원 오리엔테이션, 훈련, 자기개발에 초점을 맞추고 있다. 그 기준에 따르면 오리엔테이션이나 훈련 등을 통해서 자기개발을 촉진함으로써 종업원의 자질을 보증하기 위한 지속적인 노력을 하여야 한다(그림 8-7 참조). 또한 역량유형(competence patterns)에 대한 정보는 추세를 확인하고 종업원의 학습 요구에 대해 반응할 수 있도록 관리되어야 한다. 이들 요소들은 종업원의 역량을 확보하기 위해 공동으로 작용한다.

1) 능력 유형과 종업원의 학습 요구

위에서 설명한 훈련 외에도 합동위원회는 학습에 대한 종업원의 요구를 조사하기 위해 환자 진료와 안전사고를 관리할 수 있는 조직을 필요로 한다. 예를 들면 메디컬센터는 각 병동에서 발생한 부주위한 주삿바늘 찔림 사고의 숫자를 평가한다.

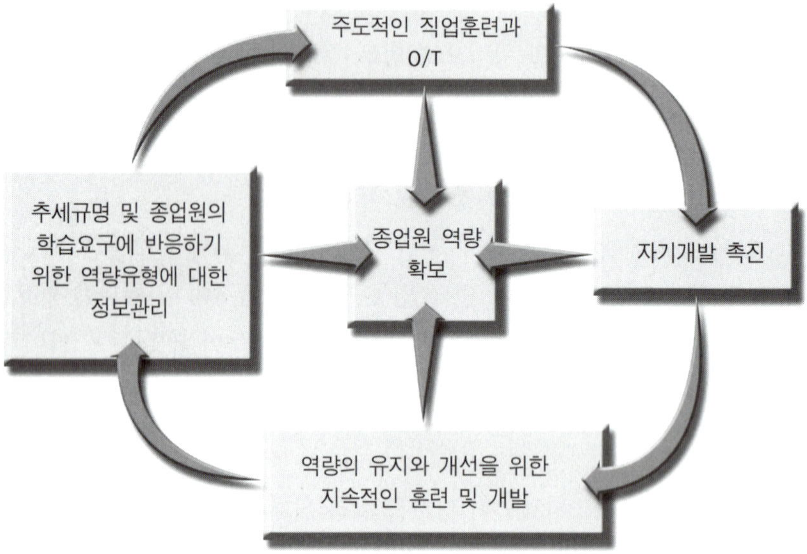

그림 8-7 종업원 능력 확보(Ensuring Staff Competence)

이러한 평가를 통해 다른 부서와 비교해서 예외적으로 사건발생이 많은 특정 부서에 대한 훈련의 실시 여부를 결정한다. 종업원의 능력에 관한 문제를 해결하는 데 초점을 맞춘 훈련은 합동위원회의 HR 기준을 충족시키는 데 매우 중요하다. 변화 추세를 분석하고 문제해결을 위한 훈련실시 계획을 수립하는 것은 서류로 잘 정리되어야 하며 또한 공개되어야 한다.

4. 인간자원의 개발 (Developing Human Resources)

개발은 맡겨진 직무를 수행할 역량의 양성뿐만 아니라 보다 다양한 업무를 처리할 수 있도록 직원의 능력을 향상시키려는 노력으로 표현된다. 개발은 조직과 개인 모두에게 이익을 준다. 경험과 능력을 겸비한 직원과 관리자는 조직의 경쟁력을 높이고 변화하는 환경에 능동적으로 적응할 수 있으며 개인의 경력 또한 풍성하게 만들어 준다.[21)]

개발은 인적자원에 대한 조직의 현재 및 미래의 필요를 분석하고 예견하며 확인하는 과정이므로 HR 계획들과 함께 시작한다.

HR 계획은 은퇴 · 승진 · 인사이동 등으로 인한 조직의 인력 이동을 예측하고 더 나아가서 조직이 장래에 필요로 하게 될 역량을 점검하며 직원들로 하여금 그런 욕구를 충족시키는 능력을 개발하는 데 도움을 준다.

그림 8-8에 설명된 것처럼 개발은 훈련과 구별된다. 복사기를 가동하고, 고객서비스 질문에 답하며, 컴퓨터를 작동할 수 있도록 대부분의 사람들을 훈련시키는 것은 가능하다. 그러나 판단력이나 책임감 · 의사결정 · 의사소통과 같은 영역을 개발하는 것은 더 큰 도전이 요구된다.

이러한 영역들은 개인들의 삶의 경험을 통해 개발될 수도 있고 개발되지 않을 수도 있다. 관리자뿐만 아니라 모든 종업원들을 위해 사전에 잘 계획된 경험개발 시스템은 보건의료기관의 역량을 제고시킬 수 있다.

(1) 구체적인 역량의 개발 (Developing Specific Capabilities)

개인이 역량을 확대하기 위해서 필수적으로 개발해야 할 것은 개인 및 요구되는 역량 두 가지 측면에 기인한다. 그러나 몇 가지 중요하고도 공통적인 관리역

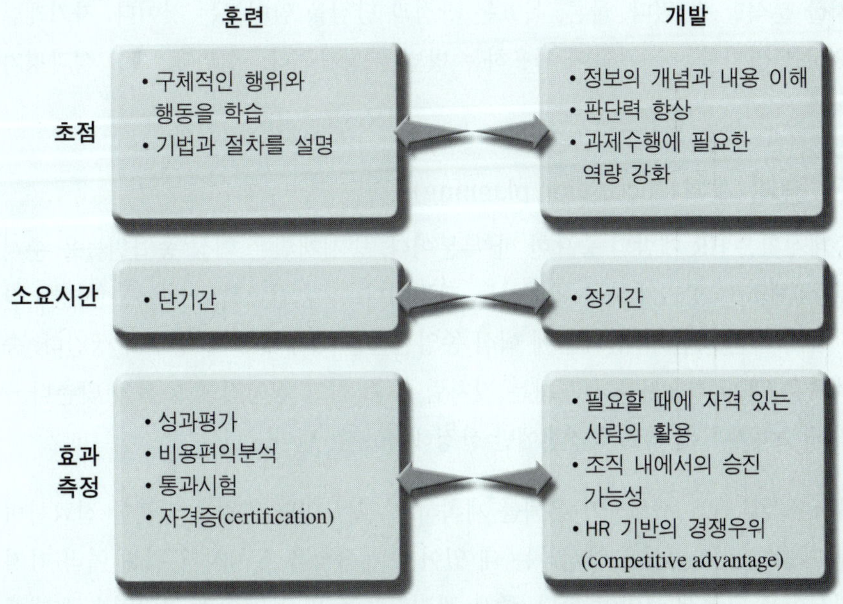

그림 8-8 개발과 훈련(Development vs. Training)

량은 행동오리엔테이션 · 품질의사결정 · 윤리적 가치 · 기술적인 숙련도 등이 포함된다. 팀빌딩 · 부하 개발 · 타인들의 지도 · 불확실성에 대한 대처 등도 성공한 경영자가 되기 위해서 이에 못지 않게 중요하지만 아직 보편적으로 개발된 역량은 아니다.

그러나 개발에 대한 한 가지 지적 사항은 분명하다. 종업원들에게 그들의 직무를 수행함에 있어서 그들이 원하는 바가 무엇인지를 질문했던 많은 연구들에서 예외 없이 훈련과 계획이 제일 우선순위로 꼽혔다. 각자의 KSAs가 개인들이 가지고 있는 재산이기 때문에, 많은 사람들은 자신들의 KSAs 개발을 그들의 조직이 실시하는 종합정책의 중요한 부분으로 간주한다.

(2) 개발 필요성 분석(Development Needs Analyses)

훈련처럼 종업원의 자기개발(employee development)은 조직과 개인 모두가 느끼는 필요성에 대한 분석으로 시작한다. 다수의 조직을 대상으로 한 개인의 자기개발 필요성에 대한 분석 결과는 충분한 관심을 끌지 못하고 있는 것으로 나타나고 있다.

조직 혹은 개인은 개발이라는 방법을 통해 해당 사람이 무엇을 필요로 하고 있는지를 분석할 수 있다. 물론, 목표는 장점과 단점을 알아보는 것이다. 자기개발 필요성을 평가하는 기관들이 사용하는 방법은 평가센타 · 심리테스트 · 성과평가 등이다.

(3) 승계 계획(succession planning)

승계계획은 HR 개발의 중요한 한 부분이다. 승계계획은 핵심 종업원들을 순서대로 대체하는 장기계획을 확인하는 과정이다.[22] 승진 · 전보 · 은퇴 · 사망 · 장애 · 사직 혹은 다른 이유 때문에 핵심 종업원들을 대체해야 할 경우가 생긴다. 승계계획은 CEO 계승자를 확보하는 것처럼 종종 최고 경영진에 초점을 맞춘다.[23] 그러나 승계계획은 최고 경영진에만 한정해서는 안 된다.

예를 들어, 간호 책임자가 은퇴를 계획하고 있는 대형 병원은 쾌적한 진료서비스를 제공하고 리더십을 양성하는 데 있어서 계속성을 유지하기 위해 여러 가지 관련사항을 고려해 보아야 한다. 주요 관리자들을 위한 계획과 궁극적으로 대체해야 할 필요성이 전략적 HR 과제라고 할 수 있다.

두 가지 조정된 활동을 착수함으로써 실제적인 승계계획 과정이 일어난다. 먼저, 일차적인 대체 계획표의 개발은 목표가 되는 직무를 수행할 수 있는 충분한 역량과 경험을 갖춘 적합한 개인을 정확한 시간에 이용가능할 수 있게 한다.

이 계획표는 각 직위에 대한 대체요원들을 보여주는 것과 현재 자격을 갖춘 대체요원 없이 직위를 확인하는 것 모두가 포함된다. 계획표는 만약 누군가가 떠나고, 은퇴하며, 뜻하지 않게 사망하거나, 혹은 그렇지 않으면 빈자리가 생길 경우에 누가 핵심 직무를 맡을 수 있는지 그리고 다른 사람이 그런 일을 하도록 준비시키는 데 필요한 자기개발 내용 등을 취급한다.

5. 개발 접근방법의 선택 (Choosing a Development Approach)

일반적인 2가지 개발 접근방법은 직무기반 개발 방법과 직장 이외의 장소에서 수행되는 개발 방법이다. 두 가지 개발 방식 모두가 관리자와 종업원 개발에 적합하다. 직장 내이든 직장 밖이든 인간의 지적 자본에 대한 투자는 거의 모든 고용주들에게 지식업무 측면으로 인식이 확산됨에 따라 조직을 위해 더욱 필요하게 되었다.

(1) 개발 접근방법 : Job-site법

다양한 Job-site 개발 방법이 활용가능하다. 그러나 너무 자주 무계획적이고 무의미한 활동들이 개발되어 직무에 사용되고 있다. 원하는 개발이 반드시 실제로 일어나도록 관리자들은 개발과정을 계획하고 조정해야 하는데, 여기에는 몇 가지 수단들이 이용될 수 있다.[24)]

1) 코칭 (Coaching)

가장 오래된 직무상 개발 기술은 코칭이다. 이는 직속상관이 직접 부하들을 관찰하고 그들에게 피드백해 주는 방법이다. 코칭은 행위에 의한 지속적인 학습 과정이다. 효과적인 코칭을 위해서 종업원과 감독 혹은 관리자 사이에는 건강하고 열린 관계가 형성되어야 한다. 많은 회사들이 관리자와 감독의 코칭 기술을 개선하기 위해 공식적인 훈련 코스를 운용한다.

2) 위원회 배치와 회의 (Committee Assignment : Meeting)

전도유망한 종업원을 중요한 위원회에 배치하면 그들의 경험을 확대할 수 있고, 조직을 이끌어나가는 과정의 성격과 과제나 절차 등을 이해하는 데 도움을 줄 수 있다. 예를 들어 안전위원회에 참석하는 종업원들은 안전관리에 대해 더 잘 이해할 수 있게 되고, 이는 그들이 관리자를 지향하는 데 도움을 준다.

또한 그들은 안전에 대해 종업원이 항상 경계심을 가지도록 하는 데 수반되는 문제들을 경험할 수도 있다. 그러나 관리자들은 직원이 배치된 위원회가 시간을 낭비하는 활동으로 변하지 않도록 경계할 필요가 있다.

3) 직무 순환

이 직무에서 저 직무로 종업원을 이동하는 과정이 직무 순환이다. 일부 기관들에서 직무 순환은 계획되어 있지 않다. 그러나 어떤 기관들은 잘 짜여진 일정표에 따라 움직이고, 각 종업원의 자기개발을 위해 정확하게 순환 프로그램을 계획한다. 승진의 기회가 거의 없을 때, 횡적인 전보를 통한 직무 순환은 종업원들의 열망에 다시 불을 붙이고 종업원의 재능을 개발하는 데 도움을 줄 수 있다.

4) "보좌관(Assistant-To)" 직위들

일부 회사들은 "보좌관" 직책들을 만들었는데, 그것은 관리자 바로 밑의 직위이다. 그러한 직무를 통해서 훈련생들은 그렇지 않으면 만나지도 못했을 뛰어난 관리자들과 함께 업무를 수행할 수 있다. 일부 기관들은 훈련생이 임명될 수도 있는 "연소자 이사회(junior board of trustee)" 혹은 "경영 회의실(management cabinet)" 등을 만든다. 이렇게 지명된 직위들은 훈련생들에게 유용한 경험을 제공한다. 단, 그 직위들이 훈련생에게 도전 혹은 흥미로운 과제를 제공할 경우에 한해서 말이다.

(2) 자기개발 방법 : Off-Site법

직장 이외의 장소에서 수행되는 개발 기법은 개인들에게 직무에서 벗어나 현재 학습되어야 할 내용에만 집중할 수 있는 기회를 제공한다. 더군다나 약간은 상이한 문제들을 다루고 또한 다른 기관들로부터 온 타인들과의 접촉은 종업원들에게 새롭고도 다른 시각을 제공한다. 이때 다양한 off-site법들이 이용된다.

1) 강의와 학위

대부분의 직장 외부교육 개발 프로그램들은 일부 강의를 포함한다. 대부분의 사람들은 강의실 훈련에 친숙하다. 강의실 강의는 강의를 폭넓게 받아들여지게 하는 장점을 지닌다. 그러나 때때로 강의실 강의에서 이용되는 강의시스템은 수동적인 듣기를 장려하고 학습자의 참여율을 저하시키는데, 이것은 분명히 단점이 된다.

훈련생은 강의 자료에 대해 질문하고, 토론하고, 해명할 기회를 거의 갖지 못한다. 강의실 강의의 효과는 복합적인 요인들에 의해 영향을 받는다. 그룹의 크기, 훈련생의 능력, 강사의 역량과 스타일 및 주제 등에 따라 달라진다.

보건의료기관들은 메디칼그룹관리협회(Medical Group Management Association) 혹은 미국병원협회(American Hospital Association) 등과 같은 외부 스폰서에서 제공하는 세미나 혹은 전문 강좌에 종업원을 참여시키곤 한다. 또한 많은 보건의료기관들은 대학의 강좌 수업료를 대신 납부함으로써 계속적인 교육을 장려한다. 그러한 프로그램은 종업원들이 정규 근무시간 외에 저녁 및 주말 반을 통해서 보건행정석사 학위와 같은 상급 학위를 취득할 수 있는 계기를 부여해준다.

2) 인간관계 훈련

이런 유형의 훈련은 감독관이 그들의 종업원들에 의해 발생된 "인간관계"를 대처할 수 있는 준비를 하도록 한다. 훈련은 타인과 더불어 작업을 원활히 수행할 수 있도록 개인이 필요한 인간관계 기술 개발에 초점을 맞춘다.

대부분의 인간관계 훈련 프로그램은 새로 들어오거나 상대적으로 경험이 적은 제1선 감독관과 중간 관리자들을 목표로 하는 것이 일반적이다. 다루어지는 내용 영역으로는 동기부여 · 리더십 · 종업원 의사소통 · 기타 행동 주제 등이 있다.

경영진으로 승진된 뒤에 관리자들이 실패하는 가장 보편적인 이유는 동료 및 부하종업원들과의 부실한 팀워크이다. 경영 실패의 다른 공통적인 이유들은 기대에 대한 몰이해, 목표 충족의 실패, 경영책임에 대한 조정의 어려움, 일과 가정생활과의 균형 유지 실패 등이다.

3) 안식년 및 휴가

안식년제는 자신을 개발하고 충전시키기 위한 유급 휴가이다. 안식년은 대학에서 오래전부터 유행했었고, 보건의료기관에서도 채택되어 오고 있다. 미국 기업의 대략 19%가 안식년제를 실시한다.[25]

일부 기관들에서는 사회봉사 프로젝트에 3~6개월 정도의 시간을 종업원에게 허용하고 있다. 그런 프로젝트에는 가난한 이웃들에게 훈련 프로그램을 제공하고 비영리기관을 지원하기 위한 기업의 기부 프로그램에 참여하는 활동 등이 포함된다.

한 예로, United Way와 Community Chest와 같은 기관들은 보건의료 경영진과 보건의료조직을 위해 매력적인 "Executive-on-Loan" 프로그램을 갖추고 있다. 경영진은 새로운 활동들을 배우고 시행함으로써 조직은 매우 가치 있고 독특한 방식으로 지역사회에 기여한다.

안식년제를 제공하는 기관들은 그 결과에 아주 만족해 한다. 그 기관들은 안식년이 종업원의 육체적 · 정신적 탈진상태를 예방하고, 종업원 모집과 근속에 기여하며, 개별 종업원의 사기를 앙양시킨다고 보고하고 있다. 유급 안식년제의 한 가지 명백한 단점은 비용이다. 또한 학습 경험은 그 특성상 조직의 통제를 벗어나기 때문에 운에 맡겨질 때가 있다.

교육 목적의 휴가는 유급일수도 있고 그렇지 않을 수도 있다. 일부 보건의료기관들은 이런 성격의 휴가기간 동안 종업원에게 휴가시간을 가지거나 편익을 계속 누릴 기회를 허용한다. 교육목적의 휴무를 허용하는 것은 종업원들이 교육에 그들의 열과 성의를 다 받칠 수 있는 시간을 확보함으로써, 그들이 돌아왔을 때에 직무수행 성과를 높일 수 있도록 해준다.

(3) 경영능력의 개발

경영능력 개발은 모든 종업원들에게 중요하지만, 관리자들에게는 필수적이다. 효과적인 경영능력 개발은 관리자들이 필요한 지식과 판단을 제공한다. 적절한 개발이 없으면, 관리자들은 조직 전체에 종업원을 포함한 자원들을 배치하고 관리하는 역량이 부족해질 수 있다. 경영능력 개발은 필수적인 역량개발에 초점을 맞추는 것으로, 리더십 · 변화대처 능력 · 코칭과 자문 · 운영 통제 · 업무 수행 피드백의 제공 등이 여기에 포함된다.

경험이 경영능력 개발에 핵심적인 역할을 수행한다. 실제로 경험은 종종 강의실 훈련을 하는 것보다 선임 관리자의 개발이 훨씬 더 많은 공헌을 한다. 왜냐 하면 대부분의 경험은 오랜 시간을 거치면서 변화하는 직무 환경에서 생성되기 때문이다. 하지만 효율적인 관리자에 대한 필요성에도 불구하고, 중간 수준의 직무에서 그런 관리자를 발견하는 일은 매우 어렵다.

중간관리자 수준에서 일부 개인들은 행정직무를 맡기를 거부한다. 잠재적으로 우수한 관리자가 될 수 있는 간호사 · 호흡기치료사 · 약사와 같은 많은 유능한 보건의료 전문가들이 그렇게 하기를 꺼린다. 왜냐 하면 그렇게 될 경우에 그들은 매일매일의 진료서비스 제공업무에 그 책임을 다할 수 없기 때문이다.

때때로 급여의 인상폭이 늘어난 직무부담과 책임을 보상할 만큼 충분하지 않을 경우도 있다. 또한 많은 중간관리자들은 자기 직무에 대한 낮은 평가에 불만을 표출한다.

1) 경영능력 개발 모형

경영능력 개발의 보편적인 격언은 관리자들은 그들이 관리 대상이었던 시절의 방법대로 관리하려는 경향을 나타낸다는 점을 밝히고 있다. 즉 관리자들은 다른 누군가의 행위를 모델링하거나 복제함으로써 행위를 학습한다.

이러한 경향은 놀라운 것이 아니다. 왜냐 하면 인간의 많은 행위들은 모델링함으로써 학습되기 때문이다. 어린애들은 그들 부모 혹은 그보다 나이 많은 어린애들의 행위를 모델링함으로써 학습한다.

경영능력 개발은 나이가 어리거나 학습을 진행하고 있는 관리자들을 적절한 모형과 일치시킨 다음 드러난 바람직한 행위들을 강화함으로써 자연적인 인간 행위의 장점을 취한다.

모델링 과정은 직접적인 모방 혹은 복제보다 더 진화한다는 사실에 주목할 필요가 있다. 그것은 훨씬 더 복잡하다. 예를 들어 사람은 뭔가 나쁜 일을 하는 사람을 목격함으로써 하지 말아야 할 일을 배울 수 있다. 그러므로 긍정적이고 부정적인 모델에 노출되는 두 가지 경우 모두가 새로운 관리자에게는 도움이 될 수 있다.

2) 코칭

코칭은 관찰과 제안의 결합 형태이다. 보건의료 경영능력 개발의 맥락에서 코칭은 일정기간 동안 두 관리자들이 그들의 직무를 수행하면서 맺게 되는 둘 사이의 관계를 포함한다. 효과적인 코칭을 하려면 인내와 숙달된 의사소통 기술이 필요하다. 모델링과 마찬가지로 그것은 인간이 학습하는 자연스런 방식을 보완한다. 효과적인 코칭은 종종 다음 사항들을 포함한다.

- 적절한 행위에 대한 설명
- 행동이 취해지는 이유의 규명
- 관찰대상에 대한 정확한 기술
- 가능한 대안 · 제안의 제시
- 후속조치 · 강화

(4) 멘토링(mentoring)

멘토링은 경험이 많은 관리자가 신입 구성원에게 도움을 주는 관계이다. 그러한 관계는 보다 경험이 많은 사람으로부터 경험이 부족한 사람에게 기술 · 인간관계 · 조직의 기술을 전수하기 위한 환경을 제공한다. 경험이 없는 종업원이 이익을 얻을 뿐만 아니라 멘토(mentor)도 자신들의 지혜를 공유할 수 있는 기회를 얻게 된다.[26)]

보건의료 분야의 미래 리더를 양성하고 개발하는 문제에 대해 Witt와 Kiefer가 수행한 전국적인 조사에 따르면, 멘토를 가지고 있으면 경력 향상에 도움이 되는 것으로 밝혀졌다.[27)]

그러나 멘토링이 문제가 없는 것은 아니다. 종종 소수의 젊은 관리자들은 멘토를 찾을 수 없는 어려움을 토로하고 있다. 또한 일반적으로 남성들은 여성보다 멘토가 되려는 경향이 부족하다. 더구나 자신들의 직무에 만족하지 못하고 사건들에 대해 편협하거나 왜곡된 견해를 가르치는 멘토들은 새로운 관리자의 개발에 도움을 주지 못할 수 있다.

다행히도 많은 관리자들은 그들이 경력을 쌓는 동안 일련의 충고자와 멘토를 만나고 서로 다른 멘토로부터 학습의 이점을 찾을 수도 있다.

6. 보건의료 종업원 개발의 특수한 쟁점들

보건의료산업은 다양한 유형과 규모의 조직이 참여하고 있다. 고용의 관점에서 보면, 산업 내의 직무와 경력은 훨씬 더 다양하다. 의사로부터 의료보조직까지, CEO로부터 부서장까지, 건축가에서 수리공까지 많은 유형의 직위와 직업들이 보건의료산업 분야에 존재한다.

보건의료 종업원 개발에는 조직의 규모와 복잡성, 학업 및 자격 요건, 조직의 전략 등을 포함하여 고려해야 할 많은 사항들이 존재한다.

보건의료산업 내의 시설과 실체(entity)에 따라서 종업원 개발은 존재하지 않을 수도 있고 계획되지 않을 수도 있으며, 매우 꼼꼼하게 개발 · 계획될 수도 있다.

가끔 클리닉 혹은 지방의 요양소와 같은 소규모 시설에서의 조직은 승진 혹은 수평적인 전보를 위한 기회가 극히 적은 구조로 되어있다. 즉 여기서는 종업원 개발은 우선순위가 되지 못한다. 반대로 대규모 통합 보건의료시스템은 미래의 클리닉 경영과 그들 조직 내에 경영상의 장점을 위해 가장 바람직하고 긍정적인 측면들을 확인하고 개발하는 데 목표를 두고 종업원 개발 계획을 중요하게 생각한다.

(1) 학력 및 자격 요구사항

많은 보건의료조직에서 승진은 학력 취득과 자격증에 전적으로 의존한다. 한 예로, 의료 실험실 기술자들은 적절한 교육배경이 없기 때문에 의사로 승진할 수 없다. 이와 같은 사실은 보건의료 종업원 개발에서 중요한 고려사항이 된다.

의사가 경영 및 리더십 기술 개발을 제대로 하지 않았다고 하더라도 그들은 의료의 특성상 리더의 위치에 있다. 의사들은 의료계의 방향과 리더십을 제공하고 진료소나 클리닉 혹은 병원을 소유하고 있기 때문에 비의료적 분야에서도 리더십을 발휘할 수 있는 것이다.

직위	학위준비 · 자격
임 상	
약사관리자	약학박사
간호관리자	간호사, 간호학석사
호흡기치료관리자	호흡기치료학사
행 정	
너싱홈관리자	간호요양행정사
시설관리자	시설기사
재정관리자	공인회계사
보건정보관리자	의료정보행정사

그림 8-9 보건의료 직위와 학위준비 · 자격의 예

그들의 리더십 역할에 대한 핵심적인 기준은 의학박사로서 학업의 준비를 해왔다는 점이다. 의학박사 학위가 없으면 그들은 결코 현재의 직위에 있지도 못했을 것이다.[28] 많은 클리닉 및 행정 관리의 역할에서 유사한 상황이 발생한다. 그림 8-9는 통상적으로 특정한 학위 준비 혹은 자격증이 필요한 기타의 보건의료 관리 직위의 예들을 제시하고 있다.

(2) HR 개발과 조직의 구조조정

보건의료조직의 전략이 조직의 재구축과 규모 축소를 포함할 경우에 경력이 무엇인지를 정확히 규정하기는 어렵지만 경력을 어떻게 개발해야 되는지를 이해하는 것은 그다지 어렵지 않다. 또한 일부 고용주들은 미래에는 종업원들이 내부에서 승진할 기회가 적어지고 조직의 안과 바깥으로 이동할 기회가 더 많아질 텐데 왜 그들을 위한 경력 "개발"을 걱정해야 되는지에 대해 의문을 제기한다.

이러한 견해들이 극단적으로 보일지라도 종업원 개발은 세 가지의 의미있는 방식으로 최근 변화되고 있다.

① 보건의료 분야 조직의 중간관리 "지위"는 이제 상향적인 이동보다는 수평적인 이동을 포함하는 경향이 강하다.

② 많은 조직들은 초점이 핵심 역량에 모이게 될 수 있도록 노력을 경주하고 있다.

③ 프로젝트에 기반한 작업의 확대는 경력을 주어진 조직 내의 상승 단계가 아니라 일련의 프로젝트로 만든다.

전통적으로 경력개발 노력은 현재의 직무를 넘어서 조직 내의 다양한 미래의 직무를 준비할 수 있도록 관리층에게 집중되어 왔다. 그러나 관리자들이 아니라 모든 종업원을 위한 개발은 조직이 미래의 성장과 변화를 위해서 필요로 하는 인적자원 자격을 갖추는 데 필수적이다.[29]

합병 · 인수 · 구조조정 · 해고 등은 모두 보건의료 종업원과 기관들이 경력과 개발을 바라보는 방식에 영향을 미쳤다. "새로운 경력 세계"에서 조직이 아닌 개인들은 스스로 자기개발을 이루어야 한다. 그러한 자기개발은 개인의 교육 경험 · 훈련 · 조직의 경험 · 프로젝트 · 직업 분야의 변화 등으로 구성된다.

개인은 이러한 시스템 하에서 성공적인 경력관리 방식을 규정할 수 있는데, 그것은 성공에 대한 조직의 견해와 일치할 수도 있고 그렇지 않을 수도 있다.

사례(CASE)

250명의 종업원을 거느리고 대도시 근교지역 아홉 곳에 위치한 지역사회 보건의료센터 연합회(Associated Community Health Center ; ACHC)는 다양한 HR 이슈들에 직면해 있다. HR관리자는 문제점을 평가하고 개선책을 마련하기 위해서 감사를 실시했다.

그 결과 HR관리자가 알아낸 내용은 다음의 네 개의 범주로 나누어진다.

① **종업원보유 문제** : ACHC의 가장 중요한 직책 중의 하나인 간호사의 최근 이직률은 26%이고 결원율은 20%이다.

② **종업원 불만** : 관리자는 종업원 인터뷰를 통해 HR ACHC의 종업원이 다양한 문제들에 대해 걱정을 하고 있음을 알게 되었다. 여기에는 업무수행 평가 지체, 승진 기회의 부족, 감독관들과 종업원 사이의 의사소통의 부족 등이 포함된다.

③ **환자에 대한 관심** : HR관리자는 HR 문제를 파악하기 위해 환자의 설문지 양식을 평가했다. 환자의 피드백을 통해 관련된 많은 HR 이슈들이 확인되었다. 여기에는 다음의 사항들이 포함된다. 환자 일정 책임자의 무례한 행위, 접수계 종업원의 환자에 대한 무관심, 아무 이유도 없이 환자를 오래 기다리게 하는 행위 등이다.

④ **의료사고** : ACHC가 제공하는 의료서비스의 품질에 대한 HR 문제의 효과를 평가하기 위해서 HR관리자는 의료사고에 대한 자료를 검토했다. 임상사고의 두 가지 중요한 범주가 확인되었다.

- 촬영된 X-레이의 20%가 낮은 품질 때문에 다시 찍어야 했다.
- 실험실 테스트 결과의 15%가 손실되거나 잘못 분류되었다. 다시 테스트를 시행해야 하거나 보고서 작성이 지체되었다.

HR관리자는 이렇게 밝혀진 사실들에 대해 큰 관심을 가졌다. 그러나 효과적인 프로그래밍이 있다면 위에서 상세하게 다룬 이슈들은 처리될 것이라고 HR관리자는 확신했다.

질문(Question)

1. ACHC 이슈들 중 어떤 것이 오리엔테이션, 훈련, 종업원의 자기개발 프로그래밍을 통해 개선될 수 있는지를 설명하시오.
2. 질문 1에 대한 당신의 답변에 근거해서, 당신이 확인한 이슈들을 다룰 때에 효과적일 수 있는 활동 유형을 자세히 설명하시오.

참고 문헌(END NOTES)

1) American Hospital Association, "Diversity Strategies," Workforce Ideas in Action 3, Case Examples (January 2004), 18.

2) Linda Zinn, "Tackling Staff Turnover: A Novel Approach," Nursing Homes/Long-Term Care (March 2004), 50~57.

3) ASTO, Press Release (March 26, 2001), accessed at http://www.astd.org.

4) Linda Heuring, "Patients First," HR Magazine (July 2003), 65~69.

5) Contact Emory Livers, Director of Diversity at Cincinnati Children's Hospital, for more information.

6) " Action Learning as a Strategy for Enhancing Market Competitiveness," Global Competitiveness (January 2002), 1~7.

7) Kristina L. Guo, "An Assessment Tool for Developing Healthcare Managerial Skills and Roles," Journal of Healthcare Management (November 2003), 367~376.

8) Kathryn Walker Zavaleta, "A Pragmatic Approach to Quality Training," Journal of Healthcare Management (November/ December 2003), 409~415.

9) Ed Welsch, "Cautious Steps Ahead: A Slow Economy Means Readiness Assessments Are Back," Online Learning (January 2002), 20~24.

10) Shawn B. Merriam and Rosemary Caffarella, Learning in Adulthood: A Comprehensive Guide, 2nd ed. (San Francisco: Jossey-Bass, 1999).

11) Jathon W. Janove, "Use It or Lose It," HR Magazine (April 2002), 1~3.

12) Chrysanthos Dellacros, " Learning Negotiation Skills: Four Models of Knowledge Creation and Transfer," Management Science (April 2003), 1~13.

13) Charlotte Garvey, "The Whirlwind of a New Job," HR Magazine (June 2001), 1~5.

14) " Developing Leaders Among Your Employees," The Receivables Report (March 2005), 3~4.

15) Mark E. Van Buren, ASTD State of the Industry Report, 2003 (Alexandria, VA: American Society of Training and Development, 2001), 1~12.

16) "Training Management and Cost Control Survey," HR Focus (May 2005), 9 ; Also see http://www.ioma.com for more information on the survey.

17) Delbert L. Hall and Dan Brown, "Using the Internet for Training," Hospital Material Management Quarterly (August 2000), 71~75.

18) Holly Dolezolek, "Pretending to Learn," Training (July/August 2003), 20~26 ; and Wendy Webb, "Who Moved My Training?" Training (January 2003), 1~4.

19) Susan Karlin, "Training's Lasting Effect at Baptist Health Care," Workforce Management (February 2003), accessed from http://www.workforce.com.

20) For more information visit http://www.nachri.org, http://www.ashhra.org, and http://www.astd.org.

21) Mike Broscio, "Creating and Implementing a Reality-Based Career Plan," Journal of Healthcare Management (March 2003), 76~82.

22) Joan Pyns, "The Implementation of Workforce and Succession Planning in the Public Sector," Public Personnel Management (Winter 2004), 389~405.

23) Errol L. Biggs, "CEO Succession Planning: An Emerging Challenge for Boards of Directors," Academy of Management Review, 28 (2003), 657~666.

24) Phyllis Cowling, "Create Your Future,"

Healthcare Financial Management (July 2002), 12.
25) Toddi Garner, "The Pause That Refreshes," Business Week (November 19, 2001), 138.
26) "A Mentor is a Key to Career Success," Healthcare Financial Management (February 2003), 92~94.
27) Witt/Keifer, "Preparing Future Leaders in Health Care," Leaders@wittkieffer.com.
28) Michael Romano, "Ready. Or Not," Modern Healthcare, Special Report (April 26, 2004).
29) Monica E. Oss, "The Workforce Countdown," Behavioral Health Management (May/June 2005), 6.

Chapter

9

보건의료조직의 성과관리

학습 목표

- 성과관리의 중요성을 논의할 수 있어야 한다.
- 성과평가가 행정과 인력개발 분야에서 사용되는 사례들을 비교 · 대조할 수 있어야 한다.
- 비공식적 평가과정과 체계적인 평가과정을 비교 · 검토할 수 있어야 한다.
- 성과를 평가하는 다양한 방법들을 설명할 수 있어야 한다.
- 평가과정에서 발생하는 여러 가지 평가자들의 실수를 확인할 수 있어야 한다.

보건의료 인적자원 사례고찰(Healthcare HR Insight)

종업원의 성과를 평가하는 작업은 HR 전문가를 고용하지 않는 소규모 의사 그룹에게는 HR관리의 핵심적인 분야가 된다. 의사 그룹에서 그들이 인터넷에서 구매한 성과평가 도구를 채택하거나 관리자가 전문가 회의에서 입수한 도구를 이용하는 것이 보편적이다.

종업원이 200명 규모인 전문진료 병원의 책임자는 포괄적인 관리방식과 종업원 성과평가를 필요로 했다. 이들 그룹이 사용한 평가도구는 다양한 등급 척도를 구비하고 있었으며, 이를 감독관의 지시사항들과 결합하여 사용하고 있었다.

이 시스템은 조직, 관리자, 종업원들에게도 효과적이 못했다. 새로운 평가 프로그램을 개발하기 위해 다음의 조치들이 취해졌다.

① 차이와 부족한 부분을 확인하기 위해서는 현존하는 절차에 대한 철저한 검토가 필요함.
② 어떤 조직의 목표들이 그 과정을 통해 충족되어야 하는지를 결정하기 위해 클리닉 책임자들과의 광범위한 토론이 필요함.
③ 평가과정의 개선책을 논의하기 위해 관리자들과의 면담과 종업원들과의 표적집단 회의가 필요함.

새로운 성과관리시스템은 세 가지 분리된 평가도구들을 사용한다. 즉 관리자를 위한 도구, 행정직을 위한 도구, 의료직을 위한 도구 등이다. 각 도구는 직종별 종업원이 수행하는 작업의 유형에 해당되는 독특한 행동기반 기술, 지식, 성과 기준을 지니고 있다. 각 평가 도구는 모두 성과를 보수와 연계한다. 평가자는 평가의 총 점수에 근거해서 봉급을 인상시킬 수 있다.

이 시스템이 시작된 이후 관리자는 그 과정에 대해 높은 수준의 만족감을 나타냈고, 종업원들이 그 과정을 통해 그들의 관리자로부터 받는 피드백에서 더 많은 가치를 찾아냈다는 점을 인정했다.[1]

1. 성과관리 (Performance Management)

조직의 규모나 형태에 상관없이 조직의 목표 및 관리자와 직원들의 성과평가가 모든 요구사항을 충족시킬 수 있도록 설계되어 평가과정에서 활용하는 것이 중요하다. 많은 보건의료기관들은 직원들에 대한 요구사항을 규정하고 직원들의 성과를 관리할 수 있는 성과평가시스템을 개발하고 있다.

이 시스템들은 요구사항준수를 확인하고, 성과를 측정하며, 그에 대해 보상하고, 필요하다면 개선책을 내놓기도 한다[2].

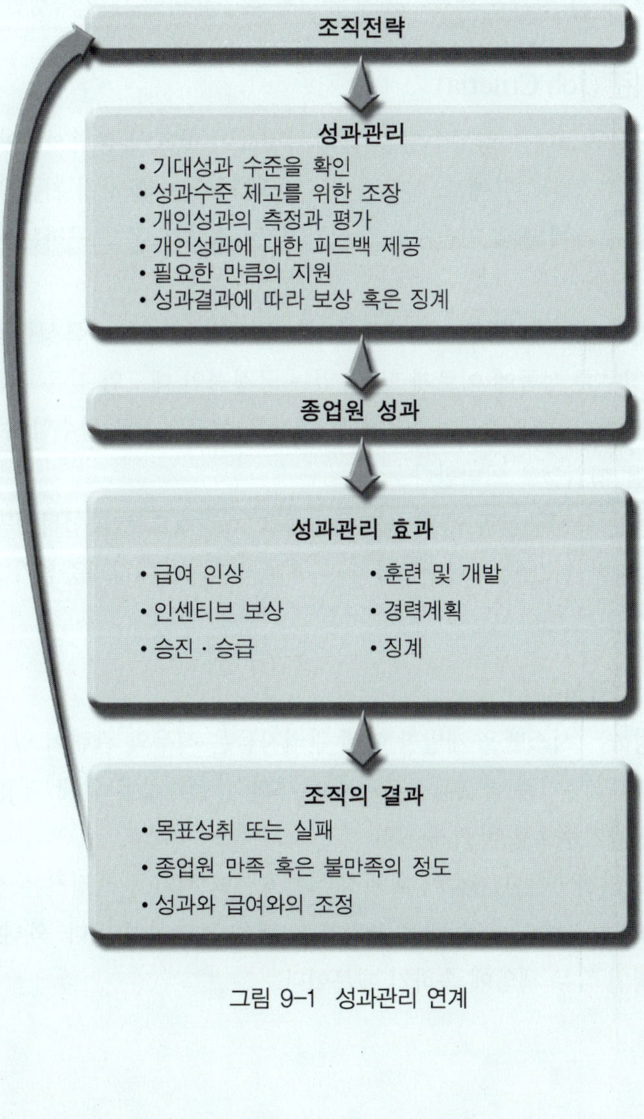

그림 9-1 성과관리 연계

그림 9-1에 설명된 대로 성과관리는 조직의 전략과 그 결과를 연계시켜 주는 중요한 고리가 된다. 예를 들어 재활병원의 간호 관리자가 아무리 우수한 자질을 지녔다고 해도 조직이 적절한 장비와 인력을 지원하지 않는다면 직책을 성공적으로 수행하지 못할 것이다.

많은 사례들을 살펴볼 때에 일부 성과 요인들 중에서 무언가가 빠진다면 개인들은 그들의 직무표준에 따라서 업무를 진행할 수 없을 것이다.

보건의료 관리자들은 환자, 지역주민 혹은 고객이 인정해 주는 케어와 서비스를 제공할 있도록 조직의 목표에 근거해서 직무를 조정한다. 각 직무를 조직의 목표를 완성하는 데 도움을 주는 방식으로 수행할 수 있도록 직원들의 직무는 항상 관찰되고 있으며, 그 성과는 직무기준에 규정된 직무표준에 의해 측정한다.

(1) 직무기준 (Job Criteria)

직무기준은 만족스러운 직무수행을 위해 직원들이 반드시 충족시켜야 하는 요인들이라고 볼 수 있다. 한 예로, 실험실 기술자의 직무는 몇 가지 기준을 가질 수 있으나 실험실 결과에 대해 기술자가 품질관리점검을 하도록 요구하는 비중이 훨씬 높다.

기준은 특성중심 · 행위중심 · 결과중심으로 분류될 수 있다. 특성중심의 기준은 수행하는 직무를 성공에 이르게 할 수 있는 긍정적인 태도와 같은 주관적인 개인의 특성을 말한다. 행위중심기준은 직무 예상을 성공적으로 완수할 수 있는 설득 기술과 같은 행위들을 의미한다.

어떤 경우에는 특성중심과 행위중심 특징들을 객관적으로 확인하고 평가하기가 어렵다. 정확한 시간에 프로젝트를 완수하는 것과 같은 결과중심기준은 확인하고 평가하기가 더 쉽다.

1) 기준 적합성

성과를 측정하는 시스템을 개발할 때에 관리자들은 직무와 관련이 있는 기준을 포함해야 한다. 직무기준의 적합성은 직무명세서의 정확성에 의해 결정되며, 직무명세서는 성과기준으로 바뀌게 된다.

예를 들어 프리젠테이션 기술에 대해 마취간호사의 성과를 측정하는 것은 관련성이 없다. 그러나 마취관리 능력을 측정하는 것은 관련성이 있다. 왜냐 하면 그 능력은 일차적인 직무 책임에 속하기 때문이다.

성과를 평가하기 전에 직무명세서와 기준을 검토하는 작업은 그다지 중요하지 않은 기준을 폐지하는 데 도움을 준다.

2) 잠재적인 기준들의 문제점 (Potential for Criteria Problems)

모든 직무들은 임무들과 과업들의 집합체(compilation)이다. 대부분의 기관들은 공식적 혹은 비공식적으로 직무기술서와 성과평가를 개발한다. 측정 과정에서 중요한 기준이 빠졌을 때에 측정은 불충분하다.

예를 들어 일정 조정자(appointment scheduler)가 약속 일정을 잡을 때에 환자 · 의사 · 종업원들의 필요를 충족시키는 능력에 대해 평가를 받지 못한다면, 평가를 위한 기준은 불충분하다고 여겨질 것이다. 적합성이 없는 기준이 측정 과정에 포함되면, 그 측정은 나쁜 영향을 미치게 된다.

동일한 일정 조정자는 일정의 정확성에 대해 측정받아야 한다. 그렇지 않고 컴퓨터를 프로그램 능력에 대해 평가를 받는다면 그것은 잘못된 기준을 드러낸 것밖에 안 된다. 불충분하고 잘못된 기준 사용을 방지하려면 HR 전문가와 계층관리자들이 정식으로 직무기술서와 업무를 평가하고 검토하는 작업이 필요하다.

(2) 성과표준 (Performance Standards)

각 업무에는 일련의 표준들이 설정되는데, 그 기준들을 가지고 종업원들의 성과 수준을 비교한다. HR 전문가들의 도움을 받아서 관리자들은 종업원들이 작업을 시작하기 전에 각 직무에 대한 성과기준들을 정한다. 종업원들은 처음에 채용되었을 때에 성과기준들이 주어져야 한다. 왜냐 하면 종업원이 이들 기준들을 어떻게 충족시키는지에 대해 성과평가를 실시하는 동안 그들은 평가될 것이기 때문이다.

2. 성과평가 (Performance Appraisal)

보건의료기관의 가장 중요한 관리 임무 중의 하나는 종업원의 성과를 평가하는 것이다.[3] 성과를 검토하는 동안 관리자들은 종업원들이 그들의 직무기준들을 얼마나 잘 충족시켜 주는지를 논의해야 한다.

종업원의 성과를 평가하는 과정은 성과평가라고 불린다. 의료기관평가합동위원회(JCAHO)에 가입한 보건의료조직들이 성과평가 과정을 개발하고 시행하기 위해 고려해야 할 중요한 사항은 JCAHO 표준들의 준수 여부이다.

(1) 합동위원회의 표준과 성과평가

환자에게 안전한 케어 제공과 효과적인 성과평가 사이의 연관을 인정함으로써 JCAHO는 많은 인적자원, 리더십, 성과향상 표준에 많은 영향을 미치고 있다. JCAHO가 수용할 수 있는 성과평가 시스템의 구성요소들은 다음과 같은 특성이 있다.

- 업무와 요구되는 자질을 확인하는 직무기술서
- 성과평가 과정과 지원 서류
- 자격평가점검표

성과평가와 자격평가는 서로 상이하지만 매우 밀접하게 연계되어 있는 과정이다. 일부 보건의료기관들은 성과평가와 자격평가를 동시에 실시하고, 그렇지 않은 기관들은 분리된 과정으로 취급한다. 성과평가는 직무기술서에 설명된 대로 종업원들이 그들의 직위에 따르는 임무들과 책임들을 얼마나 잘 수행하는지를 판단하는 데 이용된다.

자격평가는 종업원이 자신의 직위에 따르는 요구사항들을 충족시킬 수 있는 지식, 기술, 능력, 훈련, 교육, 그리고 면허 등을 지니고 있는지를 결정하기 위해 이용된다.[4)]

3. 성과평가의 어려움 (Conflicting Roles of Performance Appraisal)

성과평가는 보건의료조직에 갈등을 야기할 때도 있다. 그림 9-2는 성과평가에 대한 두 개의 잠재적인 역할 갈등을 설명해 주고 있다.

(1) 행정적인 용도 (Administrative Uses)

성과평가에는 몇 가지의 행정적인 용도가 있는데, 보상관리가 가장 보편적이다. 성과의 결과로 받는 급여 인상은 공로에 기준한 혹은 성과에 기준한 인상이라고 언급된다. 성과가 보상과 연계될 때 종업원은 성과평과가 공정하고도 공평하

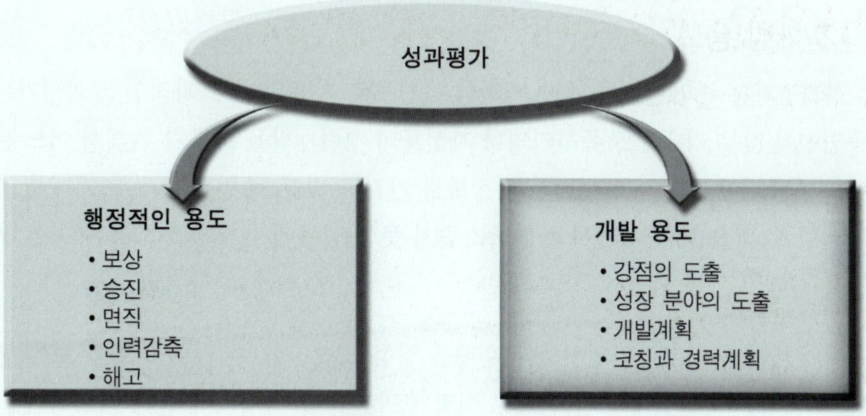

그림 9-2 성과평가의 역할 갈등

게 실시되기를 희망한다.[5)]

성과평가과정 또한 승진이나 해고 등과 같은 관리 업무를 위해 이용된다. 성과평가는 해고 사유에 해당되는 업무능력 결함과 관련한 다른 서류들을 보완하는 데 유용하다.

일부 보건의료기관들은 인력감축이 불가피할 경우, 누구를 해고해야 하는지를 결정하기 위해 성과평가를 이용한다. 승진과 해고를 위해서 종업원들을 분류해야 하는 관리자들의 결정을 도와주기 위해 정확하고 객관적인 성과평가가 실시되어야 한다.

1) 법률적인 쟁점과 성과평가

성과평가는 종업원들이 연방 및 주 관련 기관과 법원을 통해 자신들의 권리를 점차 신장함에 따라 조직 내에서의 그 중요성이 증가하였다.

성과평가가 중요한 채용 결정을 내리는 데 활용될 때에 평가 과정은 법률적인 조사를 감당할 수 있을 만큼 객관적이고 공정하며 완전무결해야 한다. 법률적으로 문제가 되는 중요한 쟁점은 성과평가를 차별적으로 활용하는 관행이다.

보건의료관리자와 HR 전문가들은 종업원과 고용주의 권리에 영향을 미치는 법률적 요구를 반드시 준수해야 한다. 징계 혹은 좌천과 같은 성과평가 결과를 적용하는 데 있어서 고려해야 할 사항들은 차별 · 공공정책 쟁점 · 계약상의 쟁점 · 불법행위에 대한 법적 책임 등이다. 이들 법률적인 쟁점들은 고용주에 대항하는 종업원들의 권리 주장의 근거가 된다.[6)]

(2) 개발 용도

성과평가는 종업원들의 개발 기회의 수단으로 사용된다. 효과적인 성과평가는 종업원이 직무 기대를 충족시키거나 자신들의 경력개발을 이루기 위해서 어느 분야를 개발해야 되는지를 설명하는 정보를 가지고 있다. 종업원이 직무 기대를 충족시킬 수 없을 때에 관리자는 만족스럽지 못한 업무에 대해 피드백을 제공할 책임을 진다.

이와 마찬가지로 종업원이 업무수행을 잘하고 발전할 수 있는 역량을 보여 줄 때, 관리자는 종업원이 다음 단계로 어떻게 발전할 수 있을지에 관해 피드백 인터뷰와 충고를 해야 한다. 종업원의 상황과 상관없이 평가 피드백 인터뷰는 업무수행 능력을 개선하고 고양시킬 수 있는 개발계획과 자원을 제시함으로써 종업원을 지원할 수 있을 만큼 건설적이어야 한다.[7)]

관리자들은 궁극적으로 종업원 업무수행의 평가자이므로 개발 계획을 입안하고 평가하는 데 핵심적인 역할을 수행해야 하며 종업원에게 충고와 지원을 아끼지 말아야 한다. 개발 계획이 확정되었을 때, 관리자와 그 종업원은 업무수행 능력 혹은 경력개발을 개선하는 데 종업원이 얼마만큼 진전을 이루었는지를 정기적으로 검토해야 한다.

(3) 비공식적 평가 대 체계적 평가

보건의료 분야의 관리자들은 성과평가를 공식적 혹은 비공식적으로 수행한다. 관리자는 비공식적인 평가과정을 신중하게 수행해야 한다. 비공식적인 평가과정은 평가의 피드백을 요구하는 상황 혹은 사건들에 의해 유발된다. 비공식적인 평가는 작업을 훌륭하게 수행했을 때에 이를 칭찬하거나 종업원에게 행동을 개선시킬 수 있는 동기를 부여하기 위해서 이용될 수 있다.

한 예로, 홈헬스케어 기관의 감독관은 도우미가 환자와 의사소통하는 방식에 대해 많은 불만을 접수한다면 홈케어 도우미에 대한 비공식적인 평가가 반드시 필요하다고 여길 것이다. 비공식적인 피드백은 서류로 정리되어야 하고, 매년 실시하는 종업원에 대한 심사에 대비하여 심도 있는 검토와 고려를 위해 보관되어야 한다.

공식적인 평가 과정(formal appraisal process)은 성과평가에 대한 조직의 정책과 절차를 체계적으로 규정한다. 이러한 유형의 시스템은 직무의 중요한 측면들을 서류화하고 정식으로 종업원의 성과를 평가하는 공식적 양식을 사용한다.

그리고 공식적인 평가 과정은 그 직무에 대한 현재의 책임을 진술한 평가양식의 개발로 시작한다. 관리자는 정보 수집에 대한 지침을 제공하고 성과를 요약하는 직무표준을 사용한다.

1) 평가책임 (Appraisal Responsibilities)

평가 과정을 완수해야 하는 책임은 감독관 혹은 관리자의 몫이다. HR 종업원은 관리자를 지원하는 핵심적인 역할을 수행한다. 관리자와 HR 전문가들은 필요할 때에 수정을 통하여 평가 과정을 개선하기 위해 완성된 성과평가를 모니터한다. 일부 보건의료기관들은 격년마다 장문의 평가서를 작성하고, 빠진 해에는 짧은 분량의 목록평가서를 요구하는 성과평가시스템을 개발했다.

보건의료기관들은 예외기반평가서(exception-based review)라고 불리는 성과평가서를 개발했다. 예외기반평가서는 평가 과정을 단축시키고 직무표준을 넘어선 행위를 인지하거나 개선될 소지가 있는 행위들을 확인한다는 장점이 있다.

2) 평가시행 시점

대부분의 보건의료기관들은 매년 한 번씩 공식적인 평가를 실시하는 정책을 시행하고 있다. 일부 보건의료기관들은 종업원들의 직무에 관련된 기념일로 평가 일정을 잡는다. 또 다른 방법은 1월 1일 또는 6월 1일과 같이 동일한 시간에 모든 평가를 시행한다.

보건의료기관들의 경영여건이 나빠지고 관리자와 종업원의 비율도 1:20 이상으로 벌어지면, 업무수행 평가에 대한 이러한 접근은 개별 관리자들에게는 매우 큰 부담이 될 수 있다. 어떤 시간대가 이용되든지 평가는 종종 종업원에 대한 봉급 상승과 동시에 수행되고, 그 평가결과는 개별 종업원의 보수액 혹은 보수지급률을 결정하는 데 이용된다.

종업원은 해당 직무를 시작한 지 처음 몇 개월이 안 되어 수습 혹은 초임 업무 평가를 받는다. 이런 유형의 평가는 종업원이 새로운 직무 책임을 얼마나 잘 학습하고 있는지 그리고 종업원들을 계속 채용할지 등의 여부를 관리자가 결정하는 데 도움을 준다.

3) 평가와 보수 (Appraisals and Pay)

업무수행 평가 과정을 봉급인상과 결부시키는 것은 일반적으로 성과기준보수라고 정의된다. 업무수행 평가와 보상관리에 대한 이러한 접근은 중요한 전략적 결정이기 때문에 행정관리자의 광범위한 훈련을 필요로 한다. 많은 보건의료 HR 전문가들은 보수를 업무수행과 연계하는 것이 업무수행에 영향을 미치는 최선의 방법이라고 믿고 있다.

4. 평가 주체

조직에서 평가과정에 누가 관여하는지를 결정하는 일은 중요하다. 그림 9-3에 나타나 있듯이 평가를 진행하는 데 다양한 수단들이 이용된다.

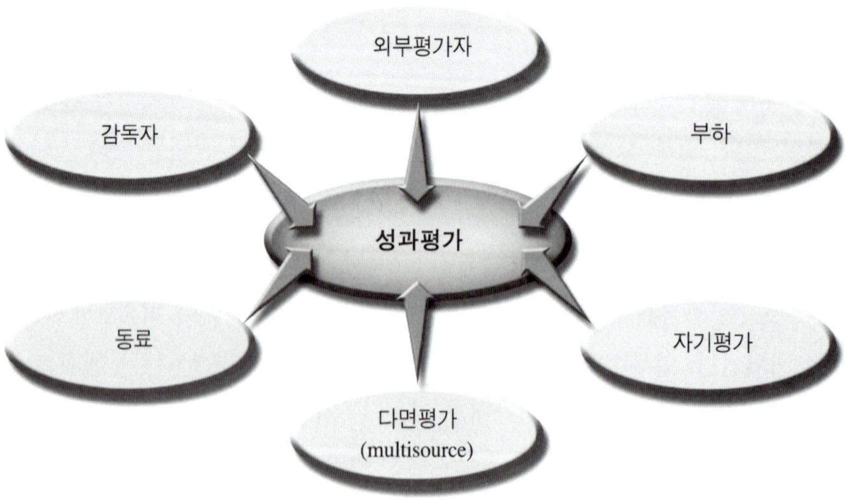

그림 9-3 성과평가의 주체

(1) 감독관의 부하종업원 평가

대부분의 보건의료기관에서는 직속감독관이 종업원에 대한 업무수행 평가를 시행한다. 이러한 평가를 실시하는 가장 보편적인 방법은 감독관과 종업원이 맞대면하는 것이다.

업무수행 평가의 효율성을 최대로 높이기 위해서 감독관은 종업원을 사적으로 만나 대화 형태로 종업원의 업무수행에 대해 의견을 교환해야 한다. 종업원의 자기개발과 업무수행 향상을 꾀하려는 노력의 일환으로 관리자는 미리 계획한 점검표를 가지고 업무수행 목적과 목표들을 개발할 수도 있다.

(2) 종업원의 관리자 평가 (Employee Rating of Managers)

일부 보건의료기관에서는 업무수행 평가 철학을 확대하여 종업원들이 감독관과 관리자의 업무를 평가하기도 한다. 업무수행을 평가하는 이런 방식은 종업원이 그들의 감독관 혹은 관리자의 업무수행에 대해 제일 잘 알고 있다는 사실을 이용한 것이다.

(3) 팀 · 동료 평가

보건의료 분야에서 시행하는 보편적인 업무수행 평가방법은 팀 혹은 동료 평가이다. 보건의료기관들은 일반적으로 큰 부서로 조직되고 노동자들은 24시간 중 7시간 근무제로 교대하기 때문에 관리자가 개별 종업원의 업무수행을 관찰하는 일은 쉽지가 않다. 따라서 평가기간 동안, 종업원들이 같이 일을 하는 팀 혹은 동료들이 평가피드백을 제공해야 될 경우도 생긴다.

팀 혹은 동료의 평가는 장점이 많다. 우선 업무 수행에 대해 직접적인 피드백을 제공할 수 있다는 점이다. 하향식은 종업원들 사이에서 잠재적인 불만을 야기할 수 있다. 어떻게 팀 평가를 공정하게 완수해야 되는가에 대한 훈련이 부족하면 평가의 효율성에 부정적인 영향을 미칠 수 있고, 평가자의 여러 가지 실수도 발생할 수 있다.

팀 및 동료 평가 프로그램의 대부분은 보다 정직한 피드백을 장려할 수 있도록 익명으로 진행된다. 이러한 문제점에도 불구하고 특히 보건의료 환경에서 팀 · 동료의 업무수행 평가는 필수적이다.[8)]

(4) 자기평가

종업원의 업무수행에 대한 정보를 수집하는 또 다른 방법은 종업원에게 자기평가를 실행하도록 요청하는 것이다. 자기평가 방법은 종업원에게 자신의 장점과 약점을 검토하도록 요구하기 때문에 그들에게 도움이 된다. 이런 종류의 평가는 업무수행 결격사유를 스스로 확인하거나 승진을 추구하는 과정에서 자기 자신의 개발계획을 세울 때에 종업원의 참여를 유도할 수 있다. 자기평가는 대체로 정보수집의 보완자료로 활용된다.

(5) 외부평가자

어떤 상황에서 조직은 종업원의 업무수행을 평가하기 위해 외부평가자들을 이용할 수도 있다. 업무수행을 평가하기 위해 외부평가자를 활용하는 장점 중의 하나는 평가자의 다른 관점을 활용할 수 있다는 점이다. 외부평가자는 내부 종업원으로서는 평가하기 어려운 객관적인 관점을 제공한다.

외부평가자를 활용하는 또 다른 예는 간부회의에 의해 최고 경영자의 업무수행을 평가할 때이다. 실행위원회에 참여하는 위원들도 최고경영자를 평가한다. 예를 들어 지원거주시설위원회의 HR 위원회의 위원들은 HR 감독관의 업무수행 평가 작업에 참여할 수도 있다.

(6) 다면평가 · 360도 평가

종업원의 업무수행에 대한 검토 작업을 효율적으로 진행하기 위하여, 감독관이나 관리자는 종업원의 업무수행에 대한 정보를 수집해야 한다. 평가작업을 진행하기 전에 감독관과 관리자는 같이 작업을 했거나 평가받고 있는 종업원의 업무수행을 관찰했던 개인들에게 평가 설문지를 돌릴 수 있다. 동료 · 감독관 · 환자 · 거주자 혹은 고객 등으로부터 정보를 수집하는 것이 보편적인 방식이다.

이와 같은 평가 방식을 360도 평가라고 한다.[9] 360도 피드백시스템은 보상 · 승진 · 해고와 기타 경영의사결정을 내리는 데 사용된다. 관리 목적을 위해 360도 피드백시스템을 이용할 때의 관리자는 발생될 소지가 있는 문제들을 예상해야 한다.[10]

1) 다면평가 피드백의 평가 (Evaluating Multisource Feedback)

다면평가 · 360도 피드백을 연구한 결과, 긍정적인 측면과 부정적인 측면 모두가 드러났다. 여러 연구들을 종합해 보면 다면평가는 우리의 예상보다 훨씬 더 많은 가변성을 지니고 있다. 따라서 다면평가 결과를 활용하고자 하는 감독관은 동료 혹은 부하종업원보다 훨씬 더 많은 정보를 가지고 있어야 한다.[11)]

업무수행이 떨어지는 동료를 평가하는 동년배 종업원들은 이들의 평가를 부풀리는 경향이 있는데, 이것이 다면평가의 문제점의 하나로 지적되고 있다.[12)]

360도 평가가 평가 과정을 개선시켰는지 혹은 평가자들의 숫자만큼 문제점들을 증폭시켰는지 등에 대한 점도 또 하나의 관심사이다. 또한 일부 사람들은 다면평가에 추가로 들어가는 시간과 투자를 상쇄할 수 있을 정도의 현명한 판단이었는지에 대해서도 의문을 제기한다. 360도 평가를 통한 적절한 피드백이 자기개발을 위해서 사용된다면 문제가 없지만 다면평가를 인적자원관리를 위한 행정도구로 사용하는 데에는 신중해야 한다.

5. 성과평가 방법 (Methods of Performance Appraisal)

많은 보건의료기관들은 평가를 수행하기 위해 그림 9-4에 설명된 방법인 범주평가법, 비교법, 행위 · 목표법, 서술법 중의 하나를 이용한다. 성과평가 양식의 한 예는 웹사이트 http://flynn.swlearning.com을 참고하면 된다.

(1) 범주평가법 (Category methods)

성과평가는 평가척도와 점검표와 같은 평점 방법을 적용한다. 평가자는 사례에 따라 제시된 일련의 점수 혹은 도표식평정척도에 의해 종업원을 평가한다. 범주프리미엄은 사용하기 쉬우나 복합적 직무기준이라든가 해석을 요하는 묘사적인 표현에 한계를 지니고 있다. 또한 우수 · 보통 · 열등과 같이 느슨하게 규정된 평가척도를 사용하는 단점이 있다.

업무수행을 평가하는 체크리스트 방법은 종업원의 업무수행을 설명하는 진술 혹은 문구를 담은 목록을 제시한다. 관리자는 이들 진술들을 평가하고 종업원의 행동을 설명하는 진술들을 점검한다.

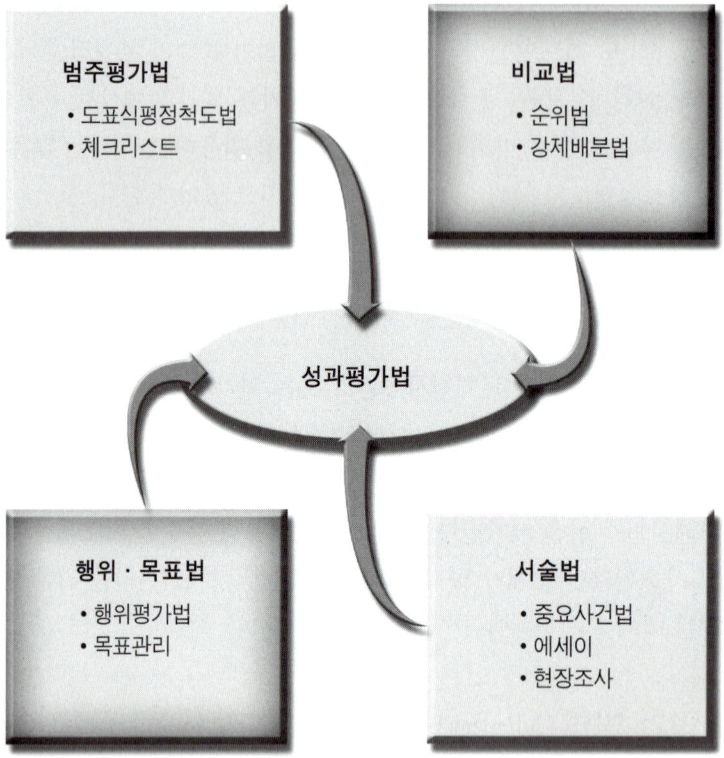
범주평가법
• 도표식평정척도법
• 체크리스트
비교법
• 순위법
• 강제배분법
성과평가법
행위 · 목표법
• 행위평가법
• 목표관리
서술법
• 중요사건법
• 에세이
• 현장조사

그림 9-4 성과평가 방법

이들 진술들에 대한 예는 다음과 같다. "작업에 대한 정확한 시간", "정각에 과제를 완수함", "다른 종업원과 협력하여 작업을 원활하게 수행", "자기개발의 추구", "효과적인 갈등관리 기술" 등이다. 점검표 방식은 사용하기에 용이하지만, 관리자와 종업원이 업무수행 평가 정보를 서로 다르게 해석할 수 있는 단점이 있다.

(2) 비교법 (Comparative Methods)

이러한 성과평가 방법에 의하면 관리자는 한 종업원의 업무수행을 다른 종업원과 비교해야 한다. 비교법은 전체 종업원에 대한 평가, 함께 일하는 종업원 간의 비교 · 정규 분포에 따른 강제배분 평가 등이 포함된다.

(3) 서술법 (Narrative Methods)

이야기식 성과평가에는 에세이 · 주요사건기술법 · 현장조사 등의 방법이 있다. 에세이는 평가기간 동안의 종업원의 업무수행을 묘사한다. 이 방법을 이용하면 관리자는 종업원의 업무수행을 설명할 때에 상당한 유연성을 발휘할 수 있다.

주요사건서술법은 관리자가 종업원의 업무수행 과정에 일어나는 주요 사건들을 평소에 기록하였다가 평가 시점에 정리한다. 현장조사는 외부전문가에 의해 주로 시행되며, 각 종업원의 업무수행에 대한 관리자의 평가를 검토한다.

(4) 행위 · 목표법

행위 · 목표법은 직무특성보다는 직무행위를 측정한다. 이 방법은 행위기준평가 척도를 이용한다. 행위기준평가척도는 직무에 대한 종업원의 행위를 설명하며, 표준화된 행위와 종업원의 실제 업무수행을 비교한다. 행위표준들은 직무수행 수준 척도에 맞춰서 측정된다.

목표에 의한 관리(MBO)는 한정된 기간 내에 종업원과 관리자가 완수하기로 합의한 업무수행 목표들을 개발한다. MBO의 기본적인 가정은 계획과 목표 설정이 보다 높은 업무수행 성과를 낳을 것이라는 점이다. MBO는 목표들을 분명하게 설정하고, 그 목표들은 다른 평가 방법보다는 훨씬 더 업무성과의 측정을 용이하게 한다.

(5) 평가방법의 결합

보건의료기관들에서는 평가방법들의 결합된 형태가 가장 보편적이다. 각 평가방법의 장점은 성과평가시스템으로 통합된다. 결합된 방법은 점검표 · 개발을 위한 서술적 방법 · MBO접근 방식 등을 포함할 수 있다.

JCAHO에 등록한 보건의료기관들의 성과평가는 반드시 JCAHO 표준들을 충족시켜야 한다. 이러한 표준들을 통해 조직은 직무기술서과 성과평가를 연결할 수 있다. 직무기술서는 모든 직무들에 대해 일반적인 관찰보다는 직무에 대해 구체적이고 정확한 기술을 해야 한다.

윤리준수(Ethical Practices and Compliance)

보건의료기관들은 평가 과정에서 종업원의 행동 평가가 중요하다는 것을 인식했다. 종업원들을 평가할 수 있는 행동표준을 제공하기 위해서, 많은 기관들은 "종업원 행동강령(code of conduct)"을 마련했다. 이들 강령들은 신입 종업원들에게 오리엔테이션 때 제시되고, 업무지침서에도 수록되며, 평가 양식틀에도 포함된다.

여기에 제시된 행동강령은 중요한 행위 영역을 포함한다. 종업원들이 그들의 업무수행과 근무태도에 대한 평가와 더불어 피드백을 받았을 때, 그 평가는 의미가 있다.

종업원 "행동강령"

다음 내용들은 모든 종업원에게 요구되는 행위의 예들이다.

1. **업무수행** : 절차 · 방침 · 판단에 따라서 모든 직무들을 세심히 수행하고 모든 의무들을 완수한다.
2. **감독**(Supervision) : 상관의 지침을 기꺼이 받아들이고 그에 따른다.
3. **출석과 시간엄수**(punctuality) : 시간을 철저히 엄수하고 출근을 엄격히 하여 예정된 시작 시간에 작업준비를 완료하며, 예정된 종료 시간까지는 업무를 계속해야 한다.
4. **약물과 알코올** : 복용이 금지되며, 몸에 지녀서도 안 된다. 술을 먹거나 근거 없는 약물을 복용하며 업무를 보지 않는다.
5. **기밀성**(confidentiality) : 환자와 다른 종업원에 관한 정보의 비밀을 유지한다.
6. **존경** : 환자와 서로의 필요를 충족시키기 위해 함께 일하고 있는 사람들과 관계를 맺을 때, 상식적 기준과 예의(courtesy)를 지킨다.
7. **직업적인 책임감** : 전문가 표준 · 산업표준 · 혹은 규제(regulatory)기준 등에 따라 요구되는 면허 및 자격증을 획득하고 보유한다.
8. **윤리준수** : 환자 · 동료 종업원 · 소량도매업자들을 상대할 때, 다른 사람들의 특권 · 권리 · 재산에 대해서 책임 · 정직 · 존경을 표시할 수 있는 방식으로 행동한다.

6. 평가자 오류 (Rater Errors)

평가자는 종업원이 부당한 평가를 받지 않도록 하기 위해 평가 오류를 최소화할 수 있도록 훈련받아야 한다. 그림 9-5는 평가 시에 발생하는 보편적인 오류 유형들 중 일부를 보여 주고 있다.

(1) 최근 중심 (Recency)

평가를 시행할 때에 관리자가 행하는 가장 보편적인 오류 중의 하나는, 종업원의 업무수행 정도를 평가할 때에 가장 최근의 사건들만을 주로 이용하는 것이다. 이런 오류를 피하기 위해 평가자는 일년 내내 종업원의 업무수행에 대한 정보를 알고 있어야 하며, 평가보고서 작성 시에 최대한 많은 정보를 이용해야 한다. 평가자들은 전체 평가기간 동안의 부정적 · 긍정적인 정보 모두를 알아야 한다.

(2) 중심화 경향, 관대함 (Leniency), 엄격함 (Strictness)의 오류

종업원을 평가하는 관리자들은 대체로 중심화 경향의 평가자로 인식된다. 관리자는 열등 · 평균 · 평균이상 업무수행자들을 구별하지 않는 경향이 있다.

관대한 평가자는 종업원들에게 높은 평가를 매기는 관리자들이다. 반대로 종업원들을 지나치게 낮게 평가하는 관리자는 엄격한 평가자이다. 업무수행 표준에 맞춰서 각각의 종업원을 객관적으로 평가하지 않는다면 평가받는 종업원의 입장에서는 큰 좌절감을 맛볼 수 있다.

(3) 평가자 편견 (Rater Bias)

평가자 편견은 관리자 자신의 가치관과 편견에 따라서 어떤 종업원 혹은 종업원 그룹을 판단할 때에 발생한다. 편견에 치우친 평가는 주로 나이 · 성 · 종교 등과 관련이 있다. 이런 경우에 평가의 총 책임자는 평가자가 종업원을 만나기 전에 평가 과정에 개입해야 한다.

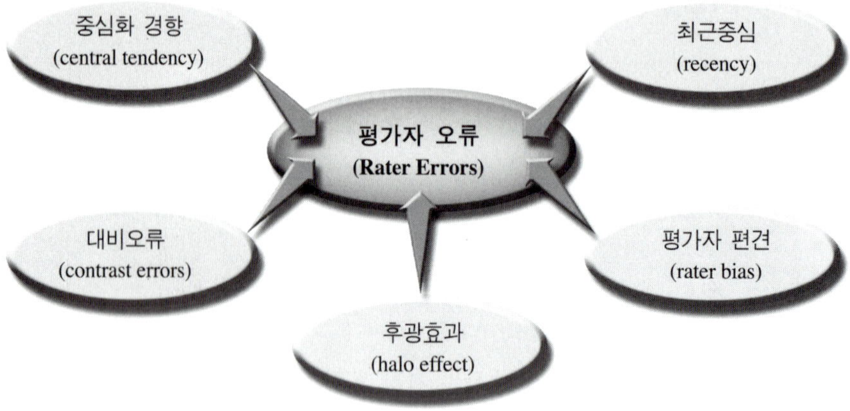

그림 9-5 공통적인 평가자 오류

(4) 후광효과(Halo Effect)

후광효과는 종업원의 한 가지 특성에 근거해서 모든 직무 표준들에 대해 종업원을 높게 혹은 낮게 평가할 때에 발생한다. 예를 들어 병원의 한 종업원이 특별교대 근무를 자진해서 기꺼이 맡으려고 한다면, 평가자는 그 종업원의 업무수행의 다른 모든 측면에 대해서도 높게 평가할 수 있다.

또 다른 예로는, 한 종업원이 환자에게는 최상의 고객 서비스를 제공하지만 동료들과는 계속 불화 상태에 있는 경우를 들 수 있다. 즉 관리자는 종업원의 뛰어난 고객 기술에만 의존하여 모든 평가를 유리하게 하고, 부서의 갈등을 야기할 수 있는 불화 문제는 무시할 수 있다는 것이다.

(5) 대비오류(Contrast Errors)

종업원의 평가에 있어서 직무성과 기준보다는 종업원 개개인을 상대적으로 비교할 때에 대비오류가 발생한다. 보다 더 효과적인 방법은 종업원을 다른 종업원이 아니라 업무 요구사항에 맞추어서 평가하는 것이다.

7. 평가 피드백(Appraisal Feedback)

종업원들에게 성과평가 진행 방식을 명확하게 이해시키려면 그들에게 정확한 평가 정보를 제공하는 것이 중요하다.[13] 유능한 보건의료관리자들은 종업원들에게 그들의 성과에 대한 정보를 제공함으로써 자기개발의 기회로 삼게 한다. 이는 종업원의 유지와 성과를 향상시킨다. 성과 피드백은 관리자와 종업원들 사이에서 상호작용하고 서로에게 이득이 될 때에 가장 효과적이다.

(1) 피드백 시스템

피드백 시스템은 세 개의 구성요소를 지니고 있다. 데이터 수집 · 데이터 평가 · 데이터에 근거한 행동이 그것이다.[14] 그림 9-6과 같이 데이터 수집은 관리자가 종업원의 업무수행에 대한 정보를 취합하는 방식이다. 데이터 평가는 핵심적인 단계로서 종업원이 직무표준과 관련하여 직무를 수행하는 방식을 객관적으로 결정하는 과정이다.

예를 들어 병원의 병동사무원이 실험실 테스트를 위해 엄청나게 많은 의사의 지시를 처리할 수 있다면, 그 데이터에 근거해서 관리자는 업무수행에 대해 높은 점수를 줄 수 있다. 그러나 종업원이 다른 종업원 혹은 환자 및 가족들의 질문에 대해 제대로 대응하지 못했다면 성과평가는 다르게 나올 수도 있다.

피드백 시스템의 최종 단계는 평가 결과에 근거해서 조치를 취하는 것이다. 어떤 경우에는 급여 인상이 될 수도 있고, 다른 경우에는 개발계획이 되기도 한다. 그와 같은 조치는 종업원들이 업무를 잘 수행할 수 있도록 인정하고 격려하는 것이다.

(2) 평가 인터뷰

종업원의 업무 수행에 대해 서로 이야기하기 위해 종업원과 관리자가 만나는 평가 인터뷰는 두 당사자들에게 모두 중요하다. 종업원은 업무수행에 관한 정보를 공유하고 자신의 관리자와 효과적인 업무관계를 유지하는 것이 중요하다는 점을 이해하게 된다. 평가 인터뷰를 효과적으로 수행하는 관건은 준비이다.

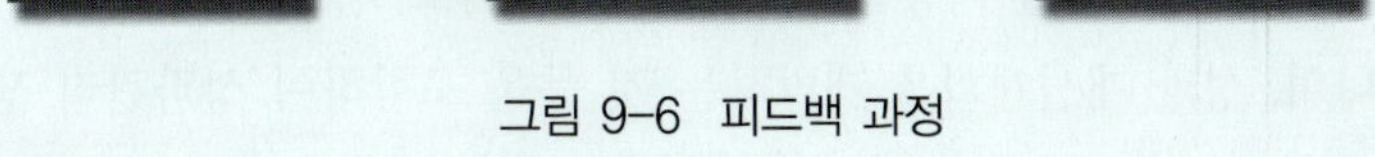

그림 9-6 피드백 과정

종업원의 업무수행 · 직무와 연관된 행위 · 출석에 대한 정확하고도 객관적인 정보를 확보하는 것은 중요하다. 또한 그것을 종업원에게 효과적으로 전달하는 일도 평가에 있어서 매우 중요하다.

(3) 관리자의 반응

많은 관리자들은 성과평가를 좋아하지 않는다.[15] 성과평가를 준비하고 실시하는 것이 간단하지 않기 때문이다. 개발 및 멘토링을 필요로 하는 종업원들을 지원하면서 동시에 성과평가를 해야 하는 것은 관리자에게는 매우 어려운 일이다. 많은 보건의료기관들은 평가 과정에 어려움을 겪고 있는 관리자에게 교육과 훈련을 실시해야 된다는 점을 인식하고 있다.

(4) 종업원의 반응

평가를 받고 있는 종업원은 평가 과정에 대해 다양한 반응을 보인다. 일부 종업원은 관리자가 그들의 업무수행을 어떻게 평가할지에 대해 신경을 쓰면서 방어적인 자세를 취한다. 만약 평가의 긍정적인 면이 부각되면 방어적인 자세는 사라진다.[16] 개선책에 관한 논의를 할 때에 종업원은 수집된 데이터와 평가에 대해 평가자에게 이의를 제기할 수도 있다.

종업원의 업무 평가를 효과적으로 하려면 자기개발과 업무 향상에 유용하게 활용될 수 있다는 점을 강조하는 것이 필요하다. 이 경우, 도움을 줄 수 있는 코치와 멘토로서의 관리자 역할은 종업원에게 긍정적인 효과를 미친다.

8. 효과적인 업무성과 관리 (Effective Performance Management)

종업원의 성과를 효과적으로 관리하는 일은 조직의 목표와 목표달성을 종업원에게 의존해야 하는 보건의료기관들에게는 매우 중요하다. 예상되는 보건의료산업의 인력부족 현상 때문에 관리자들은 종업원의 성과를 관리하고 개선하기 위해 많은 노력을 투입해야 한다.[17]

관리자는 종업원의 성과를 개선하기 위해 직무기술서 · 성과평가서 · 혁신적인 훈련 과정과 같은 도구들을 이용한다. 문제를 확인하고, 사안을 검토하기 위해 종업원을 만나며, 성과 개선계획을 개발하는 것 등을 포함하여 성과관리 쟁점들을 다룰 때에 프로그램을 지속적으로 진행해야 한다.[18]

그림 9-7은 성과 문제를 다룰 때의 단계들을 보여 준다.

(1) 성과 개선책의 개발

성과 개선책은 종업원과 관리자가 직무개선안을 함께 수립하는 것이 이상적이다. 개선책의 전형적인 구성요소들은 다음과 같다.[19]

① 명확한 직무 기대
② 성과 개선을 위한 계획
③ 종업원이 활용할 수 있는 자원
④ 성과평가 과정
⑤ 개선을 위한 추진일정
⑥ 성과의 개선이 없을 경우의 조치

공식적인 개선안이 개발되어 문서화되고 나면 종업원은 한 장의 사본을 받게 되고, 또 다른 사본은 종업원 인사 파일에 보관된다. 문서화된 쟁점들이 휴직 혹은 해임과 같이 심각한 조치일 경우에는 종업원과 관리자가 개선안에 서명할 필요가 있다. 그러나 많은 종업원들은 평가 도중에는 이러한 유형의 서류에 서명하지 않을 것이다. 이 경우, 관리자는 그 개선안에 대해 종업원이 서명을 거부한 사유를 문서화해야 한다. 또한 종업원이 서명을 거부한다고 해서 종업원이 따라야 할 개선안의 요구사항이 변경되는 것은 아니다.

5단계 : 개선책 모니터

4단계 : 개선책 개발

3단계 : 현존문제의 인식을 공유함.

2단계 : 종업원과 성과 문제를 논의함.

1단계 : 성과 문제를 확인함.

그림 9-7 성과 문제 처리과정

사례 (CASE)

퀸시티클리닉(Queen City Clinic)에는 300명의 종업원이 근무하고 있으며, 다양한 전문분야를 운영하고 있는 안정된 클리닉이다.

그 클리닉은 35명의 의사들 소유로 되어 있으며, 소유 의사들 중심으로 이루어진 이사회에는 행정관과 클리닉대표자가 포함된다. 퀸시티클리닉은 지금까지 공식적인 성과평가를 실시해 본 경험이 없다.

클리닉에 새로 부임해 온 행정관은 성과평가시스템을 시행하기로 결정했다. 그런데 15명의 부서 감독으로 이루어진 경영진은 성과평가시스템의 도입을 반대했다.

왜냐 하면 그들은 종업원 평가를 실시하는데 시간이 필요하다는 사실을 인식하지 못했기 때문이다. 결국 그들은 성과평가시스템을 도입하려고 하는 행정관의 열정에 우려를 나타내었다.

더군다나 성과평가시스템에 흥미가 없는 클리닉 종업원 중 일부는 평가 결정에 반대하는 로비를 벌이기 위해 의사들에게 접근했다. 새로 부임한 클리닉 행정관은 업무수행 평가시스템의 이득에 대해 종업원과 관리자 모두에게 설명하고자 회의와 설명회를 개최했다.

행정관은 종업원들에게 성과를 평가한다면 피드백을 통해 자기개발의 기회로 삼음으로써 생산성을 향상시킬 수 있다는 사실을 알려주었다.

부서 책임자들을 위해서 그 행정관은 성과평가시스템이 종업원을 보다 효과적으로 관리하는 데 유익할 것이라는 사실을 설명하였다.

질문

1. 종업원은 왜 성과평가시스템의 실시에 반대하는지를 설명하시오.
2. 만약, 부서 책임자와 종업원이 우려를 나타낼 경우, 가장 효과적으로 실시할 수 있는 업무평가시스템은 무엇인지를 설명하시오.

참고 문헌(END NOTES)

1) Human Resource Consultation conducted by Langan and Flynn, LLC for a Minneapolisbased Radiology Practice.

2) Jonathan Tompkins, "Strategic Human Resources Management in Government: Unresolved Issues,'' Public Personnel Management (Spring 2002), 95~110.

3) Erin Wilkins, "Healthcare @ Work 2003," HR Pulse (Winter 2003), 8~16.

4) Joint Commission Resources, "Issues in Human Resources for Hospitals" (2004), 17~55.

5) Steve Bates, "Top Pay for Best Performance," HR Magazine (January 2003), 31~38.

6) Robert Grossman, "Are You Ignoring Older Workers?" HR Magazine (August 2003), 40~46.

7) Jay M. Jackman and Myra H. Stober, "Fear of Feedback," Harvard Business Review (April 2003), 101~107.

8) Susanne G. Scott and Walter O. Einstein, "Strategic Performance Appraisal in Team-Based Organizations: One Size Does Not Fit All," Academy of Management Executive (May 2001), 107~116.

9) Andrew N. Garmon, Larry Tyler, and Jodi S. Darnall, "Development and Validation of a 360-degree-feedback Instrument for Healthcare Administrators," Journal of Healthcare Management (September/October 2004), 307~322.

10) Ginka Toegel and Jay A. Conger, "360-Degree Assessment: Time for Reinvention," Academy of Management Learning and Education, 2 (2003), 297~311.

11) Gary J. Greguras, John M. Ford, and Stephan Brutus, "Manager Attention to Multisource Feedback," Journal of Management Development, 22 (2003), 345.

12) Paul Atkins and RobertE. Wood, "SelfVersus Others' Ratings as Predictors of Assessment Center Ratings: Validation Evidence for 360-Degree Feedback Programs," Personnel Psychology, 55 (2002) 871~904.

13) Gardiner Morse, "Feedback Backlash," Harvard Business Review (October 2004), 28.

14) Kathy Williams, "New Developments in Performance Management," Strategic Finance (April 2002), 19, 22.

15) Jonathan R. Anderson, "Measuring Human Capital: Performance Appraisal Effectiveness," Presentation, Indianapolis, IN, Midwest Academy Of Management (October 2002).

16) "A Manager Asks: Dealing with the Troublesome Employee," The Health Care Manager (June 2002), 78~86.

17) Annette Simmons, "When Performance Reviews Fail," T&D (September 2003), 47~52.

18) Melissa Fitzpatrick, "Let's Bring Balance to Healthcare," Nursing Management (March 2002), 35~38.

19) Paula Robinson, "Master the Steps to Performance Improvement" Nursing Management (May 2004), 45~49.

Chapter

10

보건의료산업의 종업원 관계

학습 목표

- 고용계약의 공통적인 구성요건들을 검토할 수 있어야 한다.
- 고용자유의 원칙을 이해하고 이의 예외사항을 확인할 수 있어야 한다.
- 분쟁해결 과정의 대안들을 설명할 수 있어야 한다.
- 보건의료 종업원들의 약물 테스트와 관련된 쟁점들을 논의할 수 있어야 한다.
- 종업원 안내서의 공통적인 요인들을 확인할 수 있어야 한다.
- 진보적인 교육과정을 설명할 수 있어야 한다.

보건의료 인적자원 사례고찰(Healthcare HR Insight)

교외지역의 너싱홈으로 전문요양시설에 고용된 의료보조원이 최근 출산휴가를 끝마치고 복귀하였다. 휴가를 가기 전에는 낮 교대로 풀타임 근무를 했다. 복귀한 후에 그녀는 보수는 이전과 동일하지만 전문요양시설의 저녁 교대로 풀타임을 근무해야 했다.

그녀는 휴가를 받기 전에 맡았던 직책이 아닌 다른 직책에 배치된 사실에 대해 이의를 제기하기로 결심했다. 그녀는 연방가족휴가법을 준수하고 있는 종업원 안내서에 수록된 의료휴가정책을 인용했다. 그 정책에는 보수 · 편익 · 작업 조건의 아무런 손해 없이 그녀가 떠났던 그 직책 혹은 그와 유사한 직책에 복귀하도록 보장되어 있었다.

그 시설의 HR 감독관은 불만을 청취하기 위해 그녀와 만났다. 뒤이어 HR 감독관은 그 문제를 논의하고 휴가정책을 숙고하기 위해 그 시설의 관리자와 의료보조원의 관리자를 만났다. 더군다나 그들은 연방가족휴가법 하에서의 자신들의 책임에 대해서도 검토하였다. 비록 그들은 그 종사자가 급여나 수당에서 아무런 손해도 입지 않았다고 하더라도 실제로는 동일한 혹은 유사한 직책에 복직하지 못하였다고 결론지었다.

그리하여 그들은 그녀가 휴가받기 전에 맡았던 직책으로 곧바로 그녀를 복직시키기로 결정하였다. 게다가 관리자는 HR 감독관에게 연방가족휴가법을 준수할 것을 다짐했다.

보건의료기관들은 HR 정책 · 절차 · 실천을 통해서 종업원들과의 관계를 다룬다. 고용주와 종업원 사이의 권리와 의무 관계는 기본적으로 관련 법률에 근거하고 있다. 또한 고용주와 종업원들은 그들의 의무와 권리를 계약할 수 있다.

1. 고용주와 종업원 관계

종업원 관계 철학은 조직의 종업원에 대한 지도와 종업원의 반응 및 의사소통 방식의 여러 가지 측면을 포함하고 있다. 이 철학의 전략적 이용방식은 종업원이 여러 조직 중 한 조직을 선택하게 만드는 중요한 차별화 요소가 될 수 있다.

7장에서 언급했듯이, 종업원의 만족도 또한 종업원 유지에 중요한 쟁점으로 부각되고 있다. 관리자 · 종업원 · 채용후보자들은 계속해서 현재의 고용 상태로 있을지 혹은 조직에서 어떤 다른 직무를 맡아야 될지에 대해서 평가를 내릴 때에 다음 질문들을 고려할 수 있다.

- 근무환경이 너무 많은 정책과 절차들에 의해서 좌우되지 않는가?
- 조직은 현실적이고 적절한 규칙과 요구사항들을 다룰 의사가 있는가?

조직은 고용관계의 개략적인 윤곽을 담을 수 있는 고용관계 철학을 개발해야 한다.조직은 종업원 관계기술과 정책 그리고 절차들의 개발을 장려하고 촉진할 때에 전략적 지도력을 제공할 수 있다. 오늘날 보건의료기관에서 종업원 관계 철학은 보건의료기관의 인력부족 현상 때문에 이전보다 훨씬 더 중요해지고 있다.

보건의료조직의 리더들이 조직의 철학을 조심스럽게 명료화하고 긍정적인 근무환경을 제공하는 정책을 채택하는 것은 중요하다. 왜냐 하면 그렇게 하면 종업원의 만족도와 생산성을 높일 수 있기 때문이다.[1)]

2. 권리와 책임

두 가지 유형의 권리가 존재한다. 즉 법률에 의해 보장받는 권리와 계약에 의해 지배되는 권리이다. 그림 10-1은 종업원과 고용주 모두의 권리와 책임에 영향을 미치는 주요 법률 · 규칙 · 계약 등을 설명하고 있다.

(1) 법적인 권리

현재의 법률과 법률 제정, 그리고 변화하는 판례법 등은 보건의료 종업원의 권리를 확인하고 보호한다. 일반적인 법적인 권리 이외의 다른 규정들은 특정 보건의료 노동자들에게 적용된다. 보건의료 노동자에게만 적용되는 법률의 한 예는, 1996년의 HIPAA(Health Insurance Portability and Accountability Act)이다.

법적인 권리	계약상의 권리
• 연방 및 주 규정	• 고용계약/협정
• 고용기회균등(EEO)	• 이직협약
• 직업안전위생관리국(OSHA)	• 유지협약
• 종업원복지후생법(ERISA)	• 훈련계약
• 임금과 근무시간법	• 약물검사 허용
• 전문가협회 지침	
• 근로에 대한 보상	
• 실업 보상	

그림 10-1 종업원과 고용주의 권리와 책임

이 법령의 일부를 살펴보면, 보건의료기관과 그 종업원은 종업원에 대한 상업상의 이익이 될 수 있는 정보, 혹은 의료비청구서의 지불을 용이하게 하는 절차 등을 통해서 노출될 수 있는 보건의료 소비자의 의무기록 등을 보호하고 그것에 대한 기밀을 지켜야 할 의무가 있다. 만약 그렇게 하는 데 실패하게 되면 조직과 개별 노동자들에게 엄청난 책임과 벌금이 부과된다. 특히 그들이 고의적으로 법률을 어겼을 경우,[2)] HIPAA의 일부 내용들은 보건의료에만 한정적으로 적용된다. 그러나 대부분의 법적인 권리는 모든 산업 노동자들에게 적용된다.

전 산업분야에서 종업원들에게 보장된 일반적 권리의 대부분은 종업원들의 권리를 주장하기 위해 만들어졌고, 고용기회균등위원회 · 국립노동관계위원회 · 직업안전위생관리국 등과 같은 외부 기관들로부터 정보를 얻기도 한다.

이들 권리들은 법률적인 사안이며, 고용주도 이들 권리들을 인정해야 한다. 그러나 고용주와 종업원은 때때로 규제의 의도에 대해 의견을 달리하고 이러한 차이점들을 해결하려고 법률적 해석에 대해 협상을 한다.

더구나 보건의료 노동자들을 위한 전문적인 규제기관들은 그 회원들의 행위를 규정하고 지배하는 규제들을 만든다. 의사 보조와 같은 일부 직군에 대해 여러 주에서는 진료표준과 직업행동 준수사항을 시행해 오고 있다. 이들 표준들은 주로 임상능력과 직업행동을 규정한다.

(2) 계약상의 권리

종업원의 권리는 고용주와 종업원이 동의한 계약의 조건에 따라 달라질 수 있다. 이들 계약은 고용 관계를 특정하게 규정하고 공식화한다.

고용관계에 대한 고용주와 종업원 사이의 공식적인 합의는 고용계약으로 불려진다. 대부분의 경우, 계약은 서면으로 작성되며 변호사가 준비한다.[3] 고용계약에는 보상, 업무성과에 근거한 인센티브, 특별 퇴직수당, 퇴직금, 수당연장 등을 포함한다.

그러나 보건의료산업 분야에서의 고용계약은 물리치료사 혹은 집중치료실 간호사와 같은 충원이 힘든 자리에서 일을 하는 종업원을 유인 · 보유하는 데에도 이용될 수 있다. 고용계약은 직무 기대 · 고용기간 · 해고권 · 연방 및 주 법령에 근거한 보호조치 등이 포함된다.

일부 고용계약서의 규정은 종업원이 자발적으로 떠날 때에 조직과 분쟁을 일으키지 못하도록 하는 내용을 담고 있다. 이러한 규정에 합의한 종업원에게는 별도의 수당이 제공된다.[4] 그림 10-2는 고용계약의 공통적인 요소들을 기술하고 있다.

고용계약 내용

- **계약 기간** : 기간
- **계약갱신에 대한 규정** : 자동갱신 혹은 상호합의
- **의무와 책임** : 직무기술서
- **보상** : 급여와 변동 임금
- **수당** : 집단 및 개인
- **퇴직수당** : 퇴직 후 계속적인 급여와 수당 지급
- **비경쟁조항** : 향후 고용주 선택에 대한 제한
- **비유혹조항** : 퇴직 후 고객과 종업원에 대한 교란
- **분쟁해결조항** : 계약 분쟁 해결
- **권한변경조항** : 소유주, 이사회, 경영권의 변화
- **해고 및 사직조항** : 주 및 연방법으로부터의 면책

그림 10-2 고용계약 내용

1) 유지계약

또 다른 유형의 계약은 합병이나 통합 또는 조직내부 구조의 변경 기간 동안 핵심 종업원들을 유지하려는 계약이다. 보건의료기관들에서의 유지계약은 변동 기간 동안 안정된 경영과 리더십을 제공하는 데 도움을 준다. 유지계약을 통해 조직 변동의 시기 혹은 불안정한 시기에 계속 남아 있으려는 종업원에게는 보너스와 특별 수당이 제공된다.

2) 종업원 보호를 위한 계약

대부분의 계약에는 종업원은 검토 및 철회 권리라고 알려진 특정한 권리와 책임들이 포함되고 있다. 이들 권리로 인해 종업원은 계약을 검토하고 그것에 동의하고 난 다음에도 철회할 수 있는 시간을 확보할 수 있다. 연방 및 주 법률은 시간을 규정하고 있다. 최소한의 검토기간은 7일이고, 일부지역에서는 21일까지 연장하고 있다. 계약이 서명되고 난 다음, 철회 기간은 통상 7일에서 14일까지이다.

(3) 묵시적 계약

계약을 체결하지 않은 종업원은 고용주의 정책 및 종업원 지침서를 포함한 절차를 따라야 한다. 그것은 고용 관계를 규정하는 묵시적 계약으로 여겨진다. 고용주와 종업원 사이의 구두 협정은 묵시적 계약으로 불려진다. 이러한 계약이 고용주와 종업원 사이 분쟁의 초점이 된다.

예를 들어 어떤 고용주가 불특정한 기간 동안 종업원을 고용하고 직업의 안전성을 보장해 주었는데 서면으로는 어떤 서류도 작성되지 않고 서명되지 않았다면, 법원이 묵시적 계약의 성사 여부를 결정할 수 있다. 어떤 종업원이 고용협정 조항들이 대화 혹은 구두상의 직무 제안 중에 암시되어 있었다고 믿었다면, 종업원은 묵시적 조항의 권리를 되찾기 위해 소송을 제기할 수도 있다.[5)]

(4) 고용책임보험

새로운 유형의 책임보험은 종업원이 제기하는 값비싼 법률 소송에 대비해 조직을 보호한다. 이러한 보험은 고용책임보험(Employment Practices Liability

Insurance ; EPLI)으로 알려져 있다. 고용책임보험의 핵심 목표는 조직의 법률적 취약사항을 최소화하고 종업원 클레임에 대한 해결책을 협상할 수 있는 법률상의 조언과 관리상의 조언을 제공하는 것이다. 조직체에서 일반적인 책임보험 정책은 고용 관련 클레임에 근거하여 종업원이 제기한 소송을 포괄하고 있지 않다.[6)]

일반적으로 제기되는 클레임 유형은 차별 · 성추행 · 불법계약종료 · 계약 파기 등이다. 고용책임보험 취급 범위를 다루기 위해, 보험회사는 정책 매뉴얼을 포함한 조직체의 HR 정책과 관행, 종업원 지침서, 고용양식 그리고 여타의 HR관행과 절차 등에 대한 감사를 실시한다.[7)]

3. 종업원 관계와 종업원의 권리

(1) 고용자유의 원칙

종업원을 고용 · 해고하는 일은 역사적으로 고용주의 권리였다. 그러나 몇 가지 고용 판례는 이 권리에 대해 이의를 제기하였고, 고용주와 그들의 변호사들은 고용자유의 원칙 규정을 확립하고 이해시킴으로써 이에 대응했다.

고용자유의 원칙은 통상 종업원 안내서 혹은 HR 정책과 절차 매뉴얼에 수록되어 있다. 즉 고용주는 자신이 원하는 사람을 고용하고, 해고하며, 승진시킬 수 있는 권한을 가진다. 고용주는 법률을 위배하지 않는 범위 내에서 종업원을 해고할 수 있다. 반면, 종업원은 어떤 이유든지 언제나 회사를 그만둘 수 있는 권한을 갖는다.[8)]

전형적인 고용자유원칙은 그림 10-3에 설명되어 있다.

1) 고용자유원칙의 예외

고용자유원칙에는 세 가지 법률적 예외조항이 있다. 그것은 공공정책 결정 · 묵시적 계약 분쟁 · 신의성실이다. 이들 예외조항들은 종업원들이 그들의 권리가 침해되었다고 믿게 될 때에 권리를 주장하기 위해 제기되었고, 많은 사법 당국은 고용자유원칙에 대한 이들 예외조항들을 인정하였다.

① 공공정책 위반은 고용주가 종업원을 해고할 때나 연방 및 주 법률이 규정한 내용을 위반했을 때에 발생한다.

고용자유원칙

나는 이해하길 나의 고용은 특정기간 없이 자유로우며 그것이 의미하는 것은 내가 나의 고용을 끝내는 데 어떤 계약상의 제한이 없다는 것이다. 나는 또한 이해하길 나의 회사는 적합한 이유나 통지의 유무와는 상관없이, 나의 고용을 끝낼 수 있는 권리를 가지고 있고 혹은 언제든지 고용기간이나 고용조건을 바꿀 수 있는 권리도 가지고 있다는 것이다.

나는 이해하길 내가 회사로부터 받은 종업원 안내서는 계약 또는 법적인 문서도 아니고, 안내서에는 계약을 위한 내용은 표현 또는 암묵적으로 나타난 바 없다. 나는 또한 이해하길 오직 CEO와 인적자원부 원장만이 근본적인 계약기간이나 고용조건을 약속하거나 계약할 수 있는 자격을 가지고 있을 뿐이다.

나는 나의 자유고용 상태를 알리고 있으며 나의 감독자의 질문에 언제나 기회를 주고 있다.

서명 ________________________________

날짜 ________________________________

증인 ________________________________

그림 10-3 고용자유원칙

② 묵시적 계약은 종업원이 직무를 만족스럽게 수행하는 한, 지속적으로 고용될 수 있다는 점을 약속하는 것이다.

③ 신의성실은 고용주와 종업원이 서로를 믿고 성실하게 대우하는 것이다. 만약, 고용주가 종업원을 터무니 없이 불성실하게 대우하면 종업원은 고용주가 성실하게 대우하지 않았다고 주장할 수 있다.

(2) 불법 해고와 문서화의 중요성

불만을 품고 있는 전직 종업원이 고용주에 대해 제기하는 가장 보편적인 클레임 중의 하나는 불법 해고를 당했다는 것이다. 불법 해고는 고용주가 불법적이거나 부적절하거나 혹은 조직의 정책 · 절차 · 규정들과 일치하지 않는 이유 때문에 종업원을 해고할 때에 발생한다. 조직이 불법 해고 클레임을 피하기 위해서는 종업원이 해고와 관계되는 다음의 적용 가능한 정책과 절차에 의해서 공정하게 대우받았다는 점을 보증해야 한다.

예를 들어 어떤 클리닉에 훈련을 위한 과정이 개설되어 있다면, 종업원은 그 과정을 마친 다음에 해고 대상이 될 수 있다. 그 과정을 다 이수하지 않았다면, 클리닉은 종업원에게 적절한 과정을 제공하지 않았다는 이유로 고소당할 수 있다.[9]

불법 해고의 소송은 많은 보건의료조직에서 중요한 쟁점이 되었다. 그림 10-4에 나열된 항목들은 불법 해고를 당했다는 종업원의 소송에 대항해 보건의료조직을 방어하는 데 주로 이용된다. 핵심적인 방지책 중의 일부는 뒤에서 논의된다.

• 신규종업원 오리엔테이션 자료	• 퇴직이유를 밝힌 해고문서
• 종업원 안내서	• 성과평가
• 자유고용서명서	• 직무기술서
• 부서별 오리엔테이션 문서	• 교육훈련과정 문서
• 종업원회의 문서 자료	• 성과관리활동(상담내용, 경고, 정직)

그림 10-4 불법 해고의 소송에 대비한 문서

1) 신규 종업원의 오리엔테이션 자료

종업원은 채용 후 오리엔테이션을 받을 때에 많은 정보를 알게 된다. 그 정보에는 성추행 방지정책, 인터넷과 이메일의 적절한 사용에 대한 정책, 종업원의 행동코드, 그리고 직무수행에 대한 기대 등이 포함된다. 많은 고용주들은 종업원들이 안내서를 읽을 책임이 있고, 그 안에 수록된 고용주의 정책과 절차들을 따르는 데 동의했다는 점을 인정하는 양식에 서명하기를 요구하기도 한다.

보건의료산업에서 환자기밀유지 정책은 오리엔테이션 자료 중의 하나이다. 환자 정보의 기밀유지는 보건의료기관들이 내세우는 매우 높은 가치로 앞에서 살펴본 HIPPA에 의한 준수사항이다. 많은 보건의료 고용주들은 종업원에게 특별 서명을 받아서 환자의 진료 기밀을 보호하려고 노력한다.

이런 유형의 서류는 고용주에 의한 해고 결정에 이용될 수 있고 불법 해고 클레임에 대한 대비책으로 사용될 수 있다.

2) 종업원 지침서

대부분의 조직에서 종업원 안내서는 종업원이 반드시 따라야 하는 정책과 업무수행 규정에 대한 정보내용이 포함된다. 직무기대와 행동 또한 지침서에 설명되어 있고, 종업원은 고용의 조건으로서 그 지침서를 따를 것이라는 점을 인정해야 한다. 클리닉에서 쓰이는 종업원 안내서를 위한 전형적인 내용에 대한 표는 이 책의 웹 사이트(http://flynn.swlearning.com)에 설명되어 있다.

3) 해고 문서

해고 문서는 해고의 이유와 조건을 서류화해 놓은 것이다. 일부 주에서는 일정한 기간 내에 종업원에게 해고 사유를 밝히도록 요구한다.[10)]

4) 징계과정과 성과평가

불법 해고의 소송에 대해 고용주를 변호하는 데 이용되는 다수의 정보는 징계 및 성과관리 정책과 프로그램을 통해 발생한다. 징계 결정과 성과관리 과정의 서류화는 고용주가 해고 결정을 하게 된 이유를 밝히는 데 도움을 준다.

5) 직무기술서

직무기술서는 종업원을 위한 직무 의무와 책임에 대한 핵심적인 정보를 담고 있다. 많은 사례들에서 종업원들에게 직무기술서가 제공되고, 그들은 사본을 받았다는 것을 인정하는 서류에 서명한다.

(3) 정당한 이유

정당한 이유는 조직체가 해고를 포함하여 징계를 내릴 때에 합리적이고 공정하게 그리고 사심없이 행동을 취했는지에 따라 결정된다. 각각의 경우들에서 벌어진 실제적인 사건들과 정황들을 살펴보면, 그 조직체가 취하는 행동에 대한 정당한 이유가 존재했는지의 여부를 알 수 있다. 그림 10-5는 정당한 사유를 결정하는 여러 가지 사실들을 담고 있다.

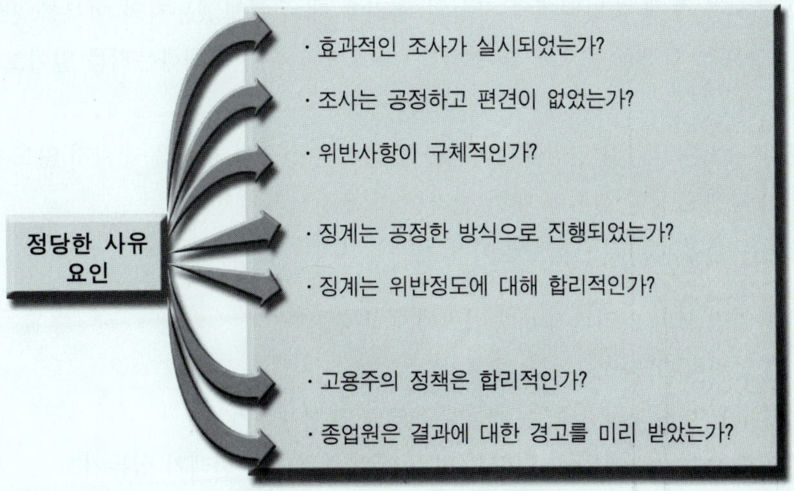

그림 10-5 정당한 사유 요인

(4) 건설적인 해고

고용주가 종업원이 사임할 수밖에 없는 힘겨운 작업 조건들을 조성했을 때, 건설적 해고가 발생한다. 감독관 혹은 관리자는 때때로 종업원이 스스로 그만두도록 그에 대해 고의적인 캠페인을 전개하기도 한다. 작업 일정이 변경되거나 작업 할당이 불리하게 부과되기도 하고 혹은 감독관이 작업을 어렵게 만들기도 한다.

법원이 건설적 해고가 발생했다는 판결을 내리면 종업원은 보상을 받게 된다. 여기에는 체불임금 그리고 징계로 인한 손해배상 등이 포함된다.[11] 건설적 해고 클레임은 보다 빈번해졌고, 보건의료분야의 고용주는 이런 문제들을 충분히 숙지하고 있어야 한다.

(5) 정당한 절차

보건의료 분야의 종업원들은 징계조치가 정당한 절차를 거치지 못했다고 느끼면 이에 대해 이의를 제기할 수 있다. 정당한 절차란 잘못된 행동에 대한 고발 혹은 징계 과정과 관련되는 다른 사유들에 대해 종업원이 자신들의 행동을 스스로 설명하고 변호할 기회를 갖는 것을 말한다. 정당한 절차는 종업원들이 그들에게 취해진 징계조치에 대해 의문을 제기하는 방식이다.

정직 혹은 해고와 같은 중징계를 내리기 전에 고용주는 해당 종업원이 고용주의 정책이 허용한 상환청구권을 제공받았는지의 여부를 미리 확인해 볼 필요가 있다.

그 조사를 통해 종업원에게 자신의 권리에 대해 통보했는지의 여부를 판별하고, 고용주의 입장을 옹호해 줄 수 있는 유효한 서류가 존재하는지를 알아보아야 한다.

관리자는 주 그리고 연방규제기관과 법원이 부정적인 결정을 내리지 않도록 종업원이 가진 정당한 절차에 대한 권리를 꼭 유지시켜야 한다.

다음은 핵심적인 질문 사항들이다.

① 종업원 불만 처리과정이 종업원에게 유용한가?
② 종업원이 그 과정을 이용했는가?
③ 종업원이 잠재적인 보복에 대해 우려를 표현했는가?
④ 고충처리 결과에 직접 영향을 미친 어떤 정책이나 선례가 있는가?
⑤ 불만을 고용기회균등위원회(EEOC) 혹은 인권단체가 검토하였다면, 그 사례는 어떻게 결정될까?
⑥ 그 결정은 그 사례에 있었던 사실들에 근거하였는가?

(6) 종업원 불만의 해결

정당한 절차를 보증하는 방편으로 많은 고용주들은 종업원 불만 처리과정을 규정함으로써 문제해결 정책을 마련하였다. 내부문제 혹은 갈등해결 과정을 적절하게 하는 일은 EEOC 혹은 OSHA와 같은 외부 기관들이 종업원의 불만을 검토할 때에 도움이 된다. 노조에 가입되어 있는 환경에서는 노조계약 시에 반드시 따라야 할 고충처리 절차가 포함된다.

종업원과 그들의 고용주 사이에 놓인 차이점을 해결하는 일은 현장에서 매일 일어난다. 쟁점들을 해결할 수 없을 때에 효과적인 한 가지 선택은 소송외 분쟁해결제도(Dispute Resolution ; ADR)를 활용하는 것이다. ADR 방법은 중재와 동료평가 패널, 그리고 회사의 옴부즈맨 등이 포함된다.[12)]

1) 중재

제3자를 활용하여 분쟁을 해결하는 일은 종업원과 고용주의 시간 낭비와 비싼 소송과정을 피하기 위한 방법으로 점차 인기를 얻고 있다. 일부 기관들은 중재를 선택한다. 중재를 신청하려면 고용주와 종업원은 구속력 있는 결정을 위한 해결책을 내놓기 위해 중립적인 제3자에게 반드시 자신들의 사례를 발표해야 한다.

2) 동료평가 패널

일부 보건의료기관들은 동료평가 패널을 활용한다. 그것은 종업원의 불만을 검토하고 해결책을 권고하는 내부 종업원위원회이다. 패널 구성원들은 동료평가 기술에 대한 훈련을 받는다. HR관리자들은 전형적으로 동료평가 과정에 도움을 준다. 일부 보건의료기관에서 위원회는 경영에 대한 권고를 하는 데에 제약을 받는다. 어떤 보건의료 기관에서는 패널이 불만제기에 대해 실제적인 결정을 행사할 수도 있다.

연방 및 주 기관들과 법원은 종업원들이 보건의료 고용주에 대한 불만 소송을 제기할 때에 동료평가 패널을 긍정적으로 생각한다. 또한 그런 패널은 정당한 절차를 옹호하는 것으로 여겨진다. 그러나 그러한 패널이 존재한다고 해서 종업원이 불만이나 소송을 제기할 경우에 고용주에게 유리한 것은 아니다.

3) 종업원 옴부즈맨

일부 보건의료기관들은 종업원의 문제를 해결하는 데 도움을 얻고자 옴부즈맨을 이용한다. 옴부즈맨은 공식적인 경영 서열상의 직책이 아닌 종업원이다. 그들은 고용주와 종업원 모두에게 공정한 방식으로 자신들의 역할을 수행하기 위해 특별 교육을 받는다.

4. 고용주 안전과 종업원 권리의 조화

종업원들은 직장에서 사생활에 대한 자신들의 권리를 주장해 왔으며 고용주들은 종업원의 사적 정보를 보호하지 않을 수 없었다. 고용주의 안전과 종업원의 권리 사이에서 균형을 맞추려면 관리자는 HR 정책과 관행을 정기적으로 검토해야 한다.

(1) 종업원 기록

1974년 프라이버시법을 통해 정부의 HR 기록보관시스템과 정책 그리고 절차 등에 영향을 미치는 규정들이 발표되었다. 일부 주에서는 종업원 기록 문제와 관련한 법률들이 통과되었다.

많은 보건의료기관들은 인사기록에 대한 접근과 관련한 정책을 개발함으로써 연방 및 주 법률에 대응하였다. 개발된 정책 내용은 누가 종업원 기록에 대해 접근했으며, 종업원들이 자신의 인사 파일에 들어 있는 정보에 대해 어떻게 문제 제

포함사항
• 고용을 위한 지원
• 신규종업원 오리엔테이션 정보 : 체크리스트
• 직무제안 양식
• 종업원 집단보험료 양식
• 보상기록
• 성과평가
• 성과관리문서
비포함사항
• 종업원 건강기록
• 동료에 의한 성과평가 의견

그림 10-6 인사 파일의 내용

기를 할 수 있는지에 대한 내용을 포함하고 있다. 그림 10-6은 인사 파일에 포함되어야 할 내용과 포함되지 말아야 하는 내용들을 설명하고 있다.

인사 파일을 관장하는 다른 정책들은 인적자원정보체계(Human Resource Information System ; HRIS)를 통해 활용할 수 있는 정보를 다룬다. HRIS에 대한 접근은 비밀번호와 접근 코드로 제한 · 보호받아야 한다.

(2) 언론자유의 권리

종업원의 언론자유와 관련하여 고용주와 종업원 사이에 벌어지는 갈등은 다음과 같다.

1) 밀고자

고용주가 공공정책을 위반하였을 경우, 이를 보고하는 종업원은 보호된다. 그러한 활동을 보고하는 종업원은 "밀고자"라고 불리고, 법령은 종업원이 고용주에 의한 불법 활동을 보고하면 이들 종업원을 보호한다. 보건의료 분야 중 종업원이 고용주를 밀고하는 분야는 메디케어 사기와 남용이다. 보건의료 분야에서는 밀고자를 보호하기 위해 징계와 해고와 같은 보복을 당하지 않도록 보호하는 법령이 개발되었다.

현재의 연방 법령 하에서 종업원들은 연방기관들이 입증한 사기와 남용에 대해 보고하면 이에 대한 보상금을 받을 수 있다. 종업원에 대한 보상은 그 조직에 부과되는 벌금의 약 10%이다.[13)]

대부분의 대형 보건의료기관들은 종업원들이 연방 혹은 주 기관에 보고하기 이전에 조직 내에서 불법행위를 보고하게 하고 해결하기 위한 비밀 핫라인 전화번호와 같은 절차를 가지고 있다. 내부보고 과정을 가지고 있는 보건의료기관은 종업원들에게 그 과정을 이용할 것을 권유한다.

2) 이메일과 음성메일의 감시

기술적인 역량의 발전은 보건의료기관들로 하여금 보다 더 심층적으로 고용주의 권리와 종업원의 사생활 권리 보호를 규정하도록 하고 있다.[14)] 종업원의 이메일과 음성메일에 대한 감시는 기관들이 사업상의 이해관계를 보호하는 정책을 작성할 때에 명심해야 할 사생활 문제이다. 정책 준칙에는 사업상의 목적만을 위해서 기술 사용을 제한하고, 개인적인 이메일과 음성메일 사용을 제한하며, 공유된 비밀번호 사용을 금지하고, 모든 이메일과 음성 메일을 감시할 수 있는 권리를 보유하는 등의 내용을 담고 있다.

또한 보건의료기관들은 HR 정책을 위반하는 정보를 전송하는 이메일과 음성메일의 사용을 금지하고자 한다. 이들 정책들은 성이나 종교 혹은 인종에 근거해서 차별적인 내용을 담고 있는 농담과 만화의 전송을 금지한다. HR 종업원과 운영 관리자들은 반드시 정책과 함께 이들 문제들을 발표하고 지속적으로 시행하여야 한다.

보건의료기관들은 스스로를 보호하기 위해 정책들을 확립하고, 수시로 종업원들을 훈련하며, 정책들을 일관성 있게 집행해야 한다. 많은 보건의료기관들은 적절한 컴퓨터 사용과 그렇지 못한 컴퓨터 사용을 종업원에게 상기시키기 위해 컴퓨터 스크린에 올려 놓는 문구들을 개발하기도 하였다. 많은 보건의료기관들은 오리엔테이션 혹은 훈련이 끝났을 때에 종업원이 컴퓨터 사용 정책과 그 정책을 따르지 않았을 때의 결과를 이해한다는 내용을 담고 있는 인정서에 서명할 것을 요구한다.

3) 인터넷 사용의 추적

보건의료 고용주들은 사업상의 목적만을 위해서 인터넷을 사용할 것을 권장한다. 그러나 일부 종업원이 "인터넷 서핑"을 하면서 근무시간을 소비할 경우에 생산성이 저하될 것이다.[15] 또한 일부 고용주들은 종업원들이 조직의 이미지를 손상시키는 부적절한 웹 사이트를 방문할 것 같아서 우려한다. 고용주들은 특히 포로노 컨텐츠를 가지고 있는 웹 사이트에 대해 우려한다. 많은 보건의료기관들은 인터넷 사용을 추적하고 어떤 웹 사이트에 대해서는 그 접근을 막을 수 있는 소프트웨어를 설치했다.

(3) 정직성

고용주가 직면한 가장 심각한 문제 중의 하나는 종업원에 의한 절도이다. 모든 절도는 심각하다. 그러나 보건의료 기관에서 행해지는 약품 절도는 문제가 심각하다. 종업원들이 자신들이 사용할 목적으로 환자들의 약품을 사용했을 경우, 문제는 더욱더 심각하다.

대부분의 보건의료 고용주들은 부적절한 종업원을 배제하기 위해 배경 조사를 시행하며, 약물과 관련된 범죄행위가 있는 개인들의 경우에는 채용을 거부한다. 또한 관리자와 안전요원 그리고 약국 종업원들과 협력하여 약물, 특히 마취제를 도둑맞지 않도록 계획을 입안해야 한다. 각 교대시간 다음에 재고 점검을 꼭 실시시하도록 하는 정교한 시스템을 갖춤으로써 약품 공급 캐비닛에서 약물을 절도하는 일은 감소하고 있지만, 환자의 약물을 도용하는 일을 발견하기란 쉽지 않다.

1) 업무수행 감시

관리자는 절도 혹은 불법 활동에 대해 의심을 품고 그런 의심에 대해 합법적인 사업상의 이유를 갖고 있을 경우, 종업원의 작업장을 수색할 수 있다. 종업원은 고용주의 업무 규칙을 위반한 행위에 연루되었다고 믿을 만한 이유가 있을 경우에는 감시 · 조사될 수 있다.

2) 고용주 조사

종업원에 대해서 절도혐의가 의심될 경우, 보건의료 고용주들은 조사를 실시한다. 그러나 현재 보건의료 분야의 고용주들은 불법 약물 사용과 작업장 위반 행위 및 노동자의 보상 사기 등과 같은 다양한 문제들에 대해서도 관심을 갖고 있다. 조직이 보안부서를 둘 만큼 대형기관일 때, 조사는 보안요원이 실시한다. 아니면 관리자 혹은 HR 전문가들이 종업원들의 행동을 조사한다. 조사 후에는 조사 결과에 따라 적절한 조치를 취하는 것이 중요하다.

어떤 조직은 조사를 용이하게 해주는 규칙들을 개발할 수 있다.

이들 규칙들 중의 일부는 다음과 같다.

① 종업원과 대면할 때, 최소 한 사람의 목격자를 세워라.
② 종업원에 대해 신체 접촉을 하거나 구금하지 말아라.
③ 그 종업원에게 언제든지 그 만남을 벗어날 수 있다는 점을 주지시켜라.
④ 가혹행위를 당했다는 주장을 피할 수 있도록 같은 성으로 적어도 한 사람의 목격자를 세워라.
⑤ 종업원이 반응하거나 참여하기를 거부한다면 그러한 행동은 바람직하지 않고, 조사결과 문제점이 확인되면 처벌조치가 취해질 것이라는 점을 주지시켜라.

그림 10-7은 조사를 위한 방법들을 제시하고 있다.

보건의료 환경에서 조사를 시행해야 하는 공통적인 이유로는 절도 혹은 불법 약물 사용, 환자에 대한 학대 혹은 전문 자격을 의심케 하는 행위가 있다. 그러한 이유로 보건의료 관리자들이 조사한 내용들 중 일부는 보건의료 전문가 자격 면허를 관리하는 기관에 보고해야 한다.

3) 정직성 · 진실성 검사

의심되는 종업원에 대한 정직성 · 진실성 검사는 고용주가 이용하는 방법 중 하나이다. 보건의료기관들은 이들 검사를 시행하기 전에 주법원의 판례들을 검토해야 한다. 왜냐 하면 각급 법원들은 그 검사가 직업과 관련된 목적에 적합하지 않거나 유효하지 않다는 입장을 고수하기 때문이다.

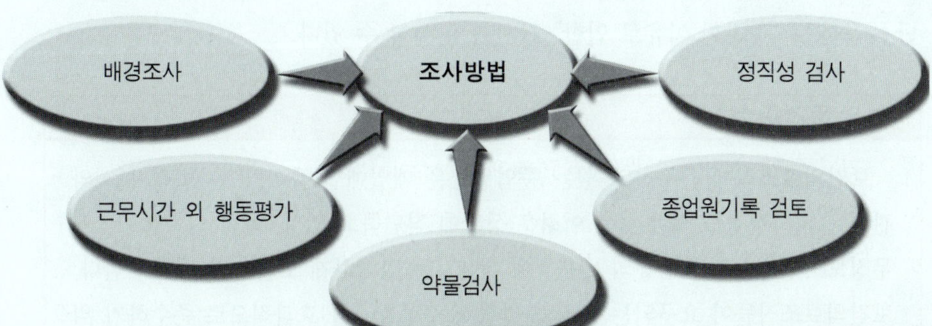

그림 10-7 작업장 조사방법

(4) 직무 외 행위

고용주들이 실시하는 조사 활동들이 직무와의 관련성을 명확히 하지 않는다면 종업원의 반발을 살 수 있다.

보건의료 고용주들은 종업원이 근무환경을 훼손하고 환자를 위험에 빠뜨리지만 않는다면 종업원의 직무 외 행위들에 대해서 관심을 갖지 않는다. 일부 기관들은 종업원의 직무수행에 부정적인 영향을 미치는 직무 및 직무 외 사건들에 대해 종업원을 지원하기 위한 종업원 보조 프로그램을 운영한다. 종업원 보조 프로그램은 감정적 · 신체적 혹은 개인적인 문제점을 갖고 있는 종업원들에게 카운슬링 및 기타 지원을 한다.

(5) 종업원의 약물남용과 고용주의 약물검사 정책

보건의료기관들은 약물로부터 자유로운 근무환경을 만들기 위한 정책을 실시했다. 이들 정책은 1988년의 약물 없는 작업장에 관한 법과 일치하고, 그 목적은 종업원 · 환자 · 방문객을 위해서 작업장을 안전하고 건강하며 효율적으로 만드는 데 있다. 보건의료기관들의 정책위반 행위에는 시설 혹은 시설단지에서 통제되는 물질을 불법으로 소유 · 사용 · 배분 · 혹은 제조하는 행위 등이 포함된다.

정책준칙에 따르면 종업원은 알코올을 포함한 약물의 영향을 받고 있는 상태에서는 작업장에 들어갈 수 없다. 많은 보건의료기관들은 약물오용 없는 작업장을 보증하기 위해 약물검사 정책을 채택해 오고 있다. 많은 보건의료기관들은 채용 전 검증기간 동안 약물 테스트를 시행한다.

대부분의 보건의료기관들은 약물 테스트를 거부하는 지원자에 대해서는 채용을 하지 않을 수 있다. 그밖에 무작위로 테스트를 하거나 부상 혹은 사고가 일어난 다음에는 "정당한 이유로 인한" 검사를 실시할 수 있다.

윤리준수

보건의료조직에 근무하고 있는 종업원들은 매일매일 윤리 또는 법적 문제와 관련된 의사결정을 해야 하는 어려운 상황에 직면하고 있다. 특히 의료정보 · 재무정보 · 임상치료정보 등의 내용들에 대해서는 엄격하게 보안을 유지해야 한다. 보건의료조직들이 요구되는 윤리와 법적 요구사항들을 효과적으로 준수하기 위해서는 종업원과의 원활한 의사소통과 적절한 정책의 수립 및 적용이 필수적이다. 보건의료조직은 잘 정리된 기준과 정책을 통해 종업원들을 지도하고, 그들의 합리적인 의사결정을 지원해야 한다.

5. HR 정책, 절차, 규정

모든 기관들은 종업원 관계 프로그램을 관장하는 정책, 절차, 규정 등을 가지고 있다. 많은 기관에서 이러한 서류들은 종업원 안내서 혹은 HR 정책 및 절차 메뉴얼에 기록 · 통합된다. 종업원 안내서는 소규모 보건의료기관들에게는 정책 및 절차를 담은 유일한 자료이고, 대형 고용주들에게는 HR 정책과 절차에 대한 압축판이다.

정책, 절차, 규정들 사이에는 다음과 같은 차이점이 존재한다.

① 정책은 어떤 문제에 대해 조직이 표방하는 입장을 일반적으로 서술해 놓은 것을 말하고, 경영에 관한 의사결정을 유도하는 데 이용된다.
② 절차는 조직이 정책 문제를 다루는 관습적인 방식을 말한다.
③ 규정은 작업에 있어 종업원의 기대되는 행위를 의미한다.

(1) 정책과 절차의 조정

보건의료기관에서 정책을 조정 · 시행 · 이용하는 것은 중요한 HR 책임이다. 효과적인 정책은 일관성 있게 해석되고 적용될 때에 법률소송이나 불평으로부터 조직을 보호해 준다. 보건의료 분야에서 정책을 감시하고 정기적으로 검토하는 기관들에는 보건부(State Departments of Health)와 연방보건의료재정청(Federal Health Care Finance Administration), 그리고 JCAHO(Joint Commission on Accreditation of Healthcare Organizations) 등이 있다.

정책과 절차를 성공적으로 개발 · 이행하는 데에는 몇 가지 단계가 필수적이다. 정책에 대한 필요성의 확인, 초안 작성, 조직의 리더십 팀에 의한 공식적인 초안 검토, 외부 법률 자문회사의 검토, 정책의 배포, 의도한 목적대로 정책을 수행하기 위한 경영진의 훈련, 그리고 정책을 이행하는 단계들이 절차에 포함된다.

정책들은 보통 표준 포맷으로 입안되고 절차와 규정이 구비된 정책준칙을 포함한다. 상호참조정책은 추가 정보나 관련 정보를 원하는 관리자들에게 도움이 된다. HR 실무자들은 대개 해석과 이행과 관련하여 관리자들에게 상담 자원을 제공한다.

(2) HR 정보의 의사소통

경영진과 종업원들 사이에 열린 의사소통 망을 유지하는 것은 조직이 새로운 서비스를 추가하거나 새로운 시설물들을 건축하는 것과 같은 중요한 의사결정을 할 때에 매우 중요하다.[16) HR 정보를 전달하는 일은 종업원들에게도 중요하다. 보건의료 고용주들은 노동자들이 훈련 및 자기개발 기회와 수당등록정보 그리고 새로운 규정들과 같은 HR 변동에 대해서 알기를 원한다.

HR 의사소통은 조직 전체를 통해서 HR 데이터 및 정보를 획득하고 배포하는 데에 초점을 맞춘다. 하향식 의사소통은 상급관리진에서 조직의 나머지 부분으로 흘러가고, 종업원에게 조직 내에 현재 일어나고 있는 일과 앞으로 발생할 일에 대해서 알려준다. 관리자는 상향식 의사소통을 통해 종업원의 생각과 관심 및 정보 수요를 알 수 있다. 이 두 가지 유형의 의사소통방식을 촉진시키기 위해서 다양한 방식들이 이용된다.

조직은 회사 신문과 잡지를 포함한 내부 출판물과 미디어, 조직의 뉴스레터, 비데오테이프, 인터넷과 인트라넷 포스팅, 그리고 이메일 공고 등을 통해 종업원과 정보를 교환한다. 관리자는 어떤 수단을 이용하든지 종업원이 알아야 될 정보를 전달하기 위해 지속적인 노력을 펼쳐야 한다. 전자식 의사소통 방식의 확산을 통해 HR 정보는 시의적절하고 광범위하게 배포될 수 있게 되었다.

상향식 의사소통 방식의 한 형태는 제안시스템이다. 이 프로그램에 따르면 종업원은 조직과 그 업무를 개선시킬 수 있는 아이디어를 제안할 수 있다. 제안시스템은 비용 절약 혹은 절차 개선 아이디어를 제공하는 종업원에게 재정적인 보상과 표창을 포함한다.

6. 종업원 징계

우수한 제품과 서비스를 제공하기 위해서 기관들은 HR 정책과 절차 그리고 규정들을 확립해야 한다. 보건의료기관들은 징계시스템의 개발을 통해서 종업원들이 직무 책임을 충족시키고, 업무수행 능력을 개선시키며, 성공적인 종업원과 고용주 관계를 확립할 수 있도록 도움을 주어야 한다.

비록 적은 수이긴 하지만, 문제를 일으키는 종업원은 근무환경에 나쁜 영향을 미친다. 그러므로 그들의 업무수행에 대해 적절한 방식으로 대처해야 한다.[17] 이러한 경우, 경영진은 그들의 행동과 업무수행이 개선되리라는 기대를 가지고 종업원에게 훈련과 피드백을 제공한다. 전형적인 징계사유는 장기결근, 태업, 대인관계 문제, 불순종, 직무 수행 무능력, 그리고 낮은 생산성 등이다.

(1) 징계를 활용하지 않는 이유

관리자는 다양한 이유 때문에 징계를 활용하려고 하지 않는다. 징계를 활용하지 않는 가장 보편적인 이유는 소송에 대한 두려움, 조직으로부터의 지원 부족, 종업원에 의한 보복의 두려움, 종업원이 기피하지 않을까 하는 두려움, 죄의식, 우정의 상실, 그리고 징계과정을 진행하는 데 따르는 시간과 에너지의 손실 등이다. 이런 이유들에 대처하기 위해서 보건의료기관들은 효과적이고 공정한 징계 활용에 관해서 감독관과 관리자들을 훈련시켜야 한다.

(2) 관리자들의 훈련

경영진의 훈련 프로그램은 징계의 중요성이 포함되도록 설계되어야 하고, 종업원을 존경과 위엄으로 대우해 주어야 한다는 내용도 포함되어야 한다. 토론을 활성화하고 종업원을 상담할 수 있는 기술을 확립하는 일도 중요하다. 업무수행에 있어서도 종업원으로 하여금 업무수행 능력을 개선하도록 도와준다.

징계 절차를 언제 활용해야 하는지를 결정하기 위해 관리자는 각각의 사례에 근거해서 각 쟁점을 평가하고 어느 유형의 징계를 집행해야 할지를 결정해야 한다. 그 쟁점이 쉽게 해결될 때, 어떤 징계 조치도 필요하지 않을 수 있다.

보편적인 종업원 징계 절차는 단계적 징계라고 불리고, 이는 종업원과 관심 분야를 의사소통하는 것에서부터 출발한다. 그림 10-8은 단계적인 징계 절차를 설명하고 있다.

1) 상담

이 단계의 목적은 종업원에게 어떤 직무 기대가 충족되지 않았는지를 통보하고 업무수행시 어떻게 개선책을 마련할 수 있을지에 대해 논의하는 것이다. 종업원은 문제점을 모를 수 있다. 그러므로 관리자에 의한 카운슬링은 긍정적으로 격려를 아끼지 말아야 한다.

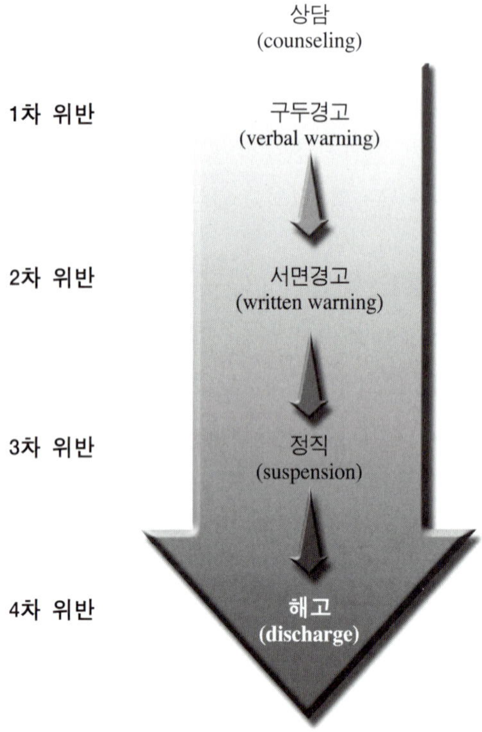

그림 10-8 단계적 징계 절차

한 예로, 실험실에 근무하는 기술자가 실험실에서 적절한 안전 지침을 지키지 않는다면, 매니저로부터의 카운슬링이 필요할 것이다.

2) 구두경고

두 번째 단계는 구두경고인데, 이는 한 단계 높아진 징계 수준이다. 만약 종업원이 직무 수행을 개선하지 않는다면, 관리자는 구두경고를 실시한다. 이 단계의 목적은 행동 혹은 업무수행 상의 잘못된 점들을 지적하고, 이들 영역에서의 개선책의 중요성을 설명하는 것이다.

이 단계에서의 관리자는 종업원이 기대를 충족시킬 수 있도록 추가적인 훈련의 필요 여부를 결정한다. 실험실 기술자를 예로 들면 관리자는 구두경고를 실시하고 기술자에게 심험실 안전 지침의 검토와 논의를 요구한다.

3) 서면징계

종업원이 업무 혹은 행동을 개선하지 않는다면, 관리자는 협의회를 열어서 직무 기대를 서면으로 작성하여 문서화한다. 종업원이 기대되는 업무수행 결과를 달성하는 데 도움을 줄 수 있도록 훈련을 포함한 추가적인 지원이 제공될 수 있다.

이 단계는 징계 절차상의 다음 단계를 피할 수 있도록 업무수행 혹은 행동을 개선해야 된다는 경고이다. 앞의 예에서 살펴보았듯이 만약 기술자가 계속 안전 지침을 무시한다면, 관리자는 서면경고를 실시한다. 서면경고에는 징계 이유, 개선을 위해 수행해야 할 내용, 그리고 안전 절차를 계속 무시할 경우의 결과 등을 분명히 밝힌다. 특히 안전 절차를 계속 무시한다면, 기술자는 정직되고 결국에는 해고될 것이리는 점을 분명히 한다.

4) 정직

업무수행 혹은 행동이 여전히 개선되지 않는다면 종업원은 정직된다. 정직기간은 업무태만의 정도에 달려 있다. 이 단계는 종업원에게 매우 중요하다. 왜냐 하면 다음 단계는 최종적인 단계인 "해고"이기 때문이다.

5) 해고

종업원이 업무수행을 만족스럽게 수행할 수 없을 때, 해고는 필연적이다. 징계 절차의 마지막 단계는 매우 조심스럽게 다루어져야 한다. 종업원의 업무수행이 기준치에 훨씬 못 미치거나 행동이 개선되지 않을 경우, 해고 절차를 밟게 된다. 관리자는 종업원이 왜 해고가 되는지를 명확하게 알려야 한다.

해고 회의는 조심스럽게 계획되어야 하고 주로 HR 대표가 참석한다. 종업원이 결정 사항에 대해 모두 다 기억하지 못할 경우를 대비해 임금과 수당에 대한 모든 정보는 서면으로 제시되어야 한다. 회의를 끝내고 종업원이 충분히 이해한 가운데 직장을 떠날 수 있도록 돕는 게 중요하다.

6) 퇴직합의

어떤 해고 상황에서는 공식적인 계약이 이용될 수도 있다. 한 가지 유형이 퇴직합의이다. 이 합의에 의하면 해고되는 종업원은 추가로 제공되는 명예퇴직수당 혹은 특정 수당을 받는 대가로 고용주를 고소하지 않기로 합의한다.

그러한 합의가 법률적으로 효력을 발휘할 수 있도록 정상적인 해고 수당은 아니지만 통상 금융지원이 추가된다. 결별합의를 할 때, 종업원이 구조적으로 해고당했다는 모양새를 보여주지 않도록 주의해야 한다. 또한 그러한 합의는 법률 상담을 거쳐서 검토되어야 한다.

7. 종업원 관계 프로그램

정책, 절차, 권리와 책임, 그리고 징계 절차 이외에도 대부분의 기관들은 혁신적인 전략을 이용하여 종업원들에게 긍정적인 영향을 미치려고 한다. 보다 보편적인 전략 중의 일부는 다음과 같다.

(1) 종업원 태도 관찰

어떤 조직이 종업원 태도에 관한 조사를 시행할 경우, 그 횟수는 대략 1년에 1회일 수 있다. 그러나 대부분의 보건의료기관들은 매 2년 혹은 3년마다 시행한다. 태도조사를 시행하면 종업원을 통해 자신의 근무환경에 대한 피드백을 얻을 수 있고, 종업원의 사기를 측정할 수 있다.

이러한 조사를 통해 기관들은 더 커질 수도 있는 잠재적인 문제들에 관해 종업원들로부터 정보를 수집할 수 있다. 예를 들어 종업원 문제로 새로운 종업원들을 모집하는 데 문제점이 생길 때, 병원은 태도조사를 실시한다. 보건의료 책임자는 부서 혹은 교대조가 분석하는 조사정보를 원할 수도 있다. 조사를 통해 얻는 정보는 개선을 위한 행동계획으로 해석되고 설명된다.

(2) 종업원 보조 프로그램

조직은 개인들의 직무수행에 영향을 미치는 일신상의 여러 문제를 해결하는 데 도움을 줄 수 있는 종업원 보조 프로그램(Employee Assistance Programs ; EAP)을 마련하고 있다. EAP를 처음 사용한 사례는 약물과 알코올 남용 분야이다. 그러나 EAP는 법률 · 재정 · 부부 그리고 대인관계 문제들로 확대되었다.

이 서비스는 두 가지 방식으로 제공될 수 있다. 종업원이 참여하는 내부 프로그램 혹은 외부 서비스를 통해서 제공될 수 있다. 내부 혹은 외부에서 제공되는 EPA 프로그램은 종업원의 생산성에 영향을 미칠 수 있는 문제들을 종업원이 해결할 수 있도록 고안되었다.

EAP 상담원은 다양하고 광범위한 영역의 종업원 쟁점과 문제들을 다룰 수 있는 자격을 반드시 갖춰야 한다.

(3) 종업원이 선택하는 최고의 회사 프로그램

"종업원이 선택하는 최고의 회사"에 흥미를 가진 기관들은 종업원에 대한 그들의 책무를 분명히 나타내기 위해 인적자원관리시스템을 재검토해야 한다.

종업원이 선택하는 최고 회사의 철학은 그 계획 속에 다음 사항들이 포함되어야 한다.[18)]

① 장기간에 걸친 최고 경영진의 헌신
② 조직의 목표 정의
③ 혁신적이고 경쟁적인 보상 및 수당 프로그램
④ 종업원의 자기개발 기회
⑤ 혁신과 창조성에 대한 보상
⑥ 성과에 상응하는 보상
⑦ 다양성을 존중하고, 종업원의 참여를 조장하는 분위기

(4) 표준 행위

조직과 종업원의 관계를 개선하려는 또 다른 인기 있는 방법은 조직이 종업원에 대해 가지는 일련의 기대를 개발하는 것이다. 특히 환자 만족을 최우선으로 하는 표준행위들은 행위에 대해 기대를 명확하게 규정하는 수단으로서 인기가 높다. 표준행위들은 다음과 같다.

- 존경
- 우수함
- 협동
- 동정심
- 의사소통
- 공정성과 공평성
- 자기 관리
- 개인적인 책임

행위 표준들은 조직의 가치와 대개 일치하도록 개발되어야 하며, 그것이 종업원에게 어떤 영향을 미칠 것인가를 고려해야 한다.

사례(CASE)

캐롤카운티병원(Carol County Hospital ; CCH)은 민간비영리 급성케어병원이며, 중소규모 도시에 위치해 있다. 75년의 역사를 가지고 있는 이 병원은 일반의학 · 응급 · 일반외과 등의 의료서비스를 제공하고 있으며, 특히 종양학 · 심장병 · 산부인과 · 재활치료 등에 중점을 두고 있다.

	2004	2005	2006	비교 자료
EMPLOYEE RELATIONS INDICATORS				
Turnover rate	14%	22%	26%	12%
Absence rate	5%	7%	12%	10%
Vacancy rate	8%	18%	20%	10%
Discrimination charges	2	8	12	n/a
OSHA complains	2	12	14	n/a
EMPLOYEE ASSISTANCE REFERRALS				
• drug/alcohol	60	75	100	70
• career stress	30	35	50	30
• other	20	30	20	50
Total	110	140	170	150

참고 : OSHA(Occupational Safety abd Health Administration, (미) 직업안전위생관리국)

질문(Question)

1. CCH의 종업원 관계 프로그램을 평가하시오. 평가할 때에 어떤 통계를 고려했는지 설명하시오.
2. (잠재적인) 종업원 관계 이슈들을 평가할 때 어떤 HR 방법(HR metrics)을 중요하게 고려해야 하는지를 설명하시오.

참고 문헌(END NOTES)

1) Dave Carpenter, "Can We Talk?" H&HN : Hospitals and Health Networks (December 2003), 20.
2) For details on HIPAA, see http://www.hhs.gov/ocr/hipaa.
3) Yale D. Tauber and Carol S. Silverman, "Employment Contacts Get the Employers in the Game," Workspan (August 2002), 38~42.
4) Michael J. Garrison and Charles D. Stevens, "Sign This Agreement Not to Compete or You're Fired," Employee Responsibilities and Rights Journal (September 2003), 103.
5) Debbie Harrison, "Is a Long-Term Business Relationship an Implied Contract," Journal of Management Studies, 41 (2004), 107.
6) Dave Lenckus, "EPLI Policy Pays Off for Verizon," Business Insurance (April 4, 2003), 28.
7) Jon G. Miller, "Analyzing Employment Practices Liability Insurance," Compensation and Benefits Review (November/December 2003), 38.
8) Alan Rupe, "Discovering the Laws of Gravity," Workforce Management (September 2003), 16~18.
9) "Answers to this Month's Legal Checkpoints," Nursing Management (May 2004), 53.
10) As an example, the State of Minnesota requires employers to provide a letter disclosing the reason for discharge within five days of the written request of a terminated employee, "Notice of Termination Statute," M.S.A. 181.932.
11) Robert J. Paul and Kathryn Seeberger, "Constructive Discharge: When Quitting Constitutes Illegal Termination," Review of Business (Spring 2002), 23~30.
12) Richard Nimark, "Getting Dispute-Wise," Dispute Resolution Journal (February/April 2004), 56~57.
13) For more information see http://www.medicare.gov/fraudabuse/howtoreport.asp.
14) Joan T. A. Gabel and Nancy Mansfield, "The Information Revolution and Its Impact on the Employment Relationship," American Business Law Journal, 40 (2003), 301~353.
15) Carl J. Case and Kimberly S. Young, "Employee Internet Management: Current Business Practices and Outcomes," Cyber Psychology and Behavior, 5, No. 4, (2002), 355~361.
16) Dave Carpenter, "Can We Talk?"
17) Ben Wilmott, "How to Manage Difficult Staff," Community Care (June 23, 2005), 51.
18) Adapted from Gary Mecklenberg, "Helping Hospitals be 'Employers of Choice,'" AHA News (December 10, 2001), 7~8 ; and Nellie C. Robinson and Sue Ellen Pinkerton, "The Children's National Medical Center Story: Nursing Shortage to Employer of Choice," Nursing Economics (March/April 2004), 91~94.

Chapter 11

노사관계와 보건의료조직

학습 목표

- 보건의료산업이 직면하는 노사관계의 변화를 설명할 수 있어야 한다.
- 보건의료 부문의 특수한 규정을 포함하는 국가노사관련법(National Labor Relations Act) 조항들을 열거할 수 있어야 한다.
- 노동조합 형성과정의 단계를 설명할 수 있어야 한다.
- 집단협상과정을 설명할 수 있어야 한다.
- 보건의료산업에서 행해지고 있는 협상적 계약과정을 설명할 수 있어야 한다.

보건의료 인적자원 사례고찰(Healthcare HR Insight)

일상 및 기술직근로자를 대표하는 전국 노조 지역지부의 노조설립 지원팀이 지역병원의 소수의 병리실 직원과 소독담당 직원 앞에 섰다. 병원직원들은 병원 내의 노조설립 가능성을 토의하기 위해 동료 직원의 집에 초대되었다. 참가자는 소수이지만 결코 그들이 노조 대표가 될 것을 생각해 본 적이 없는 상당히 장기근속자들이었다. 그러나 인력부족, 낮은 임금, 고압적인 감독자 등은 이들이 노조 대표를 통해 도움을 받으려는 동기를 제공하였다.

노조설립 지원팀은 위임장을 받는 과정, 국가노동관련위원회(National Labor Relations Board)로부터 홍보 허가를 받는 절차, 투표절차에 대해 설명했다. 노조설립 지원팀은 노조 조합원이 됐을 때의 장점, 좀 더 나은 보수와 급여의 보장, 인력충원 및 경영진에 의한 대우 개선 그리고 노조조합비의 월별 공제방법 등에 대해 설명하였다.[1)]

노조설립 지원팀의 설명은 청중의 관심을 끌었고, 결국 그들의 호응을 얻었다. 이런 형태의 모임은 현재 보건의료산업계에 자주 있는 일이다. 수송관련 노조와 식품 및 상업 노조 같은 다양한 노조의 연합은 보건의료산업의 인력충원과 보수문제를 이유로 노조설립의 필요성을 적극적으로 추구하고 있다.[2)]

노동조합은 집단적인 협상을 통해서 조합원들의 이익을 증진시키는 근로자들의 공식적인 조직이다. 노동조합은 공식적으로 근로자들을 대표하며, 근로자들이 퇴직하기 전까지 고용과 관련된 계약을 협상 · 관리하는 임무를 수행한다.

오늘날 미국 내에서 노동조합들은 전체 일반근로자의 14%를 대표하고 있는데, 이는 민간 부문 노동력의 9.5%에 불과한 수치다. 더욱이 조합원들의 실제 가입자 수는 최근 고용이 증가했음에도 불구하고 최근 감소하고 있다. 대략 미국의 1억 2천만 명의 근로자중 1천 6백만 명만이 노조에 가입되어 있다.[3)]

1. 보건의료산업의 노동조합

노동조합들은 노조 조합원 수의 감소를 상쇄하기 위해서 노동자 수가 크게 증가하고 있는 서비스 부문의 종사자들에게 노조가입을 적극 권유하고 있다.[4)] 보건의료는 서비스 부문 중에서 중요한 직업군이다. 따라서 보건의료산업의 인적자원

관리 담당자들은 노조에 대한 관심과 걱정이 증가하고 있다. 또한 보건의료 노동조합을 미국 내의 전체 산업군과 비교해 보았을 때, 보건의료 부문에서 많은 지원을 받았다. 최근의 한 연구에 의하면 전체 직업군에서 58%의 지원을 얻은 데 비해, 보건의료 부문에서는 67%의 지지를 획득했다.[5)]

보건의료 부문의 노조활동들은 대도시와 동부 및 서부해안 지역에 집중되어 있다. 그리고 노동조합들은 미국 북부지역에서 더욱 성공적인 활동을 보이고 있다. 이는 부분적으로 이들 북미지역이 노조의 역사가 길기 때문이다.

보건의료 부문의 노조설립은 앞으로 더욱 증가할 것으로 예상된다. 왜냐 하면 보건의료조직에 종사하는 서비스관련 근로자들은 노동조합의 보호를 필요로 하고 있으며, 중소규모 의료기관의 간호사 노조는 그들의 권익을 향상시키기 위해서 좀 더 큰 규모의 전국노조에의 가입을 늘리고 있기 때문이다.

전통적으로 보건의료 부문의 근로자들을 대표하지 않았던 노동조합들도 보건의료 부문에서의 노조설립을 시도하고 있다. 심지어는 의사들까지도 계약할 때에 그들의 권익향상을 위한 협상력을 높이기 위해 노조를 설립하는 경향을 보인다.

(1) 왜 노조에 가입하는가

보건의료계에 종사하고 있는 대다수의 근로자들은 노조의 지원을 기대한다. 왜냐 하면 이들 근로자들은 경영진들이 그들을 존중하지 않고 있다고 믿고 있으며, 노조가 경영진과의 협상할 때에 고용보장이나 근무환경 그리고 급여수준에 있어서 더 좋은 조건을 확보할 수 있다고 믿고 있기 때문이다.

재정적인 문제들은 경영진으로 하여금 환자진료에 있어서 좀 더 효율적인 방안을 찾도록 할 수 있으며, 이러한 방안들 중 일부는 직원 한 명당 환자의 수를 줄이게 됨으로써 환자 진료의 질에 영향을 줄 수 있다. 환자 진료를 담당하는 전문직 근로자들은 직원 대 환자 수 비율 변화에 대해 우려를 표명하고, 노조에 대해 경영진과 직원 수에 대한 환자의 적정비율에 대해 협상하도록 요청하게 된다.[6)]

보건의료관련 근로자들이 노조를 설립하거나 노조에 가입하는 과정은 근로자들에 의해서 또는 노조 조직원들에 의해 시작될 수 있다. 노조연합은 노조설립을 위한 홍보비용 등 자원을 투자하기 전에 성공가능성을 평가한다. 일단 노조연합은 근로자들이 관심을 가지고 있다고 판단되면 노조연합의 대표는 홍보를 시작한다.

직무 만족	직무 불만족
• 의사결정에의 참여	• 열악한 근무환경
• 성과보상제도	• 인식 부족
• 관리부서로부터의 지원	• 업무 스트레스
• 신축적인 업무 일정	• 경력개발 기회 부족
• 지속적인 교육 기회 제공	• 개인적 경쟁 심화
• 관리자로부터의 인정	
• 독립적인 의사결정	

그림 11-1 간호사들의 직무 만족과 불만족

미국간호행정협회(American Organization of Nurse Executives)는 간호사들에게 설문조사를 실시한 결과, 다음 항목들에 대해 경영진과 고용에 대해 만족함이 나타났다고 보고하였다. 그 항목들은 동료관계, 성과인지, 독립적인 의사결정, 부서 간과 부서 내의 의사소통, 의사결정과정에의 기여, 관리부서로부터의 지원 등이다. 같은 연구에서 간호사들은 사업장에 대해 만족하는 요인으로 능력에 따른 보상, 융통성 있는 업무 일정, 보수교육, 관리자로부터의 인정 등을 지적하였다.[7)]

그림 11-1은 간호사들의 직무에 대한 만족과 불만족 요인을 나타낸 표이다.

보건의료 부문 행정가들의 목적이 노조설립을 피하는 것이라면, 그들이 인적자원관리 정책을 개발할 때에 근로자들의 직무 만족이나 불만족의 이유들을 이해해야 한다.[8)] 노조설립의 위험은 조직이 근로자들에 대한 인적자원관리의 지원과 긍정적인 정책을 채택할 때에 상당히 감소시킬 수 있다. 보건의료 부문의 근로자들은 그들이 의사결정에 참여하고 인정받으며 정보를 제공받기를 원한다. 또한 이들은 환자를 진료할 때에 진료결정에 참여하기를 원한다.

2. 노동관계 철학

노동조합을 가지고 있는 보건의료조직에서 노조와 관리 부문 대표들은 그들이 서로 가져야 하는 관계에 대해 전략적 입장을 취하게 된다. 이러한 전략적 입장에 대한 산물로서 노조와 경영진의 관계는 생성되고 그 철학은 과거 관계에 입각해서 나타나게 된다. 노조와 관리부서와의 관계는 적대적 관계와 협조적 관계의 연속선상에 존재하게 된다.

보건의료조직에서 나타나는 노동조합의 철학은 그 관계가 적대적이든지 협조적이든지 간에 전략적 결정에 영향을 준다. 상급관리자는 이 철학을 지원하여야 하고, 중간관리자는 이 철학의 내포된 의미를 이행하는 데 동의하여야 하며, 감독자들은 이 철학이 적대적 · 협조적 또는 둘 사이의 어느 지점에 있든지 간에 근로자들과 노동조합을 효과적으로 다룰 수 있도록 훈련되어야 한다.

(1) 적대적 관계

전통적으로 조직 또는 근로자들을 위해 유리한 계약을 하기 위한 양자의 관계와 과정을 조절하려는 분위기 때문에 보건의료조직과 노조의 관계는 적대적이었다. 적대적인 관계 속에서 만들어진 결정은 긴 안목에서 보면 항상 좋을 수는 없다. 특히 한쪽이 관계를 유지하기 위해서 끊임없이 타협을 받아들여야 하는 상황에서는 더욱 그렇다.

양쪽은 서로 의심하고 협상을 유리하게 이끌어가기 위해 선택적으로 정보와 대화를 사용할 수 있다. 만족스러운 의사결정이 이루어지지 않으면 조직은 비용을 통제하는 데 비해 노조는 파업을 시도한다.

(2) 협조적 관계

노조가 있는 일부 보건의료조직은 협조적인 관계를 지지하는 철학을 가지고 있다. 이들 책임을 공유하는 비적대적 관계는 양쪽의 관점과 상호 이익을 추구하는 것이다. 그들은 공개적으로 정보를 공유하며 협조적인 태도로 결정을 이끌어 낸다. 의견일치에 의한 결정은 타협에 의한 결정보다 더 지속적이라는 것이 기본적인 믿음이다.[9)]

3. 노동조합과 경영진 관계와 관련된 법적 구조

오랜 기간에 걸쳐서 통과된 국가노동조항(National Labor Code)이라는 이름이 붙여진 세 개의 법은 ① 와그너법(Wagner Act) ② 태프트하트리법(Taft-Hartley Act) ③ 랜드럼그리핀법(Landrum Griffin Act)이다. 각 법은 노조와 경영진 사이의 여러 면에 초점을 맞추어서 통과되었다.

그림 11-2는 각 법의 주요 요점을 나타내 주는 표이다.

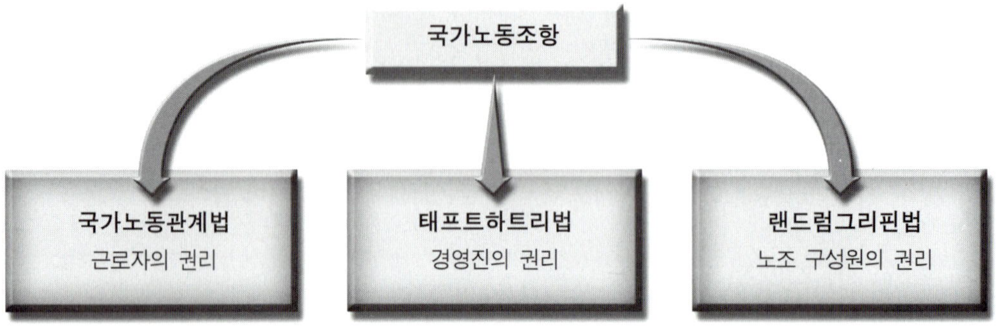
국가노동조항
국가노동관계법
근로자의 권리
태프트하트리법
경영진의 권리
랜드럼그리핀법
노조 구성원의 권리

그림 11-2 국가노동조항

(1) 국가노동관련법

1935년 국회는 조직과 근로자 사이의 관계에 적용할 특정 지침을 제공하는 소위 '와그너법' 이라고 알려진 국가노동관련법(National Labor Relations Act)을 통과시켰다.

이 법의 7조는 집단적 협상에 대해 규정하고 있으며, 8조 a항은 조직에 의한 부당노동행위에 대해 기술하고 있다. 나중에 추가된 8조 b항은 노조에 의한 부당노동행위에 대해 기술하고 있다.[10)]

1) 국가노동관련위원회

법은 국가노동관련위원회를 두도록 하고 있는데, 이 위원회의 목적은 노조와 조직에 대한 행위 조항을 이행시키는 것이다. 국가노동관련위원회는 국가노동 관련법을 이행시키고 해석하는 다섯 명의 위원으로 구성되는 연방정부의 대리 기관이다. 이 위원회의 두 주요 기능은, 대표선출을 위한 선거를 치르고, 노조 또는 조직의 부당노동행위를 조사 · 판정하는 것이다.[11)]

2) 연방중재 및 화해서비스

국가노동관계법의 조항은 연방중재 및 화해서비스를 두도록 하고 있다. 이 기구는, 연방중재 및 화해서비스 감독관에 의한 지시나, 협상당사자에 의해 요청이 있을 시에 중재를 담당하는 기관이다. 감독관은 의료서비스 제공에 위협이 되는 분쟁이 있을 때 중재에 회부한다.

이 기구는 경영자 측과 노조의 대표들이 협조적으로 협상에 임하도록 지도하며, 적대적 분쟁이 있을 때에 갈등 조정의 역할을 담당한다.

(2) 태프트하트리법

태프트하트리법은 1947년에 제정되었는데, 이 법은 노조에 의한 부당노동행위를 방지하거나 제한하는 규정을 가지고 있으며, 국가노동관계법과 동등한 효력을 갖는다. 국가노동관계법의 제정으로 노조의 힘은 상당히 커지게 되었다. 이 때문에 미국 의회는 경영자가 따라야 할 공정한 노동행위에 상응하는 조건을 노동조합에도 적용해 달라는 경영자 측의 요구를 받아들였다.

(3) 랜드럼그리핀법

랜드럼그리핀법은 1959년에 제정되었다. 이 법은 선거에 의해 선출된 노조 임원에 대해 물리적 힘을 행사하거나 위협을 하는 행위 또는 연금 기금을 개인적 용도로 사용하려는 경영자 측의 부당행위 등을 규제하고 있다. 즉 경영자측의 노조와해 행위를 방지함으로써 노조를 보호하려는 차원에서 제정되었다. 또한 이 법은 근로자들을 대표하는 노조로부터 근로자들을 보호한다. 이는 미국 노동성(U.S. Secretary of Labor)의 감독하에 노조 조합원들에 대한 권리 규정과 재정보고서 및 기타 내규들의 작성을 요구한다.

(4) 국가노동관계법과 보건의료산업

1974년 이전의 의료산업은 국가노동관계법의 적용을 받지 못하였다. 의회의 법률제정자들은 만약 의료산업 종사자들에게 노조설립을 허용하게 되면, 생명을 다루는 보건의료 서비스의 파행을 가져올 것이라는 우려를 가지고 있었다.

1960년대와 1970년대 초에 의료산업은 크게 성장하였으며, 노조지도자들은 의료산업 종사자들이 그들의 임금과 후생급여 프로그램들이 적절치 않다고 믿고 있는 많은 수의 근로자를 조합원으로 충원할 수 있는 가능성을 보았다.

1974년 의회는 근로자의 노조설립에서 보건의료산업의 노조설립을 제외한다는 조항을 삭제하였다. 하지만 법률제정자들은 국가노동관계법에 협상기간 중에 노조의 파업으로부터 지역사회를 보호할 수 있는 여러 조항을 마련하였다. 이 주요 조항들은 파업할 때는 10일 전에 통보조항과 연방 및 주정부의 중재서비스를 사용할 수 있다는 조항들이다.

1) 파업 시에는 10일 전 통보

1974년에 제정된 조항 중에 하나는 노조가 파업을 할 의도를 가지고 있다면 10

일 전에 통보를 해야한다는 요구였다. 10일 전의 통보는 대부분의 경우에 계약 파기를 의미하였다. 만약 노조가 10일 전에 통보를 하지 않는다면 국가노동관계위원회는 파업근로자들을 보호하지 않았으며, 불법파업근로자를 해고하거나 평생고용보장 근로자의 권리를 보호하지 않는다.

이 조항이 의료조직에 임박한 파업에 대한 일종의 경고를 제공했지만, 대부분의 보건의료조직들은 전향적인 계획을 세우기 시작했다. 10일 전의 통보는 업무계획을 협상할 때에 만들어졌으며, 계약인준투표와 항상 연계되었다. 만약 노조원들이 계약을 거절하면 10일 전의 통지가 발효되었다. 하지만 10일 전의 통보 규정은 의료조직에 대한 파업의 전리품이라는 논쟁을 불러 일으켰다.

예를 들어 미네소타에 있는 알렉산드리아 클리닉(Alexandria Clinic)은 노동조합인 임상간호협회(Minnesota Licensed Practical Nurses Association)가 10일 전의 통보 요구를 지키지 않았다는 이유로 일부 파업 간호사들을 해고시켰다. 하지만 미네소타 임상간호협회가 해고 결정에 대해 청원을 제기하여 결국은 해고된 간호사들이 복직되었다.[12)]

2) 협상 통고

국가노동관계법은 보건의료 경영자와 노조가 계약 만료 90일 전에 협상을 시작할 때에 각 당사자의 의도를 연방중재 및 화해서비스(FMCS)에 통보해 줄 것을 요구하고 있다. 통보과정은 협상에 대해서 조정자로서 조정서비스를 할 수 있도록 허용하며 또 협상 필요할 경우에 당사자에게 교육을 제공한다.

3) 분쟁

분쟁이 발생하였을 때, 협상을 신속히 추진할 수 있도록 하는 조항을 가지고 있다. 만약 협상당사자가 그들이 해결할 수 없는 분쟁을 가지고 있을 때, 그들은 그 상황을 연방중재 및 화해서비스에 보고하여야 한다. 조정관은 분쟁이 해결될 수 있도록 돕는다. 협조적인 노사관계를 가진 보건의료조직의 경우에는 조정관이 초기 모임부터 참석한다.

4) 파업 및 조사위원회

협상이 결렬되어 파업의 가능성이 있으면 연방중재 및 화해서비스의 감독관은 조사위원회를 구성 · 조사하고, 조사결과를 보고하며, 분쟁을 조정할 수 있는 해결책을 감독관에게 제출하도록 하고 있다. 이 경우 현재 적용되고 있던 계약조건은 30일 동안 연장되며, 이 기간 동안 조사위원회의 조사가 이루어진다. 조사위원회의 시도는 분쟁을 해결하는 마지막 단계이다.

4. 보건의료산업의 노조화 과정

보건의료 종사자들이 노조를 설립하는 과정은 1974년 단체협상 권리를 얻기 전까지는 큰 변화를 보이지 않았다. 노조는 근로자와 관리자 사이의 관계가 부정적일 때에 조직 내에서 홍보를 시작한다.

노조 설립은 대개의 경우, 노조에 대해 찬성표를 던지기보다는 관리자에 대해 반대표를 던지는 것이다. 노조가 없는 근무환경을 원하는 조직에 있어서는 좋은 근무환경을 제공하는 것이 관리자의 역할이다.

관리자측은 일상적으로 근로자와 상호교류를 가지며, 노조 대표가 필요 없다고 생각될 정도의 좋은 근무환경을 제공하여야 한다. 만약 관리자 측이 선행적 정책을 수립하지 못하거나 예방 차원의 근로자와의 관계를 설정하는 데 실패한다면 근로자들은 노조 설립을 추구할 수도 있다.[13)]

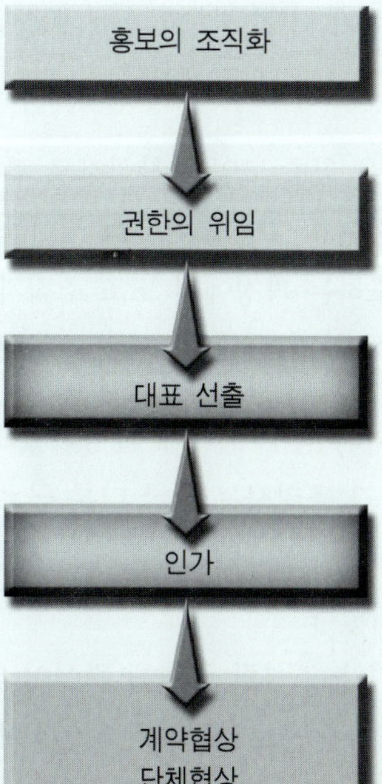

그림 11-3 노조설립 과정

노조를 설립하기 위해서는 투표권이 있는 근로자의 대부분이 노조 대표를 원함을 표명하여야 한다. 그림 11-3은 노조화 과정의 각 단계를 나타내고 있다.

(1) 홍보의 조직화

노조를 만들기 위한 홍보는 항상 그들의 경영자에 대해 불만을 가진 근로자 그룹이 근로자들을 조직화하고, 노조설립을 하기 위해 이의 전문가를 찾아서 노조연합에 접근할 때 시작된다. 반대로 노조연합이 노조설립의 관심을 가지고 있는 근로자 그룹이나 조직을 찾을 수도 있다. 노조연합은 홍보를 위해 자원을 투입하기 전에 근로자들이 노조설립에 대해 충분한 관심을 가지고 있는지를 먼저 판단한다.

만약 노조가 충분한 관심을 가지고 있다고 판단되면 노조와 노조의 능력에 대한 정보를 제공하기 위해 사업장 밖에서 근로자 그룹과 비공식적인 모임을 갖는다. 대개는 관리자 모르게 진행되는 모임에서 근로자들에게 업무환경에 대한 문제에 태도를 취할 수 있는 기회를 제공하는데, 이것은 노조연합이 성공적인 홍보를 할 수 있는지의 가능성을 평가하는 데 도움을 준다.

또한 노조연합 대표들은 노조를 설립하는 것이 근로자들에게는 재정적으로 확실히 도움이 된다는 확신을 주기 위해 급여와 후생에 관한 데이터와 동종 산업 및 타사업장의 유리한 계약조건에 데이터를 제공한다.

전형적으로 노조 조직자들은 최초 모임의 참석자로 조직에 대해 불만을 가지고 있거나 문제가 있다고 생각하는 1~2명의 비공식 리더들을 찾는다. 예를 들어 최근 요양원의 노조설립을 시도하는 과정에서 노조 조직자는 요양원에서 근무하고 있는 조리사를 아들의 지역 야구 시합에서 우연히 만났다.

이 조리사는 요양원과 그녀의 직무에 대해 불평하였으며, 노조 조직자는 노조설립에 대한 지원을 하였다. 그 조리사는 결국 다른 근로자를 만나서 노조설립과 어떻게 하면 노조연합이 근로자들을 대표할 수 있는지에 대해 토론을 하였으며, 결국 노조설립의 시발점이 되었다.

한편 충분한 수의 근로자가 노조설립에 대해 관심이 있다는 것을 입증하기 위해서 국가노동위원회는 노조에게 근로자로부터 위임장에 서명을 받아 올 것을 요구한다. 위임장에 서명한 근로자들은 근로자들을 위해서 노동계약을 협상하는 노조의 역할을 공식화할 수 있는 대표선출을 위해 노조연합에 위임한다.

근로자의 30% 이상이 서명을 해야만 국가노동위원회에 노조 대표선출을 위한 공식적인 요청을 할 수 있다. 일부 노동조합은 적어도 50% 이상의 근로자가 서명하지 않으면 국가노동위원회에 신청을 하지 않는다. 조직에 따라서 서명한 위임장에 대해 여러 이유로 효력이 없다고 주장할 때도 있다.

만약 노조가 30%가 넘는 위임장을 받았다면 일부의 무효 위임장이 대표선출 과정을 중지시킬 수는 없다. 국가노동위원회는 노조가 30% 이상의 위임을 받았다고 인정되면 대표선출을 지시한다.

경영진에 대한 공식적인 통보는 노조가 투표를 요청했을 때에 이루어진다. 경영자 측에도 검토할 기회를 주는데, 이는 아마도 노조 신청에 대항할 수 있도록 해야 하기 때문이다. 만약 필요하다면 국가노동위원회는 양측의 주장을 들을 수 있다.

(2) 보건의료조직과 협상단위

경영자 측은 노조연합이 1991년 국가노동위원회가 만든 규정에 맞지 않는 협상단위를 조직하려고 한다는 주장을 한다. 만약 조직이 국가노동위원회의 규정을 따르지 않았음을 입증한다면 대표선출은 거부될 수 있다.

보건의료산업에도 노조가 생겨나면서 노조의 수와 구성에 대해 많은 논쟁이 발생하였다. 이에 대해 국회는 국가노동위원회에 의료시설들이 가질 수 있는 노조의 형태와 적절한 수에 대해 표준안의 작성을 요청했다. 국가노동위원회는 병원은 협상단위로서 그림 11-4에 묘사한 것처럼 8개의 근로자 그룹을 가질 수 있다고 결정했다.

협상단위를 구성하는 근로자들은 일반적으로 아래 제시된 영역에 상호 관심을 가지고 있다.

- 급여, 근무시간, 근무환경
- 근로자그룹 간의 업무 관련성과 상호작용의 정도와 위치
- 유사한 수준의 관리 감독

대개 의료조직은 많은 수의 근로자를 가진 소수의 그룹으로 구성되어 있다. 노조연합은 항상 소규모 그룹에 관심을 가지는데, 이는 이런 상황이 노조설립을 위한 홍보에 더 유리하기 때문이다.

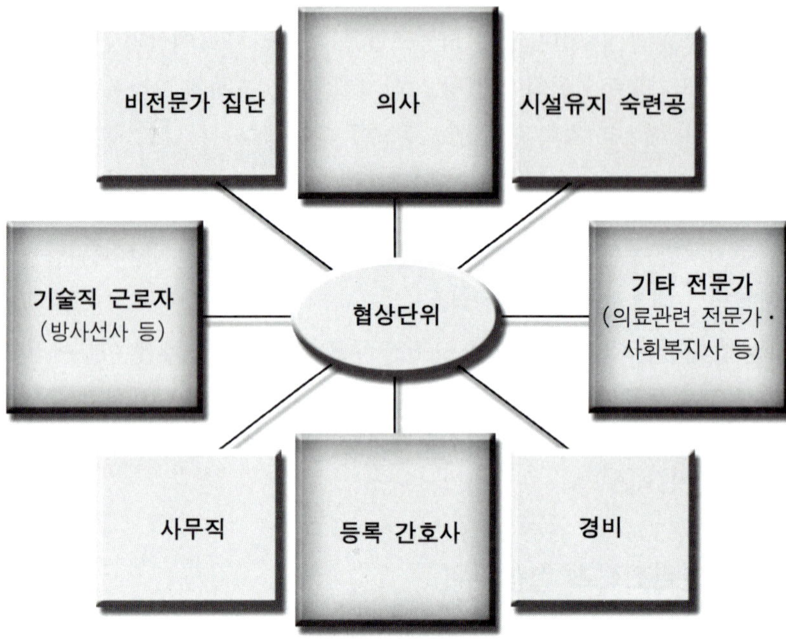

그림 11-4 병원의 협상단위

관리자 측이 노조설립에 직면하게 되면, 국가노동위원회는 근로자그룹이 적절한 협상단위인지 아닌지를 결정한다. 만약 관리자 측과 노조가 어떤 근로자그룹을 협상단위에 포함시킬지에 의견 일치를 보지 못한다면 국가노동위원회 지역지부가 결정을 내려야 한다. 협상단위 구성을 결정하는 주요 기준은 국가노동위원회가 "상호관련 집단"이라고 부르는 단위다. 의료센터에서 간호조무사와 간병보조인은 함께 일하며 경우에 따라서는 상호 직무를 바꿀 수도 있다. 이 경우 두 직무를 가진 근로자들은 같은 협상단위로 볼 가능성이 높으며, 아마도 '기타 비전문직 집단' 단위 안에 포함시킬 수 있을 것이다.

1) 감독자와 협상단위

국가노동위원회의 조항들은, 노조결성을 위한 투표 시 감독자들을 투표에서 제외한다. 결과적으로 보건의료산업에서 관리자와 감독자는 노조의 설립목적에 따라 협상단위에 포함될 수 없다.

감독자의 범위는 명확하지 않다. 국가노동위원회는 감독자를 확인하기 위해 상

관리자	노동조합
• 집단적으로 협상하거나 조직화하는 권리를 행사할 것을 강요, 제한이나 방해하는 행위 • 노동관련 조직의 관리나 형성을 방해하거나 지배하는 행위 • 조합원에 대해서 채용, 근무기간, 근무조건과 관련해서 차별하는 행위 • 법에 의해 증언하거나 고소 · 고발 때문에 차별하는 행위 • 협상에 불성실한 태도를 보이는 행위	• 집단적으로 협상하거나 조직화하는 권리를 행사하는 것을 강요 · 제한 · 방해하는 행위 • 경영자로 하여금 노조 조합원을 차별하거나 곤경에 빠뜨리게 유인하는 행위 • 협상에 있어서 불성실한 태도를 보이는 행위 • 이차 불매동맹행위 • 경영자가 공식적인 협상단체로 다른 노조를 승인하는 장소에 나가서 감시하는 행위

그림 11-5 불공정 노동행위

세한 정의를 내리고 있는데, 개인들을 고용 · 전보 · 훈련 · 방출의 권한을 가지고 있는지 그리고 근로자들이 개별적 판단을 할 수 있는 권한을 가지고 있는지 등을 살펴본다. 국가노동위원회와 법원의 판례는 특별한 상황에 대한 기준이 된다.

미 대법원 판례에서 등록 간호사는 감독자라는 결정을 하였는데, 이는 이들 간호사들이 독립적인 판단을 내리기 때문이다. 이러한 판례들은 누가 감독자로서 간주될 수 있는지에 대한 기준을 사용자와 노조에 제공하게 한다. 이들은 협상단위에서 제외된다.

2) 불공정 노동행위

국가노동위원회의 중요한 역할 중에 하나는 불공정 노동행위를 결정하는 것이다. 그림 11-5는 국가노동 관련법 8a와 8b 항에 규정된 노조와 관리자 측에 대한 부당노동행위를 예시한 표이다. 대부분의 불공정 행위에 대한 이의제기는 노조에 의해 제기된다. 최근에 국가노동 관련위원회가 결정한 한 예는 방문간호 부서와 호스피스 부서를 없앨 때, 그리고 이들 프로그램과 관련된 비노조 간호사를 다른 부서로 이동하는 것을 결정할 때, 노조와의 협의 없이 시행한 것은 불공정 노동행위라고 결정했다. 노조는 국가노동 관련위원회에 의료기관은 계약을 준수하여야 하며, 노조가입 간호사를 사용하도록 이의를 제기하였다.

조직이 불공정 노동행위를 피하는 것은 매우 중요하다. 따라서 관리자는 불공정노동행위에 대한 교육을 받아야 한다.

윤리준수

합법	불법
• 근로자들에게 현재의 임금과 후생급여에 대해 말하고 이를 다른 회사와 비교하는 방법에 대해서 말하기 • 근로자들에게 사용자는 노조설립에 반대한다고 알리기 • 근로자들에게 노조설립할 때, 불이익에 대해 알리기(특히 비용, 평가, 조합원의 의무 등) • 다른 곳에서 일어난 노조의 부정적인 기사들을 보여 주기 • 노조설립 과정에 대해 설명하기 • 작업장 내에서 작업시간 중에 노조관련 문서 배포 금지 • 계속적이고 적절한 교육훈련 시행	• 근로자들에게 노조설립에 반대투표할 경우, 승진과 급여 인상 약속하기 • 근로자들이 교육받을 때, 차별이나 해고 등으로 위협하기 • 만약 노조가 설립되면 회사를 이전하거나 폐업한다고 위협하기 • 노조관련 회의를 염탐하거나 누군가에 염탐하도록 하기 • 선거 24시간 이내에 작업 중인 그룹이나 근로자들에 대한 연설하기 • 근로자들이 위임장에 서명했을 경우, 투표계획에 대해 물어 보기 • 노조설립에 반대하도록 다른 사람을 설득하거나 유도하기

대부분의 조직들은 노조설립을 위한 홍보기간이나 계약이 존재하는 장소에서는 아래의 윤리준수에 기술된 것과 같이 해도 되는 사항과 해서는 안 되는 사항의 목록을 제공한다. 바람직한 원칙은 노조설립 홍보기간 동안에 근로자를 위협하거나 어떤 약속을 하는 것은 피하여야 한다는 것이다.

(3) 대표 선출

노조설립 추진모임이 충분한 위임장을 받고 근로자들이 적절한 협상대표를 찾는 조건이 성숙되면, 국가노동관련위원회는 노조와 관리자 대표, 국가노동관련위원회 직원의 감독하에 투표가 실시된다. 노조선출은 투표 당일 투표한 근로자의 과반수 이상이 찬성함에 의해서 결정된다.

관리자 노조 양측 모두 근로자들에게 투표할 것을 독려하는데, 이는 근로자들을 대표하여 공식적인 협상대리인으로 노조가 인가를 받느냐 못 받느냐가 투표 당일 투표한 근로자들에 의해 결정되기 때문이다. 일반적인 연구조사에서는 관리자측에 유리한 투표자가 많은 것으로 나타났다. 이는 조직이나 노조에 대해 중립적인 성향을 가지고 있는 근로자는 노조설립에 반대하는 데 투표할 가능성이 높기 때문이다.

만약 노조나 관리자측이 선거기간 동안 불공정 노동행위가 발생했거나 투표가 부적절하게 진행됐다고 생각하면, 선거결과는 중대한 국면에 도달할 수 있다. 국가노동관련위원회가 어떠한 위반도 없었다고 결정하면 선거결과는 인정된다. 만약 노조가 선거에 이기지 못하면 향후 12개월 동안 노조설립에 관한 홍보활동은 금지된다.

(4) 인가와 비인가

만약 노조가 필요한 투표수를 얻었다면 국가노동관련위원회에 의해 인가된다. 이는 근로자단체의 배타적인 협상대표가 되는 것이며, 사용자는 노조에 대해 신의 성실로서 협상에 임하여야 한다. 노조대표로서 인가를 받음에 따라 노조는 최초 계약을 협상하기 위해 준비하여야 한다. 협상과 계약과정에 노조는 협상주제와 관련된 내용에 대해 근로자와 토론을 거쳐야 한다.

한편 근로자단체 스스로 노조가 더 이상 필요하지 않다고 결정하면 노조인가는 취소될 수 있다. 오직 근로자만이 비인가 과정을 시작할 수 있으며, 관리자는 이 과정에 관여할 수 없다. 그렇지 않으면 불공정 노동행위가 될 수 있다. 인가 취소는 보건의료산업의 경우에 매우 드문 일이다. 그 이유는 근로자들을 경영자가 근무환경을 개선하지 않으려고 할 경우, 노조가 자신들을 보호해 줄 것이라고 믿기 때문이다.

현 노조의 인가 취소과정은 인가 과정과 매우 흡사하다. 근로자들은 사용자의 도움 없이 노조 조합원인 근로자들의 30% 이상 서명을 얻어야 한다. 국가노동 관련위원회는 선거를 실시하여 노조 인가 취소를 원하는 근로자들의 51% 이상의 찬성을 얻으면 노조 인가를 취소한다. 노조 인가를 취소하려면 인가 후에 적어도 6개월 이상이 지나야 한다.

(5) 단체협상

초기 계약을 협상하는 과정은 매우 힘들고 많은 시간이 소요될 수 있다. 왜냐 하면 협상 양측이 근무조건, 임금, 후생급여, 기타 다른 문제에 대해 어떠한 계약조건이 없는 상태에서 시작하여야 하기 때문이다. 효과적인 초기계약을 개발하는 것은 상당한 주의가 요구되는데, 이는 노조와 관리자 간의 관계에 기초가 된다.

5. 단체협상과 협상과정

국가노동관련위원회의 단체협상 과정은 노조가 근로자들을 대표하는 공식적인 권리를 가졌음을 노조와 관리자 측에 통보하였을 때부터 시작된다. 이때 양측은 성실히 협상에 임하여야 한다. 즉 이들은 사업장 정책이나 절차를 포함하는 계약과 관련된 사항들에 대한 정보를 교환하며, 서로 접촉하여야 한다.

왜냐 하면 양측에 의해 최종적으로 동의된 노동계약은 합법적인 기록이기 때문에 조직의 집행자로서 감독자 관리자가 불만이나 불공정 노동행위의 비난을 피하기 위해 따라야만 한다.

(1) 계약의 구성요소

대부분의 노동계약은 계약 사이에 어느 정도 일관성을 유지하는 일반적인 조항들을 가지고 있다. 그 조항은 다음과 같다.

- 경영권
- 노조 보장
- 임금과 후생급여
- 업무환경과 일정

1) 경영권 조항

경영권 조항은 계약에 포함되어 있지 않은 사업을 조절 · 지시 · 관리하는 배타적인 권리를 말한다. 경영권은 새로운 근로계약이 만들어질 때마다 점점 제한되는 경향이 있다. 예전에는 근로계약에 포함될 것 같지 않은 경우들도 포함되고 있다. 경영진이 근로계약에 포함되지 않은 업무를 수행할 때, 노조가 이 업무에 대해 반대하면 이 업무는 협상의 대상이 될 수 있다.

노조는 계약의 범위를 늘리려고 하거나 계약 조항과 관련된 문제로 연결시키려고 할 것이다. 예를 들면 만약 대학병원의 경영진이 병원 이외의 지역을 포함한 대학 전체에 금연구역을 설정하려고 하는 것은 경영권이다.

이때 노조는 시설 내에서의 흡연은 노동계약상의 복지급여라고 주장하면서 새로운 금연정책을 시도하는 것은 협상의 대상이라고 주장할 수 있다. 이 경우 근로계약에는 흡연에 관한 어떠한 조항도 없지만, 경영진이 그 정책을 시행하기 전에 다음 근로계약 협상의 주제로써 포함될 수 있을 것이다.

2) 노조보장 조항

노조보장 조항은 노조가 근로자들을 위하여 근로자들을 대신해서 협상하는 노조의 배타적인 권리이다. 이 조항은 노조가 현직의 근로자뿐만 아니라, 새로 고용되는 근로자들이 노조 조합원이 될 수 있도록 접촉할 수 있게 하는 것을 포함하고 있다. 급여에서의 공제를 통해 자동적으로 노조 조합비를 받을 수 있는 공제 절차도 노조보장 조항의 일부분이다.

3) 임금과 후생급여

임금에 관한 노조계약 조항에는 기본급, 상여금, 순환급, 노조 조합원을 위한 능률급에 대한 규정들이 기술되어 있다. 전형적으로 계약에 포함되어 있는 후생급여 조항에는 건강, 치과, 생명, 장해보험과 퇴직 프로그램 등이 있다.

4) 업무환경과 일정

보건의료 사업장의 계약에는 근로자들의 일정에 대한 사용자의 권한에 대한 조항이 포함되어 있다. 환자 진료부서에 대한 직원의 자격 요건 등이 협상 중의 주된 논쟁의 대상이다. 또한 다른 계약조건에는 업무 현장에서 조합원들이 산업재해를 예방할 수 있는 업무환경의 안전에 관한 문제들이 포함되어 있다.

(2) 협상과정

근로계약을 협상하는 과정은 조직에 따라 다양하다. 그러나 그 과정을 성공적으로 이끌기 위한 일부 단계는 반드시 따라야만 한다. 협상과정의 주요 4단계가 그림 11-6에 명시되어 있다.

1) 자료수집

단체협상 과정이 시작될 때에 노사 양측은 자료를 수집하고, 그들이 추진하려고 하는 수준을 지원할 수 있는 적절한 임금과 후생급여에 대한 정보를 개발하여야 한다. 자료수집에 대한 갈등은 노사 양이 다른 조직의 임금과 후생급여를 비교함으로써 발생한다. 노사 양측은 다음의 정보를 수집한다.

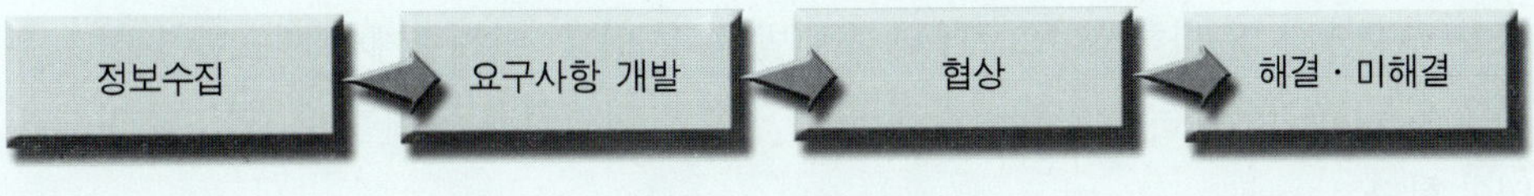

그림 11-6 협상과정

① **기본급** : 수행한 업무에 대한 시간급
② **특별근무수당** : 저녁 · 야간 · 주말 근무에 대한 추가 급여
③ **근로자 후생급여** : 장해보험
④ **퇴직, 연금보험** : 퇴직소득
⑤ **직원 수와 근무일정** : 환자 대 직원 수의 비와 근무시간
⑥ **경제여건과 근무조건** : 다른 노조, 그리고 비노조 조직과 비교
⑦ **사업장 문제** : 보안
⑧ **근로자 불만** : 요구에 응하는 방향으로 평가

정보수집 기간 동안의 관리자측 협상자는 계약에서 협상할 쟁점들에 관한 정보를 얻기 위해 관리자와 경영진을 만난다. 반면 노조는 계약에서 수정되기를 원하는 요구사항과 관련된 정보를 얻기 위하여 근로자들을 만난다. 그리고 양측은 협상을 시작할 쟁점과 계약의 요구사항과 관련된 공식적인 의견을 발표한다.

2) 협상

최초의 협상에서는 양측이 어떻게 협상할 것인지에 대한 의견을 조율한다. 진행일정과 협상의제를 조율하면서 쟁점을 해결할 충분한 시간을 할당하면 좀 더 효과적인 협상이 될 수 있다. 양측은 현재의 계약기간이 끝나기 전에 계약을 맺기 위해서 몇 번의 회의가 필요하고, 어느 정도의 시간이 소요될지를 결정하여야 한다.

협상기간 동안 양측은 기존의 합의를 검토하고, 새로운 경제적인 요구사항과 비경제적인 요구사항을 제시하며, 각 요구사항과 관련된 정보와 자료를 제공한다. 또한 각 쟁점들을 토의한 후 해결책을 제안하여 합의점을 찾고, 이 합의점들을 기록으로 남긴다. 합의점이 도출되면 각 제안들의 초안이 작성되고, 이를 노사 양측이 검토한다. 노사 양측은 관련된 모든 쟁점에 대해 이 과정을 반복한다.

3) 이해관계에 기초한 교섭

협상과정에서 효과적으로 사용되고 있는 새로운 기법이 이해관계에 기초한 교섭법이다. 이 기법은 문제해결과 의견을 모으는 과정을 중시한다. 경영진과 노조는 쟁점을 토의하고 이해관계를 조정하며 대안을 선택하고 결론에 도달하는 방법들을 연방중재 및 화해서비스로부터 훈련받을 수 있다. 이해관계에 기초한 교섭법은 일부 조건에서는 성공적이지만 노사 양측이 협력적인 관계를 유지할 수 있어야 한다.

이해관계에 기초한 교섭법의 전형적인 단계들은 다음과 같다.

① 쟁점 선택
② 쟁점의 명확화
③ 노사 양측의 이해관계 토의
④ 브레인스토밍을 통해 대안 산출
⑤ 대안들의 평가
⑥ 상호이해 관계에 따라 대안 선택
⑦ 동의된 해결책의 문서화

4) 임시적 동의

임시적 동의는 양측이 제안된 계약에 합의하기로 동의가 이루어졌을 때에 만들어진다. 노조대표는 이 제안에 대한 조합원들의 인준을 얻기 위해 투표에 부친다. 만약 근로자들을 위한 협상 팀이 경영진에 의해 제시된 계약이 공정하다고 믿으면 계약의 통과를 권고할 수 있다.

협상이 어려워지면 협상 팀은 계약인준안을 제시하지 못할 수도 있다. 이 경우 제안된 계약 내용만 설명하고 결정은 조합원들에게 맡긴다. 만약 조합원들이 계약을 거부하면 추가협상을 위해서 다시 토론에 들어가거나 파업에 위임할 수도 있다.

5) 해결 또는 난국

협상기간 동안 성실히 협상에 임했다는 것을 입증하기 위해 노사 양측은 만나서 의견을 교환하며, 서로의 제안들을 검토하고, 상대방의 입장을 고려한다. 많은 경우 노사 양측은 모두에게 좋은 해결책에 동의한다.

그렇지만 어떤 경우에는 양측이 교섭에 실패하거나 동의를 이끌어 내지 못하기도 한다. 교섭에의 실패가 노사 양측이 성실히 협상에 임하지 않은 것을 의미하지는 않으며, 이들이 최선을 다했음에도 불구하고 합의에 이르지 못할 수도 있다. 협상에 실패했을 때에 파업을 시도 할 수 있다.

(3) 파업계획

파업에 대한 계획은 협상과 동시에 시작된다. 주요 내용들은 그림 11-7에 제시되어 있다.

노조는 작업 중단에 따른 조합원들의 경제적 · 정서적인 면을 고려한다. 반면에 경영진은 파업기간 동안의 환자들의 치료에 대해 염려한다. 경영진과 노조의 임원진들은 파업이 임박함에 따라 다양한 과제와 걱정을 갖게 된다.

경영진은 파업기간 동안 환자보호, 업무일정조정, 의료서비스에 미치는 영향, 재정적 영향, 파업가담 근로자와 비파업 근로자 사이의 갈등, 외부의 이미지 등에 대해 염려하게 된다.

파업에 돌입하면 노조의 임원도 파업기간과 예상에 대한 중요한 결정에 직면하게 된다. 일반적인 염려는 파업 조합원들의 임금상실, 파업근로자들의 단결, 환자진료 담당조합원들의 정서적 갈등, 근로자의 대체, 환자진료의 질, 비파업 근로자와의 관계, 외부의 이미지 등이 있다.

전문적인 보건의료계에 종사하는 근로자들은 파업 상황 속에서 여러 난관에 부딪친다. 노조의 업무 중지결정에 동조를 주저하는 것은 이것이 환자진료를 중지함을 의미하기 때문이다. 그러나 일단 파업이 선언되면 각 노조 조합원은 명예롭게 파업에 참여하느냐 또는 경계선 밖에 머무를지를 결정하여야 한다.

경영진의 과제는 언젠가 업무에 복귀할 파업 근로자들을 어떻게 대우할지와 협상에 있어서 계약이 공정하고 평등한지에 대한 균형점을 찾는 것이다.

경영진	노조
• 불확실한 상황에 대해 지역사회, 의료진, 파업 미참여 근로자와의 대화 • 환자진료를 위한 감독자와 관리자의 훈련 • 인원축소로 인해 감당할 수 있는 환자 수의 결정 • 파업기간 동안 임시직 직원 채용을 위해 임시직 공급업체와의 계약 • 환자의 후송대책 수립 • 피킷라인에 있는 종업원을 어떻게 대우할 것인지를 결정 • 파손을 막기 위해 시설과 시설부지의 보안 • 피킷라인 근처의 장비와 공급물품의 정리 • 다른 노조의 동조 파업을 방지하기 위한 노력	• 파업의 목적에 대해 국가노동관련위원회와 경영진과의 대화 • 파업 위임과 관련한 조합원과의 대화 • 피킷라인 유지를 위한 계획수립 • 시위 일정수립 • 파업 근로자에게 최신 상황 정보제공 • 여론에 영향을 주는 공공관계 계획수립

그림 11-7 파업 시에 고려할 점

만약 파업기간 중 많은 수의 환자가 남아 있을 경우, 비파업 근로자들이 파업에 가담한 근로자들을 대신해서 채워져야 한다. 환자에 대한 진료 대체를 배분하는 것은 매우 복잡하다. 왜냐 하면 직원과 환자의 적절한 비율, 대체인력에 대한 위임의 수준, 중요한 직원을 대체함에 따른 진료의 질 문제 등을 고려하여야 한다.

이러한 상황에서 갈등과 분노가 생겨나게 된다. 장기간의 파업은 심각한 갈등을 불러 올 수 있다. 보건의료는 노동집약적인 동시에 전문성을 가지기 때문에 장기간의 파업 시에 관리자나 감독자가 계속적으로 업무를 담당할 수 있는 가능성은 희박하다. 협상할 때는 감정적인 충돌이나 어려운 협상들이 축소되어서는 안 된다.

쟁점들이 해결되고, 노동력이 복귀하며, 파업에 참여한 근로자들의 관계가 복원됐을 때에 조직의 목적달성을 위한 모임은 활성화될 것이다. 대부분의 경우 노사 양측의 목적은 가능한 한 빨리 업무에 복귀하고 만족스런 해결점에 도달하는 것이다.

(4) 합의의 공식화

협상이 끝나면 노사 양측은 계약합의에 대한 초안을 작성하고 인가를 위해 그것을 검토한다. 최종 계약은 중요하다. 왜냐 하면 그것은 계약기간 동안 대개 3년 이상 경영진과 근로자들 사이의 관계를 지배하기 때문이다. 협상을 통해 쟁점들에 대한 임시합의가 이루어지면, 계약전문용어로 합의문이 작성된다.

협상단은 승인투표와 검토를 위해 합의된 구성요소들을 발표하여야 한다. 협상과정에서 이는 중요한 과정이다. 왜냐 하면 만약에 조합원들이 계약합의를 거부하면 재협상에 들어가거나 파업에 대한 투표를 실시하여야 하기 때문이다. 협상의 마지막 단계는 합의사항을 공식적인 언어로 작성하는 것이다. 투표에 의해 계약이 최종적으로 승인되었을 때, 노조와 경영진의 대표는 공식적으로 합의사항에 서명한다.

6. 계약관리

노동계약이 일상 차원에서 실행되도록 하는 것이 노사 양측이 계약 후에 직면하는 중요한 문제이다. 계약은 계약기간 동안 지켜져야 할 법적인 합의이며, 협상에 참석하지 않은 경영진도 준수하여야 하는 것이다. 협상기간 동안 협상자들은 계약의 관리상의 문제를 염두에 두어야 하며, 관리상의 문제를 피하기 위해 계약 해석상의 문제나 갈등에 대한 사항도 고려하여야 한다.

(1) 노사위원회

노사위원회는 경영자대표 · 조합원 · 교섭단체로 구성되며, 정규적으로 만난다. 노조대표는 동료들에 의해 선출된다. 경영자대표는 조직의 임원진에 의해 지명된다. 노사대표들은 일상 중에 발생하는 문제들에 대해 위원회에서 의견을 교환 한다.

(2) 고충처리 절차

계약에 발생 가능한 모든 문제를 예상해서 명확히 정의하기는 어렵기 때문에 특별조항을 두어서 분쟁을 해결한다. 고충처리 절차는 경영자와 근로자가 일상의 상호작용 중에 발생하는 문제들을 해결하기 위해 사용되는 공식적인 절차이다. 계약서에 명시된 이 절차는 근로자가 관리자에게 그들의 문제를 제시하는 경우에 몇 가지 단계를 거친다. 그림 11-8은 고충처리 절차를 요약한 것이다.

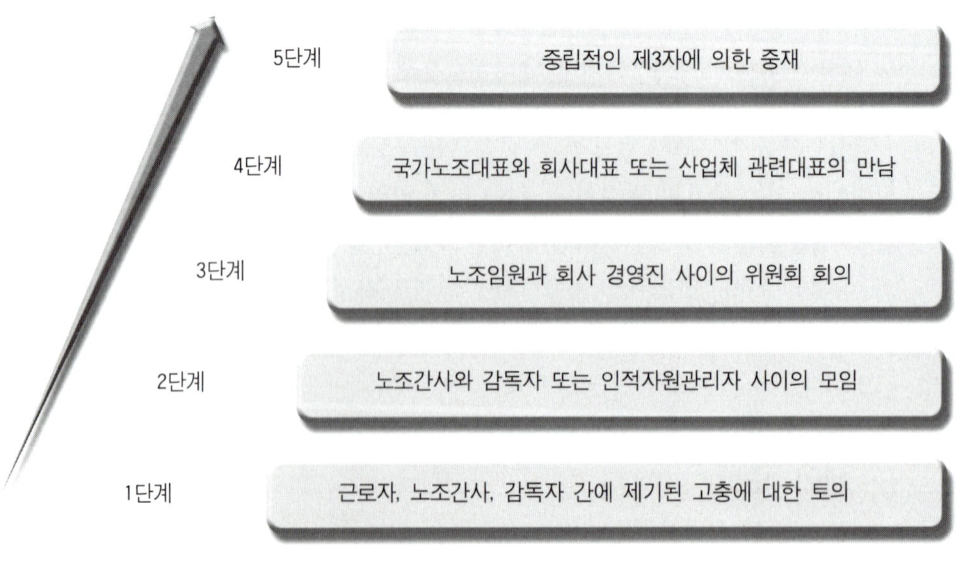

그림 11-8 근로자 고충처리 절차

대개의 경우 근로자는 불만제기 과정에서 현재의 문제해결을 위해 노조 대표를 활용한다. 또한 일부 계약에서는 이 과정이 구속력 있는 중재로 끝난다. 중재는 미국중재위원회(American Arbtration Association)에 의해 제시된 중재자 명부 중 양측이 선택한 중재자에게 그들의 불만을 제기하도록 하고 있다.

중재자는 고충을 듣고 구속력 있는 결정을 내린다. 중재는 양측에 해결책을 제시하고, 논의를 촉진시키기 위해 제3자를 개입시키는 절차이다. 하지만 중재자의 제안이 구속력을 갖는 것은 아니다.

사례(CASE)

근로자의 40%를 대표하는 4개의 노조를 가진 특수클리닉은 일상근로자, 서기, 회계부서 근로자를 대표하는 노조설립 계획을 산별노조(Teamsters' Union)와 체결했다고 통보했다. 이 클리닉의 노동관련 철학은 보수적 · 비협조적이다. 경영진은 근로자들의 노조설립 시도를 저지할 것을 결정했다.

현재 대표적인 노조 집단은 의료기사, 간호사, 약사, 건물유지기사들이다. 약 70명 정도가 현 계약에 영향을 받고 있는데, 이 중 약 40%가 간호사이다.

이번에 노조설립을 시도하는 근로자는 45명이고, 이 중 약 75%가 일상 서비스 종사자(청소, 조리, 간호조무사)이다.

경영진은 노조설립 홍보에 대해 우려하고 있다. 현 노조와의 관계는 매우 비생산적이며, 추가의 노조설립은 근로자와 경영진 사이의 불신을 더욱 키울 것이다. 경영진은 장래 노조에 의한 파업가능성을 걱정하고 있다. 파업은 서비스제공 능력의 급격한 감소와 재정적인 측면에서 악영향을 미치게 된다.

경영진은 노조설립 홍보를 차단할 것인지를 결정해야 한다. 만약 홍보를 차단하려고 결정했다면 근로자들이 노조대표를 가지지 않도록 하는 논거를 제시할 전략을 세워야 한다.

질문(Question)

1. 산별 노조가 노조설립 투표를 하려면 어떤 단계를 거쳐야 하는지를 설명하시오.
2. 노조설립 홍보기간 동안 경영진이 이를 차단하려고 할 경우, 부당노동행위로 간주되지 않으려면 어떻게 해야 하는지를 기술하시오.

참고 문헌(END NOTES)

1) For more information regarding Healthcare unions and labor issues, see http://www.seiu.org/health/hosp/staffing_and_workloads/index.cfm.
2) Mary Jo Feldstein, "Many Striking Creve Coeur, Missouri, Nurses Turn to Temporary Work," St. Louis Post-Dispatch (December 18, 2004), A1.
3) "Union Rolls Hold Steady as Employment Declines," Bulletin to Management (February 21, 2002), 61.
4) "Some Workers Gain With New Union Tactics," Wall Street Journal (January 31, 2002), A2.
5) Melanie Zooms, "Labor's Success," Modern Healthcare (February 14, 2005), 24~26.
6) Melanie Evans, "Staffing Strife," Modern Healthcare (November 1, 2004), 12~14.
7) Bonnie Friedrick, "Staying Power," Nursing Management (July 2001), 26~28.
8) Stephen J. Cabot, "Keeping Labor Loyal," Nursing Homes/Long-Term Care Management (October 2003), 100~102.
9) Stephen J. Cabot, "Reducing the Threat of Labor Problems," Nursing Homes/Long Term Care Management (July 2004), 26~28.
10) For additional information on Unfair Labor Practices, see Holly J. McCammon, "Labor's Legal Mobilization," Work and Occupations, 28 (2001), 143~175.
11) For additional information see http://www.nlrb.gov/nlrb/press/facts.asp.
12) Alexandria Clinic, P.A. and Minnesota Licensed Practical Nurses Association. Case 18-CA-15371 (August 21, 2003).
13) NLRB v. Kentucky River Community Care, Inc. 121 S. Ct 1861 (2001).
14) Jennifer Gerarda Brown, "Creativity and Problem Solving," Marquette Law Review (April 2004), 697~709.
15) "The NLRB Rules in Favor of MNA In Unfair Labor Practices by Baystate Health, Franklin Medical Center," Massachusetts Nurse (October 2004), 5.
16) Jennifer Gerada Brown, "Creativity and Problem Solving."

Chapter 12

보건의료 인력의 보상관리

학습 목표

- 직제 보상방식(Entitlement Compensation Philosophy)과 성과중심 보상방식의 차이를 설명할 수 있어야 한다.
- 보건의료산업계가 노동공정표준법(Fair Labor Standards Act, FLSA)을 준수하는 데 있어서 직면하는 문제들을 설명할 수 있어야 한다.
- 보상제도 실행과정의 단계를 설명할 수 있어야 한다.
- 보상급여가 증가함에 따라 발생되는 문제들을 설명할 수 있어야 한다.
- 실행보상제도(Executive Compensation)의 5요소에 대해 토론할 수 있어야 한다.

보건의료 인적자원 사례고찰(Healthcare HR Insight)

미남동부에 위치한 장기입원시설의 운영자는 직원충원과 관련해서 심각한 난관에 직면해 있다. 지난 6개월 동안 이 시설은 8명의 간호조무사가 퇴직했다. 퇴직자들과의 면담을 통해 8명의 퇴직자 모두가 국립할인소매점의 더 나은 임금과 후생급여의 제의를 받고 떠난다는 것을 알았다.

이들 간호조무사의 퇴직과 이들을 대체할 인력충원의 어려움 때문에 시설에 입소하기 위한 대기자가 수십 명임에도 불구하고 퇴소자가 발생하면 빈방으로 남겨 두게 될 것을 심각하게 고려하였다.

운영자는 장기입원시설의 일선 근로자를 대체하는 비용이 충원과 교육을 포함하여 약 3,500달러가 소요된다는 것을 알았다.[1] 이 운영자는 어떻게 3,500달러의 기회비용을 쓰지 않고 조직의 급여수준 조정을 합리적으로 개선할 수 있을까?

보상비용들은 대부분의 보건의료조직에 있어서 심각한 경비가 들게 됨을 나타낸다. 실제 보상비용은 쉽게 계산될 수 있지만 경영진이 얻을 수 있는 편익을 확인하는 데 많은 어려움이 예상된다.

보상 전략들이 개발됨에 따라 보건의료조직들은 많은 과제와 문제에 직면해 있다. 소비자단체, 보험회사, HMO, 연방 및 주정부들이 낮고 제한된 비용에 비해 높은 질을 요구하고 있기 때문이다.[2]

더욱이 보건의료에 대한 수요는 전후 베이비 붐 세대의 대두로 예상을 상회하는 비율로 증가하고 있지만 극히 소수의 사람들만 보건의료 부문에 종사하기를 원하고 있다. 능력있고 동기화된 근로자들을 충원하고 고용을 유지하기 위해서는 보건의료조직들은 숙련된 근로자들을 고용하려는 타 산업 부문과 적극적으로 경쟁하여야 한다.

결론은 보건의료 인적자원관리를 위해 여러 경쟁적인 요소들과 우선순위들 간의 균형을 맞추고 조직과 근로자들의 요구에 맞는 보상 프로그램을 실시하는 것이다.

1. 보건의료 보상책임

보건의료 인적자원관리 전문가들은 급여구조, 보상관리정책, 기본급여 프로그램 개발의 책임을 포함하는 보상시스템의 개발 · 관리를 지도한다.

보건의료 인적자원관리 전문가들은 급료지불 업무를 할 수도 있고 하지 않을 수도 있다. 급료지불 부문은 대개 재무나 회계부문의 책임영역이다. 노동집약적인 부문의 책임은 전통적으로 외부 용역에 있었지만, 최근의 보건의료조직들은 소프트웨어의 개선과 인터넷 처리능력의 개선으로 조직 내에서 처리하고 있다.

운영관리자들은 근로자들의 성과를 평가하고 상부 관리부서와 인적자원관리 부서에서 제시한 지침과 정책 내에서 보상 증가를 결정할 때에 이 성과들을 고려한다.

보건의료조직의 보상시스템은 조직의 목표와 전략에 밀접하게 연관되어야 한다. 효과적인 보상 프로그램은 다음의 4가지 목적을 가진다.

① 모든 관련 법규와 규정에 일치하는 합법성
② 조직 차원에서 비용효과성
③ 근로자들 사이의 내부적 · 외부적 · 개인적 공정성
④ 조직의 실적 향상

보건의료 부문의 경영진은 보상비용이 조직의 경쟁력을 확보하고 근로자들의 지식 · 숙련도 · 능력 · 성과달성을 충분히 반영한 보상을 할 수 있는 차원에서 균형을 이루도록 해야 한다. 경영진은 근로자들을 충원하고, 고용을 유지하며, 보상을 해 주기 위해서 몇 가지 유형의 보상제도를 제공한다.

2. 보상의 특성

보상은 사람들이 다른 조직에 비해 한 조직을 왜 선택하고 어떻게 선택하는가에 영향을 미치는 중요한 요소이다. 보건의료 부문의 경영자들은 유능한 근로자들에 대해 고용을 유지하고 충원을 하기 위해 여러 형태의 보상 프로그램을 합리적으로 제공하여야 한다.

보상은 본질적 보상과 부대적 보상을 포함한다. 본질적 보상은 하나의 사업을 완성하거나 성과 목표를 달성했을 때에 칭찬 같은 것이다. 다른 심리적 보상이나 사회적 보상의 효과도 본질적 보상에 해당된다.[3] 부대적 보상은 금전적 · 비금전적인 형태의 실질적인 보상이다.

(1) 보상의 구성요소

실질적인 보상 프로그램의 구성요소에는 두 가지 일반적 형태가 있다(그림 12-1 참조). 직접적인 보상으로서 경영자는 업무성과에 대해 금전적인 보상을 한다. 경영자는 조직의 일원이면 누구에게나 건강보험 같은 간접적인 보상을 제공하기도 한다. 기본급과 변동급여는 직접적 보상의 가장 일반적인 형태이며, 간접적인 보상은 대개 근로자들에 대한 후생급여로 구성된다.

1) 기본급

근로자들이 제공받는 기본적 보상은 임금 또는 급여라고 부르는 기본급이다. 많은 조직들은 직업의 특성과 급여제공 방식에 따라 시간급과 고정급의 두 형태를 사용한다. 시간급은 시간에 기초해서 보수가 제공되는 가장 일반적인 형태이다. 근로자들은 시간당으로 임금을 받는데, 일한 시간의 양을 계산하여 보수가 지불된다.

이와는 대조적으로 고정급을 받는 사람들은 일한 시간에 관계없이 각 기간별로 일정한 보수를 받는다. 전형적으로 시간급을 받는 근로자보다 고정급을 받는 근로자들이 높은 지위를 가지고 있다. 그림 12-2는 두 보수 형태의 예를 나타내고 있다.

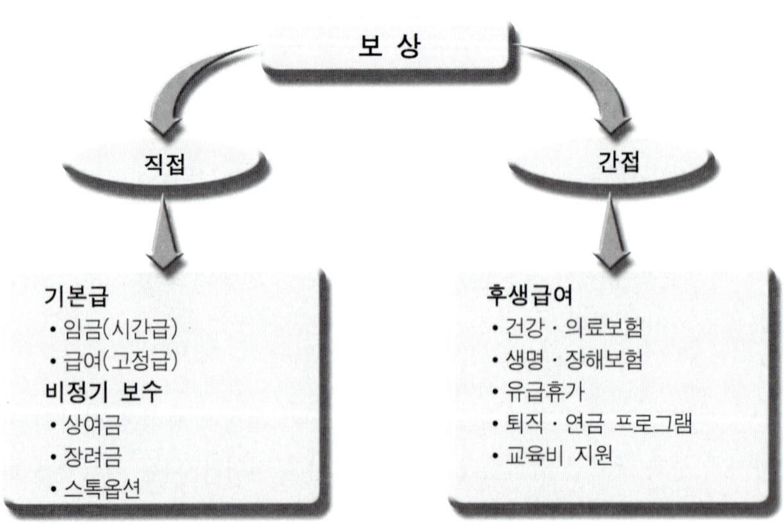

그림 12-1 보상시스템의 구성요소

- 방사선 기사장은 연 80,000달러를 지급받으며, 2주일 단위로 지급받는다. 기본적으로 지급받는 날은

  80,000 ÷ 26 = 3,076.92달러(2주 간격으로)

- 보건의료 코디네이터는 시간당 12.50달러를 받는다. 2주 간격의 지급일 중 첫째 주에 33시간을 일했고, 둘째 주에 38시간을 일했다. 이 경우 보수의 계산은 다음과 같다.

  첫째 주 : 12.50달러 × 33시간 = 412.50달러
  + 둘째 주 : 12.50달러 × 38시간 = 475.00달러
  합계 = 887.50달러

이 코디네이터의 경우 보수 지급일에 887.50달러를 지급받는다.

그림 12-2 급여와 시간급의 예

2) 비정기 보수

직접적인 보수의 다른 형태는 비정기 보수인데, 이 형태는 각 개인 · 팀 · 조직의 성과와 연관되어 있다. 비정기 보수의 가장 일반적인 형태는 상여금이나 장려프로그램에 의한 급여이다. 최고위경영진은 후불보상과 같은 장기적 보수형태로 지급받는다. 비정기 보수의 자세한 내용은 13장에서 다루어진다.

3) 후생급여

많은 조직들은 간접적인 방법으로 여러 가지 부대적인 보수를 제공한다. 간접적인 보상으로서 실제 현금을 받는 것은 아니지만, 상당한 가치에 해당하는 보수를 받는다. 후생급여는 간접적인 보수(건강보험, 유급휴가, 퇴직연금 등)로서 성과에 관계없이 조직의 일원으로서 근로자 그룹이나 근로자에게 주어진다.

(2) 보건의료의 보상 접근방식

보건의료조직들은 보수를 능력있는 인력의 충원, 유인, 유지의 중요한 도구라고 간주한다. 실제로 이러한 목적들은 거의 변하지 않았다. 그러나 일부 보건의료조직의 접근방법은 예전의 접근법과는 전적으로 다르다. 각 조직의 환경에 맞게 설계된 성과급은 기본급, 연단위의 상여금, 후생급여의 선택 등으로 구성될 수 있다. 이러한 “종합적인 보상”은 1950년대 근로자에게는 낯설은 것이었으나 오늘날에는 점차 일반적이 되어 가고 있다.[4)]

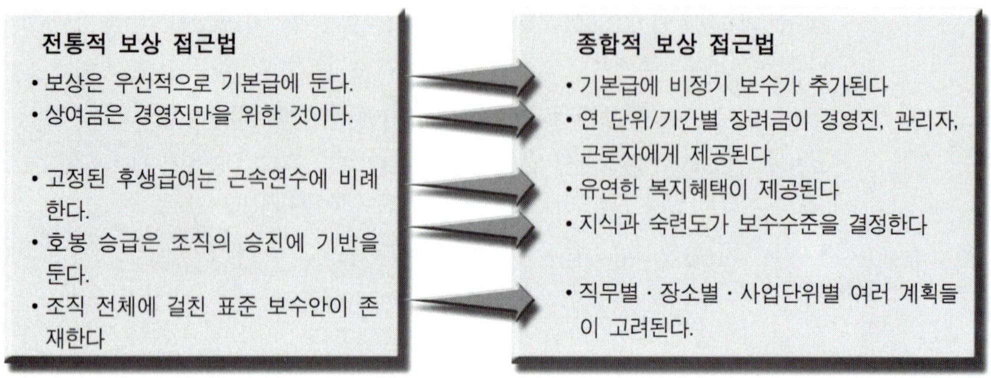

그림 12-3 보상 접근법 : 전통적 대 종합적 보상 접근법

그림 12-3은 보건의료조직들이 보상 접근법으로 선택해야 하는 일부 예를 보여주고 있다.

1) 전통적 보상 접근법

일부 보건의료조직에는 전통적 보상 접근법이 유리하고 또 특정 상황에서는 장점도 있다. 이 방식은 노동관련법에 대해 더 방어적이며, 덜 복잡하다. 또한 성과가 평균이거나 평균 이하의 근로자에게 좀 더 공정하게 보인다. 하지만 최고의 성과 달성자의 고용을 유지시키는 데 유리한 종합적 보상 접근법은 경기가 상승하거나 하강할 때에 좀 더 적응력이 높을 수 있으며, 최고의 성과를 지향하는 조직에서 선호한다.[5)]

전통적 보상 시스템은 근로자들에게 보상을 하기 위해 점차 논리적 · 합리적 접근방식을 반영하여 개선되었다. 직무기술서는 업무와 책임을 규명하고 어느 작업이 더 가치가 있는지를 결정할 때에 사용된다.

이 시스템은 각 작업의 평가에 기반을 두고 각 작업이 조직에 공헌하는 가치를 계산한다. 이들 가치는 근로자들이 특정 직무를 달성하는 능력을 증진시키고, 근로자들의 경력을 반영하는 보수범위를 책정하는 데 사용된다.

2) 종합적 보상 접근법

종합적 보상 접근법은 직무보다는 개인의 가치를 반영하려고 노력한다. 보상수준을 결정할 때에 관리자들은 근로자들이 어느 정도의 경쟁력을 가지고 있으며 어느 정도의 지식을 가지고 있는지와 같은 요소들을 분석한다. 이와 같은 접근방식의 필요성은 간호사 · 약사 · 방사선기사와 같은 높은 임상경험이 요구되는 보건의료 종사자들에게 보수를 지급하려고 할 때에 더욱 두드러진다.

현재 일부 보건의료조직들은 모든 수준의 근로자들에게 종합적 보상 접근법의 유형으로 다양한 보수 프로그램을 결합시킨다. 다양한 인센티브 전략의 활용, 팀 단위의 상여금, 조직공유 프로그램의 운영, 그 밖에 여러 창의적인 프로그램들이 업무성과와 연계되도록 설계된다. 다음 3개의 주요 과제들이 다양한 보수 프로그램을 활용할 때에 적용될 수 있다.

- 성과가 측정되는가? 그리고 개인, 집단, 조직별 성과에 기초해서 보상이 이루어지는가?
- 성과 측정의 기간이 짧은가(일년 이하) 혹은 긴가(일년 이상)?
- 다양한 보수 프로그램이 조직의 가치와 역할과 일치하는가?

특히 조직이 비영리로 운영될 때에 다양한 보수 형태가 다음 장에서 논의될 것이다. 전략적으로 조직의 목적을 달성하기 위해 여러 가지 보수 프로그램을 통해서 보상하는 방향으로 모든 산업이 움직여 가고 있음을 인식하는 것이 중요하다.

(3) 보상 철학

한 연속선의 양끝에 두 개의 기본적 보상철학이 놓여 있다. 그림 12-4는 연속선 상에 자격중심 방침과 성과중심 방침을 나열한 표이다. 대부분의 보상시스템은 이 두 점 사이에 놓이게 된다.

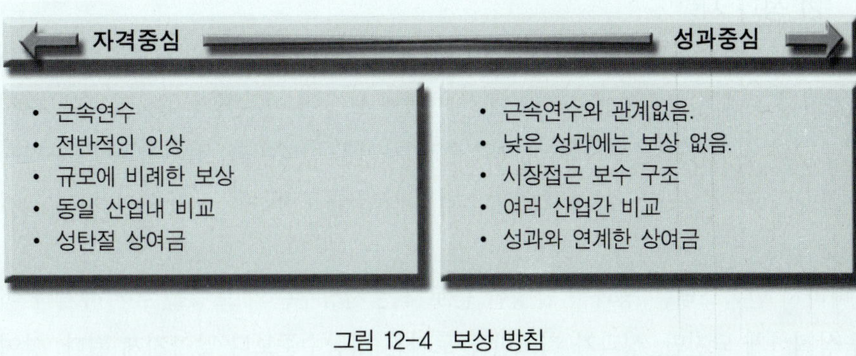

그림 12-4 보상 방침

1) 자격(권리) 지향

매년 근로자들에게 자동적으로 보수를 인상해 주는 전통적 조직은 자격 위주의 정책을 실현한다. 더욱이 이들 근로자들은 매년 같은 비율로 보수가 인상된다. 자격 위주의 보수정책에 서명하는 관리자와 근로자들은 한 해를 근무한 근로자들에게 기본급의 인상은 당연한 것으로 믿는다.

이들은 산업이나 경제환경 변화에 관계없이 모든 장려금과 후생복지 프로그램이 인상되고 지속될 것으로 믿는다. 일반적으로 자격 위주의 보수정책을 시행하는 조직들에서는 이들 근로자들이 특히 생계비 지표와 연계되어 있지 않아도 생계비 상승과 관련해 보수를 인상한다.

자격 위주의 보수정책을 따르는 것은 궁극적으로 근로자들의 성과나 조직의 경쟁력과 상관없이 근로자들의 고용이 계속되는 한 사용자의 비용도 계속 증가함을 의미한다. 시장의 여러 정보는 수집되지만, 특정 직무 및 그룹이나 지위(예 : 간호사 또는 마취간호사)에서 충원이나 고용유지에 심각한 문제가 발생하지 않는 한 보상전략 결정들이 바뀌지는 않을 것이다.

병원과 의료센터들은 특히 장기 고용근로자들의 자격지향 인정과 관련해 투쟁해 왔다. 앞장에서 기술한 것처럼 수입의 감소와 오늘날 보건의료조직의 시장 압력은 매년 보수의 인상과 관련하여 성과가 있는가 하면 공로에 기초한 접근에 대한 논란이 이루어지고 있다. 그러나 다음의 자격지향과 관련된 두 요소는 아직까지 지속되고 있다.

- 10년 단위의 자동 인상
- 단계적 자동 인상에 필요한 단체 협상

2) 성과 지향

성과지향 보수정책을 따르는 조직에서는 단순히 조직에서의 근속연수가 한해 증가했다고 해서 보수가 증가하거나 추가적인 보상이 이루어지지는 않는다. 대신에 보수와 장려금은 근로자들 사이의 성과 차이를 반영한다. 성과가 좋은 근로자는 보상이 커지는 반면, 성과가 만족스럽지 못한 근로자는 보상이 아예 없거나 거의 없다.

따라서 만족스러운 성과를 달성한 근로자는 시장수준의 보상을 유지하거나 이를 상회하게 되지만, 성과가 저조한 근로자는 시장수준보다 낮아지게 된다. 상여금 보상은 개인과 팀 또는 조직 단위의 성과에 기초해서 지급될 수 있다.

(4) 보건의료산업의 보상수준 결정

보건의료조직은 경쟁력 향상과 관련해서 종업원들에게 최고의 급여와 임금을 지급하려고 해도 비용절감이라는 심각한 압력에 직면하고 있기 때문에 현실적으로 어렵다. 보건의료산업에 있어서 보상의 3가지 기본적인 접근방법은 시장비례 보수 · 능력비례 보수 · 팀 단위 보수이다.

1) 시장비례 보수

일부 보건의료조직들은 노동시장에서 그들이 지급하고 싶은 수준의 보수와 관련해 특별한 정책을 수립했다. 이들 정책들은 그림 12-5에 제시된 것과 같은 사분위 전략을 사용한다. 보수에 관한 조사 정보에 의하면 일분위 사이의 차이는 일반적으로 실제 달러 기준으로 15% 내지 20%로 나타난다.

대부분의 경영자들은 타 경영자들의 보상 계획의 조사 자료에 기초해서 시장의 중간 수준인 2분위에 그들의 위치를 선택한다. 이 수준을 선택하는 것은 비용 절감의 균형을 맞추고 중간 정도의 보상수준을 제공함으로써 고용유지와 충원을 고려한 것이다.

1분위 접근방법을 선택한 경영자는 여러 이유에서 시장 수준보다 낮은 수준을

3분위 : 상위 수준의 시장전략(Third Quatile : Above Market Strategy)

근로자들의 보수 수준이 시장의 하위 25% 이상
상위 75% 이하를 유지함

2분위 : 중간 수준의 시장전략(Second Quatile : Aiddle Market Strategy)

근로자들의 급여 수준이 시장의 하위 50% 이상
상위 50% 이하로 유지함

1분위 : 낮은 시장전략(First Quatile : Below Market Strategy)

근로자들의 급여 수준이 하위 75% 이상
상위 25% 이하를 유지함

그림 12-5 시장비례 보상 전략

선택했을 것이다. 경영자는 자금부족을 경험하고 있을 수도 있고, 아직 더 지급할 여력이 없을 수도 있다. 또한 많은 인력의 이용이 가능하거나, 특히 미숙련 근로자들일 경우, 적은 비용으로 충분한 근로자를 활용하려고 할 때 접근할 수 있다.

이 전략의 약점은 근로자들의 높은 이직률이 우려된다는 점이다. 만약 노동시장의 공급이 줄어든다면, 그때는 고용을 유지하거나 새로운 충원이 점점 어렵게 된다.

3분위 접근법은 공격적으로 시장 상위를 점유하는 전략을 사용한다. 이 전략은 필요한 능력을 가진 근로자들을 충분히 충원하거나 고용을 유지할 수 있게 하며 채용 시에 좀 더 선택폭을 크게 해 준다. 그렇지만 이 같은 고비용 접근법을 사용하는 조직은 시장에서 상위 수준의 급여를 받는 근로자들의 생산성을 높이는 방법을 찾아야 한다.

많은 경우에 있어서 숙련근로자(약사 또는 마취간호사)들을 활용하려고 할 때에 조직들은 3분위 접근 전략을 선택할 수 있으며, 1분위나 2분위 전략으로는 충원하기가 어려울 수 있다. 이와 같은 접근방법은 충원을 위해 시장 위주의 전략을 수반하게 한다.[6)]

2) 능력비례 보수

대부분의 보상 프로그램의 설계는 근로자들의 임무 · 의무 · 책임의 실행에 대해 보상한다. 직무요건은 어느 근로자가 높은 기본율을 받을지를 결정한다. 다양한 작업을 필요로 하는 업무를 수행하거나 더 많은 지식이나 숙련도가 필요하거나 더 심한 육체활동이 요구되거나 또는 좀 더 열악한 근무환경의 업무들에게 더 많이 지급한다.[7)]

그렇지만 일부 보건의료조직들은 업적보다 능력을 강조한다. 예를 들면 특정 임상 절차를 수행하는 능력이나 또는 공인응급간호사처럼 특정 임상 부문의 인증서를 가지고 있는지의 여부 같은 것이다. 많은 조직들은 근로자들이 현재 특정 업무를 달성한 것보다는 그들이 증명할 수 있는 자격으로 보수를 지급한다. 능력에 대해 보수를 지급하는 것은 다방면의 능력이나 그들의 능력을 계속 개발할 수 있다는 점을 보여 주는 근로자에게 보상한다.

지식비례 보수방식이나 숙련도비례 보수방식에서 근로자는 기본급 수준에서 시작하고 다른 업무를 수행하는 것을 배우거나 다른 숙련기술을 익힘에 따라 보수가 증가된다. 그와 같은 보수지급방식은 경영자에게 유용하다. 예를 들면 간호사의 임상사다리 프로그램(RN clinical ladder program)에서 간호사는 임상능력이 향상되어 높은 수준의 서비스를 제공한다는 사실이 확인되면 두 단계 이상의 보수 수준을 받을 수 있는 기회를 가진다.[8] 그림 12-6은 간호 임상 사다리 프로그램의 보수구조를 나타낸 표이다. 능력비례 보수 프로그램이 성공하기 위해서는 조직 내의 전통적 관리방식과는 다른 새로운 관리방식을 필요로 한다.

이러한 접근방식은 근로자나 감독자의 훈련을 강조한다. 능력비례 보수시스템은 광범위한 훈련의 실시와 근로자들의 지속적인 능력 파악이 필요하기 때문에 대규모 보건의료조직에서 수행되는 경향이 있다. 또한 필요하다면 근로자들이 이 직무에서 저 직무로 이동이 가능하도록 업무흐름이 개선되어야 한다. 이러한 임상사다리 프로그램은 의료기사나 약사 같은 보건의료 전문가에게도 효과적으로 활용되었다.

보건의료조직이 능력비례 보수시스템으로 전환할 때에 여러 직무의 필요한 능력을 확인하는 데에는 많은 시간이 소요될 수 있다. 근로자들의 승진이 가능하여야 하며, 그들의 모든 능력에 대해 적절한 보수가 지급되어야 한다. 추가로 자격을 획득할 수 있는 사람들의 수에 대한 제한이 명확하게 제시되어야 한다.

적절한 능력에 대한 훈련은 매우 중요하다. 또한 능력비례 보수시스템은 근로자들이 새로운 자격을 획득하면 이를 인정하거나 증명할 필요가 있으며, 이 경우에 이들 자격의 유지를 명확히 할 필요가 있다. 능력비례 보수시스템을 제대로 활용하기 위해서는 상당한 시간이 소요된다.

3) 개인 대 팀의 보상

보건의료조직이 팀제로 전환됨에 따라 경영진은 팀 개념을 도입한 보상 프로그램을 어떻게 개발할 것인지에 대한 논리적 관심을 갖게 되었다. 성과가 있는 각 개인에게 보상을 어떻게 할 것인지의 문제는 팀의 성과 차원에서 평가될 수 있다.

지위	등급	범위(시간당)	
		최소	최대
임상 간호 Ⅰ	10	28.00달러	42.00달러
임상 간호 Ⅱ	11	31.00달러	46.00달러
임상 간호 Ⅲ	12	34.00달러	50.00달러

그림 12-6 간호 임상사다리 프로그램의 보수 구조

팀의 모든 구성원에게 같은 양의 보수를 지급하는 것은 근로자들 사이의 자격의 차이나 성과 수준에 차이가 있음에도 불구하고 많은 근로자에게 공평하다는 느낌을 준다.[9)]

많은 조직들은 기본 보수에 추가로 여러 보수 형태로 팀에 보수를 지급한다. 기본 보수로서 각 개인에 대한 보상은 자격 또는 숙련도에 기초한 접근방식을 적용한다. 팀에 대한 추가 보상은 기본급의 몇 퍼센트로 지급되는 것이 아니라 대개 연 단위 정액으로 지급된다. 팀 차원의 보상은 기본급 프로그램에 대체하는 차원보다는 팀의 성과에 대한 보상이라는 점에서 매우 유용하게 나타난다. 팀 차원의 인센티브 전략에 대한 토의는 다음 장에서 다루어질 것이다.

(5) 보상시스템의 설계

보상에 대한 결정은 전략적 차원에서 검토되어야 한다. 많은 조직들의 자금들이 보상과 관련된 활동에 사용되고 있기 때문에 이에 대한 결정은 조직이 달성하고자 하는 것과 보상을 연계하는 인적자원관리 전문가와 최고경영자에게 중요하다.

다음의 예를 보자. 새로운 내과 개원을 위한 보상 프로그램은 이미 자리를 잡은 클리닉과는 달라야 할 것이다. 만약 새로운 개원이 성장하고 확장되기를 바란다면 시장 수준보다 좀 더 높은 급여 수준을 제시하여야 하며, 좀 더 빠른 정착을 위해서는 능력 있는 사람을 충원하기 위해 채용인센티브를 제공할 수도 있다. 하지만 이미 자리를 잡고 고정 환자를 확보하고 있는 규모가 크고 안정된 클리닉에서는 일반적으로 좀 더 구조적인 보수와 후생복지 프로그램을 운영할 것이다.

조직들은 보상시스템의 특성과 관련해 많은 중요한 결정을 내려야 한다.

일부 결정해야 할 내용들은 다음과 같다.

① 어떤 원칙과 접근방법을 택할 것인가?
② 조직은 시장의 보수 수준을 어떻게 반영할 것인가?
③ 각 개인의 능력수준에 근거해서 지급해야 할 업무가 있는가?
④ 개인 단위 또는 팀 단위로 지불할 것인가?

(6) 보수의 공정성에 관한 인식

보건의료산업에 종사하는 많은 사람들은 그들의 노력에 대한 보상을 얻기 위해서 일을 한다. 자원봉사자나 자선조직을 제외한 사람들은 자신들의 노력에 대해 그들이 공정하다고 느끼는 정도의 보수를 받기를 기대한다. 기본급, 변동보수, 후생급여에 관계없이 근로자들은 보상이 공정하다고 인식할 때에 수용하게 된다.[10)]

1) 급여공개와 비밀유지

또 하나의 보상과 관련된 문제는 보건의료조직들이 그들의 보수시스템의 공개 또는 비공개의 정도를 얼마나 허용하느냐 이다. 보수에 관한 정보를 비밀에 부치는 폐쇄시스템에서는 다른 사람이 얼마나 받는지, 다른 사람이 받은 것 중에 무엇이 올랐는지, 조직 내에 존재하는 보수 등급이나 범위도 비밀에 부친다. 일부 조직에서는 근로자들이 그들의 보수에 관해 다른 근로자들과 토론하는 것을 금하는 정책을 시행하고 있으며, 이를 위반할 경우에는 징계대상이 될 수도 있다.[11)]

하지만 여러 법정의 판례는 이와 같은 정책들은 국가노동관련법을 위반하는 것으로 결정했다. 만약 근로자가 이들 정책을 위반하여 징계를 받는다면 경영자는 고소를 당하거나 다른 결과를 초래할 수도 있다.[12)]

많은 보건의료조직들은 그들의 보수정책에 관한 더 많은 정보를 제공하고, 보수시스템의 일반적인 내용을 배포하며, 보수범위 내에서 각 근로자들의 보수가 어느 위치에 있는지를 제시함으로써 보수시스템을 공개하고 있다. 이러한 정보들은 근로자들이 더 정확한 공정성을 비교할 수 있게 한다.

예를 들어 중서부에 소재한 한 대학의료센터는 웹사이트에 모든 보수의 범위와 등급을 공개하고 캠퍼스 게시판에도 공개한다. 이러한 시도는 현 고용근로자뿐만 아니라 잠재적인 지원자에게도 보수에 관한 정보를 알 수 있게 한다. 보수시스템에 대해 정보를 더욱 확대하는 것은 근로자들의 고용유지와 조직의 효율성을 높이는 데에 긍정적인 영향을 주는 것으로 나타났다.[13)]

2) 외부 공평성

외부 공평성은 조직의 보수 프로그램이 다른 조직의 보수 프로그램에 비해 어느 정도의 위치에 있는지를 결정하기 위하여 고려된다. 외부 공평성을 유지하는 것은 경영자에게는 매우 중요하다. 특히 숙련된 근로자 부족현상을 고려할 때, 효과적으로 근로자 충원이나 유지를 하기 위해서 중요하다.

만약 근로자들이 볼 때에 다른 조직에 비해 공평한 보상을 제공하지 않는다면, 그 조직은 보다 높은 이직률을 경험하게 될 것이다.[14)]

또 다른 단점으로 자격을 갖춘 근로자를 충원하는 데에 큰 어려움을 겪게 될 것이다. 또한 경쟁력이 약화됨으로써 경영자는 능력이나 지식이 떨어지는 근로자를 채용할 가능성이 커지며, 이는 결과적으로 조직의 성과를 낮추게 된다. 일반적으로 조직들은 보수조사를 활용하여 외부 공평성을 평가하는데, 이는 다음 장에서 다루어진다.

3. 보수시스템에 대한 법적 의무

보상시스템을 관리하는 데 있어서 보건의료조직들은 연방 · 주정부 · 지방자치단체의 규정과 보고의무들을 준수하여야 한다. 법에 규정된 중요한 영역들은 최저임금기준, 법정근무시간 등이다. 기본적인 보상에 영향을 미치는 법과 규정들은 아래에 기술되어 있다. 인센티브와 후생급여에 영향을 미치는 법과 규정들은 다음 장에 소개된다.

(1) 노동공정표준법

보상에 영향을 미치는 주요 연방법은 노동공정표준법인데, 이 법은 1938년에 제정되었다. 최저임금 비율을 높이고 적용 사업장을 확대하기 위해 여러 번의 개정이 있었으며, 이 법은 민간과 공공부문의 모든 사업장에 적용된다.

노동표준공정법 조항의 감독은 미 노동성(U.S. Department of Labor) 임금근로시간국(Wage and Hour Division)에 의해 시행되고 있다. 이 노동공정표준법의 조항들을 따르기 위해서 보건의료 경영자들은 정확한 근로시간을 기록하여야 하며, 이들 기록을 3년 동안 보관해야 한다.

임금근로시간국에 의한 감독은 각 개인이 받아야 된다고 생각하는 연장 근무보수를 받지 못했다는 불만들에 대해 조사하게 된다. 또한 역사적으로 많은 임금과 근로시간 위반이 있었다고 알려진 산업을 선정하여, 이 산업에 속한 회사들을 조사할 수 있다.

임금과 근무시간 위반에 대한 벌칙은 피해를 입은 전 · 현직 근로자들에게 최대 2년 동안의 소급 보수(back pay)를 지급하는 것을 포함한다. 예를 들어 대형 의료센터가 간호감독관에게 근무면제로 분류된 일부 간호사들에게 임의로 연장근무

수당을 지급하는 것을 허용한 사례가 있다. 이는 추가적인 이동에 포함된 간호사들을 격려하기 위한 것이었으나 일부 연장근무수당을 받지 못한 간호사들이 임금근무시간국에 이의를 제기하였다.

조사 후 임금근로시간국은 면제된 간호사들의 지위를 무효로 하고 동일하게 연장근무수당을 지급할 것을 결정했으며, 해당 간호사들에게 소급 지급하도록 조정하였다.

1) 노동공정표준법 규정의 변경

많은 보건의료 인적자원관리 전문가들은 70년 이상된 이 법의 모든 규정을 준수해야 하는 경영자에게는 매우 큰 어려움이 있다고 주장하였다. 예를 들어 법 제정 당시인 1938년과 크게 달라진 환경과 법제정 당시엔 없었던 생의학 엔지니어, 임상사무관리자, 진료보조원과 같은 직업들을 조사할 때에 오래된 규정들을 적용하는 데에 어려움이 많다는 것이다.

노동성은 연장수당 지급 관련 조항과 노동공정표준법의 여러 부문을 개정하였다. 이 개정의 효력은 2004년 8월 23일에 발효되었다. 새로 개정된 자세한 내용은 http://flynn.swlearning.com에 게시되어 있다.

다음은 최초의 조항과 개정된 조항의 주요 내용이다.

- 최저 임금 준수
- 아동노동에 대한 부적절한 임금 금지
- 주(week) 단위의 근로자 근무시간 제한

2) 최저임금

노동공정표준법은 넓은 범위의 법 적용을 받는 근로자들에게 지급해야 하는 최저임금을 정한다. 실제 최저임금은 국회의 법률제정에 의해서만 변경될 수 있다. 최소한의 최저임금은, 예를 들면 식당종업원처럼 팁을 받는 근로자들에 대해 정한다. 그렇지만 이들에 대한 보상은 평균적인 팁이 포함되었을 때에는 최저임금을 초과하거나 같아야 한다. 최저임금수준은 중대한 정치적인 쟁점이며 입법과정에서도 많은 논란을 일으키고 있다.

또한 최저임금과 생계임금에 대한 논란도 있다. 생계임금은 근로자들의 가족이 기본적 요구를 충족해야 하는 비용을 말한다.

미국에서 생계임금은 "극빈" 수준이라고 공식적으로 확인되는 수준보다 상위

소득이 되도록 하기 위해 한 근로자에 의해 부양되는 4인 가족에게 필요한 정도의 비용을 말한다. 현재 미국에서 시간당 8.20달러로서 생계임금 수준이 최저임금 수준보다는 상당히 높다. 보건의료산업에 종사하는 많은 근로자들이 생계임금이나 연방 최저임금보다 상당히 높은 임금을 받지만, 요양시설에 근무하는 현장 근로자들은 대부분 그렇지 않다.

80개가 넘는 도시들은 미연방 법안이 통과되기를 기다리지 않고 지역생계임금법을 통과시켰다. 생계임금법에 찬성하는 사람들은 극빈층 바로 위인 미숙련 근로자에게도 적용해야 한다고 주장한다.[15] 생계임금법에 반대하는 대부분의 저소득근로자는 가족이 없기 때문에 4인 가족기준 적용이 부적절하다고 지적한다. 이 문제에 관한 양쪽의 주장은 윤리적 · 경제적 고용 관련 내용들을 포함하고 있다.[16]

3) 아동노동 관련 규정

노동공정표준법의 아동에 관한 조항은 근로시간에 제한을 두지 않는 최소 연령을 16세로 규정하고 있다. 또한 유해 업종의 최소 연령은 18세로 규정하고 있다. 14~15세의 아동의 경우는 근로시간에 제한을 두며, 학교 수업시간 외에 취업할 수 있다.

많은 경영자들은 근로자에게 연령증명서를 요구한다. 왜냐 하면 노동공정표준법에서는 경영자에게 연령을 기준으로 책임을 묻기 때문이다. 주 노동당국 · 주 교육당국 · 지역학교협의회들은 이러한 연령증명서에 대해 문제를 제기한다.

4) 면제, 비면제 지위

노동공정표준법에서 근로자들은 면제와 비면제로 분류된다. 면제 근로자(exempt employee)로 분류되는 사람들은 경영자, 관리자, 전문직, 외부영업직 등의 지위를 가지고 있는 사람이다.

이들 근로자들에게는 시간외 보수를 지급하지 않아도 되지만, 비면제 근로자들에게는 노동공정표준법에서 규정한 시간 외 보수를 지급하여야 한다.

2004년에 노동공정표준법 규정들은 면제 지위에 해당하는지 안 하는지 등을 확인하는 데 사용되는 용어들을 변경하였다. 다음은 면제 직업으로 분류된다.

① 경영자(Executive)
② 관리자(Administrative)
③ 전문직(Professional)

④ 컴퓨터 고용직(Computer employees)

⑤ 외부 영업직(Outside sales)

규정을 보면 주 단위의 보수 할 수 있다. 수준 · 자율적인 권한 · 면제로 분류되는 여러 기준들을 확인할 수 있다. 기본급 프로그램에서 경영진은 노동공정표준법상의 지위와 보수방법을 함께 묶어서 직무를 분류한다.

경영진은 노동공정표준법과 일치시키기 위해 시간당 직무에 대해 시간 외 수당을 지급할 필요가 있다. 비면제로 분류된 지위를 가진 근로자들은 노동공정표준법의 적용을 받아야 하며 시간 외 보수를 지급받아야 한다. 비면제 봉급자 지위에 해당되는 직종은 비서직 · 사무직 · 봉급제 노동자를 들 수 있다.

많은 보건의료조직들이 연장근무시간에 대해 일정률의 보수를 지급하고 있음에도 불구하고 노동공정표준법은 면제 봉급직에 대해서 시간 외 보수를 지급할 필요가 없다고 규정하고 있다.

예를 들어 병원들은 일선 감독자에게 특정조사나 직원 결원기간 동안 주 50시간 이상 일한 시간에 대해 특별률에 해당하는 추가 보수를 지급할 수 있다. 정보기술산업에 종사하는 많은 면제 봉급제 전문가들에게도 연장근무시간에 대해 추가적인 보상이 행해진다.

5) 연장근무 조항

노동공정표준법은 연장근무 보수 조건에 대해 규정하고 있다. 이 조항은 노동공정표준법의 적용을 받지 않는 근로자들을 제외하고 일주일에 40시간을 넘는 모든 시간에 대해 정규 보수의 1.5배에 해당하는 연장근무 보수를 지급할 것을 규정하고 있다. 연장근무 조항들은 낮은 최소임금이 적용되는 농업직 근로자들에게는 적용되지 않는다.

근무주(workweek)는 168시간(24시간×7일)이라고 정의되며, 달력에 표시된 주(week)를 의미하지는 않는다. 만약 달력의 주로 하려고 하면, 병원이나 너싱 홈은 하루에 8시간 이상 근무하거나 14일에 80시간 이상 근무한 시간에 대해 시간외 보수를 지급하는 경우는 일주일에 7일 대신에 14일의 기간을 사용하도록 해야 한다.

시간 외 보수에 관한 조항의 가장 어려운 점은 누가 면제되고 누가 면제가 안 되는가의 문제이다. 최근 어려운 문제 중의 하나는 사무직 근로자의 시간 외 보수에 대한 고소가 늘고 있는 점이다.

6) 보상휴가

보상휴가란 추가근무시간에 대한 보수 대신에 근로자에게 제공되는 비근무시간이다. 비면제 근로자에게 일주일에 40시간을 초과하여 일한 시간에 대해 1.5배 이상의 비율로 제공되지 않는다면 민간 부문에서는 불법이다. 또한 보상휴가는 한 보수기간에서 다음 보수기간으로 이월할 수 없다. 이 조항의 적용에서 예외는 경찰관이나 소방관과 같은 공공부문 근로자들이다. 자세한 정보는 http://www.dol.gov/esa/whd/에 있다.

(2) 독립 계약자에 관한 규정

임시직 근로자는 독립 계약자의 영역으로 분류되는 합법적인 집단으로서 이에 대한 관심이 집중되고 있다. 그림 12-7은 일반직 근로자와 독립 계약직 근로자 사이의 차이점을 제시하고 있다.

어떤 사람이 일반직 근로자가 아닌 독립적 계약자로 분류되는 것은 경영자에게는 3가지 이점을 제공한다. 첫째로 경영자는 사회보장비용, 실업수당, 산재보험비용 등을 지불하지 않아도 된다. 이들 추가 부담은 고용근로자당 보수의 10% 이상의 비용이 발생할 수 있다. 둘째로 한 사람이 연방노동공정표준법상 비면제 근로자로 간주되는 직무에 종사하고 근로자로 분류되면 경영자는 40시간이 넘는 시

일반직 근로자	계약직 근로자
• 언제, 어디서, 어떤 일을 하는지에 대한 지침들과 일치 • 서비스가 개별적으로 제공 • 고용주와 지속적인 관계를 유지 • 고용주와 관련된 업무수행 • 고용주에 의해 장비, 재료, 기구가 제공됨 • 고용주에 의해 해고될 수 있음 • 업무에 대한 부담없이 언제든지 퇴직가능	• 채용, 감독, 급여 지원을 할 수 있음. • 자신의 시간관리가 자유로움. • 특정 임무나 직무수행에 의해 보수가 지급 • 시설이나 장비에 대한 투자가 가능 • 수익을 얻거나 손실을 감수 • 서로 관계가 없는 기업이나 사람에 대해 동시에 서비스 제공 • 일반적인 서비스 제공

그림 12-7 일반직 근로자와 계약직 근로자에 대한 사내수입 서비스의 검사표

간에 대해 연장근무 보수를 지급할 책임이 있을 수 있다. 셋째로 한 사람이 연금 자격을 포함하여 조직의 후생급여 혜택을 받을 수 있는 만큼의 충분한 시간을 일한다면 조직은 지속적인 연금계획을 포함한 급부를 제공할 책임이 있다.[17)]

근로자들에 대한 후생급여 비용이 증가하는 점은 사용자가 계약직 근로자를 고용하는 주요 요인이다. 미국의 대부분 주는 계약직 근로자의 지위에 관한 기준을 사내수입서비스(Internal Revenue Service)에 의해 확인하고 있다.

(3) 동일급여와 급여 형평성

성별에 따른 급여 차이 문제를 해결하기 위해 여러 법률들이 제정되었다. 1963년 제정된 동일급여법(Equal Pay Act)은 본질적으로 같은 직무를 수행하는 남녀 간의 임금 차이를 두는 것을 금지하고 있다.

임금 차이는 성과(보다 나은 업무수행), 근무기간, 업무의 양이나 질, 성별 외의 다른 요소에 대해서는 차이를 인정한다. 동일 업무환경에서 행해진 업무나 동일 책임 또는 동일 숙련도나 동일 강도가 요구되는 직무에 대해서는 동일급여가 지급되어야 한다.

급여 형평성은 동일 업무에 대한 동일급여와는 다른 문제이다. 급여 형평성은 동일한 지식, 기술, 능력이 요구되는 모든 업무에 대한 보수는 직무책임이나 시장 점유율의 차이가 있는 경우에도 동일하게 지급되어야 한다는 개념이다.

공공부문 직무에 대해 이와 같은 법을 제정한 주는 하와이, 아이오와, 메인, 미시간, 미네소타, 몬타나, 오하이오, 오레곤, 위싱턴, 위스콘신 등이다. 하지만 판례에서 보면 단순히 보수 차이가 존재한다는 것만으로는 법정에서 차별을 입증하기는 어렵다.

(4) 주와 지역의 법규

많은 주와 자치시는 연방보수법(Federal Compensation Law)을 수정한 법을 제정하였다. 만약 주가 연방노동공정표준법에 규정되어 있는 최저임금보다 더 높은 최저임금을 규정했다면 이 수치가 최저임금이 된다. 예컨대 알라스카, 미네소타, 캘리포니아, 플로리다는 연방 최저임금보다 더 높은 최저임금을 규정하고 있다.[18)]

(5) 임금압류법

근로자 임금에 대한 압류는 채권자가 법원에 명령서를 제시했을 때에 법원이 근로자 임금의 일정 부분을 채권자에 대한 채무로 지급하도록 고용주에게 지시하는 것이다.

소비자신용보호법(Consumer Credit Protection Act)의 일부로서 통과된 규정들은 압류할 수 있는 임금의 한도를 제한하고, 압류명령서에 의해 근로자의 보수 지급을 보류할 수 있는 고용주의 권리를 제한할 수 있도록 하였다. 50개 주 모두 임금 압류에 관한 법을 가지고 있다.

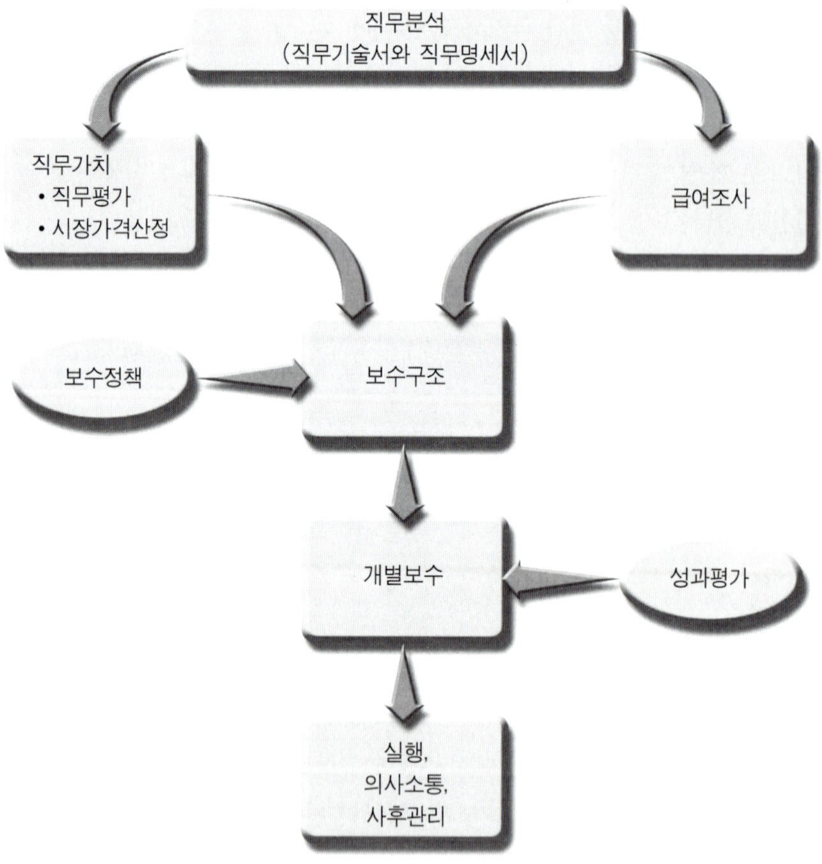

그림 12-8 보수관리 과정

4. 기본적인 보수체계의 개발

그림 12-8은 기본 임금과 급여의 개발이 정확한 직무기술서와 직무명세서를 활용할 수 있다는 가정하에서 시작됐음을 보여 주고 있다.

직무기술서는 직무평가나 급여조사 시에 활용된다. 이러한 활동들은 보수시스템이 내부적으로는 공평하고, 외부적으로는 경쟁력을 가지기 위해 계획된다. 이 두 활동을 통해 수집된 자료는 급여등급과 최소 · 최대 급여범위를 포함하는 급여구조를 작성하는 데에 사용된다.

각 개인의 직무는 급여구조가 개발된 후 적절한 급여등급에 포함되고, 근로자의 보수는 서비스 기간과 성과를 기반으로 해서 조정된다. 마지막으로 사후관리가 이루어지고 수정된다.

(1) 직무평가

직무평가는 조직 내에서 직무의 상대적인 가치를 결정하는 데에 필요한 체계적인 근거를 제공한다. 직무평가는 직무분석 과정에서 도출되며 직무기술서와 직무명세서에 근거를 둔다.

직무평가에 의해서 각 직무는 평가되고 궁극적으로는 다음 특성에 따라 가치가 부여된다.

- 직무의 상대적 중요도
- 직무를 행하는 데 필요한 지적 · 기술적 능력
- 직무의 난이도

보건의료 부문의 경영자들은 소속 근로자들이 보수에 만족하기를 기대한다. 왜냐 하면 보건의료조직 직무들은 너무 다양하기 때문에 기준이 되는 직무, 즉 유사한 신체적 · 정신적 능력이 요구되는 직무를 찾는 것이 매우 중요하다.

예를 들면 병원의 재무부문에서 사용되는 기준직무는 회계원(biller), 수금원(collector), 현금취급서기(cash application clerk)를 말한다. 기준직무들은 여기서 토의되는 직무평가 방법에 활용된다. 이들은 어떤 직무가 평가되거나 비교될 때에 기준을 제공한다.

보건의료조직은 다양하기 때문에 직무평가를 통해 직무의 내재적 가치를 결정하는 데 사용되는 방법들도 다양하다. 모든 방법들은 동일한 목적을 가지지만, 측정의 수단이나 복잡성에는 차이가 있다. 사용되는 방법과 관계없이 의도는 조직에 있어서 보상을 결정할 때에 실제 시스템에 활용될 수 있고 측정할 수 있도록 하는 것이다.

① **서열법** : 직무평가 중 가장 단순한 방법 중의 하나이다. 이 방식은 조직의 가치 차원에서 가장 높은 직무부터 낮은 직무까지 순서를 매긴다. 개인적인 구성요소보다는 전체적인 직무를 고려한다. 서열법에는 여러 방법이 있지만 각각의 장단점이 있다.

② **등급법** : 직무평가의 등급법에서는 직무의 각 단계에 대한 기술이 이루어지고 조직 내에서의 각각의 직무는 가장 잘 짝지어지는 단계의 등급으로 분류된다.

③ **점수법** : 가장 널리 사용되는 직무평가 방식으로 서열법이나 등급법보다는 복잡하다. 이 방식은 직무를 여러 보상요소로 분해하고 이들에 대해서 가중치 또는 점수를 부여한다. 각 보상요소들은 직무군에 존재하는 직무가치로 확인한다.

결과적으로 사용된 보상요소와 부여된 가중치들은 직무의 특성들을 반영해야 한다. HAY Group이라는 자문회사에서 사용하는 평점방식의 형태는 3개의 주요소를 가지고 있다.[19)]

방법(노하우)	문제해결	책무
• 기능적 전문 지식	• 환경	• 활동의 자유
• 관리기술	• 도전	• 최종 결과의 영향
• 인간관계	• 규모	

④ **요소비교법** : 요소비교법은 서열방식과 점수방식을 결합한 것으로서 계량적이다. 이 방식은 먼저 조직 내에서 기준직무를 결정하고 보상요소들을 선택한 후 모든 기준직무 요소에 요소별로 순서를 매긴다. 다음 기준직무에 대해 시장비율로 비교를 하면 각 요소에 대한 화폐가치가 부여된다. 마지막 단계는 조직의 내 모든 다른 직무를 기준직무와 비교함으로써 평가하는 것이다.

⑤ 통합된 전산직무평가 : 조직들은 점차 컴퓨터와 통계기법을 통해 임금과 급여 프로그램들을 연계하고 있다.[20] 경영자는 보상요소들을 집계해서 조직 내의 다른 직무군과 가장 관련이 있는 요소들을 선택할 수 있다.

통합시스템을 전산화하고 개발하기 위해 필요한 전문지식 때문에 관리자문관들에게는 주요 자료가 된다. 이러한 시스템들은 임금과 급여 프로그램을 개발하는 과정에서 개별적인 방법을 적게 사용하고 발전된 통계와 정보기술을 적용하게 된다.

(2) 직무평가의 법적 문제

경영자는 종업원의 급여를 결정할 때의 직무평가와 징계를 하기 위한 직무평가를 별개로 문제로 본다. 왜냐 하면 직무평가는 고용관계에 영향을 미치며, 특히 법적인 문제를 포함하여 각 개인의 급여에 영향을 미친다. 공정성, 차별금지, 객관성이 직무평가 과정에 활용되는 중요한 요소이다.

1) 직무평가와 미국장애자법

미국장애자법은 경영자에게 각 직무의 주 기능의 기술을 요구한다. 직무평가 중에 직무의 모든 면이 검토되는 것이 매우 중요하다. 예를 들어 지역사회 병원의 물품관리 직무의 경우, 분배 직원이 진료실 단위별로 물품의 수급 책임을 진다. 직원은 하루에 두 번 100파운드 정도 되는 손수레로 각 진료실에 물품을 배달한다.

여기서 손수레의 움직임은 아마도 주 기능이 아닐 것이다. 그런데 만약 직무평가에서 손수레를 끄는 것을 육체활동으로 간주하면, 이때 할당된 점수는 주 기능에 할당된 점수와는 다를 수 있다.

2) 직무평가와 성차별 문제

일부 비평가들은 전통적인 직무평가 프로그램에서는 주로 사무실에서 일하는 여성의 기술과 지식을 평가할 때에 주로 제조업에서 일하는 남성에 비해 가중치를 적게 둔다고 주장한다. 앞에서 본 것처럼, 급여의 평등을 주장하는 사람들은 성 차별의 증거로 남녀 직무 간의 급여의 불일치를 조사한다. 또한 이들 주장자들은 성에 기반을 둔 기존의 직무평가에 대해 불만을 토로한다.

반면 경영자들은 성별에 따른 차이보다는 근로자와 직무에 대한 시장 비교를 통한 외적 형평성에 중점을 둔다. 대부분의 법원 판례는 경영자의 의견을 지지하고 있다.

(3) 임금조사

급여체계를 만들 때에 고려하는 또 다른 측면은 다른 보건의료조직의 유사한 직무에 대한 급여를 조사하는 것이다. 임금조사는 다른 조직에서 유사한 직무를 수행하는 근로자에 대한 보상 비율에 관한 자료를 수집하는 것이다. 경영자는 다른 조직에서 조사한 자료를 활용할 수도 있고 자신이 직접 조사를 행할 수도 있다.

인쇄물이나 인터넷을 통해 미국 노동성 · 미국의 노동통계국 · 국가무역협회로부터 각 산업과 직무에 대한 국가적 자료를 얻을 수 있다. 많은 보건의료 부문의 경영자들은 의료그룹관리협회(Medical Group Management Association)와 같은 여러 보건의료협회가 후원하는 임금조사에 참여한다. 의료그룹관리협회는 병원과 의료센터의 응급실 부서와 개업의들의 임금을 조사한다.

다른 부문에서 조사된 자료를 적절히 사용하려면 몇 가지 주의할 점이 있다

① 참여자(Participants) : 조사대상 표본은 적절하였는가?
② 규모(Broad-based) : 규모 · 분야 · 지역별로 균형된 조사였는가?
③ 시기 적절성(Timeliness) : 조사가 실행된 시점이 현재를 반영하는가?
④ 방법(Methodology) : 조사를 행한 단체의 조사방법이나 질이 적당한가?
⑤ 직무비교(Job Matches) : 직무 간의 적절한 비교가 가능하도록 짝지어져 있는가?

급여조사의 결과들은 그들의 협조를 얻기 위해서 조사에 참여한 기관들이 이용할 수 있도록 만들어져 있다. 대부분의 조사가 비밀과 익명성 보장을 명기하고 있다. 보수율은 전체 기간과 지역별 차이를 반영하기 위해 대체로 지역별로 제시된다. 그림 12-9는 개업의원의 임금조사를 보여 주는 예이다.

지역	근로자 수	상근직 수	시간급 가중평균	보수 범위 (평균) 최소	중위	최고
사무직 : 비서, 접수, 관리자 보조						
중앙(Central)	21	20.5	14.06달러	12.40달러	15.05달러	18.67달러
수도권(Metro)	46	43.24	18.33달러	14.22달러	16.92달러	19.74달러
북부(North)	6	6	12.05달러	11.28달러	12.95달러	14.63달러
전체(All)	73	69.74	14.81달러	12.63달러	14.97달러	17.68달러
의료비서직 : 의사의 진료, 행정업무 보조						
중앙(Central)	6	5.2	12.60달러	8.80달러	11.48달러	14.15달러
수도권(Metro)	70	66.5	16.33달러	13.32달러	15.38달러	17.40달러
전체(All)	76	71.7	14.47달러	11.06달러	13.43달러	15.78달러
진료접수직 : 환자 접수, 안내						
중앙(Central)	5	3	10.60달러	10.03달러	11.38달러	13.07달러
수도권(Meltro)	91	78.28	13.83달러	11.70달러	13.40달러	15.17달러
북부(North)	5	4.25	11.05달러	10.00달러	11.50달러	15.00달러
남부(South)	27	23.71	12.42달러	13.05달러	12.26달러	14.55달러
전체(All)	128	109.24	11.98달러	11.20달러	12.14달러	14.45달러

Source : Used with Permision, Langan and Flynn, LLC, St. Paul, MN, 2006.

그림 12-9 개업의원 임금조사의 예

(4) 급여조사와 법적 문제

급여조사를 하는 데 경영자들이 외부 전문가들을 활용하는 이유는 임금을 고정시키려고 한다는 비난을 피하기 위해서이다. 연방정부는 셔먼트러스트방지법(Sherman Antitrust Act)을 위반하여 인위적으로 임금을 고정시키기 위해 임금자료를 배포했다고 주장하는 과거 고소자료를 가지고 있다.

(5) 급여구조의 차이

조직 내에도 많은 직무군이 있기 때문에 급여조사 자료들은 시장 요인에 따라 다른 급여수준을 보일 수 있다. 이들 차이들은 하나의 구조보다는 여러 다른 급여구조를 만들게 할 수도 있다.

일반적인 급여구조의 예는 ① 시간급과 고정급 ② 사무직, 기술직, 전문직, 관리직의 보수 ③ 임상 지원인력의 보수 ④ 사무, 정보기술, 전문, 감독, 관리, 경영자의 보수 등이 있다. 어떤 급여구조를 가질 것인지, 얼마나 많은 급여구조를 가질 것인지 등을 결정하는 데는 조직의 문화와 특성을 고려하여야 한다.

1) 급여등급 설정

급여구조를 편성하는 과정의 조직들은 대략 같은 직무 가치를 가지는 개개의 직무를 묶는 급여등급을 사용한다. 급여등급을 만드는 데에 사용되는 특별한 규칙은 없지만, 일반적으로 500명 이하의 근로자를 가진 중소형 보건의료조직은 11등급 내지 17등급을 사용한다.

2) 급여등급의 범위

넓은 간격의 급여등급은 기존의 보상체계보다 적은 수의 급여등급을 사용하는 방식이다. 급여등급 안의 여러 등급을 결합함으로써 수평적 이동과 더 많은 기술 습득을 촉진하도록 설계되어 있다.[21)]

넓은 간격의 급여등급을 사용하는 주요 이유는 ① 조직의 유연성을 높이고, ② 경쟁적 발전을 도모하며, ③ 경력개발을 촉진하기 위해서이다. 하지만 넓은 간격의 급여등급이 모든 보건의료조직에 적합한 것은 아니다. 많은 보건의료조직은 비교적 구조적인 방식으로 운영되며, 넓은 간격의 급여등급과 관련있는 유연성은 대부분의 보건의료조직의 문화와 일치하지 않는다.

(6) 급여범위

각 급여등급의 급여범위도 만들어져야 한다. 시작점으로 시장수준을 사용해서, 경영자는 새로운 급여구조의 중간 점에 시작 수준을 놓고 각 급여등급의 최고와 최저치를 결정할 수 있다. 예를 들어 어떤 급여등급에서 최대치는 시장수준에서 20% 높은 곳에, 최저치는 20% 아래에 놓을 수 있다.

그림 12-10에서 볼 수 있는 것처럼, 높은 수준의 직무보다는 낮은 수준의 직무에서 급여범위의 간격이 좁게 사용된다. 왜냐 하면 낮은 수준 직무에 종사하는 근로자들은 비교적 짧은 기간 재직하는 경향이 있으며 그 반면에 승급 가능성이 높기 때문이다.

예를 들어 사무타이피스트(clerk typist)의 경우에는 비서직이나 워드프로세서 또는 오퍼레이터 직으로 승진할 가능성이 있으나, 약사의 경우에는 조직 내에서

직무 유형	최솟값 이상 범위(%)	중간 점의 폭(%)
경영진	50~70	+ 또는 - 20~25
중간관리자, 관리전문가	40~50	+ 또는 - 16~20
기술직/기능직 및 서기	30~40	+ 또는 - 13~16
일반 사무직/기타	25~35	+ 또는 - 11~15

그림 12-10 보건의료 직위의 전형적인 급여범위

다른 직무로 상향 이동할 수 있는 가능성이 거의 없다.

급여체계에서 모든 수준에 같은 비율의 범위를 사용하는 것은 작은 조직의 경우 좀 더 관리를 쉽게 할 수 있다. 넓은 간격의 급여등급을 사용하게 되면 좀 더 넓은 범위를 사용할 수 있으며, 100%가 넘는 범위도 사용이 가능하다.

보상 전문가들은 등급간 중복을 가능하게 할 것을 권고한다. 이 구조는 하위 급여등급의 숙련된 근로자가 바로 상위 급여등급의 비숙련 근로자보다 더 많은 급여를 받을 수 있음을 의미한다.

급여등급의 중복에서는 높은 등급, 예를 들어 4등급의 어떤 근로자가 3등급의 어떤 근로자보다 적게 지급받을 수 있다. 보상 전문가들은 같은 액수의 급여가 4개의 다른 등급에서 나타날 수도 있다고 말한다.

일단 보수등급과 범위가 정해지면, 근로자들의 현재 보수를 근거로 비교하여야 한다. 만약 많은 근로자들의 보수가 이 범위 밖에 있게 되면, 보수등급과 범위를 수정해야 한다. 새로운 보수체계의 재정적인 영향을 평가하기 위해서 비용부담과 예산에 대한 추정이 실시되어야 하며, 이때 범위를 넓히거나 좁게 함으로써 시장수준에 관한 보수정책이 수정될 수 있다.

(7) 개인급여

일단 조직이 급여범위를 결정하면, 조직은 각 개인별 급여를 정할 수 있다. 각 급여등급에 범위를 설정하는 것은 근로자들의 급여 인상 때에 새로운 등급으로 옮겨 가는 대신에 등급 안에서 올라가는 것을 허용하는 유연성을 가지게 해 준다. 또 급여의 범위는 관리자에게 급여시스템의 골격을 유지하면서 성과가 뛰어난 근로자에게 보상을 더해 줄 수 있게 한다.

(8) 범위 밖의 비율

얼마나 좋은 급여구조를 가지고 있느냐에 관계없이 최대치보다 많이 받거나 최소치보다 적게 받는 근로자들이 소수 있게 마련이다. 이러한 상황은 비공식적 급여시스템을 시행하던 조직이 새로운 공식적인 급여시스템을 개발하는 경우에 많이 발생한다.

1) 특수직 근로자

특수직 근로자란 직무에 대해 정해진 범위 이상을 지급받는 임시직 근로자를 말한다. 예를 들어 어떤 근로자의 현재 급여가 시간당 12달러라고 확인되었는데, 그 직무에 해당하는 등급의 범위는 6.94~10.06달러인 경우이다. 관리자의 입장에서는 등급 안쪽으로 근로자의 보수율을 끌어내리려고 할 수 있다.

이 근로자의 보수율을 급여범위 안으로 가져올 수 있는 방법은 여러 가지가 있다. 근로자의 급여를 삭감하는 방법이 가장 빠른 방법이긴 하지만, 이런 방법은 바람직하지 않으며, 거의 사용되지도 않고 있다. 대신에 근로자의 급여율을 하위등급의 상한에 도달할 때까지 급여를 동결시킬 수 있다.

다른 방법은 다른 근로자들의 급여 인상이 있을 때 이 근로자는 급여를 조정하지 않고 별도의 작은 급여를 주는 방법이다. 이를 레드써클보너스(Red-Circled Bonus)라고 한다.

2) 그린써클 근로자

그린써클 근로자(Green Circled Employee)는 등급범위 하단의 급여를 받는 사람을 말한다. 이러한 상황은 승진이 주요 요인이다. 일반적으로 그린써클 근로자에게는 빨리 승진하여 등급 내 최소치를 지급받도록 권고한다. 만약 최소치의 급여상승이 현실적인 대안이라면 빈번한 인상이 고려될 수 있다.

(9) 급여 불만

많은 보건의료 부문의 경영자가 직면하는 주요 문제 중의 하나는 급여에 대한 불만이다. 이는 경력이나 성과의 차이는 작은데, 각 개인 간의 급여의 차이가 존재할 때에 발생한다. 급여 불만은 여러 원인에 의해 발생한다. 주요 요인 중의 하나는 노동시장의 급여 수준의 증가가 현재 근로자들의 급여 조정보다 빠르게 증가했을 때에 발생한다. 이러한 상황은 보건의료 부문의 여러 직업군에서 발생하는데, 예를 들면 공인간호사(RN)를 들 수 있다.[22)]

관리자는 특정 직무기술을 보유한 사람의 부족 때문에 때때로 희소한 기술을 가진 사람을 채용할 때에 정상적인 등급을 벗어날 수 있다. 예를 들어 한 병원에서 특수 방사선 기술자의 가치가 연봉 48,000~58,000달러라고 추정되는데, 이러한 자격을 가진 사람의 공급이 부족하다면 연간 70,000달러를 지급할 수도 있다.

병원은 새로운 기술자를 채용하기 위해서 더 높은 급여를 지급하여야 한다. 또 연봉 48,000달러에 채용되고 매년 4%의 급여 인상을 받는 여러 기술자가 있다고 가정해 보자.

현재 재직 중인 이들 근로자들은 외부에서 새로 채용되는 경력도 적은 근로자보다 더 적은 급여를 받을 수 있다. 이러한 새로 채용된 근로자와 현재 재직 중인 근로자 사이의 문제들이 심각한 급여 불만의 원인이 될 수 있다.

5. 급여 인상과 관련된 문제들

급여 인상에 관한 결정은 보건의료조직의 관리자와 근로자 간의 관계에서 중요한 문제 중에 하나이다. 각 개인들은 다른 근로자가 받은 급여 인상과 비교해서 어느 정도의 인상이 공정한지에 대해서, 또 자신들의 기대치에 대해서 이야기한다. 급여 인상을 결정하는 방법은 여러 유형이 있다.

(1) 급여조정 행렬

보건의료 부문의 많은 경영자들은 성과에 기초하여 급여체계가 만들어져야 한다고 주장한다. 그러나 급여조정을 위해 성과 정보를 활용해야 한다. 이 평가가 정확하다는 가정하에 이루어져야 하는데, 반드시 그렇지는 않다. 결과적으로 평가시스템과 급여조정을 동시에 개발 · 조정해야 한다.

대개 이러한 통합조정은 급여가이드 챠트나 급여조정 메트릭스에 의해 이루어진다. 급여조정 메트릭스를 사용할 때, 조정은 개인의 비교 비율에 기초를 두는데 이는 급여범위의 중간 점으로 나누어지는 급여수준이다(그림 12-11).

이러한 챠트는 조직 내에서 근로자의 상향 이동을 촉진할 수 있다. 급여범위에서 각 개인의 위치와 평가비율에 따른 성과에 따라 보수가 달라지며, 경력에 따라 어느 정도 달라질 수도 있다.

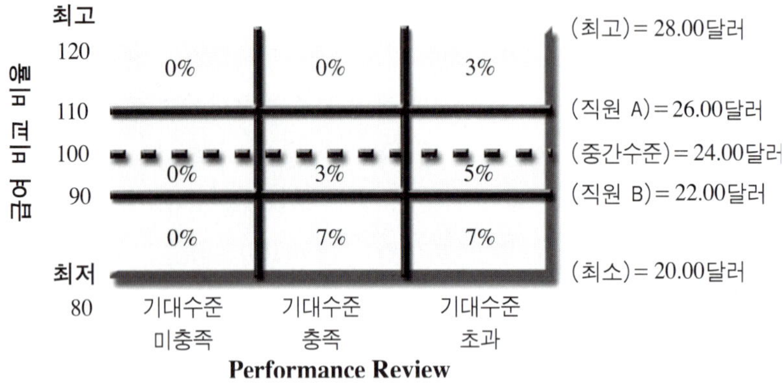

그림 12-11 성과기준 급여조정 메트릭스

근로자들이 급여범위가 위쪽으로 올라갈수록 성과에 대한 기대수준의 범위가 좁아지기 때문에 더 높은 성과를 올려야만 한다. 이러한 접근방식은 회사가 기대성과보다는 시장의 중간 수준 이상을 지급하기 때문에 받아들여지고 있다. 챠트는 조직의 이념이나 성과에 비례한 정책을 반영할 수 있도록 설계될 수 있다.

(2) 근속연수

특정 직무 또는 조직에서 보낸 시간, 즉 근속연수가 급여 인상의 근거로 사용될 수 있다. 대부분의 경영자들은 급여 인상의 자격으로 일정기간 근무를 해야 하는 방침을 가지고 있다. 근속연수에 근거한 급여 조정은 대개 일정기간 근무한 사람에게는 자동적으로 주어진다. 하지만 노동조합이 없는 시스템에서도 최소한의 성과가 있어야 한다.

보건의료조직의 일반적인 급여 인상방법으로서 스텝시스템은 일정한 근무시간인 대개 2,080시간 달성만으로 급여 인상을 실시 하는 방법이 계속 사용되고 있다. 특히 근로자의 노조화가 되어 있는 주에서 주로 사용되고 있다. 근로자들이 2,080시간을 근무하면 단계적으로 급여조정을 한다.

(3) 생계비용 조정

일반적인 급여인상 방법은 조정생계비의 활용이다. 경제적 인플레이션 기간 동안 실제임금을 유지할 수 있도록 하기 위해 모든 근로자에게 기준 비율을 인상하는 방법이다.

대개 이러한 조정은 소비자 물가지수의 변화에 맞춰져 있거나,[23] 다른 일반적인 경제지표에 맞춰져 있다. 그렇지만 여러 연구에서 소비자 물가지수가 실제 생계비용을 과다 계상하는 것으로 밝혀졌다.

어떤 보건의료조직의 경영자들은 전면적으로 급여 인상을 한다. 이를 성과급 인상이라고 부르지만, 이는 사실과 다르다. 만약 모든 근로자가 같은 급여인상을 받는다면, 법적으로는 성과와 관계없이 전면적인 인상으로 줄 수 있다. 이런 점에서 경영자들은 생계비 이상의 급여인상분을 공적(merit)이라는 용어로 표현하고, 일부는 성과, 일부는 생계비용 조정이라고 표현한다.

(4) 총액 인상

일부 보건의료조직에서 인기가 있는 보상방식은 근로자의 기본급에 기초해서 점진적으로 인상하는 대신에 총액상여금(lump sum bonus)을 지급하는 방식이다. 예를 들면 근속연수나 성과로 급여인상을 받는 근로자는 기본급을 조정하거나 월급이나 주급을 기준으로 인상된다. 즉 시간당 15달러를 받는 근로자에게 3%가 인상되면 시간당 15.45달러가 되는 것이다.

대조적으로 총액 인상은 일 년에 한 번 총액으로 지급하는 것이다. 순수한 총액 인상은 기본급을 인상하지 않는다. 어떤 근로자가 시간당 15달러의 기본급을 받는데, 만약 총액 3% 인상을 받는다면 936달러를 받는다(시간당 45센트로 일 년 2,080시간). 그렇지만 기본급은 15달러를 유지하는 것이다.

이 방식은 기본급의 인상을 느리게 만든다. 또한 계속적인 기본율의 인상없이 다양하게 총액을 사용할 수 있다. 일부 조직에서는 성과 인상에 제한을 두는 것처럼 총액 인상에도 제한을 둔다. 일부 조직에서는 총액을 둘로 나누어 2분의 1씩 주기도 한다.

6. 경영진 보상

보건의료조직에서 경영진에 대한 보상은 비경영진 보수와는 다르게 취급된다. 경영진 보상은 다양한 요소를 포함하는 데 비해 비경영진 보상은 보수와 후생급여만 포함될 수 있다.

그림 12-12는 경영진 보상의 가장 일반적인 형태인 급여, 연 상여금, 장기 인센티브, 보조 후생급여, 특별 상여금을 보여 주고 있다.

(1) 경영진 봉급

경영진 봉급은 직무형태, 조직규모, 지역, 산업부문 등에 따라 다양하다. 일반적인 최고경영진의 봉급은 연간 총 보상액의 40% 내지 60%정도로 구성된다.

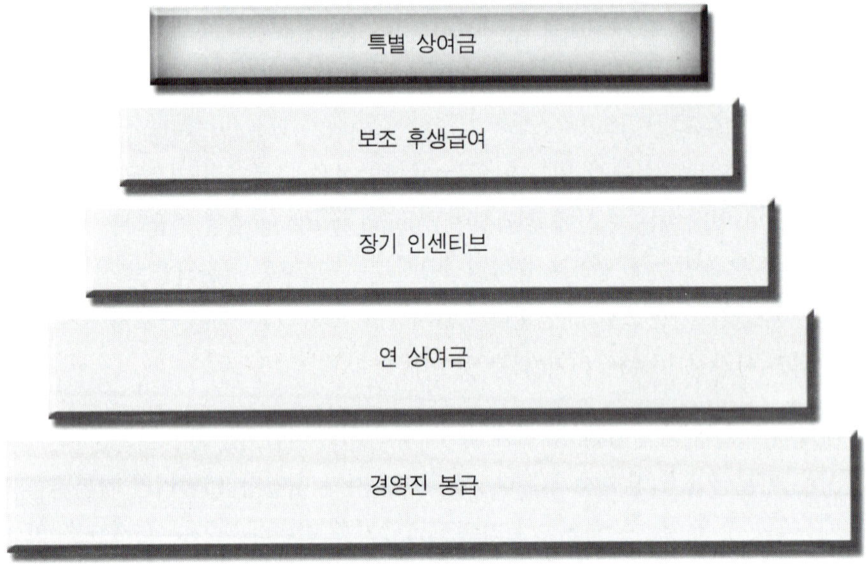

그림 12-12 경영진 보상 구성요소

(2) 경영진 상여금과 인센티브 계획

경영진의 성과는 평가하기 어렵지만 인센티브와 상여금 보상은 성과를 반영하여야 한다. 경영진에 대한 상여금은 여러 방법에 의해 결정될 수 있다. 자유재량적인 상여금은 최고경영자나 이사회의 판단에 근거해서 지급된다. 하지만 공식적 목표나 측정할 수 있는 목표가 없으면 이러한 접근방식은 실행이 어렵다.

예를 들어 인센티브의 경우에는 효과적인 관리비 절감, 환자만족도 제고, 목표수입의 달성 등과 연계될 수 있다. 좀 더 복잡한 시스템으로는 인센티브 풀, 급여출발점의 인상(threshold above payment) 등이 있다. 어떤 방법이 사용되든지 인센티브와 상여금을 받기 위해 노력하는 경영진이 이해할 수 있도록 성과계획을 잘 기술하는 것이 중요하다. 그렇지 않으면 인센티브 효과는 감소될 수 있다.

예를 들어 대형 메디컬센터의 상급관리자의 연 상여금은 운영경비 절감과 근로자 유지와 연계되어 있다. 상여금은 상급관리자 기본급여의 25%정도이다.

(3) 성과 인센티브 : 장기와 단기

성과에 기반을 둔 인센티브는 조직의 성공과 장기적 성장을 경영진의 보상과 연계하려는 시도이다. 실제 이러한 방침이 장기적이어야 하는지 또는 단순히 단기 보상의 연장 차원이어야 하는지 등에 대해서는 논란이 있다. 분기별 또는 연간 성과에 기초한 단기 보상은 조직의 유지 및 성장에 필요한 장기 지향적 형태가 아니다.

(4) 경영진에 대한 후생급여

비경영진 근로자에 대해 후생급여가 있는 것처럼 경영진에 대한 후생급여도 퇴직금, 건강보험, 휴가 등을 포함해 여러 형태가 있을 수 있다. 또한 경영진에 대한 후생급여는 일반 근로자들이 받지 못하는 특정 항목이 있을 수 있다.

예를 들어 중소규모의 조직에서는 경영진에 대해서는 의사의 선택의 제한이나 본인부담이 없거나 건강보험 급여의 상한 제한이 없는 건강보험 및 의료비 혜택을 주고 있다.

경영진을 위해 생명보험 비용을 부담하며, 집세와 사망 시의 비용도 지급된다. 집에 대한 세금 문제를 포함하여 여러 종류의 신용에 대한 지원도 제공된다. 인센티브에 대한 세금 문제를 해결하는 추가 보상도 제공한다.

(5) 경영진에 대한 특별 상여 혜택

모든 근로자가 받는 정기적인 후생급여 외에 경영진은 특별 상여 혜택을 받는다. 특별 상여 혜택은 경영진에 대한 특별 복지 혜택이며, 대개 비 현금 항목이다. 경영진에 대한 특별 상여 혜택은 회사에서 이들의 중요성을 나타내 준다. 많은 경영진들은 상여 혜택과 지위 향상에 가치를 부여하는데, 이는 조직 내외에 매우 중요한 사람이라는 것을 나타낼 수 있는 지위의 상징이기 때문이다.

(6) 최근 보건의료 부문 경영진 보상의 특성

보건의료 부문의 경영진, 예를 들어 최고경영자(CEO), 행정가, 사장, 선임부사장들은 높은 보수를 받는다.[24)]

대부분의 보건의료조직의 이사회는 정책을 수립한다.[25)] 예를 들면 안전교역위원회 같은 연방감독기관의 통제를 받는 공적인 회사들의 이사회에서는 집행부 보상 방침을 승인하여야 한다. 많은 비영리조직들에서도 최고 단계의 경영진에 대한 보상을 검토 · 승인하는 이사회가 있어야 한다.

이사회의 보상위원회는 이사회에 속하면서 회사의 비상근 이사로 구성된다. 보상위원회는 이사회에 전체적인 급여정책 · 최고임원의 급여 · 경영진에 대한 특별 급여와 상여금과 같은 보상에 대한 권고를 한다.

윤리준수

세금이 면제된 병원들은 경영진에 대한 보상 정책을 심사하는 IRS의 이행규정의 대상이 될 수 있음을 알게 되었다. IRS(Internal Revenue Service)의 규정에 따르면, 임원이나 직원들에게 과다한 보상이나 급여 혜택을 제공하는 조직에 우선적으로 적용된다고 발표하였다.

IRS는 면세 조직들에 대해 면세 혜택이 남용되고 있음을 확인하고 이를 중단시킬 필요가 있다고 발표했다. 중요한 조사 영역은 집행부에게 차량 리스비용, 배우자의 여행경비, 스포츠 이벤트 티켓과 이와 유사한 특별 상여 급여를 포함하여 연 일백만 달러 이상을 지급하고 지나친 복지 혜택을 주는 조직들이다.[26)]

대부분의 면세 병원들은 경영진에게 합리적인 보수를 지급해야 할 책임이 있다. 면세 병원들은 건전한 보수규정, 적절한 시장분석, 집행부 성과평가 등에 근거해서 그들의 집행부 보수의 합리성을 기록으로 남겨야 한다.

(7) 경영진 보수의 합리성 결정

경영진에 대한 보수의 합리성은 보수에 대한 시장조사를 통한 비교를 함으로써 정당화될 수 있다. 하지만 이들 조사자료는 보수자료의 범위를 제공한다. 경영진 보수가 합리적인가를 보기 위해서는 몇 가지 질문이 제시될 수 있다.

① 다른 조직도 이 사람을 경영진으로서 채용할 것인가?

② 같은 산업 부문의 유사한 조직의 집행부 보수와 비교해서 현 집행부의 보수가 어떤가?

③ 현 경영진의 보수와 후생급여가 조직 내 다른 근로자의 것과 일관성을 가지는가?

이사회는 근로자와 경영진에 대한 보상이 조직의 성과와 연계되어야 하는 필요성을 제시하여야 한다.[27] 타 산업 부문의 경영진 보수와 관련해서는 더 많은 논쟁이 있다. 하지만 보건의료 부문의 이사진은 경영진의 보수와 후생급여의 합리화를 항상 염두에 두어야 한다.

다음 장에서는 보수(후생급여와 여러 급여)의 여러 구성요소에 대해 다룰 예정이다. 모든 보수 형태들이 보건의료조직의 전체 보수 프로그램과 상호 관련이 있는 것처럼 보이게 되는 것은 매우 중요하다.

사례 (CASE)

장기요양시설인 가든뷰(Gardenview)는 중간 규모의 민간시설로서 비영리로 운영되고 있으며, 은퇴자 거주지역에 위치해 있다. 노인들을 대상으로 3가지 수준, 즉 독립생활, 지원생, 숙련된 전인적 간호서비스를 제공하는 50년 된 시설이다.

가든뷰의 행정부서는 최근 치매와 알츠하이머 케어서비스를 적극적으로 추진하는 전략을 세웠다. 가든뷰는 이 새로운 전략을 추진하기 위해서 계획에 적합한 경영진을 충원하려고 시도하고 있다.

이사회는 새로운 경영진을 찾기 위해 경영진 충원회사와 계약했다. 충원회사의 충원을 위한 첫 번째 단계는 그 지위에 합당한 시장 수준의 보수와 후생급여 혜택을 결정하는 것이었다. 시장조사를 통해 다음 내용을 확인하였다.

- 최초 시작 보수 : 125,000~140,000달러
- 장려 상여금 : 기본 보수의 10%~15%
- 특별 상여급여 : 여행경비, 회의수당, 판공비
- 후생급여 : 건강보험, 치과보험, 생명보험, 장해보험
- 연금 : 10%의 보험료

질문(Question)

1. 가든뷰의 이사회는 새로운 경영진에 대해 충원회사가 제시한 보수와 후생급여 혜택에 대한 어떤 증거나 기록을 요청해야 하는지를 설명하시오.
2. 만약 행정부서에서 현재 115,000달러만 가능하다고 한다면 이사회는 무엇을 어떻게 해야 하는지를 설명하시오.

참고 문헌(END NOTES)

1) Adapted from "Staffing Watch," H&HN: Hospitals and Health Networks (January 2005), 22.

2) Adapted from Frederick A. Hessler, "The Capital Crunch," Futurescan, Healthcare Trends and Implications 2005~2010 (Health Administration Press, 2005), 11~15.

3) Lee Rasch, "Employee Performance Appraisal and the 95/5 Rule," Community College Journal of Research & Practice (June 2004), 407~414.

4) Frank H. Lyons and Dan Ben~Ora, "Total Rewards Strategy," Compensations and Benefits Review (March/April 2002), 34~40.

5) Bruce N. Pfau and Ira T. Kay, "The Five Key Elements of a Total Rewards and Accountability Orientation," Benefits Quarterly (Third Quarter 2002), 7~11.

6) "Demand Pushing Nurse Anesthetists' Salaries to All-time High," Omaha World Herold (June 2, 2002), CR1.

7) Carren Bersch, "Virtue Has Its Own Reward, But No Box Office," MLO: Medical Laboratory Observer (March 2003), 22~23.

8) Lee A. Schmidt, Deana Nelson, and Leah Godfrey, "A Clinical Ladder Program Based on Carper's Fundamental Patterns of Knowing in Nursing," Journal of Nursing Administration (March 2003), 146~152.

9) D. R. Ilgen and S. Merritt, "Individual and Team Rewards in Interdependent Teams: Managing the Tensions," Australian Journal of Psychology (2003 Supplement), 129.

10) Scoot Highhouse, Margaret E. Brooks-Laber, Lilly Lin, and Christians Spitzmueller, "What Makes a Salary Seem Reasonable-Frequency Context Effects on Starting Salary Expectations," Journal of Occupational and Organizational Psychology (March 2004), 113~118.

11) Jonathan A. Segal, "Labor Pains for Union-Free Employers," HR Magazine (March 2004), 113~118.

12) Rafael Gely and Leonard Bierman, "Pay Secrecy/Confidentiality Rules and the National Labor Relations Act," Journal of Labor and Employment Law (Fall 2003).

13) Paul W. Mulvey et al., "Study Finds that Knowledge of Pay Processes Can Beat Out Amount of Pay in Employee Retention, Organizational Effectiveness," Journal of Organizational Excellence (Autumn 2002), 29 ; and Robert L. Heneman, Paul W. Mulvey, and Peter V. LeBlanc, "Improve Base Pay ROI by Increasing Employee Knowledge," WorldWork Journal (Fourth Quarter 2002), 21~27.

14) "Strategies for Retention," Health Care Matters (July 2005), 1~2.

15) David Neumark, "Detecting Effects of Living Wage Laws," Industrial Relations, 42 (2003), 531~565.

16) Julie Liedman, "Making a Living," Human Resource Executive (November 2002), 70~73.

17) http://www.dol.gov/dol/topic/retirement/erisa.htm for more information on employee rights under the Employee Retirement Income Security Act (ERISA).

18) http://www.dol.gov/esa/minwage/america.htm for a review of minimum wage laws in the United States (August 1, 2005).

19) Craig Skenes and Brian H. Kleiner, "The HAY System of Compensation," Management Research News, 26 (2003), 109~116.

20) Darin E. Hartley, "Job Analysis at the Speed of Reality," T+D (September 2004), 20~22.

21) Andrew S. Rosen and David Turetsky, "Broadbanding: The Construction of a Career Management Framework," Worldatwork Journal (Fourth Quarter 2002), 44~45.

22) Mary E. Greipp, "Salary Compression: Its Effect on Nurse Recruitment and Retention," Journal of Nursing Administration (June 2003), 321~323.

23) For more information on the CPI, visit http://www.bls.gov/cpi/home.htm.

24) Mark Taylor, "Tax-exempt Targets," Modern Healthcare (August 16, 2004), 10~11.

25) A. L. Spitzer, "Executive Compensation in Nonprofit Healthcare Organizations: Who's in Charge?" Health Matrix, 15:67 (2005), 67~82.

26) Melanie Evans, "Nonprofit CEO's Make Big Bucks," Modern Healthcare (October 4, 2004), 9.

27) Brent M. Longnecker and Christopher S. Crawford, "The IRS Tackles Excessive Executive Compensation," USA Today Magazine (May 2005), 18~19.

Chapter 13

보건의료 인력의 보수와 복지후생 관리

학습 목표

- 후생급여와 여러 보수 프로그램을 제공하는 보건의료 부문의 경영자들이 당면한 도전을 기술할 수 있어야 한다.
- 보건의료 부문의 경영자들이 왜 경쟁적으로 그들의 근로자에게 후생급여 프로그램을 제공해야 하는지에 대해 설명할 수 있어야 한다.
- 여러 후생급여의 형태를 설명할 수 있어야 한다.
- 후생급여를 관리하는 보건의료 부문의 보건의료 인적자원관리 전문가들의 역할을 설명할 수 있어야 한다.
- 개인적 인센티브 정책과 팀 차원의 인센티브 정책을 비교할 수 있어야 한다.

보건의료 인적자원 사례고찰(Healthcare HR Insight)

국가 가정보건의료청(National Home Healthcare Agency)은 주요 소식통으로부터 건강보험 보험료가 또다시 두 자릿수 증가했다는 나쁜 소식을 들었다. 이것은 3년 연속 증가이며, 보건의료청은 근로자들에게 얼마만큼의 보험료 증가를 승인할지를 결정해야 했다. 현재 보건의료청은 근로자에 대해서는 급여비용의 100%를 지불하지만, 피부양자나 가족의 급여에 대해서는 낮은 비율을 제공하고 있다.

현재 보건의료청은 근로자들이 의료서비스를 이용하는 접근방식을 선택하고, 그들이 선택한 방식에 따라 비용이 달라지는 새로운 건강보험을 설계하고 있다.

새로운 프로그램은 정보 제공을 포함한 폭 넓은 근로자 교육을 실시하는 것이다.

① 보건의료시스템이 어떻게 작동되는가
② 의료서비스 결정과 관련된 비용
③ 새로운 프로그램을 사용하는 방법과 적합한 의료서비스를 선택했을 때에 발생할 수 있는 잠재적 절약
④ 근로자들이 받은 서비스의 질을 평가하는 방법

비용이 초기에는 크게 영향을 받지 않을지라도, 조직의 리더십은 건강보험 비용 인상에 대해 현재 재직 중인 근로자와 신규직원에게 설명할 수 있다는 점에서 만족할 수 있었다.[1)]

보건의료조직에 있어서 보상 전략을 실행 · 개발하는 것은 보건의료 인적자원 관리 전문가에게는 매우 중요하다. 보상 전략을 전체적인 보상 접근의 부분으로 고려하든지 각각 개별적으로 고려하든지 간에 보건의료조직에 있어서 근로자에 대한 후생급여와 다양한 급여 프로그램은 도전받고 있다.[2)]

보건의료 부문의 경영자들은 조직의 한 부분으로서 근로자들에게 복지 혜택을 제공한다. 후생급여는 간접적인 보상 형태이다. 보건의료 경영자들을 위한 후생급여는 대개 건강 · 치과 · 생명 · 장애보험과 교육비 지원 · 은퇴 계획 · 유급 휴가 등의 프로그램이 있다.

후생급여는 근로자들이 어떤 경영진과 일을 할지, 계속 일을 할 건지 떠날 건지, 언제 퇴직을 할지 등에 대한 결정에 영향을 미친다. 또한 후생급여의 독특한

특징들은 때때로 근로자들을 관리하기 어렵게 만든다. 예를 들면 후생급여에 있어서 정부 개입은 계속 늘어나고 있다. 연방 및 주정부는 특정 후생급여는 제공되기를 요구한다(사회보장, 산재보험, 실업보험). 그리고 의무적 성격의 후생급여가 아니지만 정부 규정이 적용되는 많은 조항들이 있다(연금, 가족휴가, 기타 후생급여 등).

더욱이 근로자들은 후생급여를 받는 것을 당연히 여기는 경향이 있다. 예를 들면 많은 조직들은 근로자들이 기대하는 건강보험을 제공하고 있다. 후생급여가 너무 복잡하기 때문에 근로자들은 이를 이해하지 못하거나, 어떤 급여가 있는지도 모르는 경우도 있다. 이미 후생급여는 경영자들에게는 큰 비용이며, 기본급의 평균 40%를 넘고 있다.[3)]

이들 후생급여의 특징들은 보건의료 인적자원관리 전문가들에게 조직에 있어서 급여의 전략적 역할을 조심스럽게 접근해야 함을 암시해 준다.

1. 후생급여의 전략적 전망

많은 보건의료 부문의 경영자에 있어서 근로자에게 후생급여를 제공하는 것은 양날의 칼이라고 표현된다. 한편으로 보면 경쟁력 있고 훈련된 근로자들을 채용하거나 고용을 계속 유지하기 위해서 조직 전체 운영에 있어서 상당한 비용일 수 있는 적절한 후생급여를 제공해야 한다는 것을 경영진들은 안다.[4)]

다른 측면에서는 비용을 삭감하거나 조절해야 할 중요성도 알고 있다. 대개의 관리자나 근로자들은 보상으로서 임금과 보수만 생각하지 후생급여 제공과 관련된 추가적인 비용은 생각하지 않는다.

보건의료 부문의 경영자들은 건강보험 비용 논쟁에서도 그들 자신이 이익과 손해 양쪽에 있음을 알게 된다. 특히 경영자들은 보험설계사와 협상 시에 근로자들을 위해 가장 비용효과적인 급여범위로 협상하여야 한다. 제공자로서 경영자들은 그들이 제공하는 보건의료 서비스에 대한 가장 높은 상환을 받을 수 있도록 하여야 한다.

조직적 비용의 규모의 비율 때문에 기본급 · 변동급여 · 후생급여의 보상 구성요소들은 실제적인 평가와 계획을 필요로 한다. 그림 13-1은 정기적으로 실시된 여러 조사에 기초해서 지출된 후생급여의 항목과 크기를 보여 준다.

(1) 후생급여의 목표

후생급여는 조직의 전체적인 보상 전략 차원에서 다루어져야 한다. 예를 들어 보건의료조직은 기본급과 후생급여 및 변동급여 또는 세 형태 모두를 제공함으로써 근로자들을 경쟁시킬 수 있다. 어떤 접근방법을 선택하느냐는 경쟁 · 조직의 수명 주기 · 조직의 전략 등의 여러 요소에 따라 좌우된다.

예컨대 새로 개업한 클리닉은 새로운 직원을 채용하기 위해 낮은 기본급에 높은 여러 장려급여를 선택할 수 있다. 그러나 후생급여 비용은 가능한 한 낮게 유지하여야 한다. 여성 근로자를 우선적으로 채용하는 병원의 경우, 경험이 있는 근로자를 채용하기 위해서 직장 내의 보육이나 파트타임 근로에 풀타임 후생급여를 제공하는 가족 친화적 전략을 사용할 수 있다.

(2) 후생급여 요구도 분석

보건의료 부문의 경영자들은 현재 숙련된 근로자들을 충원하고 고용을 유지해야 하는 도전에 직면해 있기 때문에 후생급여 프로그램으로 근로자들이 원하는

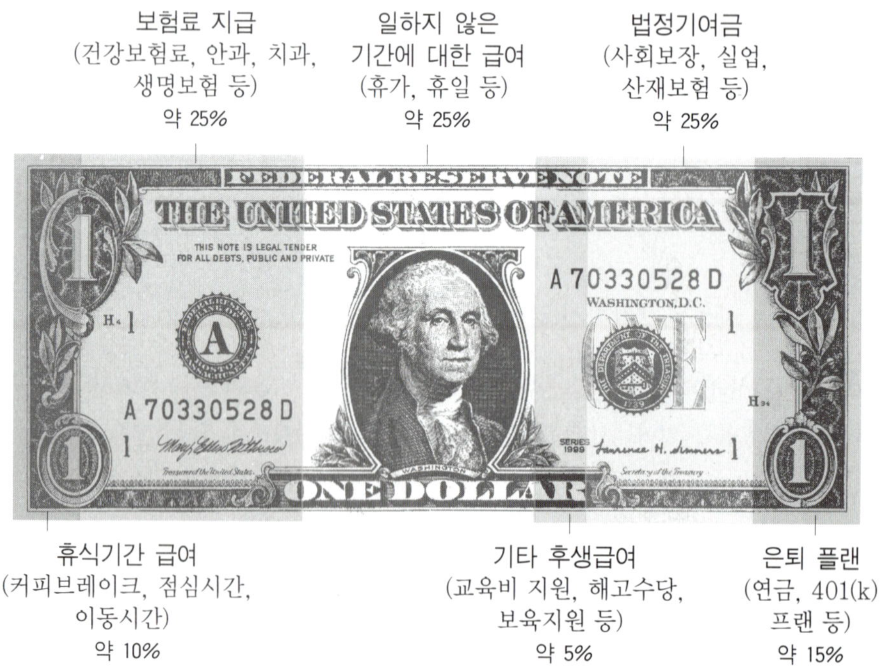
보험료 지급
(건강보험료, 안과, 치과,
생명보험 등)
약 25%
일하지 않은
기간에 대한 급여
(휴가, 휴일 등)
약 25%
법정기여금
(사회보장, 실업,
산재보험 등)
약 25%
FEDERAL RESERVE NOTE
THE UNITED STATES OF AMERICA
THIS NOTE IS LEGAL TENDER FOR ALL DEBTS, PUBLIC AND PRIVATE
A 70330528 D
WASHINGTON, D.C.
ONE DOLLAR
휴식기간 급여
(커피브레이크, 점심시간,
이동시간)
약 10%
기타 후생급여
(교육비 지원, 해고수당,
보육지원 등)
약 5%
은퇴 플랜
(연금, 401(k)
프랜 등)
약 15%

그림 13-1 후생급여 지급 형태

것이 무엇인지를 이해하는 것이 중요하다. 급여 요구도 분석은 조직 내 후생급여의 모든 면을 종합적으로 보는 것이다. 단순히 근로자들이 무엇을 원하는가를 결정하는 것보다 이러한 분석은 주기적으로 시행되어야 한다.

후생급여로서 행해져야 할 내용의 결합을 위해서, 복지요구도 분석을 시행할 때에는 다음 문제들을 고려하여야 한다.

① 후생급여를 포함해서 전체 보상을 어느 정도 해야 하는가?
② 개인에 대한 전체 보상에 후생급여의 어느 부분을 포함시켜야 하는가?
③ 제공되는 각 후생급여를 위해 충당 가능한 비용 수준은 어느 정도인가?
④ 왜 제공되는 후생급여가 그 형태이어야 하는가?
⑤ 어느 근로자에게 어떤 형태의 후생급여를 제공해야 하는가?
⑥ 각 후생급여의 보상 대가로 조직은 무엇을 얻는가?
⑦ 근로자 고용유지와 충원을 최대화하거나 이직을 최소화하기 위한 종합적인 후생급여 결합을 어떻게 하여야 하는가?
⑧ 후생급여 패키지는 어느 정도의 유연성을 가져야 하는가?

(3) 후생급여 기금

전체 후생급여 비용은 경영자와 근로자가 부담하는 기여금에 의해 기금화될 수 있다. 만약 경영자가 전체를 다 지원한다면 근로자의 부담은 없게 될 것이다. 그러나 경영자가 근로자의 건강보험료로 한 달에 650달러를 부담하고 근로자가 100달러를 부담할 것을 선택한다면 근로자도 후생급여 비용을 부담하게 된다.

후생급여 플랜은 보험제공자로부터 보험을 구입함으로써 기금화될 수 있다. 지급해야 할 보험료는 예상 요구비용을 반영하며, 후에 실제 요구비용에 근거해서 정산될 수 있다. 일부 대형 보건의료 부문의 경영진은 자체기금을 선택할 수 있고, 이는 그들 자신이 보험자가 되는 것이며, 이들은 후생급여를 충당할 돈을 적립한다. 이러한 대규모 자체 기금은 전체적인 후생급여 비용을 충당하는 데 효과적이다.

2. 후생급여의 형태

경영진은 근로자를 충원하거나 고용유지를 위해 후생급여를 제공하는데, 이는 그럴 필요성이 있기 때문이기도 하고, 또 한편으로는 조직의 보건의료 인적자원 관리 개념을 강화하기 위해서이기도 하다. 예를 들어 생명보험은 구입자가 집단율을 적용받을 수 있는 큰 경영자라면 좀 더 좋은 비율로 구입할 수 있다. 게다가 세법은 보험을 개개인에 의해 구입하지 않고 근로자를 위해 경영자가 후생급여를 제공할 경우에 유리한 적용을 해 준다.

그림 13-2는 후생급여의 다양한 형태를 보여 주는 표이다.

(1) 정부 위임 후생급여

미국 내 경영자들은 반드시 법에 의해서 근로자에게 제공해야 하는 많은 정부 위임 후생급여가 있다. 사회보장과 실업보험은 근로자의 보수에 근거해서 근로자와 경영자가 지불하는 세금을 통해서 기금이 마련된다.[5)]

산재보험법은 모든 주에 제정되어 있다. 또 가족과 의료휴가법에 의해 경영자는 의료적 또는 가족의 어려움이 있는 근로자에게 무급 휴가를 제공하여야 한다.

사회보장(Security)	**보건의료**(Healthcare)	**가족친화**(Family Orientation)
• 산재보험 • 실업보상	• COBRA와 HIPAA 조항	• 가족과 의료휴가법 조항
• 보조실업 후생급여 • 해고수당	• 의료와 치과 • 처방과 약제 • 안과 • PPO, HMO, CDH 프랜 • 안녕 프로그램 • 가변소비계정	• 입양 후생급여와 피부양자 간호지원 • 가정 파트너 후생급여
퇴직	**재정**	**유급 휴가**
• 사회보장 • ADEA와 OWBPA 조항	• 재정서비스(예: 신용조합과 카운슬링) • 재배치 지원 • 생명보험 • 장해보험 • 장기요양보험 • 소송보험 • 교육지원	• 군복무 휴가 • 선거와 재판참석
• 조기퇴직 선택권 • 퇴직자를 위한 보건의료 • 연금 플랜 • 개인별 퇴직계정 • 자영업자 퇴직기금(Keogh Plan) • 401(k), 403(b), 457 프랜		• 점심시간과 휴식시간 • 공휴일과 법정 휴가 • 가족간호 휴가 • 질병 휴가 • 임금지급 휴가 • 장례식과 사별 휴가, 기타
		기타 추가 프로그램
		• 레크레이션 프로그램과 공연 • 특별 프로그램

그림 13-2 후생급여의 형태

다른 후생급여는 메디케어를 통해 이용할 수 있는데, 이는 65세 이상의 노인에게 보건의료 서비스를 제공하는 제도이다. 이 제도는 사회보장을 통해 경영자가 지불하는 세금에 의해 일부 기금이 조성된다. COBRA(Consolidated Omnibus Budget Reconciliation Act)와 HIPPA(Health Insurance Portability and Accountability Act)는 근로자가 조직을 떠난 후에도 경영자는 보건의료 서비스를 지급하여야 하며, 대부분의 근로자가 예전에 건강 플랜에 참여하였다면 보장을 받을 수 있도록 하고 있다.

(2) 자발적 후생급여

경영자는 근로자의 고용을 유지하고 업무를 수행시키기 위해 자발적으로 여러 다른 형태의 후생급여를 제공한다. 조직은 추가적인 후생급여를 제공함으로써 광범위하고 다양한 인적 환경을 가진 근로자들에게 후생급여 지원과 고용보장을 제공할 필요성을 인식하게 된다. 그림 13-2는 다양한 후생급여 형태에 대해 기술하고 있다.

(3) 시간제 근로자 후생급여

정규직 근로자가 아닌 근로자에게 후생급여를 제공하느냐 안 하느냐는 논쟁거리이다. 많은 보건의료 부문의 경영진은 시간제 근로자에게 후생급여를 제공한다. 이는 많은 보건의료산업이 아닌 타 조직과 다른 점이다. 미국 노동통계청 조사에 의하면 시간제 근로자의 24%만이 회사 은퇴 플랜을 적용받고 있으며, 17%만이 보건의료 후생급여를 받을 자격을 가지고 있다고 한다.[6)]

시간제 근로자가 받는 후생급여는 정규직 근로자가 근무시간에 따라 제공받는 비율에 따라 제공되고 있다.

3. 사회보장 후생급여

여러 후생급여는 근로자에게 사회보장 급여를 제공한다. 이와 같은 후생급여는 법의 위임에 의해 제공되는 것과 경영진이 자발적으로 제공하는 것이 있다. 주요 사회보장 후생급여에는 산재보상 · 실업보상 · 해직급여 등이 있다.

(1) 산재보상

산재보상은 작업 중에 상해를 입은 근로자에게 급여를 제공하는 제도이다. 주법은 민간보험 모집인이나 주 보험기금 또는 자가보험보장을 통한 보험으로 모든 근로자에게 산재보상을 제공하도록 하고 있다.

산재보상시스템은 근로자의 고용 중에 발생한 질병이나 상해에 대해 경영자가 현금급여, 의료서비스, 재활서비스를 제공하도록 하고 있다.(7) 대신에 근로자는 법적 소송이나 보상의 권리를 포기해야 한다. 그리고 근로자와 사용자 양자는 안전의식과 건강 프로그램을 통해 산재보상비용을 감소시켜야 한다.(8)

(2) 실업보상

법에 의해 시행되는 또 하나의 후생급여는 1935년에 제정된 사회보장법의 일부로서 시행되고 있는 실업보상이다. 미국의 각 주는 각자의 실업보상체계를 운영하고 있기 때문에 각 조항들은 주마다 상당히 다르다. 사용자는 개개 근로자의 연 수입의 첫 7,000달러(37개 주 이상)에 대한 세금을 지불함으로써 이 급여 자금을 마련한다.

이 세금은 주나 연방에 실업기금으로 지불된다. 개개 사용자에 할당되는 비율은 경험률에 근거하게 되는데, 이는 이직하는 근로자의 수를 반영한다.

(3) 해직급여

해직급여는 직장을 잃게 되는 일부 근로자에게 사용자에 의해 자발적으로 지급되는 사회보장급여이다. 만약 사용자가 근로자의 고용을 종료한다면 해직근로자는 상당한 급여를 받을 수도 있다.

일부 보건의료 부문의 경영자는 현금 해직 수당을 적게 지급하고 대신에 계속적 건강보험 적용이나 재취업 지원 등을 제공하고 있다. 해직근로자는 재취업 지원 프로그램을 통해 이력서 작성법, 면접 요령, 경력관리 등의 훈련을 제공받을 수 있다.

4. 퇴직 사회보장 후생급여

거의 모든 사람들은 자신이 은퇴 후에 사용해야 하는 충분한 재정적 자금을 저축하지 못한다. 대신에 이들은 퇴직 후생급여를 소득의 많은 부분으로 계산에 넣고 있다.[9] 많은 보건의료 부문의 경영자들은 여러 종류의 퇴직연금을 제공한다. 일반적으로 사적 연금은 은퇴 후의 소득의 상당한 부분을 보상한다. 미국의 베이비붐 세대의 은퇴가 다가오고 있으며, 이와 관련한 재정적 부담들이 증가할 것이다.

(1) 퇴직 후생급여와 연령차별

고용에 있어서 연령차별금지법의 개정의 결과로 근로자는 특정 연령에 퇴직을 강요받을 수 없도록 되어 있다.

따라서 경영진은 이러한 개정에 따라 다른 정책을 마련해야만 했다. 많은 경영진은 퇴직연금에 있어서 근로자가 정상적으로 은퇴할 수 있는 연령에 최대 연금급여가 모아지도록 하였다.

경영진은 은퇴 연령(대개 65세)을 넘어서 근무를 계속하는 근로자들도 최대 연금급여를 받을지를 결정해야만 한다. 사회보장의 장래 변화는 65세 이상의 경우에도 최대 급여를 받을 수 있는 쪽으로 갈 수 있기 때문에 이러한 정책의 수정은 가능할 것이다.

1) 조기 퇴직

그동안 많은 보건의료조직들은 근로자들이 조기 퇴직을 할 수 있도록 연금 설계에 조기 퇴직 조항을 마련하였다. 한 직장에서 이삼십 년 일한 후에 일부 근로자는 다른 곳에서 그들의 능력 발휘를 원할 수도 있다.

일부 보건의료 부문의 경영진은 이들의 노동력을 삭감하고 비용을 절감시키기 위해 조기 퇴직 프로그램을 사용하였다. 경영진들은 이러한 조기 퇴직 프로그램을 자발적으로 운영되도록 하여야 한다. 조기 퇴직 프로그램을 강요한 결과는 결국 노령근로자급여보호법이라는 연방법의 제정을 가져왔다.

현재의 보건의료 부문의 인사제도하에서 일부 경영진은 조기 퇴직에 대한 장려 정책을 다른 각도에서 생각하게 되었다. 이 정책은 근로자의 단계적 퇴직을 돕는 프로그램으로, 단계적 퇴직으로 이동하는 개념이다. 이러한 프로그램에는 근로자가 근무시간을 줄이거나, 다른 직무를 행하거나, 퇴직 후 다른 직무에 고용될 수 있는 선택권 등이 포함된다.

(2) 사회보장

1935년에 제정된 사회보장법은 그 후에 수정을 거쳐서 노령, 전쟁생존자, 장애인, 퇴직 후생급여 등을 제공하는 체계를 갖추었다. 사회보장관리협정을 통해 연방정부가 관리하는 이 프로그램은 퇴직근로자나 이들의 부양가족에게 후생급여를 제공한다. 근로자와 경영자는 근로자의 임금이나 봉급을 기준으로 하는 세금을 통해 사회보장의 비용을 분담한다.

제도의 도입 이래 사회보장근로소득세는 현재 15.3%이며, 근로자와 사용자가 각각 7.65%를 부담하고, 메디케어세가 2.9%이다.

(3) 연금 설계

연금 설계는 사용자와 근로자에 의해 기금화하는 퇴직급여이다. 조직들은 근로자에게 반드시 연금 설계를 제공해야 하는 것은 아니며, 미국 전체 근로자의 반 이하가 적용받지 못하고 있다. 소규모 조직이 대규모 조직에 비해 적게 적용되고 있다.

1) 전통적 연금 설계

사용자와 근로자가 부담하고 은퇴 시에 매달 일정액을 받는 전통적 설계는 이제 일반적이지 않다. 이러한 일정 급여 설계에 있어서 근로자의 기여금은 퇴직 후에 받게 되는 급여와 급여를 결정하는 데 사용되는 방법에 초점을 맞추는 보험통계적 계산에 근거한다. 일정한 급여 설계는 근로자에게 퇴직 후에 활용할 급여의 액수의 예상과 확신을 주게 된다.[10)]

사용자는 한정된 기여 설계에서 근로자의 연금 계정에 연 단위로 일정액을 지불한다. 이 설계의 핵심은 기여율이다. 근로자의 퇴직급여는 고정된 기여금과 근로자의 소득 수준에 달려 있다. 이들 설계들은 이전 기여금의 투자 회수금에 달려 있는데 이는 이익률이나 다른 요인에 따라 변동된다. 따라서 근로자의 퇴직급여는 다소 덜 안정적이며, 예측하기 쉽지 않다.[11)]

2) 현금 잔고 설계

일부 보건의료 부문의 경영진들은 그동안의 전통적인 연금 설계를 현금 잔고 설계로 변경하였다. 이는 일정 기여 설계와 일정 급여 설계의 혼합형이다. 현금 잔고 설계는 근로자의 근속기간이나 봉급이 아니라 가상의 회계 계정에 의한 관련성에 의해 근로자의 퇴직급여가 결정되는 방식이다.

현금 잔고 설계는 한때 근로자의 재정적 채무로 제한하기를 원하는 경영자에 의해 채택되었으나 근로자에게 더 많은 해결책을 제공해 준다.

그러나 2003년 미국 지방법원은 IBM의 현금 잔고 설계가 연령차별금지법을 위반하였다고 판결했다. 이 결정에서 근로자 편에선 판사는 급여를 지급할 때에 사용되는 설계의 계산이 노령근로자를 차별했다고 주장하였다. 이 판결은 많은 회사의 현금 잔고 설계를 중지시키는 원인이 됐으며, 대신에 일정 기여 설계를 제공하였다. 연방 법원은 이러한 설계의 법적 지위를 명확히 하려고 한다.[12)]

3) 근로자퇴직소득보장법

연금설계가 어떻게 관리되고, 연금기금이 어떻게 보호되는지에 대한 폭 넓은 비판들이 1974년 근로자퇴직보장법의 통과를 이끌었다. 이 법의 목적은 근로자가 퇴직할 때에 돈을 받는 퇴직연금기금에 의존하는 연금에 돈을 적립하는 근로자들을 안심시키기 위해 민간 연금 설계를 규제하기 위한 것이다.

(4) 연금 용어와 개념

연금 설계는 기여적(contributory) 또는 비기여적(noncontributory)일 수도 있다. 기여적 설계에서는 근로자와 사용자 양쪽이 다 연금 급여를 위해 돈을 지불한다. 비기여적 설계에서는 사용자가 연금급여를 위한 모든 기금을 납부한다. 예상하다시피, 근로자와 노조는 비기여적 설계의 사용을 선호한다.

연금 설계를 위해 근로자에게 일정한 권리가 수반된다. 여러 법률과 조항에서 근로자들이 연금급여를 받을 수 있도록 근로자의 권한을 마련하였다. 만약 근로자가 일정기간을 일했다면 연금을 받을 수 있는 권한을 주는 것이다. 만약 근로자가 일정기간을 채우기 전에 퇴직한다면 그들이 기여한 기금 외에는 연금을 받을 권한이 없다. 만약 근로자가 일정기간 이상 근무하면 그들은 연금을 받을 권한을 갖고 그들 자신과 사용자가 부담한 기금을 받게 된다.

일부 근로자 연금의 또 다른 특징은 이전 가능성(portability)이다. 이전 가능한 설계에서 근로자는 한 사용자에서 다른 사용자로 연금급여를 이전할 수 있다. 이전 가능한 연금 설계를 제공하는 조직들이 늘고 있다. 근로자들이 전통적인 연금급여를 받기 위해 퇴직할 때까지 기다려야 하는 대신에 이전 가능한 설계는 다른 방법을 택한다. 일단 근로자가 일정기간, 예를 들어 5년의 연금 권한이 있다면 이들의 기금 잔고를 다른 연금 설계로 이전하는 것이다.

(5) 개인적 퇴직 선택권

여러 퇴직급여 선택권의 이용은 연금 영역를 더욱 복잡하게 한다. 가장 일반적인 선택권은 개인적 퇴직 계정(IRAs), 401(k), 403(b) 설계, 457 설계이다. 이들 설계들은 조직의 연금 설계에 추가해서 이용할 수 있다.

1) 개인적 퇴직 계정

IRA는 근로자가 퇴직할 때까지 세금을 내지 않고 기금을 적립할 수 있는 특별계정이다. IRA의 가장 큰 장점은 추가로 퇴직기금을 적립할 수 있으며, 후에 세금을 내야 하는 소득을 이전할 수 있다는 점이다. 1997년에 개정된 IRA의 특별형태인 연방법은 IRA의 이용을 증가시킬 것이다.

2) 401(k), 403(b), 457 계획

403(b)과 457 프랜은 비영리 조직의 근로자만 이용할 수 있으며, 반면에 401(k)는 영리와 비영리 모든 조직에서 이용할 수 있다. 이 설계는 개개 근로자들이 일정비율만큼 현재 급여의 일정 비율 감소를 선택할 수 있으며, 이 경우에 퇴직연금 설계의 기금으로 사용할 수 있다.

5. 보건의료 급여

많은 보건의료 부문의 경영진들은 보험을 통해서 다양한 보건의료 서비스나 의료급여를 제공한다. 가장 일반적인 설계는 근로자나 부양가족을 위해 의료, 치과, 약제 처방, 안과 의료의 비용을 지불하는 것이다. 치과 보험은 많은 근로자에게 중요하다. 일부 치과 설계에는 교정도 포함되는데, 일부 가족에게는 중요한 비용이다. 일부 경영진은 의료보험 설계에 정신치료 카운슬링도 포함하는데 많지는 않다.

건강보험의 비용은 지난 수십 년 동안 인플레이션을 초과해서 상승하여 왔다. 근로자 한 사람당 평균 보건의료 비용의 추정액은 일년에 6,300달러 이상이다.[13] 1990년대 말, 보건의료 비용의 급격한 상승은 많은 경영자들로 하여금 일치단결하여 보건의료 비용을 줄이고 보험료를 억제하는 노력을 하게 만들었다. 일시적으로 이러한 비용 절감 노력이 성공하였지만 보건의료 급여비용은 또다시 증가하였다. 현재 많은 보건의료 부문의 경영진들은 특히 소규모 집단개업의와 클리닉은 근로자에게 건강보험을 제공할 수 있는 능력에 대해 심사숙고하고 있다.

(1) 보건의료 급여 비용의 조정

보건의료 급여를 제공하는 보건의료 부문의 경영진들은 이들 비용을 절감하기 위해 여러 방법을 사용하고 있다. 가장 두드러진 변화들이 공동부담제, 근로자 부담, 관리의료, 소비자 중심 건강 플랜으로의 전환들이다.

1) 공동부담제와 근로자 부담 증가

건강보험 비용이 상승함에 따라 경영진들은 근로자들에게 비용의 일부를 전가시키려고 한다. 공동부담제 방침은 근로자들에게 건강보험료, 의료비용, 약제 처방의 비용의 일부를 지불하도록 요구하는 것이다.

400명의 경영자를 대상으로 한 조사에 의하면, 근로자에게 새로이 또는 추가적 부담을 늘리는 방안이 가장 널리 사용되는 비용 조절 방안이었다. 한 사람당 50달러에서 250달러까지 비용 공제를 인상한 경영자는 근로자의 보건의료 서비스 감소와 약제 처방의 감소로 상당한 보건의료 비용의 감소를 실감하였다. 숫자로 제시된 비용의 추적도 매우 중요한 의미가 있었다.

많은 근로자들은 병원이나 의사에 의해 제공된 보건의료 서비스가 불필요하거나 잘못 청구되거나 고의로 과다 청구했음을 알게 됐기 때문이다. 결과적으로 경영자와 보험회사들은 의료행위와 비용청구에 대해 의료이용도의 조사를 요구한다.

이러한 과정에는 두 가지 선택이 있는데, 의료 행위의 조사와 의료 행위에 대한 비용의 조사이다. 이러한 변화는 보건의료 전달체계 내에서 전달된 의료행위가 개인적 경험에 기인해서 행해진다고 생각하는 보건의료 종사자들에게는 쉽게 받아들여지지 않는다.

많은 공동부담과 공제를 요구하는 것은 보건의료 부문의 근로자들, 특히 초기 진료비용을 부담하는 근로자로부터 상당한 저항을 받고 있다. 이와 같은 급여 형태에서는 보건의료 비용의 초기 진료비용이 되는 모든 경비는 근로자의 보험에서 지급된다.

전문가들은 초기 진료비용이 기본적 보건의료 설계에 포함되면 많은 근로자들은 가벼운 질환일 경우도 의사를 찾게 되고, 이의 결과로 급여비용이 가파르게 증가하게 된다고 주장한다.

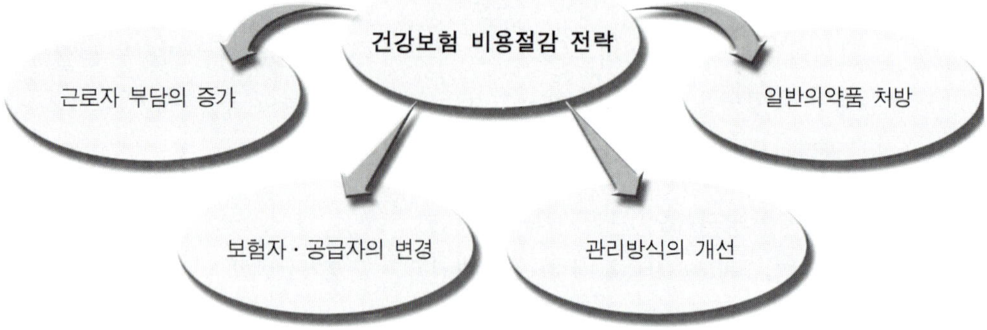

그림 13-3 보건의료 급여의 비용 절감 전략

대부분의 노동조합 계약은 초기 진료비용 혜택을 가지고 있으며, 경영자에 의한 공동부담의 증가와 그 도입을 위한 협상 시도는 많은 파업의 원인이 되고 있다.

2) 관리 의료의 활용

프로그램의 여러 형태는 경영진에 의해 지급되는 보건의료 비용을 줄이려고 시도된다. 관리의료는 의료시장의 선택과 제한을 통해 의료비용을 감소시키고 감시하는 접근방안들로 구성되어 있다. 관리의료 설계는 일차 의료와 예방 의료를 강조하며, 병원과 의사와 진료비용을 협상하고, 어떤 종류의 치료는 억제하고 낮은 진료비용을 청구하는 공급자의 활용을 강조한다.

관리의료 접근방안의 하나는 선불공급자조직인데, 이 방식은 보건의료공급자가 하나의 경영자나 또는 경영자 집단과 일정한 율에 의해 근로자들에게 보건의료 서비스를 공급하도록 계약하는 것이다. 근로자들은 그들이 비용의 차액을 지불하겠다면 다른 공급자에게 갈 수 있는 자유가 있다. POS(Point Of Service) 방식은 관리의료와 유사한데, 지정된 공급자를 이용하는 근로자에게 재정적인 인센티브 제공하는 방식이다.

관리의료의 또 다른 방식은 건강유지기구(Health Maintenance Organization)인데, 이 방식은 선불지급으로 일정기간 동안 서비스를 제공하는 방식이다. HMO는 예방과 교정을 강조한다. 경영진은 입원을 제외하고는 HMO와 의료진과 계약을 한다. 경영자는 등록된 근로자와 가족에 대해 일정률의 비용을 지불한다.

등록된 개인들이 횟수에 관계없이 HMO를 이용할 수 있으며, 추가적인 방침에 의해 입원서비스도 이용할 수 있다. HMO가 폭 넓게 이용되고 있지만 많은 경영진들은 보건의료 급여비용의 절감을 위해 다른 방법을 찾고 있다.

3) 소비자중심 건강 계획

대부분의 경영진들은 근로자에게 초점을 맞춘 건강급여 설계를 시도하고 있다. 가장 많이 거론되는 방식이 소비자중심 건강 플랜인데, 이 방식은 근로자 자신의 건강관련 비용을 제공하는 것이다. 많은 회사들이 이 방식으로 전환하였으며, 더 많은 조직들이 이 방식을 도입하려고 한다.

일명 한정된 기여건강 플랜이라고 불리는 이 방식에서는 경영자가 일정액을 근로자의 계정에 넣고, 활용할 수 있는 여러 대안들을 선택하는 방식이다. 그러면 근로자는 이들 선택 대안들 중에서 선택해 활용하고 그들의 계정에서 비용을 지불하는 것이다.

예를 들어 경영자가 근로자의 계정에 매달 250달러를 넣는다고 가정하자. 이때 근로자는 HMO에 매달 230달러를 지불하고 나머지 20달러를 생명보험에 추가로 가입하는 것이다. 다른 근로자의 경우는 가족보험에 480달러를 지급하고 그 근로자의 봉급에서 230달러를 공제하는 것이다.

소비자중심 건강 플랜은 변동성 건강소비계정, 건강상환협정, 의료저축계정, 건강저축계정과 연결해서 시행할 수 있다. 세금과 관련해서는 약간의 차이는 있지만, 이들 프로그램 모두 정당하게 계정에 면세저축을 할 수 있다.[15] 이 경우 이 돈들은 의료비용 · 건강보험료 · 큰 재난비용 · 사용자에 의해 부담되지 않는 건강 관련 비용을 지급하기 위해 꺼내 쓸 수 있다.[16]

이와 같은 플랜들은 사용자에게도 두 가지 이점이 있다. 하나는 보건의료 비용의 많은 부분이 근로자에게 전가되기 때문인데, 이는 사용자 기여금이 보건의료 비용의 빠른 증가만큼 증가하지 않는다. 또 하나는 보건의료 서비스 이용조절의 중심이 보건의료의 이용 여부의 선택권을 가진 근로자에게 있는 점이다.

대부분의 보건의료 부문의 경영자들은 규모에 관계없이 보건의료 비용과 또 이를 절감할 수 있는 방안에 대한 교육 프로그램을 제공하고 있다. 소식지, 웹 사이트, 정기적 강좌개설 등의 방법으로 왜 보건의료 비용이 증가하는지, 이를 절감하기 위해서는 무엇을 해야 하는지 등에 대해 근로자들이 이해할 수 있도록 한다.

일부 경영자는 건강습관을 증진시키는 데 재정적 유인책을 제공하는 프로그램을 시행한다. 이들 프로그램들은 14장에서 다루어진다. 즉 금연, 체중감소, 운동 프로그램에의 참여 근로자에게 보상을 하는 것 등이다.

(2) 보건의료 입법

1) COBRA 조항

COBRA(Consolidated Omnibus Budget Reconciliation Act)의 법적인 의무는 20명 이상의 근로자를 가진 대부분의 사업장(교회나 연방정부 제외)은 다음의 경우에 보건의료 급여범위를 확대 제공하도록 하고 있다.

① 위법행위로 인한 사람을 제외하고 자발적으로 퇴직한 사람
② 이전 또는 현재 미망인이나 이혼한 사람과 그 자녀
③ 보험 적용이 끝난 퇴직자나 그 배우자

사용자는 이혼, 사망, 퇴직 기타 다른 사유로 지위 변동이 있는 근로자나 그 부양가족, 배우자에 대해 60일 안에 COBRA에 통보하여야 한다. 이 적용은 자격요건에 따라 18개월에서 36개월 동안 적용되어야 한다. 이미 퇴직을 한 사람은 보험료를 부담하여야 하며, 사용자는 현 재직근로자 보험료의 102%까지 부담시킬 수 있다.

대부분의 보건의료 부문 경영자에게는 COBRA의 요구사항이 비용의 추가부담이거나 추가의 사무 처리를 의미한다. 예를 들어 경영자는 전 근로자를 추적하여야 하며, 그들의 부양가족에게 통보하여야 한다. 2%의 추가 보험료 부담이 관련 비용을 다 보장하지는 않으며, 대개는 비용이 더 들어가게 된다.

2) HIPPA 조항

1996년 제정된 HIPPA(Health Insurance Portability and Accountability Act)는 근로자가 이전의 건강상태와 관계없이 추가 보험적용을 받기 위해 사용자를 변경할 수 있는 조항이다. 법은 상병근로자의 적용 범위를 축소하는 집단보험 플랜을 금지하며, 집단보험을 탈퇴하는 근로자들이 이용할 수 있는 개별 적용을 만들 것을 권고하고 있다.

HIPPA법은 의료정보의 비밀성을 유지하고 보호하기 위한 건강정보 보호와 관

련해 개인의료 정보의 노출과 접근을 관리하기 위해 보건의료 공급자, 보험회사, 기타 관련 조직에 높은 수준의 권고안을 제정하였다. 이들 조항들은 사용자가 급여정보와 관련하여 근로자의 개인의료 정보를 어떻게 관리할 것인지에 영향을 미친다.

6. 재정, 보험, 기타 급여

보건의료 부문의 경영진은 근로자들에게 폭 넓은 여러 급여를 제공할 수 있다. 이에는 재정급여, 건강관련 보험급여, 교육급여, 사회보장급여, 레크레이션 급여가 있다. 이들 급여들은 근로자의 고용을 유지하고 충원하는 데 도움이 될 수 있다. 근로자들은 이들 급여를 받는 것을 좋아하는데, 이는 소득과 다르게 세금이 부과되지 않기 때문이다.

(1) 재정급여

재정급여는 다양한 항목을 포함한다. 경영자에 의해 보증되는 신용조합은 근로자들에게 저축과 대출 서비스를 제공한다. 근로자는 절약저축 설계를 이용할 수 있다. 예를 들면 저축 플랜에서 조직은 401(k)에서 근로자들에 의해 투자된 액수와 동일한 자금을 제공한다. 대규모 조직의 경우, 근로자는 그들의 기여금의 6% 이상에 해당하는 상응된 기여금을 받는다.

(2) 보험급여

건강관련 보험에 추가해서 일부 경영자는 다른 형태의 보험을 제공한다. 이들 급여들은 근로자에게 큰 이익이 되는데, 이는 근로자는 이들 비용의 일부만 지불하기 때문이다. 경영자가 이들 비용을 지불하지 않는 경우에도 근로자들에게는 이득이 되는데, 이는 집단 프로그램을 적용해 낮은 보험요율을 적용받기 때문이다.

1) 생명보험

경영자는 일반적으로 근로자를 위해 생명보험을 제공한다. 생명보험은 집단정책으로 구입하며, 경영자는 보험료의 전부 또는 일부를 지급한다. 하지만 급여의 수준은 낮으며 또한 근로자의 기본급에 비례하도록 되어 있는데, 급여의 전형적인 수준은 근로자 연봉의 한 배 또는 두 배이다.

일부 집행부는 집행부 보상정책의 하나로 높은 급여를 받기도 한다. 보건의료 부문의 경영진은 많은 경우에 근로자가 전액 보험료를 부담하는 추가 선택적 생명보험을 제공하는데, 그래도 집단율을 적용받아 낮은 보험료를 부담한다.

2) 장해보험

단기와 장기의 장해보험은 대개의 경우에 근로자의 급여수준과 연계되어 있다. 이런 형태의 보험은 일을 할 수 없게 되거나 장해를 입은 근로자에게 계속적인 소득보장을 제공한다. 장기장해보험이 더 일반적이다. 이는 많은 경영자들이 매년 병가를 허용함으로써 단기장해 상황을 상쇄하기 때문이다.

대부분의 경영자들은 근로자들의 산재 보상 요구를 감소시키기 위해 장해보험 프로그램을 통합하려고 한다. 이것은 비용 절감과 조정을 용이하게 하기 위한 종합장해관리 프로그램이 증가하는 이유이다.

(3) 교육급여

많은 보건의료 부문 근로자들이 활용하는 급여는 교재와 실험재료를 포함하는 학위 프로그램과 정규교육과정과 관련된 모든 또는 일부 비용을 지급하는 교육지원 프로그램이다. 일부 경영자는 받은 점수 등급의 비율에 따라 지급하며, 다른 경우에는 단순히 C 이상의 통과 등급만을 요구하기도 한다.

한 예로서 가정의학 클리닉의 근로자들이 매년 등록금 급여로 1,700달러를 지급받는다. 이들은 이 돈을 직접 업무와 관련된 학과에 들어가기 위해 사용할 수도 있고, 승진을 위해 준비하는 데 사용할 수도 있다. 사용자에 의해 지급된 교육비가 특별한 조건이 없는 한 근로자의 교육비는 세금을 내야 하는 소득으로 간주하여야 한다.

(4) 사회보장과 레크레이션 급여

볼링 연맹, 소풍과 파티, 경영자 후원 체육팀, 조직 소유 레크레이션 숙박시설, 기타 경영자 후원 여러 활동과 취미활동과 같은 급여나 서비스는 사회와 레크레이션적 특성을 가지고 있다. 근로자의 안녕에 대한 관심은 증가하고 있으며, 많은 회사들은 레크레이션 시설과 활동을 지원하고 있다. 하지만 경영자들은 이와 같은 조직과 관련한 모든 활동의 관리를 하여야 하는데, 이는 법적 책임을 질 수 있기 때문이다.

(5) 가족친화 급여와 가정의료휴가법

미국 내에서 가정의 구성은 지난 십여 년 사이에 크게 변화하였다. 전통적인 가정에서 - 아버지가 주 수입원으로서 절대적인 권위를 가졌으나, 지금은 어머니가 집에서 아이를 양육하는 - 수는 크게 감소했다. 그 반면에 맞벌이 가정의 비율이 두 배 이상 증가하였다. 맞벌이 가정을 비롯하여 한 부모 가정의 증가와 근로자의 업무 요구량의 증가는 경영자로 하여금 가족친화 급여를 강조하게 되었다.

경영자는 지원을 제공하기 위해 다양한 가족친화 급여방안을 마련하였으며, 연방정부는 가정의료휴가법을 1993년에 제정하였다. 가정의료휴가법은 사업장 반경 75마일 이내에 거주하는 50세 이상 모든 근로자에게 적용되며, 연방 · 주 · 민간경영자 모두에게 적용된다. 적어도 12개월 이상으로 전년도에 1,250시간 이상 근무한 근로자만 이 법에 의한 휴가를 받을 수 있다.

1) 가정의료휴가법의 자격 조건

법은 다음의 하나 이상의 경우에 12개월 동안 총 12주의 휴가를 받을 수 있도록 하고 있다.

- 출산, 입양, 아이의 양육
- 위중한 건강문제로 인한 부모, 자녀, 배우자의 간호
- 근로자의 위중한 건강상태

심각한 건강상태는 입원, 호스피스 또는 재택진료, 계속적인 의사의 진료가 필요한 경우 등을 말한다. 사용자는 이러한 질병을 확인할 수 있는 의사의 증명서를 요구할 수도 있다.

가정의료휴가법은 근로자의 휴가와 관련하여 다음의 지침을 제시하고 있다.

① 가정의료 휴가를 받은 근로자는 같은 직무 또는 동등한 지위나 급여의 직무로 돌아올 수 있어야 한다.
② 건강보험 급여는 휴가기간 동안 같은 수준으로 계속 받을 수 있어야 한다.
③ 휴가는 출산 · 입양 · 아이 양육의 사유가 있을 때, 사용자의 동의와 근로자의 요청에 의해 계속적 또는 중간 중간 받을 수 있다. 중한 건강상태의 경우에는 사용자의 동의가 반드시 필요치는 않다.

④ 근로자는 무급 휴가를 받기 전에 개인 연가와 유급휴가 모두를 우선적으로 사용할 수 있다.

⑤ 근로자는 실제 상황의 경우, 30일 전의 통보를 요구받을 수 있다.

(6) 가족간호 급여

많은 보건의료조직과 근로자들에게 가족문제의 중요성이 점차 강조되고 있다. 대부분의 보건의료조직들은 여성 노동력의 비중이 크다. 따라서 입양급여 · 자녀양육 급여 · 노인 간호 프로그램이 고용유지와 충원 목적을 위해 매우 중요한 급여이다. 자녀양육의 책임에 있어서 남성의 역할이 커지고 있다는 연구 결과들이 있지만 아직도 자녀양육 책임의 많은 부분이 여성 근로자에 의존한다. 만약 보건의료 부문 경영자가 숙련된 여성 근로자를 원한다면 이들은 급여제공 목록에 이 프로그램들을 포함시켜야 한다.

1) 입양급여

앞에 기술한 것처럼 보건의료 부문의 경영자들은 그들의 근로자와 배우자가 아이를 출산했을 때에 부성과 모성급여를 제공한다. 이러한 출산과 비교해서 자녀를 입양하는 근로자의 수는 상대적으로 적다. 하지만 공정성의 관점에서 입양을 하는 근로자에게도 급여를 제공하는 조직이 늘어나고 있다.

윤리준수 (Ethical Practices and Compliance)

가정의료휴가법의 제정 이후 다음의 요인들이 분명해졌다. 첫째, 근로자의 상당한 비율이 가정의료 휴가를 얻고 있다. 조사 결과 25세에서 34세에 해당하는 근로자와 여성들이 출산과 관련해서 가정의료 휴가를 더 많이 사용한다.

둘째, 많은 근로자들이 법의 보호를 받지 못하고 있다. 일부 사용자는 휴가를 거부하거나 휴가가 끝난 후에 복직을 못하게 한다. 결과적으로 많은 소송이 있었고, 소송의 결과는 사용자가 패소하였다. 가정의료휴가법과 관련하여 사용자들의 문제는 근로자들이 가정 휴가를 사용하거나 요청할 때의 환경의 다양성 때문에 발생한다. 사용자들은 이 법이 언제 어떻게 적용할지에 대해 어려움을 가지고 있다. 미국 대법원의 판결은 사용자들이 근로자들의 가정의료 휴가를 인정하는 것과 관련된 의사소통을 명확히 해 준다.

셋째, 사용자들은 가정의료휴가법에 의해 받은 휴가에 대해 급여를 지급하지 않는다. 하지만 일부 주들은 유급가정휴가관련법 제정을 추진하거나 제정하였다.

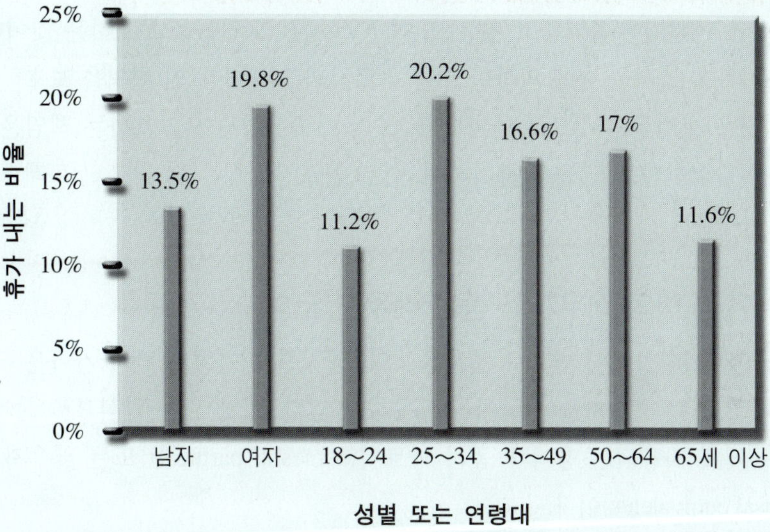

가정의료 휴가를 받은 비율

한 예로 캘리포니아 법은 6주 간의 휴가기간 동안 일주일마다 급여의 최대 55%를 제공하도록 하고 있다. 마지막으로 보건의료 부문의 경영자에게 어려운 점의 하나는 가정 휴가를 떠난 근로자의 업무를 충당하는 일이다.

이러한 어려움은 복잡한데, 왜냐 하면 법은 이들이 휴가에서 돌아오면 동일 수준의 급여나 직무를 제공하여야 하기 때문이다. 여러 상이한 근로자, 가정, 의료적 환경과 업무 요구에 균형을 맞추기 위해 보건의료 인적자원관리 전문가들은 가정의료휴가법을 따르는 중요한 지침을 세웠다.

2) 자녀보호

직장과 가정의 책임 균형을 맞추는 것은 보건의료 부문의 근로자에게 중요한 도전이다. 한 부모 가정이나 맞벌이 가정의 근로자들은 양질의 여유 있는 자녀양육에 대해 어려운 경험을 가지고 있다. 보건의료 부문의 경영자들은 직장내 탁아시설을 제공하는 것에서부터 양질의 영유아 보호전문가에게 자녀를 이송시켜 주는 서비스에 이르기까지 여러 방법으로 자녀양육 문제에 접근하고 있다.

3) 노인보호

가족과 관련되어 증가하고 있는 또 다른 문제는 노인들을 보호하는 것이다. 여러 조직들이 조사한 바에 의하면 그들 근로자의 30%가 노인 친척을 보호하기 위해 직장을 그만두는 것으로 나타났다. 노인 가족구성원을 보호하는 책임은 업무성과를 감소시키고, 결근이 증가하며, 관련 근로자에게는 더 많은 스트레스의 결과를 가져온다.

(7) 가정 내의 배우자와 동등 배우자 급여

미국 내 생활양식의 변화로 결혼을 하지 않았으나 다른 사람과 가까운 관계를 유지하고 있는 근로자들이 급여를 요구하고 있다. 이와 같은 방식으로 살아가는 개인들에게 사용되는 용어가 동거 파트너(domestic partners) 또는 배우자 동등(spousal equivalents)이다.

이들 근로자에 의해서 주장되는 논거는 결혼한 근로자의 배우자에게 급여가 제공된다면, 그 급여가 배우자 없는 근로자라고 하지만 다른 형태의 생활양식을 가진 관계자에게도 제공되어야 한다는 것이다. 이 관점은 다음에 의해 강화될 수 있다. ① 공식적으로 결혼 전 또는 결혼하는 대신에 함께 사는 이성의 비율이 증가한다. ② 게이와 레즈비언들이 그들의 생활양식의 개방을 늘리고 있다.

남편 · 부인 · 자녀로 구성되는 전통적 의미의 가족 비율이 오늘날에는 25%밖에 되지 않는다. 결혼한 가정에서 사는 사람보다 결혼하지 않고 파트너를 가진 가정의 수가 더 급속히 증가하고 있는 것이다. 일부 조사에 의하면 이런 형태의 가정에 급여를 제공하는 사업장이 1~2% 범위로 증가할 수 있음을 보여 준다.

만약 급여가 이성 커플에까지 적용하면 2%에 가깝게 될 것이다. 500대 기업의 40%가 현재 이와 같은 급여를 제공하며, 급여를 제공하는 경영자의 3분의 2가 결혼하지 않고 동성 또는 이성인 커플에게 급여를 제공한다. 가정내 파트너에게 급여를 확대하는 결정은 동성애 생활양식에 반대하는 종교지도자로부터 비난을 받고 있다. 그렇지만 가정 내 파트너 급여를 활용하는 대부분의 근로자는 이성애 관계를 유지하고 있다.

(8) 근무시간 외 급여

보건의료 부문의 경영자들은 여러 상황하에서 근무시간 외에 대해서도 근로자에게 급여를 지급한다. 점심시간 · 휴식시간 · 휴일 · 휴가의 급여가 일반적이다.

그러나 다른 경우에도 휴가가 제공된다. 근무시간 외 급여는 전체 보상의 약 5~13%를 차지한다. 전형적인 근무시간 외 급여는 공휴일 급여, 휴가 급여 등이 있다.

1) 의료와 병가

경영자들은 급여와 관계없이 다양한 이유로 결근을 인정한다. 의료 · 병가 · 근무시간 외 급여는 밀접한 관련이 있다. 대부분 경영자들은 제한된 일수 안에서 질병으로 인한 결근에 대해서는 급여 손실 없는 결근을 허용한다. 일부 경영자는 사용하지 않은 병가를 모아서 큰 질병의 경우에 사용하게 하기도 한다.

일부 경영자는 사용하지 않은 병가에 대해 급여를 지급한다. 일부 조직에서는 병가를 받지 않은 대신에 받는 보충급여를 지급함으로써 병가를 사용하지 않도록 하고 있다.

2) 근무시간 외 급여와 상병은행 확대

대부분의 보건의료 부문의 경영자들은 근무시간 외 급여 플랜과 상병은행 확대를 이용하고 있다. 근무시간 외 급여는 근로자의 단기 병가나 개인적 휴가, 정식 휴가나 공휴일을 급여를 받을 수 없는 총 일수 또는 총 시간과 결합하는 것이다.[20] 상병은행 프로그램은 근로자로 하여금 장해가 아닌 경우의 모성간호 같은 건강관련 보호나 장기 상병의 경우에 사용할 수 있는 시간을 축적할 수 있도록 허용하는 것이다.

한 조직에서 특정 병가 일수를 지정하지 않고, 근무시간 외 플랜을 시행했을 때 결근율이 감소하고 결근 예정률이 개선되었으며, 근로자의 휴가정책 순응도가 증진됨을 발견하였다. 그림 13-4는 근무시간 외 급여와 상병은행의 예를 나타낸 그림이다.

	근무기간 (연수)	정규 근로자의 연 누적시간		
		시간 외 급여	상병은행	합계
2주 휴가 수당	1~5	176	56	232
3주 휴가 수당	5~12	216	56	272
4주 휴가 수당	20 이상	256	56	312

그림 13-4 근무시간 외 급여와 상병은행 확대

3) 기타 휴가

기타 다른 휴가는 여러 경우에 제공된다. 예를 들어 군복부휴가, 선거휴가, 재판휴가가 일부 주와 연방법에 의해 요구된다. 경영자들은 일반적으로 군복무 · 선거 · 재판급여와 근로자의 급여 사이의 차액을 지급한다. 일부 회사는 근로자의 군복무 기간과 급여를 다 허용하며, 근로자는 군복무 급여 전액을 지급받는다. 연방법은 여름 캠프와 훈련 기간을 받은 군복무자에게 차별적인 행위를 금지하고 있다.

장례 또는 사별 휴가도 근로자에게 제공되는 일반적인 휴가이다. 경영자의 방침이나 근로자의 근무규정에 기술된 것처럼 가족 사망의 경우에는 3일 이상의 휴가가 주어진다. 일부 방침의 경우, 친구나 먼 친척이 사망하였을 때는 무급 휴가가 제공될 수 있다.

7. 급여 행정

근로자들은 경영자에 의해 제공되는 급여와 관련된 비용과 가치에 대해 일반적으로 모르고 있다. 지금부터 급여전달과 만족에 대해 소개한다.

(1) 급여 홍보

대부분의 경영자들은 그들이 제공하는 급여의 가치에 대해 근로자에게 알리는 특별한 급여전달체계를 가지고 있다. 조직의 웹 사이트나 사내 통신망의 활용은 훌륭한 급여 홍보 방법이다.

1) 급여 기술서

일부 보건의료 부문의 경영자들은 각 근로자들에게 복지급여를 달러로 환산한 연 개인적 급여 기술서를 준다. ERISA의 연방 규정은 근로자들이 매년 연금보고 기술을 받으라고 한다. 이것은 개인적 기술서에 포함될 수 있다. 개인적인 기술서를 받음으로써 근로자는 자신이 받은 급여의 가치가 어느 정도인지를 알 수 있다. 경영자들은 급여비용에 대해 근로자를 교육시킴으로써 비용을 더 잘 관리할 수 있고 급여에 대해 근로자들이 더 잘 인식할 수 있기를 희망한다.

2) 인적자원 정보 체계와 급여 홍보

인터넷에 연결된 인적 자원 정보 체계의 도입은 근로자에게 급여 정보를 제공하는 또 하나의 연결망이다. 급여 관리를 위해 근로자에게 제공되는 서비스는 근로자에게 급여 정보를 실시간으로 제공해 준다.

직장이나 가정의 컴퓨터를 활용하거나 다른 정보기술 장비의 사용은 급여선택의 변경이나 급여계정 확인을 하게 해 주고 보건의료 인적자원관리 전문가나 외부 급여제공자에게 질문할 수 있게 해 준다.

(2) 선택급여

프렉스(flex) 또는 카페테리아(Cafeteria) 계획으로 불리우는 선택급여 계획(flexible benefits plan)은 경영자에 의해 제공되는 급여들 중에서 근로자들이 선호하는 급여를 선택하게 하는 것이다. 다양하게 급여선택을 할 수 있게 함으로써 제한된 범위 안에서 각 근로자는 급여 조합을 선택할 수 있게 된다. 노동력 구성의 변화의 결과로 선택급여 플랜은 점차 증가하고 있다.

1) 선택소비 계정

현재의 세법 하에서(IRS Code 125항), 근로자들은 세금을 납부하기 전에 일부 소득을 일부 연금 계정으로 돌릴 수 있다. 이러한 선택소비 계정은 근로자로 하여금 납세 전의 소득으로 추가 연금을 구입할 수 있게 해 준다.

계정에 적립된 자금들은 다음을 위해 사용할 수 있다. ① 아스피린처럼 비처방약제의 구입이나 공동부담을 포함한 보건의료 경비, ② 생명보험, ③ 장해보험, ④ 피부양자 의료급여 등이다. 이들 선택소비 계정은 선택연금 플랜처럼 경영자들에게 더 많이 채택되고 있다.

(3) 장래의 복지급여

근로자의 욕구는 변화하고 있다. IRS code에 의한 이러한 변화들은 연금제도를 더 복잡하게 만들고 있으며, 이의 결과로 연금의 기능들은 보건의료 인적자원관리, 연금 플랜, 건강보험 관리에 있어서 외부 용역으로 바뀌고 있다. 또한 연금급여 관리, 서비스, 재무보고, 회계, 승낙과 보고 등의 COBRA 목표는 모든 연금급여의 외부관리를 목적으로 하고 있다.

많은 근로자들은 인터넷을 통한 연금지원체계에 접근이 가능하다.

예를 들어 인터넷의 사용은 여러 투자 항목 중에서 펀드를 변경하거나 퇴직펀드 계정을 확인할 수 있게 해 준다.

8. 변동급여 : 성과에 대한 인센티브

보수와 후생급여는 보상의 두 요소를 구성한다. 많은 보건의료 부문의 근로자에게 세 번째 보상급여는 변동급여이다. 이것은 개인 · 팀 · 조직성과에 연계되어 있는 보상이다. 전통적으로 인센티브라고 알려진 변동급여 플랜은 정상 예상치를 넘은 성과에 대해 보상을 제공하는 것이다.[21] 변동급여의 여러 형태는 개인 · 집단 · 조직에 대해 실시할 수 있다.

(1) 변동급여의 형태

개인적 인센티브는 개인적인 성과와 노력에 대해 보상을 하는 것이다. 보건의료 부문의 근로자에게 제공되는 가장 일반적인 형태는 보너스이다. 다른 형태로는 공로상 · 휴가 · 상품권이 있다.

조직이 업무집단 전체나 팀별 성과로 보상할 경우, 구성원들 사이의 협동심은 항상 증가한다. 그렇지만 주어진 상황 하에서 다른 팀과의 보상을 위한 경쟁 때문에 전체적인 성과는 감소할 수 있다. 가장 일반적인 팀별 집단 인센티브 정책은 공유 플랜이다. 이는 성과 목표에 대해 측정할 수 있는 목표를 공유하는 것이다. 공유 프로그램은 질의 증진, 비용의 감소, 기타 측정할 수 있는 결과에 초점을 맞춘다.

조직적 인센티브 정책은 조직 전체의 성과 결과에 기초해서 근로자에게 보상하는 것이다. 이러한 접근방식은 함께 일하는 모든 근로자가 좀 더 나은 재정적 성과를 낼 수 있는 결과를 달성할 수 있다. 이와 같은 프로그램에서는 각 근로자의 기본급의 비율로 계산된 급여를 통해 조직 전체의 재정적 보수를 분배한다.

또한 조직적 인센티브가 조직 전체 근로자에게 큰 덩어리로 지급될 수도 있으며, 차이가 나는 액수가 근로자의 수준에 따라 달리 지급될 수도 있다. 경력이 많은 보건의료 부문의 관리자나 집행진은 근로자의 납세 가능성을 최소화하기 위해 변동급여를 지연해서 제공하기도 한다. 그림 13-5는 변동급여 플랜 또는 인센티브 정책의 형태를 보여 주는 표이다.

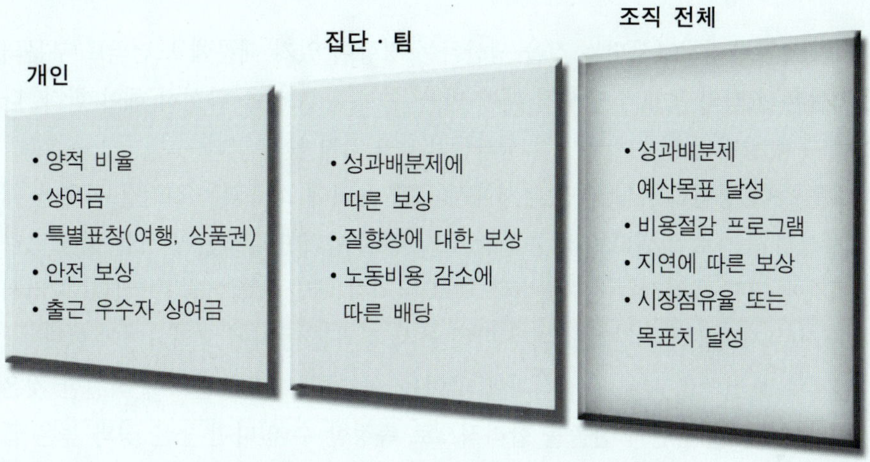

그림 13-5 보건의료 부문의 변동급여 플랜의 형태

대부분의 보건의료 부문의 경영자들은 성과증진의 보상과 조직 목표에 개인의 성과를 연계시키기 위해 변동 인센티브 제도를 채택한다. 다른 목적으로는 생산성 향상이나 근로자 고용유지 증진이 있을 수 있다. 변동급여 플랜은 조직의 목표를 근로자의들이 극복했을 때에 성공적이라고 간주한다.

인센티브 정책의 차원에서 근로자들에게 보상하는 개념은 보건의료 부문의 경우에 비교적 사용되지 않고 있다. 미국의 대부분의 급성질환 병원은 비영리로 운영된다. 이들 임무의 주요 구성요소가 봉사이다. 자선을 의무로 운영되는 병원에 있어 근로자들에게 인센티브 보상을 지급하는 것은 조직의 임무에 반하는 것이라고 생각된다.

보건의료 부문의 다른 영역, 특히 내과 클리닉 같이 영리로 운영되는 조직의 경우는 인센티브 보상 프로그램이 매우 유용하였다. 보건의료 부문의 근로자가 부족한 상황에서 보건의료조직들은 능력있는 근로자의 고용유지와 충원을 위해서뿐만 아니라 성과에 대한 보상을 연계시킴으로써 근로자의 능력을 증진시켜야 한다.

(2) 효과적인 변동급여 플랜

변동급여체계는 바람직한 성과와 연계되어야 한다. 근로자들은 그들의 노력과 재정적인 보상과의 사이에서 직접적 관련성을 보아야 한다. 실제로 높은 성과를 보이는 조직들은 낮은 성과를 보이는 회사보다 그들의 높은 성과를 보이는 근로자에 대한 인센티브 급여가 더 많다.

사람들은 측정 · 보상되는 것을 생산하는 경향이 있기 때문에 보건의료 부문의 조직들은 조직의 목표가 달성될 때에 받을 수 있는 보상을 확실히 해야 한다. 다양한 측정 방법의 활용이 다양한 성과들을 빠뜨리지 않게 한다.

예를 들어 병원의 예약 담당 부서에서 전화 응답에 소요되는 시간을 줄였을 때에 생산성 증가로 인센티브 점수를 준다고 하자. 이러한 감소는 발생할 수 있으나 소비자에 대한 서비스는 전화를 받으려고 달려갈 때만큼 떨어질 수 있다. 따라서 이 부서는 전화응답 시간과 소비자 만족 조사 결과를 동시에 고려하여야 한다.

실제로 보건의료 부문에서 성과에 급여를 연계하는 것이 반드시 적절한 것은 아니다. 예를 들어 만약 산출을 합리적으로 측정할 수 없다면 높은 성과 높은 급여를 정확하게 보상할 수 있는 관리는 이루어질 수 없다. 이와 같은 상황하에서 개인적 변동급여는 부적절하다.

(3) 개인적 인센티브

앞에서 제시한 것처럼 개인적 인센티브 시스템은 개인적 노력과 관련해서 보상하는 것이다.

1) 상여금

개별 근로자들은 상여금의 형태로 추가 보상급여를 받을 수 있다. 이는 근로자의 기본급의 한 부분이 되지 않는 일시적 급여이다. 일반적으로 상여금은 다른 급여 증가보다 경영자에게는 비용 절감적이다. 왜냐 하면 이는 근로자의 기본임금의 일부분이 되지 않으므로, 미래의 비율 증가는 계산되지 않기 때문이다.

사용이 증가함에 따라 개인적 상여금은 조직의 경영 차원에서 자주 사용된다. 그러나 상여금의 활용이 일부 회사의 경우, 모든 수준에서 직무에 적용되고 있다. 상여금을 결정하는 방식이 무엇이든 간에 상여금 설계를 문서로 기술해 놓아야 한다고 충고한다. 조직을 떠나는 근로자에 의해 제기된 많은 고소들은 그들에게 약속된 상여금의 지급을 요구하는 것이다.

2) 특별 인센티브 프로그램

많은 특별장려 프로그램들이 성과 목표를 달성한 한 번의 보상에서부터 반복적인 성과 측정에 의한 보상에 이르기까지 개인에 대한 포상 차원에서 제공된다. 특별 프로그램들이 조직전체와 집단 차원에서 개발될 수 있지만 이들 프로그램들은 대개 높은 성과를 달성한 특정 개인에 초점이 맞추어져 있다.

일부 병원과 메디컬 센터는 성공적인 JCAHO 감사 후에 모든 근로자에게 상여금을 지급하였다. 특별 인센티브 제도에는 특정포상, 감사포상, 서비스 포상 등이 있다.

(4) 그룹 · 팀 차원의 변동급여

근로자 그룹이 반드시 팀일 필요는 없지만, 각 그룹별 또는 팀별 업무는 여러 보상의 근거가 될 수 있다. 조직에 있어서 업무 팀의 활용은 팀과 그 구성원의 보상과 관련이 있다. 지난 몇 년 사이에 팀의 활용은 증가하였지만, 팀의 구성원에게 어떻게 동등하게 보상하느냐의 문제는 아직 중요한 숙제로 남아 있다. 그림 13-6은 여러 이유로 조직들이 그룹이나 팀에 변동급여를 지급하는 유형이다.

1) 팀 인센티브의 분배

팀 보상금의 할당과 분배의 방법에는 여러 결정이 있을 수 있다. 팀 보상의 주요 접근 방법은 다음과 같다.

① **각 팀 구성원에게 동일 보상** : 이 접근 방법은 모든 팀 구성원이 직무 수준 · 현재의 급여 · 경력과 관계없이 동일액을 지급받는다.

② **각 팀 구성원에게 차별 보상** : 경영자는 이 방식에서 팀 결과에 대한 기여도, 현재의 급여, 경력, 직무 숙련도 등 여러 요인에 근거해서 개별 보상을 달리하는 것이다.

일반적으로 많은 조직들이 개인적 급여 수준에 추가해서 첫 번째 방식을 사용한다. 이 방식은 팀 인센티브를 동등하게 함으로써 팀 성과를 보상하는 데 사용되고 있으며, 이때 개별 급여 차이는 계속 존재하게 되는데 근로자에게는 이것이 중요하다.

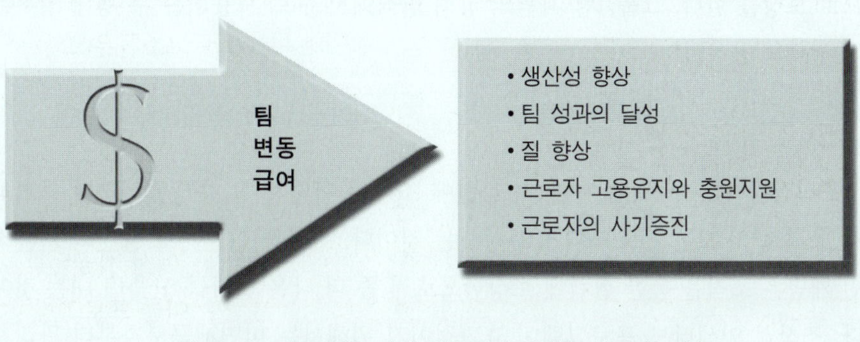

그림 13-6 왜 조직은 팀별 변동급여 플랜을 마련하는가?

2) 팀 차원의 인센티브 방식 문제

팀 구성원들에게 공평하게 보상하는 방식은 팀 차원의 인센티브제도와 관련해서 많은 문제를 야기시킨다. 모든 구성원에게 동등하게 분배하는 보상 방식은 열심히 일한 근로자에게, 더 나은 능력을 가진 또는 좀 더 어려운 직무를 수행한 근로자에게 불공정하다고 받아들여질 수 있다.

이러한 문제는 업무를 소홀히 한 근로자가 팀 결과에 부정적 영향을 미칠 때 복잡해 진다. 또한 팀으로 일하는 근로자들은 성과에 근거해서 보상을 받는 경우 보다 모든 구성원이 동일한 보상을 받은 경우에 만족도가 낮아지게 된다. 그러므로 성과에 근거한 보상이 더 공평하게 보일 수 있다.

3) 성공적인 팀 인센티브 방식

팀 차원의 보상의 성공을 위해서는 팀과 그 구성원들의 특성이 뚜렷하게 숫자로 나타나야 한다. 경영자는 그룹의 성과와 역사를 고려하여야 한다. 인센티브 방식의 사용은 일반적으로 예전에 성공적인 수행을 했던 그룹과 수행을 시도한 적이 있는 그룹이 더 성공적임이 입증되었다.

팀 차원의 보상방식의 성공을 위해 추가로 고려할 점은 조직의 규모이다. 만약 팀이 너무 커지게 되면 근로자는 개인적인 노력이 그룹 전체의 성과에 미치는 영향이 거의 없거나 작다고 느낄 수 있으며, 이 경우에 보상도 거의 없을 것이라고 느낄 수 있다. 팀 차원의 장려 플랜은 상호의존성이 높은 작은 그룹에서 협력을 증진시킬 수 있다. 따라서 이러한 조직에 팀 차원의 성과 측정이 권장된다.

그룹 · 팀 차원의 보상체계는 개인에 대한 보상으로 다양한 방법을 사용한다. 개인적인 임금이나 봉급에 더해서 팀 차원의 보상이 행해진다. 대부분의 팀 차원의 보상을 하는 조직은 개인들에게 행해진 성과나 그들의 자격이나 능력을 기반으로 보상을 한다. 그룹 · 팀 차원의 장려 방식에서 주로 사용되는 두 형태 업무는 팀 결과와 공유이다.

(5) 조직적 인센티브

조직적 인센티브 체계는 한 해 동안에 조직이 어떻게 잘 수행했는지에 근거해서 조직 안의 모든 근로자에게 보상하는 것이다. 조직적 인센티브 플랜의 기본적인 개념은 조직을 통한 협력에 보상함으로써 좀 더 나은 결과를 산출해 내는 것이다. 조직적 인센티브 프로그램이 효과적이기 위해서는 비면제근로자부터 관리자와 경영진 모두를 포함시켜야 한다. 예를 들어 대규모 치과 클리닉이 환자 만족도에 기초해서 조직적 인센티브 플랜을 개발했을 때, 환자 만족도를 점수화하기 위해 환자 설문조사를 통해 정보를 수집한 결과, 환자 만족도가 증가하였다. 목표가 달성됐으므로 클리닉은 모든 근로자에게 상당한 연말 상여금을 지급하였다.

보건의료 인적자원관리의 다른 영역과 마찬가지로 변동급여 플랜의 결과도 프로그램의 성공 여부를 판단하기 위해 측정되어야 한다. 이때 플랜의 특성과 설정 목표에 따라 여러 측정수단이 사용될 수 있다.[22] 플랜과 관계없이 중요한 결정은 플랜에 사용된 비용이 성과와 결과의 향상을 정당화할 수 있는지를 결정하기 위한 자료를 수집하고 평가하는 것이다. 만약 측정들이 긍정적인 분석을 보인다면 그 플랜은 진정한 성과급여가 된다.

(6) 변동급여 계획의 성공과 실패

변동급여의 사용이 증가하고 있지만, 이의 실행을 위한 일부 시도는 성공적이지 못했다. 인센티브 정책이 영향을 주지만 모든 경우에 그런 것은 아니다. 왜냐하면 이의 성공은 환경에 영향을 받기 때문이다.

변동급여를 시행하는 많은 경영자들의 긍정적인 시각은 모든 근로자가 받아들이지는 않는다는 것이다. 만약 개개 근로자가 인센티브 방식이 바람직하다고 받아들이면 인센티브를 받을 수 있는 성과 목표를 달성하기 위해 더 많은 노력을 기울일 것이다. 한 조사에 의하면 근로자들은 그들이 좋은 성과를 냈을 때에 29%만이 보상을 받는다고 믿었다.

실망스럽게도 인센티브 방식을 가진 회사에서도 인센티브 방식에 의해 동기화되었다고 응답한 근로자의 비율은 비슷하게 낮았다.[23] 한 가지 문제는 많은 근로자들은 한 번 또는 거액의 지불보다 그들의 기본급에 성과보수가 더해지는 것을 선호한다는 것이다.

변동급여 플랜을 성공적으로 제공하는 것은 복잡하고, 상당한 그리고 계속적인 노력이 필요할 수 있다.

성공적인 인센티브 플랜을 위한 몇 가지 제안을 다음에 제시한다.

① 명확하고 이해 가능한 계획이 개발되어야 하고, 계속적인 의견교환이 있어야 한다.
② 실제적인 성과 측정이 이루어져야 한다.
③ 조직의 목표와 연계된 계획을 세워야 한다.
④ 성과 차이를 명확히 하고, 성과 결과와 급여의 연계를 명확히 하여야 한다.

사례 (CASE)

400병상 규모의 지역병원이 근로자들의 고용유지와 채용 때문에 어려움을 겪고 있다. 이와 같은 문제들은 숙련된 보건의료 근로자들의 충분한 공급이 이루어지고 있다는 지역노동통계국의 발표와는 반대되는 것이다.

지역의 보건의료 인적자원관리 감독자는 병원의 이사진과 고위관리자의 지원하에 채용과 고용유지에 관한 종합적인 분석을 시행하였다. 보건의료 인적자원관리 감독자는 최근의 근로자 만족도 조사와 퇴직자 면담자료 정보를 이용하였다.

이들 정보로부터 다음의 결과를 얻었다.

① 현재의 근로자들은 병원의 후생급여 프로그램이 지역 내의 다른 회사나 병원과 비교해서 뒤떨어진다고 믿고 있다.

② 최근 12개월 내에 자발적으로 퇴직한 근로자들의 경우, 복지급여 문제는 매우 심각했다. 그들은 낮은 의료보험료 · 사용자부담 치과보험료 · 상여금 계약 · 유급 휴가의 제한을 받았다고 보고했다.

③ 지역 내 보건의료 부문의 경쟁자들은 이 병원의 낮은 후생급여에 대해 알고 이들 근로자들의 면담 때는 적극적으로 급여의 차이에 대해 알렸다.

질문(Question)

1. 보건의료 인적자원관리 감독자로부터 밝혀진 정보에 의하여 이 지역병원이 추가로 고려해야 하는 후생급여는 무엇인지를 설명하시오.
2. 지역병원이 후생급여의 경쟁성을 증가시켰을 때 얻을 수 있는 장점과 단점은 무엇인지를 설명하시오.

참고 문헌 (END NOTES)

1) Adapted from Glen Huston, Duane Olson, and Pat Wiley, "Addressing Health Care Economics with Employees," Employee Benefit News (September 15, 2004), 18~21 ; and Randall K. Abbott and Arlene Weissman, "The Case for Consumerism in Health Care," Journal of Compensation and Benefits (March/April 2005), 30~34.

2) Joseph J. Martocchio, Employee Benefits: A Primer for Human Resources Professionals (New York: McGraw Hill/Irwin, 2003), Chapter 1.

3) "Employee costs for Employee Compensation" (December 2004), U.S. Department of Labor: Bureau of Labor Statistics: News (March 16, 2005), 1~26.

4) Fay Hansen, "The Cutting Edge of Benefit Cost Control," Workforce (March 2003), 36~42.

5) For more information regarding Social Security Taxes, also called payroll taxes, collected under the Federal Insurance Contributions Act, see http://www.ssa.gov/mystatement/fica.htm.

6) U.S. Bureau of Labor Statistics, http://www.bls.gov.

7) "Study: Workers' Comp Costs Rise Faster Than Payments," Safety & Health

(September 2005), 12.

8) Peter Hoonakker, Todd Loushine, Pascale Carayon, James Kallman, Andrew Kapp, and Michael J. Smith, "The Effect of Safety Initiatives on Safety Performance: A Longitudinal Study," Applied Ergonomics (July 2005), 461~469.

9) Ruth Helman, Mathew Greenwald, Dallas Salisbury, Varinz Paladino, and Craig Copeland, "Encouraging Workers to Save: The 2005 Retirement Confidence Survey," EBRI Issue Brief (April 2005), 1~29.

10) George B. Kozol, "Defined-Benefit Plans Emerge as Better Choice for Held Businesses," Journal of Financial Service Professionals (March 2003), 41~48.

11) "Retirement Planning Back on Employee's Agenda, Following 3 Volatile Years," Insurance Advocate (November 10, 2003), 34, 40.

12) "Opinions Mixed on the Future of Cash-Balance Plans," Workforce Management (August 2005), 51~52.

13) See http://www.uschamber.com or http://www.benefitstudy.com for more information. 14. Bill Leonard, "Huge Increase Forecast for Consumer-Directed Health Plans," HR News (March 19, 2004).

15) A review of the provisions of each type is available by Haneefa T. Saleem, "Health spending Accounts," Compensation and Working Conditions Online (December 19, 2003), http://www.bls.gov.

16) Jay Greene, "Assessing the Health Savings Option," HR Magazine (April 2004), 103~108 ; and Jay Garriss, "Forging an Ideal HRA," Workspan (May 2004), 18~25.

17) Gregory M. Davis, "The Family and Medical Leave Act: 10 Years Later," SHRM Legal Report (July/August 2003), 1~8.

18) Ragsdale v. Wolverine Worldwide, 122 S. Ct. 1155 (2002).

19) Todd Henneman, "Benefits for Gay Partners More Common," Workforce Management (July 2005), 24 ; and Robin Wilson, "Pitts Bitter Battle Over Benefits," Chronicle of Higher Education (June 4, 2004), A8~A10.

20) Gretchen Weber, "Lost Time: Vacation Days Go Unused Despite More Liberal Time Off Policies," Workforce Management (December 2004), 66~67.

21) Jessica Smilko and Kathy Van Neck, "Rewarding Excellence Through Variable Pay," Benefits Quarterly (Third Quarter 2004), 21~25.

22) Ravin Jesuthasan, "Business Performance Management: Improving Return on Rewards Investments," WorldatWork Journal (Fourth Quarter 2003), 55~64.

23) Tom Wilson and Harold N. Altmansberg, "Taking Variable Pay to a New Level," Workspan (December 2003), 44~47.

Chapter 14

보건의료조직의 안전, 보건, 보안관리

학습 목표

- 보건의료조직의 안전, 보건, 보안 문제를 설명할 수 있어야 한다.
- 직업안전위생관리국 인가의 여러 양상을 규명할 수 있어야 한다.
- 효과적인 인간공학의 구성요소들을 정의할 수 있어야 한다.
- 보건의료조직의 보건 문제에 대해 토론할 수 있어야 한다.
- 조직 내 폭력의 중요성을 이해할 수 있어야 한다.

보건의료 인적자원 사례고찰(Healthcare HR Insight)

보건의료조직의 재난 예방과 대비에 관한 중요성은 2005년 9월 허리케인 카트리나(Katrina)가 미국 걸프 만을 강타했을 때에 더욱 강조되었다. 뉴올리언스(New Orleans)에 소재한 두 보건의료조직, 즉 650병상의 자선병원(Charity Hospital)과 튜레인 대학 의학센터(Tulane University Medical Center)의 드라마 같은 사건이 뉴스를 타고 전 세계에 소개되었다.

카트리나가 강타했을 때에 자선병원에는 250명의 환자가 있어고, 튜레인 의학센터에는 122명의 환자가 있었다. 두 조직은 위기에 대한 준비 단계에 돌입했는데, 심각한 위험에 빠진 생명을 구하기 위해 의사 · 의과대학생 · 의료기사들을 호출하였다.

아무도 카트리나 강타 후에 다음의 중대한 상황이 발생할 것을 예상하지 못하였다. 두 병원 둘레의 도로는 1층 높이까지 물이 차서 자동차의 접근이 차단되었다. 이 상황은 부상자와 환자들이 치료를 위해 병원에 올 수 없음을 의미하는 것이며, 병원 직원과 환자들은 어찌 할 바를 몰랐다. 남아 있는 유일한 수단은 튜레인 의학센터 옥상 헬기장에 구명 헬리콥터를 이용하는 것이었다. 불행히도 자선병원의 옥상은 헬기장이 없었다. 게다가 통신시스템, 수도관, 전력이 모두 차단되었다.

육로와 공중의 접근이 없는 상태에서 자선병원의 음식과 식수가 거의 바닥이 났다. 마침내 생존자(두 병원의 근로자와 남아 있는 환자들)에 대한 구조가 이루어졌다.[1] 피해가 엄청났다. 사망자가 생겨났으며, 두 시설에 대한 복구비용으로 수백만 달러가 필요하게 될 것이며, 두 조직과 근로자들도 큰 피해를 입을 것이다.

카트리나의 피해는 미국 자연재해 역사상 최악의 하나라고 결론지어졌다. 보건의료체계의 입장에서도 값 비싼 희생을 치르고 큰 교훈을 얻었다. 환자 대피, 비상요원의 위기관리, 전력과 식수에 대한 비상체계, 비상식량을 포함한 보건의료조직 정책, 계획, 체계 등이 재평가되고 개선되어야 한다.

지역 · 주 · 연방정부 차원의 피해자와 보건의료 공급자 간의 연락수단도 개선되어야 한다. 결국 보건의료조직은 최악의 시나리오로 준비하고 계획이 만들어져야 한다. 자선병원과 튜레인 의학센터가 경험한 바와 같이 재난은 또다시 발생할 수 있다.[2]

대부분의 보건의료조직은 안전 · 보건 · 보안을 동시에 제공한다. 보건의료조직은 안전, 위생, 보호 문제들을 해결해야 할 뿐만 아니라 조직 내 고객 · 요양자 ·

환자들도 보호해야 한다. 치료가 필요한 개인과 모든 근로자들을 보호하는 것은 보건의료조직의 지도자에게는 중요한 책무이다.[3] 안전 · 보건 · 보안 문제를 수행하는 것은 효과적인 보건의료 인적자원관리의 중요한 부분이다.

1. 안전 · 보건 · 보안의 특성

안전 · 보건 · 보안이라는 용어들은 서로 밀접한 관련이 있다. 안전은 사람들의 신체적 안녕을 보호하는 것과 관련이 있다. 조직에 있어 효과적인 안전 프로그램의 주요 목적은 업무와 관련된 상해와 사고를 방지하는 것이다. 보건이라는 용어는 의미가 광범위하고 다소 모호한데, 일반적으로 신체적 · 정신적 · 정서적 안녕의 상태와 관련이 있다.

건강한 사람은 정상적인 인간 활동에 위해를 주는 정신적 · 정서적 문제뿐만 아니라 질병이나 부상이 없는 사람을 말한다. 보건의료조직에 있어 건강관리 행위는 개인의 전체적인 안녕을 유지하기 위해 노력하는 것이다.[4]

보안의 목적은 근로자 · 환자 또는 요양자 · 고객 · 방문자와 조직의 시설을 보호하는 것이다. 사업장 폭력이 증가함에 따라 사업장 보안은 보건의료 부문의 경영자와 근로자들에게 중요한 관심사가 되었다.

(1) 안전 · 보건 · 보안의 책임

안전하고 건강한 사업장을 제공하는 주요 목표는 관리자와 보건의료 인적자원관리 요원들의 협력 활동에 의해 달성된다. 조직에 있어 안전, 보건, 보안의 일차적 책임은 항상 관리자와 감독자에게 있다.

인적자원 관리자 또는 안전 전문가는 보건과 안전 프로그램, 사고의 조사, 안전 프로그램 매체의 생산, 공식적인 안전 훈련을 실행하는 데 있어서 서로 협력할 수 있다. 하지만 감독과 관리 부문이 건강한 노동력과 안전한 작업 환경을 유지하는 주요 역할을 담당한다.

치과 클리닉 감독자는 여러 보건과 안전 부문의 책임을 가지고 있다. 예를 들면 근로자로 하여금 적절한 장비와 보장구 착용의 주의 환기, 작업 영역의 청결 점검, 음주, 약물흡입, 정서적 문제 등이 업무 행위에 영향을 줄 수 있다. 그렇기 때문에 이에 대한 근로자 관찰과 서비스와 안전의식 교육의 실행 등이 필요하다.

2. 안전 · 보건 · 보안과 협력위원회

JCAHO는 안전 · 보건 · 보안과 관련된 기준을 포함한 여러 주요 영역을 취급한다. 주요 영역은 감염방지, 예방, 전염병 감시, 치료 환경 등이다.

1) 치료 환경

보건의료조직은 환자, 간병인, 의료와 간호담당 직원들, 학생, 상인, 자원봉사자 등에게 안전하고 기능적이며 효과적인 치료 환경을 제공하여야 한다. 위원회의 기준은 안전, 보안의 실행, 유해물질, 노폐물, 비상대책, 생명보호, 의료장비와 시설유지체계를 보호하고 방지할 수 있는 계획 수립을 요구한다.

이들 계획들은 안전하고 안정된 환경을 증진하도록 설계되어야 한다. 또한 계획의 각 단계마다 관련 직원 교육과 지속적인 감독이 병행되어야 한다. 그림 14-1은 진료 환경의 구성요소를 나타낸 표이다.

(1) 감염관리, 감시 및 예방

진료 환경기준에 제시된 7개의 영역에 포함되지 않은 중요한 요소는 감염관리이다. 보건의료조직의 모든 직원들은 어느 정도 감염관리에 책임이 있고 적극적으로 그들에게 할당된 역할을 수행하여야 한다.

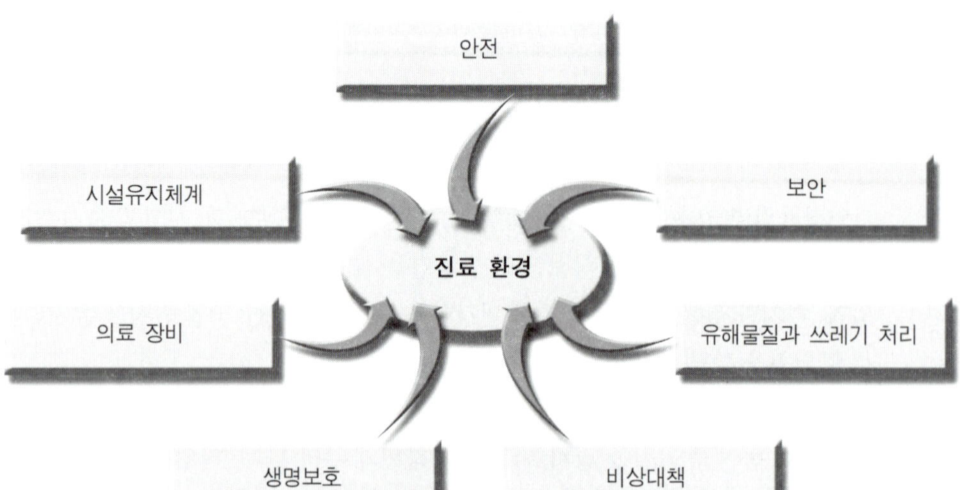

그림 14-1 진료 환경의 구성요소

JCAHO는 환자 · 직원 · 방문자의 보호를 수행할 기준안을 가지고 있으며, 조직 내 감염 위험요인의 규명과 위험요인 감소를 위한 조치를 취하는 데 초점을 두고 있다. 예를 들어 결핵에 대한 직원의 조기검진, B형 간염 백신 접종, 손씻기의 중요성에 대한 계속적인 교육 실시는 위험요인 감소 활동이다.

(2) 안전 · 보건 · 보안 및 JCAHO와 비상대책

JCAHO의 진료환경기준안은 직원들에게 병원들이 비상대책 훈련을 정기적으로 수행할 것을 요구한다. 비상대책에 보건의료 인적자원관리를 포함시키는 것은 매우 중요하다.

2001년 9월 11일 사태와 최근의 카트리나 재난에서 입증된 것처럼, 재난이 발생했을 때에 구호를 제공할 경험과 능력을 가진 잘 훈련된 뛰어난 보건의료 요원의 필요성은 그 중요성이 커지고 있다.

보건의료 관리자와 안전 전문가와 더불어서 보건의료 인적자원관리 전문가는 재난 상황을 준비하는 데 중요한 역할을 한다. 재난 대비는 내부의 재난(화재, 유해 화학물질의 누출과 방출) 관리와 외적 재난(비행기 또는 열차 사고) 때문에 발생하는 환자구호 활동 모두에 중요하다.

보건의료 요원들은 두 상황 모두에서 중요한 활동을 할 것이 요구된다. 이들의 개인적 안전이 위협받을 수 있으며, 심하게 부상하거나 노출된 환자를 구호할 경우도 있을 것이다.

미국병원협회는 재난 대비를 위해 다음의 목록을 제시하고 있다.

① 모든 위기 상황에 적절한 대책을 제공할 모든 위험대비 계획을 세워야 한다.
② 화학적 · 생물학적 사고를 포함하는 대형 테러 요소들에 대한 재난 계획을 업그레이드시켜야 한다.
③ 지역 사회 내의 응급관련 기관들을 통합화하여야 한다.
④ 직원 가족들을 지원하기 위한 장소에 대한 계획을 수립하여야 한다. 구호제공자들이 그들의 직무에 충실하도록 하기 위해서는 그들 가족과 사랑하는 사람들이 보호받고 있다는 것을 확인할 필요가 있다.
⑤ 임상과 의료관련 직원들은 예기치 못한 질병 양상이 있을 경우, 공공보건 부서 및 만약 필요하다면 질병관리본부에 보고하여야 한다.

미국의사협회는 대형재난 사건의 비상구호에 대처하기 위해 의사와 보건의료 전문가들에 대한 교육훈련 과정을 개발하였다. 이러한 과정들은 재난의 특성과 관계없이 국가 단위의 비상응급구호를 표준화되도록 설계되어 있다. 교육과정 안에는 환경재난 인식에 대한 정보, 비상구호 관리, 오염 제거, 보건의료종사자의 스트레스 완화 등이 포함되어 있다.[5)]

3. 안전과 보건관련 법적 규정

보건의료 부문의 경영자들은 작업환경과 노동력을 안전하고 위생적으로 유지 · 운영하고자 할 때, 여러 연방과 주법을 준수하여야 한다. 일부 주요한 법 규정들은 다음과 같다.

(1) 산업재해 보상

주 산업재해보상보험법하에서 경영자는 작업 중에 입은 부상에 대해 근로자에게 보상하기 위한 보험기금을 부담하여야 한다. 이때 지급하는 보험료는 각 경영자의 사고 발생률을 반영한다. 높은 사고 발생률을 보이는 경영자에게는 높은 보험료가 부과되는 것이다. 또한 이 법에서는 임금수준과 상실 시간의 양을 고려해서 부상한 근로자에게 임금대체 급여를 제공한다. 산재보상 급여는 의료비용과 만약 근로자가 현재 직무로 복귀하지 못할 경우의 재훈련 비용도 지불한다.[6)]

가정의료휴가법도 산업재해 보상에 영향을 준다. 부상을 당한 근로자는 급여가 지급되지 않는 경우에도 추가적인 휴가를 요청할 수 있다. 일부 경영자의 경우는 주법과 가정의료휴가법을 동시에 적용하는 정책을 시행한다.[7)]

(2) 미국 장애인법과 안전

미국 장애인법은 보건의료 부문 경영자의 보건과 안전 정책 실행에 영향을 미치는 또 하나의 법이다. 장애인법은 일부 보건의료 경영자에게 인적자원관리를 하게 만들었다. 예를 들어 경영자는 근로자에 대한 보상비용을 감소시키기 위해서 부상을 당한 근로자에게 책임이 가벼운 업무로 복귀시키려고 한다.

장애인법하에서 경미한 업무를 통해 부상 근로자를 적응시키는 것은, 경영자에게는 무엇이 직무의 본질적인 기능인지를 재정립하는 것일 수 있다. 일정기간동안 부상근로자에게 이러한 적응을 시키는 것이 경영자에게는 장애를 가진 직무지원자에게 적응을 하도록 요구하는 것일 수 있다.

안전과 보건에 관한 기록을 유지하는 것은 장애인법의 다음 조항에 의해 영향을 받을 수 있다.

> 모든 의학적 검사와 조사에 관한 정보는 장애인법에 의해 오직 제한된 권리를 가진 사람만이 이용할 수 있는 분리된 비밀 의무기록으로, 개인적인 인적자료와 분리해서 보관되어야 한다.[8]

보건의료 인적자원관리 실행자와 변호사에 의해 해석되는 것처럼 이러한 조항은 모든 의료관련 정보는 모든 다른 개인정보 서류와 분리해서 보관되어야 함을 의미한다. 관리자가 임상전문가(의사, 간호사 등)인 보건의료 환경에서 근로자의 비밀 의료정보는 관리하기가 쉽지 않다.

관리자 · 임상전문가가 의료정보를 검토하고 의견을 교환하게 되는데, 장애인법이 제시하는 근로자에 관한 조항을 지키기는 쉽지 않다. 또한 특별한 접근 제한과 보안 절차는 근로자의 의료급여 요구와 처치 기록을 포함한 모든 형태의 의무기록에 채택되어야 한다.

4. 직업안전보건법 (Occupational Safety and Health Act, OSHA)

직업안전보건법은 1970년 "국가의 모든 남성과 여성 근로자들에게 가능한 한 안전하고 건강한 작업 환경을 제공하고 인적자원을 보존하기 위해서" 제정되었다. 한 명 이상의 근로자를 가진 사업에 종사하는 모든 근로자는 이 법의 적용을 받는다.[9] 또한 석탄 광산처럼 특정 업종의 경영자는 다른 보건과 안전법의 적용을 받는다. 연방 · 주 · 지역정부의 근로자들은 별도의 조항이나 법령의 적용을 받는다.

직업안전보건법은 이 법의 조항들을 관리하기 위해 1970년 OSHA라고 알려진 직업안전보건법을 제정하였다. 이 법에 의해 인체에 대한 조사를 지원하고 기준을 만드는 직업안전보건국가위원회도 설립되었다. 추가로 직업안전보건조사위원회가 직업안전보건법(OSHA)에 의해 소환된 사용자와 OSHA의 분쟁을 조정하고 이행을 조사하기 위해 설립되었다.

(1) 직업안전보건법(OSHA)의 이행 기준

근로자와 경영자가 안전과 보건에 관한 고려사항을 더 잘 알도록 하기 위해 OSHA는 조직에 큰 영향을 주었다.[10]

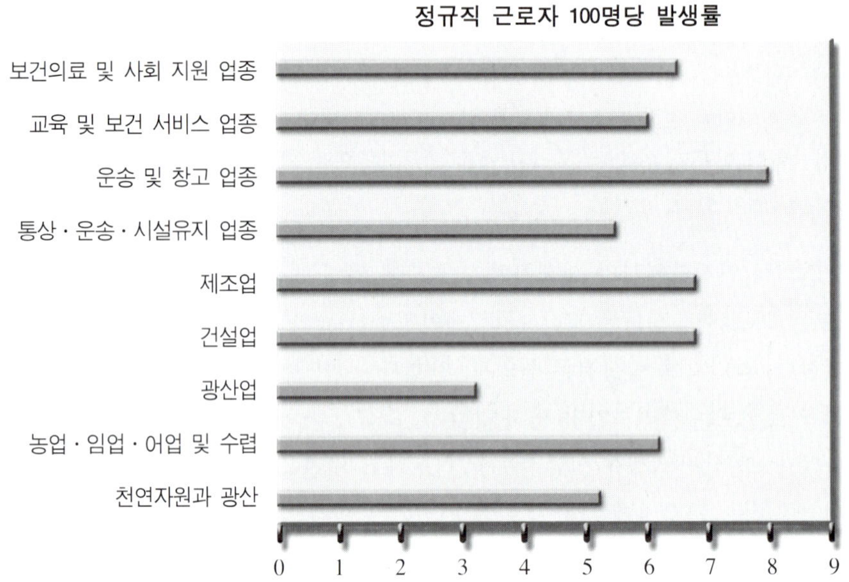

Source : Bureau of Labor Statistics, U.S. Department of Labor, December 2004.

그림 14-2 업종별 비치명적 사업장의 총 질병, 상해 발생률

그림 14-2는 산업별로 비교적 치명적이지 않은 사업장의 질병과 부상의 비율을 나타낸 표이다. 보건의료 및 사회 지원 업종이 비교적 치명적이지 않은 질병과 부상의 높은 발생률을 보이고 있다. OSHA는 보건의료기관들에 권고와 훈련의 제공, 결핵 감염의 예방관련 지침의 제공, 병원성 혈액 취급 기준의 확립과 같은 주의를 기울이고 있다.[11]

OSHA는 경영자들에게 여러 조항들을 지키도록 권고하고 있다.

가장 기본적인 것 중에 두 가지는 모든 보건의료 시설에 중요하다.

① **일반적 의무** : 경영자는 OSHA의 기준이 적용되지 않는 사업장에서도 안전하고 위생적인 작업환경을 적용하여야 한다. 위험하고 비위생적인 작업환경에 대해 인지하거나 인지해야 하는 경영자는 일반의무 규정을 위반하였을 때에는 소환될 수 있다. 예를 들어 근로자가 통행하는 지역에 눈이나 얼음을 치우지 않았을 때에 위반이 될 수 있다. 사용자는 눈과 얼음이 미끌어짐에 의한 재해가 될 수 있음을 임식하고, 근로자들을 위해 안전한 조치를 취해야 한다.

② **통보와 포스터** : 경영자는 안전과 위생에 관한 OSHA의 기준을 알려야 한

다. 또한 OSHA의 포스터들을 작업장의 눈에 띄는 위치에 전시하여야 한다.

1) 개인보호장구

OSHA의 목표 중의 하나는 개인적 보호장비와 보호복의 기준을 제시하는 것이다. 이러한 기준들은 보건의료 부문의 경영자들에게 근로자들에게 개인보호장구의 사용 훈련과 직무에 적합한 보호장구의 제공 및 직무 유해 분석을 수행하도록 요구한다.

만약에 작업환경이 유해하거나 혹은 근로자가 유해한 화학물질이나 물체에 접촉하는 작업을 할 경우에 경영자는 그 근로자들에게 개인보호장구를 제공하여야 한다.[12)] 여러 보건의료 환경에서 요구되는 일반적인 개인보호장구 항목들은 그림 14-3에 제시되어 있다.

지 위	개인보호장구
치과의사	가운, 장갑, 마스크, 보호안경 착용
수술실간호사	가운, 장갑, 마스크, 보호안경 착용
중앙멸균실 기사	가운, 장갑, 마스크, 보호안경 착용
부검실 보조원	마스크, 보호안경 착용, 불침투성(금속, 먼지) 장갑, 고무 앞치마
수선실 요원	보호안경, 안전모, 안전화
카페테리아 부엌 근로자	앞치마. 장갑, 안전화

그림 14-3 개인보호장구

2) 유해물질 경고표시

OSHA는 연방 유해물질 경고표시기준에 대한 시행 책임을 가지고 있다. 이는 유해 화학물질을 사용하는 사람들을 위해 이들 물질에 표식을 붙이고, 이들 물질을 분류 · 평가하는 것이다. 이러한 기준은 근로자에게 심각한 잠재적 해가 될 수 있는 모든 종류의 화학물질을 취급하는 보건의료 시설에 특히 중요하다. 보건의료 부문의 경영자들은 유해물질에 관한 이용할 수 있는 정보들을 보건전문가, 근로자 대표, 근로자들에게 제공하여야 한다.

이러한 정보는 안전물질데이터목록(material Safety Data Sheet ; MSDS)에 수록되어 있으며, 화학 및 기타 물질 작업을 하는 근로자가 쉽게 접근할 수 있도록 해야 한다. MSDS는 또한 해독제와 이들 물질과 접촉해야 하는 사람들이 취해야 할 행동에 대해 기술하고 있다.

또한 이 기준들은 조직들에게 경영자의 시설에서 이루어져야 할 근로자의 훈련과 MSDS와 경고표식에 관한 문서로 된 상세 유해 경고표시 계획의 작성을 요구한다. 불행히도 많은 조직들은 이 부분의 기준을 제대로 이행하지 못하고 있다. 이는 유해 경고표시기준이 전 산업 부문에 걸쳐 있기 때문에 가장 위반이 많은 결과를 낳았다.

만약 많은 근로자들의 일차 언어가 영어가 아니라면 MSDS는 다른 언어로 이용될 수 있어야 한다. 그러므로 근로자들은 매년 MSDS의 정보를 어떻게 읽고 사용하며 접근할지에 대해 훈련을 받아야 한다. 또한 새로운 화학물질이 작업장에 도입될 경우, 근로자는 새로운 화학물질의 적용과 사용에 앞서 그 물질에 대한 설명과 MSDS의 지침을 받을 수 있어야 한다.

유해물질 경고표시의 한 부분으로 OSHA는 공장 폐쇄와 폐업 규정을 제정하였다.

규정에 따르면, 폐쇄와 금지는 결함이 있는 기구의 사고 예방을 위해서, 수선이나 조절에 효과가 없는 장비를 만들었을 때는 기구 제작자나 판매자에게 적용된다. 이들 폐쇄나 금지의 제거는 이들 폐쇄나 금지를 행한 사람만이 제거할 수 있다.

3) 혈인성 병원균

혈액으로 인한 병원균 기준은 B형 간염과 HIV의 작업환경 노출이 원인이 된 보건의료 시설 근로자의 결과를 바탕으로 만들어졌다. 노출로 인한 보건의료 사업장의 오염 후, 평가는 근로자들이 필요한 보호장비나 보호복을 제공받지 못했거나 그들이 노출로부터 자신을 보호할 수 있도록 그들의 직무를 어떻게 수행해야 하는지에 대한 지침을 받지 못한 경우가 지적되었다.

이들 평가의 결과로 OSHA는 B형 간염 바이러스, 인간면역결핍 바이러스(Human Immunodeficiency Virus ; HIV)와 기타 혈액성병원균에의 직업적 노출을 최소화하거나 제거하기 위한 기준을 만들었다.

이러한 규정들은 통상적으로 혈액이나 체액에 노출될 수 있는 근로자를 보호하기 위하여 만들어졌다. 병리실 근무자, 간호사, 의료기사와 같은 보건의료 부문 근로자와 의사들이 최대 위험 대상이다.[13)]

그림 14-4는 직업적으로 후천성 면역결핍 바이러스 감염이 있는 직무 분류를 나타낸 표이다. 간호사가 가장 높은 노출 위험군임을 보여 준다.

직 업	기록	가능성
간호사	24 (42%)	35 (25%)
임상 실험실 근로자	16 (28%)	17 (12%)
비수술 의사	6 (11%)	12 (9%)
비임상 실험실 근로자	3 (5%)	0
청소 · 시설유지	2 (4%)	13 (9%)
수술 기사	2 (4%)	2 (1%)
시체방부 처리사 · 시체처리 기술자	1 (2%)	2 (1%)
간병인	1 (2%)	15 (11%)
호흡기계 치료사	1 (2%)	2 (1%)
투석 기사	1 (2%)	3 (2%)
치과 근로자 · 치과의사	0	6 (4%)
준구급의료 기사	0	12 (9%)
수술 의사	0	6 (4%)
기사 · 치료요법사 · 기타	0	9 (7%)
기타 HCW 직업	0	4 (3%)
합 계	**57**	**138**

그림 14-4 직업에 따른 HIV 노출

(2) 인간공학과 OSHA

인간공학은 개인의 신체적 · 생리적 요구에 적합한 작업 환경의 설계와 기타 관련 분야를 다루는 학문이다. 작업 환경에서 인간공학적 연구들은 피로, 조명, 기구, 장비배치, 통제 위치와 같은 요소들을 조사한다. 인간요소 엔지니어링이 관련 분야이다.

여러 해에 걸쳐서 OSHA는 반복적 당김에 의한 상해, 반복적 동작 상해, 누적외상성 장애(Cumulative Trauma Disorder ; CTD), 팔목터널증후군과 기타 작업장에서의 인간공학적 유해가 원인이 되는 많은 작업관련 상해에 관심을 가져 왔다. 누적외상성장애(CTD)는 업무를 수행하기 위한 근로자들이 반복적으로 같은 근육을 사용할 경우에 근육과 골격에서 상해가 발생하는 것이다.

누적외상성장애의 하나로 자주 발생하는 팔목터널증후군은 반복적인 동작을 통해 그들의 손을 놓는 사람에게 일반적으로 발생하는 상해이다. 예를 들어 수많은 액체약 처방을 해야 하는 약사는 처방을 위해 적절한 양을 측정하기 위해 끊임없이 주사기를 뒤로 뽑는 동작으로부터 누적외상성장애가 발생할 수 있다.

이 동작은 팔목의 "수근 터널"이라는 부분의 건(tendon)을 자극한다. 건이 부어오르게 되면, 이들이 정중신경을 압박한다.

이 결과로 통증이 생기고, 엄지 · 검지 · 중지의 감각이 둔감해진다. 영향을 받은 손들은 점점 둔감해지고 약해진다. 밤에 통증이 더 심해지고, 좀 더 심해지면 수술에 의해서도 이 문제를 치유할 수 없다. 누적외상성의 피해자들은 만약 이들이 적절한 시기에 치료를 받지 못한다면 결과적으로 손의 감각을 잃을 수 있다고 한다.

이러한 문제들은 다양한 작업환경에서 발생할 수 있다. 보건의료 부문의 사무실 근로자들도 누적외상성 장애의 발생이 증가하고 있는데, 이는 일차적으로 컴퓨터에 자료 입력 등 타이핑의 증가와 컴퓨터관련 장비의 사용 증가로부터 발생한다.[14)]

가장 최근의 인간공학 원리 적용의 초점은 상당한 시간 동안 비디오 단말 장치와 개인용 컴퓨터로 작업을 하는 컴퓨터 작업자의 입력 장치의 설계에 모아져 있다.

OSHA는 인간공학에 대한 관심을 특정 문제를 가진 산업이나 직무의 자발적인 지침을 채택함으로써, 또 심각한 인간공학적 문제를 가진 산업에 집중함으로써, 그리고 너싱홈을 포함해서 인간공학적 유해를 통제하고 규명하는 권한을 경영자에게 주는 방식으로 접근하고 있다.[(15)]

1) 성공적인 인간공학 프로그램

성공적인 인간공학 프로그램을 위해서는 몇 가지 요소가 필요하다. 첫째, 반복과 누적외상이 원인이 된 상해를 감소시키는 관리가 실행되어야 한다. 이를 위해서는 이 노력을 지원하기 위한 재정 및 기타 자원의 지원이 필요하다. 근로자를 포함시키는 것이 근로자의 지원을 얻을 수 있다.

다른 행위들은 누적외상성장애 문제가 있는 직무들을 조사하고, 장비의 적절성 · 앉는 위치 · 조명과 다른 기술적인 문제를 이용할 수 있는지를 확인하여야 한다. 또한 감독자와 관리자가 누적외상성장애의 징후를 알 수 있도록 훈련을 받아야 하며, 반복적인 동작 문제와 근골격계 문제에 대한 근로자들의 불만에 어떻게 대응하는지에 대해서도 알아야 한다.

보건의료 부문에 인간공학적 문제들의 발생률이 증가하면 경영자들은 조직의 크기에 관계없이 인간공학적 프로그램을 수립하여야 한다.

(3) 업무지시와 OSHA

어떤 업무지시에 관련된 근로자들의 권리는 OSHA의 규정 안에 소개되어 있다. 안전과 보건에 대해 업무지시와 이해관계가 만나는 두 뚜렷한 영역이 다음에 기술되어 있다.

1) 업무지시와 출산 건강

안전하지 못한 업무와 관련된 방사선, 생의학 폐기물, 유해 화학물에 노출됨에 의해 영향을 받을 수 있는 장소에 근무하는 근로자의 문제이다. 아이를 임신할 수 있는 여성 또는 임신한 여성이 주요 관심 대상으로 제시되어 있다. 그러나 어떤 경우에 있어서는 남성의 불임 가능성도 주요 관심대상으로 제시되어 있다.

출산 건강을 포함한 법원 판례에서는 대법원이 시민권리법과 임신차별금지법을 위반한 납 노출을 포함한 위험한 직무에 임신 가능성이 있는 여성을 고용하는 사용자의 정책을 옹호하였다.[16] 하지만 많은 보건의료 부문 직업들의 책임은 보건의료 부문 종사자의 임신 능력, 임신의 유지, 건강한 아이를 분만하는 데에 둘 수 있다.

대법원이 이와 같은 판례를 유지함에 따라, 보건의료조직들은 태아를 보호하기 위해 이들 직업에 근로자의 고용을 금지할 수 없다. 하지만 보건의료 부문의 경영자들은 작업장 위험노출의 결과 가능성으로부터 근로자들을 보호하여야 한다. 경영자에 의한 절대적인 보호가 없을 경우에도, 다음의 행동들은 실천되어야 한다.

① 가장 안전한 작업 방법을 사용함으로써 모두에게 안전한 사업장을 유지할 것
② 모든 주와 연방의 안전관련법을 준수할 것
③ 밝혀진 모든 위험요인을 근로자에게 알릴 것
④ 위험요인에 대한 근로자의 수용을 기록으로 남길 것

2) 안전하지 못한 작업의 거부

근로자들은 그들이 작업이 안전하지 못하다고 판단될 때에 작업을 거부한다. 많은 사례에서, 이러한 경우는 정당하다고 인정되었다. 이러한 행동들은 경영자에 대한 불복종으로 비추어질 수 있지만, 많은 경우에 있어서 법원의 판결은 불복종을 지지하였다. 미국 대법원의 판례에 의하면, 다음은 안전과 관련해서 업무를 거부할 수 있는 현재 법적 요건들이다.

- 근로자의 두려움이 객관적으로 합리적이어야 한다.
- 근로자는 위험한 상황을 고치려고 노력하여야 한다.
- 문제를 해결하기 위한 정상적인 절차가 이루어지지 않았을 경우이다.

(4) 기록의 유지

OSHA는 직업과 관련하여 발생한 부상 · 사고 · 사망에 대한 기록을 위한 국가 표준 체계를 수립하였다. 경영자들은 OSHA에 의한 조사와 관련기관 기록제출을 위해 사고 유형별로 상세한 기록을 유지하여야 한다.

경영자가 전년도에 좋은 안전 기록을 가지고 있거나, 근로자의 수가 10명 미만인 경우는 상세한 기록을 유지하지 않아도 된다. 하지만 다음에 해당되는 회사를 포함한 많은 조직들은 OSHA 서식 300을 완성하여야 한다.

- 입원 · 부상 · 질병이 빈번한 회사
- 업무관련 사망이 있는 회사
- OSHA의 연 노동통계 조사에 포함된 회사

아무도 사업장 사고가 얼마나 보고가 안 되고 있는지를 모른다. OSHA가 사고 보고 기록에 대한 조사를 늘렸음에도 불구하고, 사람들이 추측하는 것보다 많을 것으로 짐작된다. OSHA 지침에 의하면 사고기록을 유지하고 있는 시설들은 국가 조사를 평균보다 덜 받는다고 기술하고 있다.

1) 부상과 질병의 보고

1970년에 제정된 OSHA는 보고해야 하는 부상과 질병의 네 유형에 대해 다음과 같이 정의하고 있다.

① **부상 또는 질병관련 사망** : 업무와 관련된 부상 또는 질병이 원인이 된 사망을 포함

② **시간 손실 또는 장애로 인한 손실** : 사고 이후 근로자가 그날의 정기적인 예정된 업무를 할 수 없게 되는 원인을 제공한 업무관련 부상과 능력 상실을 포함

③ **의료 처치가 필요한 부상** : 의사의 처치가 필요한 부상, 하지만 정기적인 업무 순번을 잃어버리지는 않는 부상을 포함

④ **경미한 부상** : 일차적 응급 처치가 필요한 부상, 하지만 다음의 정기적인 업무 순번을 잃어버리지 않는 경미한 부상

(5) OSHA 감사

직업안전보건법은 조사자라고 불리우는 OSHA의 대리인을 통해서 현장 조사를 시행한다. 초기의 법에 의하면 경영자는 OSHA 조사자의 출입을 거부할 수 없었으며, 조사자가 조사 전에 그 조직에 조사통보를 하는 것을 금지하였다. 경영자에게 정리정돈을 허용하는 대신에 조사자의 사전 통보 없는 조사를 허용하였다.

미 대법원은 Marshall v. Barlow's, Inc.의 재판을 판결하면서 경영자가 조사자의 자의적인 시설 출입을 거절할 경우에 안전 조사자는 수색 권한을 가진다는 정부의 주장을 기각하였다. 하지만 법원은 수색 권한을 갖기 위해 확실한 증표를 보일 필요는 없다고 판결하였다. 따라서 권한은 조사가 일반적인 시행 계획의 일부인 한 인정될 수 있다.[17]

현실적으로 대부분의 보건의료 부문의 경영자들은 OSHA의 조사 요구에 대한 협력이 적절하다는 것을 안다. 고위직 관리자, 보건의료 인적자원관리 전문가, 또는 내부 보건과 안전전문가들은 OSHA 조사자가 보건의료 시설의 현장조사, 조직의 보건과 안전정책 · 절차 · 기록을 검사할 때에 동행하여야 한다.

1) 경고와 위반

OSHA 조사자는 법 위반에 대해 경고를 할 수 있다, 경고는 경영자의 인지 여부와 문제들의 심각성과 정도에 따라 달라진다. 또한 위반의 수와 특성에 따라 경영자에 대해 벌칙이 가해진다. 벌칙의 범위와 특성은 위반의 유형과 정도에 따라 OSHA의 직원에 의해 결정된다.

빈번한 위반 사례의 분류를 포함해 아주 심각한 위반에서 경미한 위반까지 다섯 가지 유형이 있다.

① 긴박한 위험 : 만약 즉시 시정되지 않으면, 사망의 원인이 되거나 심각한 신체적 해를 줄 수 있는 경우에 긴박한 위험이 경고 발동되며, 조사자에 의해 통보된다. 긴박한 위험 상황은 최우선 순위로 처리되어야 한다. 만약 상황이 충분히 심각하고 경영자가 협력하지 않을 경우, OSHA 파견자는 연방판사에게 가서 상황이 교정될 때까지 사업장의 사용 금지 명령을 요청할 수 있다. 지붕에서 중기계 쪽으로 추락을 방지하기 위하여 난간 설치가 안 되어 있는 경우가 한 예다.

② **심각함** : 상태가 사망의 원인이 될 가능성이 있거나 심각한 신체적 위해를 줄 수 있을 때, 경영자는 이러한 상황에 대해 알아야 하며, 심각한 위반이 경고 발동된다. 유해한 화학물질 용기에 경고표지가 없는 경우가 한 예이다.

③ **기타 심각함** : 기타 심각한 위반은 근로자의 건강과 안전에 영향을 줄 수 있으나 사망의 원인이나 심각한 해를 주지는 않을 경우에 경고 발동된다. 작업 영역에서의 느슨한 로프가 한 예이다.

④ **경미** : 경미의 상태는 근로자의 안전과 보건에 직접적이거나 즉각적인 영향을 주지 않는 경우를 말한다. 경고가 발동되지는 않으나, 상황은 경영자에게 통보된다. 화장실 칸막이에 문이 없을 경우가 이의 한 예이다.

⑤ **고의와 반복** : 고의와 반복 위반에 대한 경고는 전에 위반을 행한 경영자에게 발동된다. 만약 경영자가 안전 위반에 대해 알고 있거나 위반에 대해 경고를 받았는데 그 문제를 시정하지 않았을 때, 두 번째 경고가 발동된다. 고의나 반복 위반에 대한 벌칙은 매우 높다. 만약 이러한 안전 위반의 결과로 인한 시고로 사망이 발생하면 책임 있는 집행부나 관리자에게 6개월의 징역형이 처해질 수 있다.

2) OSHA 조사 노력에 대한 비판

OSHA는 여러 측면에서 비판받는다. 조사를 받아야 할 사업장은 매우 많은데, 매우 적은 수의 사업장만 조사를 받는다. 이러한 이유 때문에 많은 경영자들이 OSHA의 이러한 시행 노력에 주의를 기울이지 않고 있다. 노동조합과 기타 단체들은 충분한 조사자를 파견하지 않는 의회와 OSHA를 비난한다.

예를 들면 많은 사업장이 심각한 부상과 사망을 경험하고 있는데도 최근 5년 동안 이와 같은 사업장은 조사받지 않은 것으로 나타났다. 경영자들, 특히 소규모 사업장 경영자들은 OSHA의 기준의 복잡성과 벌칙 관련 비용에 대해 끊임없이 불평한다. 문제 영역을 치유하기 위한 변화가 필요하다.

5. 안전관리

효과적인 안전관리는 업무 환경을 안전하게 하기 위한 조직적인 실행을 필요로 한다.[18] 산업재해보상보험과 관련 벌금제도 같은 안전프로그램들은 사고와 관련된 비용을 감소시킬 수 있다. 또한 사고와 다른 안전 문제들도 여러 구성요소를 가진 효과적인 안전관리 프로그램 시행의 결과로 감소하고 있다.[19]

윤리준수

보건의료조직들은 그들이 OSHA의 기준을 준수하고 있는지를 확인하기 위해, 그들이 근로자들의 안전 · 보건 · 안녕을 위한 업무 환경을 제공하고 있는지를 확인하기 위해, 건강한 노동력과 안전한 작업 환경을 제공한 결과로서 경제적인 혜택을 보고 있는지를 확인하기 위해, 조직의 안전과 보건 프로그램의 정기적인 내부 감사를 시행하여야 한다.

다음 제시된 질문들은 보건의료조직에서 해야 될 것과 하지 말아야 될 것 사이에 존재하는 차이를 결정하고 평가하기 위한 질문들이며, 산업 내에서 실천해야 할 사항들이다.

1. 조직이 근로자들의 안전, 보건에 대한 철학을 가진 정책을 가지고 있는가?
2. 조직 내에 안전과 보건 활동을 조정하고 감독할 지위가 있는가?
3. OSHA 규정의 모든 면을 준수하고 있는가?
4. 조직이 근로자 지원 프로그램을 가지고 있는가?
5. 조직이 공식적인 사고 예방 프로그램을 가지고 있는가?
6. 조직이 안전 프로그램의 비용 · 효과 비를 측정하고 있는가?
7. 조직이 사업장 대리 훈련을 실시하고 있는가?

(1) 조직과 안전

안전관리의 핵심은 종합적인 안전 노력의 조직적인 실천이다. 이러한 노력들은 최고위직부터 조직의 모든 구성원들까지 협력해야 한다.[20] 또한 이것은 관리적인 행동들을 반영하여야 한다. 안전을 관리하기 위한 활동에는 세 가지 접근 방법이 있다. 그림 14-5는 조직적 · 기술적 · 개인적 접근과 그 구성요소를 보여 주고 있다. 성공적인 프로그램은 안전 문제를 다룰 때에 세 가지 접근 방법 모두를 사용한다.

(2) 안전과 기술

보건의료 부문의 경영자들은 잠재적으로 위험한 직무를 수행하는 근로자들이 그들 자신이나 다른 근로자를 다치게 하지 않도록 업무 영역을 유지하고, 안전장비를 사용하며, 업무 과정들을 설계함으로써 어느 정도 사고를 예방할 수 있다.

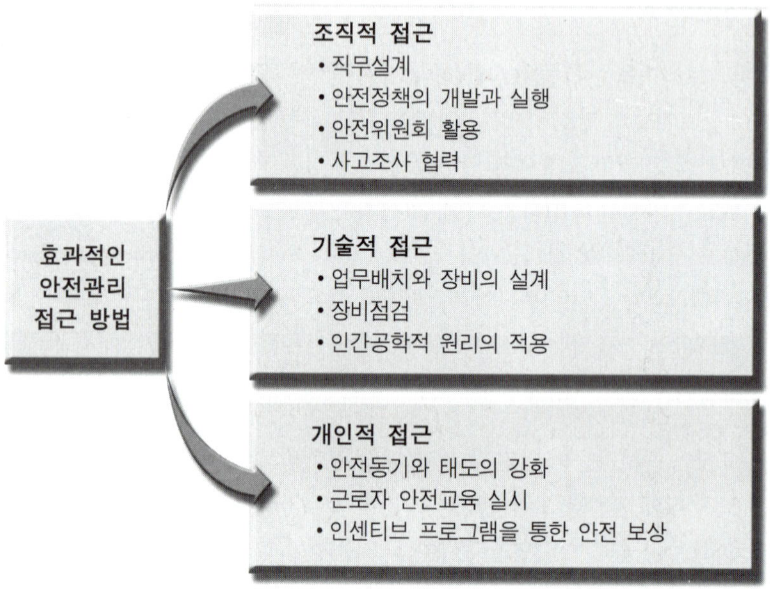

그림 14-5 효과적인 안전관리 접근 방법

안전한 장비를 제공하고, 적절한 유지와 수선을 확인하며, 비상 스위치와 경영자들은 안전난간을 설치한다. 또한 통로를 깨끗이 유지하고, 적절한 환기 · 조명 · 난방을 유지하며, 공기 정화를 하는 것은 모두 업무 환경을 안전하게 하는 데 도움을 줄 수 있다.

(3) 개인적 고려사항과 안전

기술자들은 장비나 업무수행과정 혹은 업무영역을 재설계하는 관점에서 안전에 접근한다. 산업 심리학자들과 인적 요소 전문가들은 안전을 다른 각도로 본다. 이들은 개인과 업무에 적절한 대응관계를 설정하고, 근로자들에게 안전한 방법에 대한 교육, 피로 감소, 건강지식에 대한 교육을 강조한다. 전문가들은 많은 근로자들을 대상으로 사고에서 "인적 요소" 또는 여러 방면의 연구를 실행하였다.

이들 결과에서는 스트레스와 사고 같은 정서적 요인들 사이에 밀접한 관련성을 보였다. 다른 연구들에서는 안전에 있어서 인적 요소를 조절하는 중요 요소로서 학습 · 태도 · 동기와 같은 개인적 차이를 지적하였다.

태도변수들이 사고 발생률에 영향을 미치는 개인적 요소들이다. 이는 경영자의 관리 소홀이나, 장비에 의해서 보다 근로자의 부주의에 의해 문제가 더 많이 발생하기 때문이다. 한 때는 그들의 직무에 불만족한 근로자들이 높은 사고 발생률을 보인다고 생각되었다. 하지만 이러한 가정에는 최근에 의문이 생겼다. 근로자의 성격 · 태도 · 개인적인 특성들이 분명히 사고 발생률에 영향을 미치기는 하지만, 실제 인과관계를 설정하기는 어렵다.

업무 일정은 사고에 대한 또 하나의 원인이 될 수 있다. 사고와 업무 일정 간의 관련성은 다음과 같이 설명될 수 있다. 고된 신체적 활동 때문에 생기는 피로는 오늘날의 보건의료 사업장에서 발생할 수 있다. 그러나 오랫동안 같은 일을 반복할 때에 발생하는 지루함이 더 일반적이다.

이러한 유형의 피로가 증가하면 동기는 감소하게 된다. 동기가 감소함에 따라, 근로자의 주의력은 떨어지게 되고, 그러면 사고 가능성이 증가한다. 보건의료 영역에서 관심의 특정 영역은 업무 일정상 시간 외 근무이다. 시간 외 근무는 사고 또는 환자 진료의 사고 발생률과 관련이 있다.[21] 또한 시간 외 근무 시간이 길수록 더 큰 사고가 발생할 수 있다.

특히 보건의료산업은 10시간과 12시간마다 교대하는 근로자 또는 중복 교대가 요구되는 근로자에 대한 피로 요소에 관심을 기울였다. 육체적 활동이 많고 정서적인 영향을 받으면서 10시간마다의 교대가 요구되며 중복 업무가 있는 중환자실의 간호사를 가정해 보자. 안전한 간호를 해야 하는 간호사의 능력은 분명히 영향을 받을 것이다.

또 다른 관심의 영역은 사고 발생률과 다른 순환 교대, 특히 야간 근무와의 관련성이다. 오후 11시부터 다음 날 아침 7시까지 일하는 경우에는 관리자나 감독자가 없기 쉽기 때문에, 근로자들은 훈련과 감독을 덜 받게 되기 쉽다. 이러한 요인들이 사고 발생률을 높일 수 있다.

(4) 안전 정책과 훈련

안전 정책과 규칙을 설계하고 훈련을 시키는 것은 안전에 대한 노력의 매우 중요한 구성 요소이다. 자주 안전한 행위에 대한 필요성을 강화하고 적극적 안전 실천에 대해 피드백을 제공하는 것은 근로자의 안전을 증진시키는 데 매우 효과적이다.[22] 이러한 노력에는 근로자, 감독자, 관리자, 안전 전문가, 보건의료 인적자원관리 전문가를 함께 참여시켜야 한다.

(5) 보건의료 인적자원관리와 안전 책임

최근의 안전 활동에 보건의료 인적자원관리 전문가의 참여에 대한 조사에서, 대부분의 조직이 안전 활동에 이들의 적극적인 참여가 있었다고 보고하였다. 사업장 폭력, 산업재해 보상, 사고 조사들은 가장 참여가 많은 영역이었다.

조사 응답자들은 보건의료 인적자원관리 직원들의 안전 활동에의 참여가 대규모 조직보다 소규모 조직에서 가능성이 크다고 지적하였다. 이런 차이는 대규모 조직은 별도의 안전관리 부서를 가지고 있기 때문이다.[23]

(6) 안전위원회

근로자들은 다양한 계층과 부서에서 파견된 근로자들로 구성되는 안전위원회를 통해 안전 계획에 참여하게 된다. 잘 조직된 안전위원회는 안전 출발점으로서의 폭 넓은 지원과 근로자를 위한 안전한 사업장을 제공하기 위해 조직을 돕는 바람직한 기구이다.[24]

안전위원회는 일반적으로 정기적인 모임을 가지며, 안전에 관한 감시를 하는 특별한 책임을 가지고 있으며, 장래에 발생할 수 있는 사고를 방지하기 위한 권고를 한다. 그리고 위원회 위원의 한 사람은 반드시 보건의료 인적자원관리로부터 충원된다.

관리자들은 안전위원회의 위원 중 많은 부분을 차지해서는 안 된다. 만약 이를 어기면 경영자는 국가노동위원회의 일부 조항을 위반할 수 있다. 이 법은 경영자의 노동 조직 지배를 금지하고 있다. 일부 안전위원회는 노동 조직의 지배를 받을 수 있는데, 이는 이들이 근로 환경을 다루기 때문이다.

32개 주 중에서 일부 주에서만 경영자가 안전위원회 설립을 요구한다. 때때로 법률들은 연방 차원에서 근로자 안전위원회와 관리 부문이 협력하기를 요구하였다. 하지만 아직까지 연방 조항은 제정되지 않았다.

(7) 안전 훈련과 의사 전달

근로자들의 안전을 도모하는 한 가지 방법은 여러 차례의 안전 훈련에 모든 근로자를 참여시키는 것이다. 보건의료 부문의 근로자들이 그들의 직무를 수행하는 동안 안전 기준들을 지키도록 확신시키는 일은 쉽지 않다. 근로자들은 자주 상해가 발생하기 전까지는 안전의 측정이 성가시고 불필요하다고 생각하기 때문이다.

예를 들어 대부분의 실험실에서 근로자들은 보안 안경의 착용이 필요하다. 그러나 안경이 거추장스러우면, 근로자들은 안경이 그들의 눈을 보호할 것임을 알고 있는 경우에도 안경 착용을 거부하는 경우가 있다. 또한 보안경 없이도 부상을 입지 않고 일할 수 있다고 생각하는 일부 근로자들은 이러한 요구가 터무니없다고 생각할 수 있다.

이러한 문제들 때문에 안전 교육과 의사 전달 노력들은 근로자들이 안전을 중요하게 여기도록 하기 위해, 그리고 그들이 안전한 업무 실행을 하도록 동기화하기 위해, 안전 문제를 제시하여야 한다.

(8) 근로자 안전 동기화와 촉진정책

보건의료 부문의 근로자들이 안전하게 업무를 하도록 하기 위해서, 많은 보건의료조직들은 안전 경연 대회를 열고, 근로자들이 안전한 업무 행위를 하도록 장려정책을 사용한다. 예를 들어 위스콘신에 있는 지역사회 병원에서는 일 년 동안에 시간을 소모하는 상해를 입지 않은 부서의 근로자들에게 추가 휴가라는 상을 준다. 불행히도 이러한 장려상을 받기 위한 관심 때문에, 장려 보상을 모으기 위해 근로자들과 관리자들은 사고나 부상을 보고하지 않는다.[25] 안전 장려에 대한 이러한 문제들은 OSHA에 의해 제소되어 있다.

(9) 감사

안전 유해를 확인 조사하기 위해 OSHA의 조사요원을 기다릴 필요는 없다. 조사는 안전위원회나 안전조정자에 의해 행해질 수 있다. 이들은 정기적으로 감사를 실시하여야 하는데, 이는 OSHA가 손실 작업일수가 빈번히 평균보다 많은 조직에 대해서 감사를 실시할 수 있기 때문이다.

JCAHO의 기준과 EC와 OSHA의 기준에 균형을 맞추기 위해, 많은 보건의료조직들은 JCAHO의 방문에 앞서 모의 조사를 실시한다. 이는 OSHA의 승인에도 도움이 된다. 보건의료조직 안전기준목록을 보기 위해서 웹사이트 http ://flynn.swlearning.com을 참고하기를 바란다.

(10) 사고조사와 평가

그림 14-6은 사고를 조사하는 단계를 보여 주고 있다. 사고가 발생했을 때, 그들은 경영자의 안전위원회나 안전조정자에 의해서 조사를 받아야 한다. 사고 현장을 조사할 때, 사고에 기인한 환경상황과 신체적 상태를 결정하는 것이 중요하다. 어두운 조명, 환기 부족, 젖은 바닥들도 일부 가능한 원인들이다.

현장에 대한 조사는 사고가 발생한 상태가 크게 변하지 않은 상황에서 사고 발생 후에 되도록 빠른 시간 안으로 행해져야 한다. 사고 현장을 정확히 조사하기 위한 방법 중의 하나는 사진이나 비디오 촬영을 하는 것이다.

조사의 두 번째 단계는 부상당한 근로자 · 그의 감독자 · 사고 목격자에 대해 면담 조사를 하는 것이다. 면담자는 무슨 일이 일어났고 사고 원인이 무엇인지를 밝혀 내기 위해 시도한다. 이러한 면담에서 앞으로 발생할 수 있는 유사한 사고를 방지할 수 있는 제안들이 만들어질 수 있다. 세 번째 단계는 현장 조사와 면담 결과를 바탕으로 사고조사 보고서를 작성하는 것이다. 이 보고서 양식은 OSHA에 의해 요구되는 자료를 제공한다.

마지막으로 권고안은 어떻게 사고 예방을 할 수 있는지와 유사한 사고 방지를 위해 무슨 변화가 필요한지에 대해 작성하여야 한다. 사고가 왜 발생했는지를 규명하는 것은 매우 유용하다. 하지만 사고 발생으로부터 유사한 사고를 예방할 수 있는 단계를 밝히는 것이 중요하다.

사고조사와 관련해서 사고를 예방하는 방법을 찾는 연구가 이루어져야 한다. 작업 환경의 안전성을 평가할 수 있는 안전 전문가를 고용하거나 외부 전문가를 이용하는 것이 유용하다. 만약 조직 단위에서 유사한 사고가 발생할 것 같으면, 안전한 작업 실천을 강조하는 안전교육 훈련 프로그램이 필요할 수 있다.

예를 들어 수용자들을 돕는 근로자 중 허리 부상이 평균보다 많이 보고되는 너싱홈이 있다고 하자. 수용자를 들어 올리는 적절한 방법에 대한 안전교육이 많은 허리 부상을 줄일 수 있다.

조직은 조직의 안전에 대한 노력을 평가 · 점검해야 한다. 조직의 회계 기록들이 감사를 받음에 따라 회사의 안전 노력도 주기적으로 점검되어야 한다. 어떤 중요한 변화가 있는지를 확인하기 위해 이전의 사고 유형과 현재의 사고와 부상 통계를 비교하여야 한다. 이러한 분석은 안전 관리의 증진 정도를 측정할 수 있도록 설계되어야 한다.

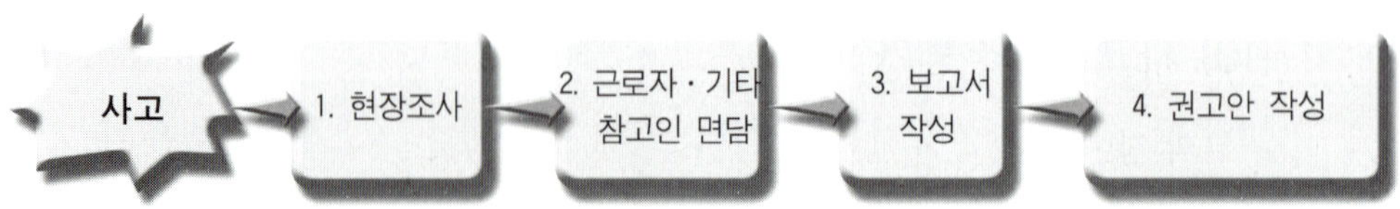
사고
1. 현장조사
2. 근로자 · 기타 참고인 면담
3. 보고서 작성
4. 권고안 작성

그림 14-6 사고조사의 단계

6. 건강

근로자의 건강 문제는 다양하다. 그리고 다소 필연적이다. 건강 문제는 감기 같은 경미한 질병부터 업무 수행과 관련된 심각한 질병까지 전 범위에 걸쳐 있다. 일부 근로자들은 정서적인 건강 문제를 가지고 있다. 또 다른 근로자들은 알코올과 약물중독 문제를 가지고 있다. 일부 문제는 만성적이며, 일부 문제는 일시적이다. 그러나 이러한 모든 문제는 조직의 운영과 개인 근로자의 생산성에 영향을 미칠 수 있다.

(1) 보건의료조직 건강 문제

보건의료 부문의 경영자들은 다양한 사업장 문제에 직면하고 있다. 전 장(chapter)에서 누적외상성장애 · 유해 화학물질에의 노출 · 혈인성 병원균에 대한 토의가 있었는데, 이는 OSHA가 규정이나 기준을 통해 이들 문제들을 다루고 있기 때문이다. 그러나 보건의료조직에 근무하는 근로자들에게는 수많은 다른 중요한 문제들, 즉 약물 남용, 정서적, 정신적 문제, 실내 공기 오염, 라텍스 알레르기, 부주의로 인한 주사기 찔림, 미끄러짐과 떨어짐 등이 있다.

1) 약물 남용

약물 남용은 금지물질의 불법 사용 또는 통제약물의 과다 사용, 알코올 · 기타 약물의 사용이라고 정의된다. 사업장의 약물 남용은 수백만 건이 있으며, 이 비용은 매년 수억 달러에 달한다. 미국 내의 약물의존은 전체 근로자의 10% 정도라고 추정된다. 이들 근로자들은 항상 늦게 출근하고, 산업재해의 요구가 5배 이상 많으며, 결근 가능성이 더 높고, 더 높은 작업 중 사고 발생을 보인다.[26]

보건의료 사업장 근로자들은 약물 의존성 위험이 더 높아지고 있다. 왜냐 하면 일반인들보다 금지 약물의 접근이 쉽기 때문이다. 또한 이들 근로자들은 약물에 의존하여 극복 가능성이 높은 독특한 스트레스(예 : 자주 죽음을 목격, 개인적으로 간접적인 부상과 정서적인 고통 경험)를 경험한다. 한 연구에서 조사 대상 간호사 중 10%가 한 가지 이상의 금지 약물에 중독되어 있다고 지적했다. 그림 14-7은 알코올과 약물 남용의 일반적인 징후를 나타낸 그림이다.

미국의 장애인법은 약물 남용을 어떻게 관리해야 하는지에 영향을 미친다. 현재 불법적인 약물 남용자에 대해서는 장애인법의 장애자의 범주에서 제외하고 있다.

- 피로
- 얼굴 홍조
- 힘든 보행
- 논리에 맞지 않음.
- 상세한 것을 기억하지 못함.
- 논쟁적인 행위
- 마감일을 기억 못함.

- 예기치 못한 결근
- 어눌한 발음(특히 월요일과 금요일)
- 우울증
- 안달(어쩔 줄 모름)
- 지나친 감정 표현
- 속임.
- 폭행
- 돈을 자주 빌림.

그림 14-7 약물 남용의 일반적인 징후

그러나 합법적인 물질(예 : 알코올)과 처방약의 중독은 장애인법에서 장애자로 간주된다. 또한 알코올 중독증에서 회복된 사람도 장애인법에서 장애자로 간주된다.

많은 보건의료 부문의 경영자들은 근로자를 채용하기 전에 알코올과 약물 테스트를 시행한다. 테스트는 사고 발생 후, 기타 합리적인 이유가 있을 때는 경영자에 의해 수립된 테스트 프로그램의 일부로 행해질 수 있다.

약물 문제에서 벗어나려는 근로자들을 위해서 회사의 선택 옵션이 추천되며. 이 방침은 법적으로 보증되고 있다. 이 과정에서 근로자는 만족스럽지 못한 업무 관련 행위에 대해 개인적으로 감독자나 관리자와 면담을 한다.

이 경우, 훈련 시스템이 유지되고 있는 조직에서는 근로자에게 훈련과 도움 사이에 선택권이 주어진다. 경영자가 무엇을 해야 할지를 포함해서 선택과 추가 불만족 행위의 결과 등이 논의된다. 근로자가 회사 선택 옵션을 사용했을 때는 비밀 보장과 사후 추적 관리가 중요하다.

전문가로서 간호사들은 사업장의 약물 남용 문제 관리에 있어서 매우 엄격하다. 미국간호협회의 윤리 규정에 의하면, 중독된 간호사들은 자신의 경쟁력을 평가하거나 자기 자신의 행위에 대해 자기 자신이나 다른 사람에게 변명을 할 때에 큰 어려움을 가질 수 있다. 이것은 환자에 대한 후원자로서 의문이 있을 수 있는 행위에 반응하는 동료와 관리자의 책임이다.

미국간호협회는 중독된 간호사가 "적절하게 기능을 회복하는 능력을 얻을 수 있는 지원을 받을 것"을 제시하고 있다.[27)]

2) 정서적 · 정신적 건강 문제

오늘날 많은 개인들은 업무 · 가정 · 개인 생활의 압력에 직면하고 있다. 대다수의 사람들은 이들 압력을 성공적으로 잘 관리하고 있다. 그러나 일부 개인들은 이들 요구들을 관리하는 데 어려움을 가지고 있다. 또한 특정 사건들, 예를 들면 배우자의 죽음, 이혼, 의학적 문제들의 압력을 성공적으로 극복하지 못하면 자신에게 영향을 미칠 수 있다.

앞에 기술된 것처럼 사업장에서 발생한 다양한 정서적 · 정신적 문제들은 경영자에 의해 관리되어야 한다. 장애인법에 의해 장애자로 간주되는 정신분열증과 우울증 같은 정신적 · 정서적 질병들은 인지하는 것이 중요하다. 따라서 경영자들은 이들 업무관련 문제가 있는 진단받은 근로자들에게 훈련 프로그램을 적용할 때에 주의하여야 한다.

스트레스도 근로자들이 직면하는 많은 요구를 성공적으로 조절할 수 없을 때에 문제가 된다. 모든 사람들이 스트레스를 겪는다. 하지만 스트레스가 과다하면 업무관련 결과에 영향을 미칠 수 있다.

보건의료 인적자원관리 전문가 · 관리자 · 감독자들은 근로자들의 스트레스를 조절할 수 있는 대책을 마련해야 한다. 그렇지 못하면, 근로자들은 알코올중독 · 약물 과다 복용 · 분노의 폭발 · 기타 다른 증상 등과 같은 여러 건강하지 못한 행위를 보일 수 있다.

보건의료 부문의 근로자들은 그들의 업무 과정이나 특성상 특히 스트레스를 받기 쉽다. 어느 정도의 업무 부담을 경감하거나 의사소통의 효과 외에, 관리자나 감독자가 영향을 받은 근로자들을 중재 역할을 할 수 있는 보건의료 인적자원관리 직원과 면담하게 하거나 근로자 지원 프로그램을 통해 외부 자원을 이용할 수 있게 하는 것이 권고된다.[28)]

우울증은 또 다른 일반적인 정서적 · 정신적 건강 문제이다. 사업장에서 일하는 근로자의 20%가 우울증으로 고통 받고 있는 것으로 추정된다. 지난 몇 년 동안 근로자의 급여 플랜에서 처방되는 Prozac과 Zoloft 같은 처방약의 판매량 증가는 우울증 증가의 또 다른 임상적 지표이다. 우울증의 결과는 모든 단계, 즉 간호 부서에서부터 사업 및 집행부서에 걸쳐서 나타난다.

극단적인 경우, 우울증은 근로자의 자살로 나타날 수 있다. 자살한 근로자의 동료가 느끼는 슬픔과 죄의식은 보건의료 인적자원관리 직원에 의해 처리되어야 하며, 대개의 경우에 위기 카운슬러의 지원을 받는다.[29)]

우울증을 관리하기 위해서는 보건의료 인적자원관리 전문가 · 관리자 · 감독자들이 우울증의 증상을 인식할 수 있도록, 그리고 근로자가 우울증 증상을 보일 때에 어떻게 해야 할지에 대해서 교육을 받아야 한다. 근로자들은 근로자 지원 프로그램을 받을 수 있어야 하며, 의학적 치료를 받을 수 있도록 지원을 받아야 한다.

3) 사업장 공기의 질

공기의 질이 건강 문제가 될 수 있는 작업환경에서 근무하는 근로자들이 증가하고 있다.[30) 공기의 질이 나쁜 원인 중의 하나는 창문을 열 수 없는 밀폐된 건물이 운영비를 절감하기 위해 열에너지의 순환을 감소시킬 때에 발생한다. 또한 카펫, 접착제, 복사기, 부착물, 곰팡이 등으로 인한 공기 오염뿐만 아니라 부적절한 환기도 근로자의 질병과 나쁜 공기 질의 원인이 된다.

4) 라텍스 알레르기

여러 해 동안, 천연고무 라텍스 알레르기가 근로자의 건강 문제로 인식되어 왔다. 전형적으로 장갑의 형태를 띤 이 고무 생산물은 감염의 전파로부터 근로자를 보호하기 위하여 사용되어 왔다. 라텍스 알레르기는 1970년대에 최초로 알려졌으나, 근로자들의 주요 관심사는 되지 못하였다.

그러나 1987년 질병관리본부가 혈액과 체액이 감염의 가능성이 있다는 권고안에 대한 반응으로 폭넓게 사용되면서 문제가 되었다. 그후 1992년 OSHA는 혈인성 병원균에 대한 보호 기준안을 마련하였다. 이 결과로 보건의료 부문 근로자의 라텍스 장갑의 사용은 크게 증가하였다.[31)]

OSHA는 천연고무 라텍스에 알레르기가 있는 근로자를 노출된 근로자의 6~17%라고 추정한다. 알레르기가 있는 근로자는 단순한 예민 반응을 보인다. 불편하지만 이것 자체가 심각한 문제가 되지는 않는다. 하지만 심각한 건강 문제를 포함하는 심하고 유해가 되는 알레르기 반응을 보일 수도 있다.

일부 사람들은 더 많은 근로자들이 라텍스 장갑을 사용하기 시작하면서 장갑의 투명성의 개선이 통계적으로 라텍스에 알레르기를 일으킬 수 있는 근로자의 수를 증가시켰다고 주장한다.

보건의료 부문의 경영자들은 알레르기가 있는 근로자를 돕기 위해 여러 방법을 시도했는데, 이에는 라텍스 장갑을 사용할 때에 면장갑을 제공하거나, 알레르기가 있는 근로자를 환자를 보지 않는 부서로 전직시키거나, 환자관련 부서에 라텍스 없는 운반용기를 공급하는 것 등이 포함되었다.[32)] 예를 들어 중요한 보건 체계에서는 표준검사 장갑으로 비닐 장갑을 사용한다.

5) 부주의한 주삿바늘 찔림

보건의료 부문의 근로자들은 오염된 기구에 의한 상해로 질병 전파가 될 수 있는 위험이 매우 높다. 주사기나 세척기가 가장 많은 상해의 원인이 된다. 바늘 찔림의 20% 가량이 B형과 C형 간염 바이러스와 HIV와 같은 혈인성 병원균에 노출될 위험성을 가지고 있다.

미국의 보건의료 부문 근로자 중 매년 500,000명이 주삿바늘에 찔리게 되는 것으로 추정된다. 간호사가 이와 같은 상해의 대부분을 차지하지만 의사 · 간호조무사 · 환경서비스 직원 등도 이러한 위험에 노출되어 있다.

이와 같은 문제를 해결하기 위해 주삿바늘찔림안전예방법이 2000년 11월 의회에서 통과되었다. 이 법은 법의 요구사항을 통합하기 위해 OSHA에 혈인성 병원균에 관한 기준 마련을 위임하였다.

이 법은 체액 채취를 위한 바늘 없는 의료기구를 비롯하여 조직적인 노출 통제 플랜에 있어서 이들 기구들의 통합과 투약관리와 같은 안전한 의료기구에 주의를 기울이고 있다. 이 법은 또한 경영자에게 안전한 의료기구의 선택 · 평가 · 확인에 관해 관리직이 아닌 보건의료 근로자의 참여를 요구한다.

6) 미끄러짐과 떨어짐

미끄럼과 넘어짐은 모든 사업장 사망 사고의 15%를 차지하고 있으며, 사고의 16%가 장애의 원인이 되고 있다. 미끄럼은 머리나 허리 부상 · 열상 · 골절 · 근육 당김 · 뇌진탕의 결과를 가져오며, 매년 경영자로 하여금 많은 비용을 지불하게 한다.[34)]

보건의료 사업장의 젖은 바닥, 경사, 계단, 어지럽혀 있는 통로 등이 이러한 유해를 제공한다. 경영자는 사업장의 어지러움과 분주함 때문에 미끄럼과 추락으로부터 근로자를 보호해야 한다. 안전 전문가들은 위험 평가, 청결한 사업장 관리, 미끄럼 방지 바닥 사용, 적절한 신발 사용에 초점을 두는 종합적인 미끄럼 방지 프로그램의 수립을 권고한다. 근로자들의 인식과 안전 교육 또한 중요하다.

(2) 건강 증진

건강한 노동력을 유지하는 데 관심이 있는 보건의료 부문의 경영자들은 단순히 건강한 업무 환경을 제공하는 데서 벗어나야 하고 다른 여러 방법을 통해 근로자들의 건강과 안녕을 도모하여야 한다.

건강 증진은 근로자들이 바람직한 생활습관을 갖도록 돕고, 격려하며, 촉진하는 지원 방식이다. 단순히 사업장 안전과 건강 규정들을 준수하는 것을 넘어서서, 조직은 근로자들이 그들의 건강을 증진할 생리적 · 정신적 · 사회적 선택을 하도록 지원함에 의해서 건강 증진을 도모하여야 한다.

건강 증진을 위한 노력들은 건강 문제에 대해 근로자들의 인지를 향상시키는 정보를 제공하는 것에서부터 근로자들의 건강 향상을 위한 문화를 형성할 수 있도록 지원하는 것을 포함한다.

그림 14-8은 이를 나타낸 그림이다. 첫 번째 단계는 유용하며, 각 개인에게 어느 정도 영향을 미칠 수 있다. 하지만 전체 과정을 따르고, 행동이나 태도 변화를 하는 선택의 많은 부분이 개인에 달려 있다. 경영자들은 체중 조절, 스트레스 관리, 영양, 운동, 금연 같은 주제에 대해 정보를 제공한다.

이러한 노력들이 일부 근로자에게 유익하다. 그러나 경영자가 근로자의 건강에 영향이 미치기를 원한다면, 근로자의 안녕한 생활습관에 초점을 맞춘 노력과 종합적인 프로그램을 통한 두 번째 단계를 제공하여야 한다.

1) 안녕 프로그램

생산성을 향상시키고 결근율을 감소시키며 보건의료 비용을 축소시키고자 하는 경영자의 소망은 안녕(wellness) 운동과 결합된다. 안녕 프로그램은 문제가 발생하기 전에 근로자의 건강을 증진하고 유지하도록 설계된다. 안녕 프로그램은 자발적인 생활습관 변화를 장려한다.

안녕 프로그램의 효과성을 평가하는 방법에는 여러 가지가 있다. 근로자의 참여율이 한 방법이다. 참여율은 활동의 형태에 따라 다양한데, 일반적으로 각 활동

단계 1
정보와 인지
- 소책자
- 건강 위험인자 조기검진
- 건강 테스트와 측정
- 특별과정 교실

단계 2
생활습관과 안녕
- 안녕교육 프로그램
- 정기건강교실
- 근로자 지원 프로그램
- 소집단 지원
- 건강장려 정책

단계 3
건강 강조
- 통합된 급여 프로그램
- 시설과 자원 제공
- 지속적 건강 증진
- 건강교육 교육과정

그림 14-8 건강증진 단계

별로 20%에서 40%가 참여한다. 더 많은 참여가 바람직하며, 이런 프로그램들은 더 많은 근로자들로 하여금 건강한 생활습관으로 바꾸게 한다. 비용 · 효과 분석이 계속적인 안녕 프로그램을 지원하는 데 도움을 준다.[35)]

2) 근로자 지원 프로그램

조직이 건강 문제를 폭넓게 관리하는 한 방법이 근로자 지원 프로그램이다. 이는 근로자가 가지는 정서적 · 신체적 · 개인적인 문제를 도와주고 조언을 제공하는 프로그램이다. 이 프로그램에서 사용자는 사회 서비스 카운슬링 기관과 연계를 형성한다. 문제를 가지고 있는 근로자는 자발적이거나, 경영자의 추천과 문제 지원 프로그램에 의해, 이 기관과 접촉할 수 있다. 카운슬링 비용은 경영자가 부담하거나, 전체 합계로 미리 계약된 선불제에 의해 사용자가 부담한다.

근로자 지원 프로그램은 다양한 문제를 가진 근로자를 도와주는 것이다. 일반적으로 이 프로그램의 카운슬러가 가장 많이 다루는 근로자 문제들은 ① 우울증과 불안감, ② 부부관계 문제, ③ 법률적 문제, ④ 가족과 자녀 문제 등이다. 그 밖에 근로자 지원 프로그램에서 다루어지는 문제들은 약물 남용, 재정 문제, 경력관리 등이다.

근로자 지원 프로그램 이용에 있어서 중요한 점은 비밀보장이다. 이 점이 경영자가 근로자 지원 프로그램을 외부 전문가에게 맡긴 이유이며, 외부 기관은 지원 프로그램을 이용한 근로자의 상세한 정보보다는 서비스를 제공받은 근로자의 수만 보고한다.

근로자 지원 프로그램의 효과성은 이들이 얼마나 잘 사업장을 지원하고 통합하느냐에 달려 있다. 한 지원 프로그램의 연구에서는 이들 지원 프로그램에 감독자의 추천이 5배 이상 많았으며, 지원을 받은 약물 남용 근로자는 3배 이상 많음을 보여 주었다.[36)]

3) 조직의 건강 문화

크고 작은 규모에 관계없이 많은 경영자들은 건강 문화를 지원하고 강조하는 것이 유익함을 인식하고 있다. 이들 경영자들은 일반적 · 재정적 · 관리적으로 통합적이고 폭넓은 지원을 한다. 건강 노력을 지원하는 절차와 정책의 개발에는 현장 운동시설을 설치하거나 조직을 통한 건강증진 환경을 만드는 데 공헌하는 건강증진 프로그램들을 지속적으로 지원할 수 있어야 한다.

7. 보안

전통적으로 보건의료 부문의 경영자들이 근로자들의 건강 · 안전 · 보안 문제를 다룰 때, 이들은 사업장의 사고를 줄이거나, 근로자의 안전 실천을 향상시키거나, 업무상 위해를 줄이는 데 관심을 가져 왔다. 하지만 지난 10년 동안에는 근로자의 환자들, 수용자, 고객에 대해 보안 서비스를 제공하는 것이 점점 중요해지고 있다.

사업장 폭력 발생은 병원, 클리닉, 너싱 홈 등에서 언제나 발생할 수 있다. 환자와 수용자 고객과 이들 가족 구성원의 내부적 문제는 언어나 신체적 공격을 분출할 수 있다는 점이다. 보건의료 부문의 근로자들은 이들 문제에 개입되기가 쉬우며 이들에 대한 통제가 필요할 수도 있다.

(1) 사업장 폭력

직업안전보건위원회의 추정에 의하면 매주 사업장 살인이 110~115명 정도 발생한다고 한다. 또 NIOSH에 의하면 매년 사업장에서 백만 건 이상의 폭력이 발생한다고 추정한다.[37)]

경찰관, 택시기사, 편의점 점원을 포함한 폭력을 사업장 시설의 70%가 경험하였다. 대개 이들 사망은 무장강도에 의한 강탈 때에 발생한다. 그러나 다양한 사업장에서 경영자들을 놀라게 하는 것은 많은 불만을 품은 근로자 또는 이전의 근로자들은 그들의 분노와 불만을 처리하기 위해 작업장에서 살인이란 형태로 표출했다는 사실이다. 대부분의 폭력 행위를 한 개인들의 조사에서 심한 모욕감, 거절, 이혼, 직업의 상실이나 재판에서의 패소 같은 요인이 근로자를 폭력에 의존하게 한다는 게 조사에서 파악되었다.

1) 사업장 폭력의 가정적 요인들

가족이나 친구와 시작된 가정 폭력이 사업장을 망칠 수 있다. 앞서 기술한 것처럼, 보건의료 경영자들은 가정 폭력과 근로자의 폭력에 대한 영향에 대해 잘 모른다. 경영자에 의한 가장 나쁜 반응은 가정 폭력에 의한 명백한 징후를 무시하는 것이다. 사실 일부 경영자들은 고소를 하며, 후에 가정 폭력의 희생자가 된 근로자의 탄원을 무시했음을 알게 된다.[38)]

2) 사업장 폭력의 관리

사업장 폭력의 증가는 많은 경영자로 하여금 사업장 폭력 예방과 대응 정책과 실천을 개발하게 하였다. 미국안전기술협회의 권고에 의하면, 근로자와 조직의 위험 평가를 실행하는 것은 경영자에게 매우 중요하다. 사업장 폭력을 처리하는 인적자원관리 정책으로는 규범적인 행위와 근로자 지원 프로그램에의 추천을 연계하는 것이 권고된다.

사업장 폭력 정책의 예는 웹사이트 http://flynn.swlearning.com을 이용하면 알 수 있다.

대개 첫 단계는 폭력대처팀을 구성하는 것이다. 이 팀은 보안 요원 · 인적자원관리 직원 · 근로자 중 선발된 사람으로 구성되며, 안전위원회와 같은 기능을 한다. 하지만 기능의 초점은 차이가 있다. 신시내티 어린이 병원 같은 의료센터에서는 이들 팀이 근로자 위협에 대한 조사와 대처 · 분석을 하며, 심지어는 분노를 가라앉히고 들뜬 근로자를 돕기도 한다. 그럼에도 경영자들이 주의하여야 할 점은 이들이 폭력 행위에 선행하는 행위에 대해 근로자를 면책하면 차별행위로 법적 행위에 직면할 수 있기 때문이다.

예를 들면 위협을 지연시키거나 종료시킨, 또 동료 근로자에 대해 신체적 행위까지 한 근로자들이 그들의 경영자를 고소하였다. 이들은 ADA하에서 정신적 무능력을 당했다고 주장하였다.

폭력 후 대처는 사업장 폭력을 관리하는 또 하나의 부분이다. 폭력이 신체적 상해나 사망 또는 강한 개인적 갈등을 유발했다면, 경영자는 사건 후에 대처하는 계획을 갖는 것이 중요하다. 일반적으로 근로자들은 업무로 돌아가는 데 두려움을 가질 수 있으며, 다른 반응 사이에서 불면증이나 불안을 경험할 수 있다.

근로자 지원 프로그램에 의뢰를 하거나, 근로자에게 인적자원관리 직원을 만날 시간을 허용하거나, 현장에 훈련된 카운슬러를 배치하는 것도 모두 사고 후의 대처 노력 중 하나이다.

3) 사업장 폭력에 대한 훈련

관리자 · 인적자원관리 직원 · 감독자와 근로자들은 잠재적인 폭력 근로자의 징후를 인식하는 방법에 대하여 또 폭력이 발생했을 때에 무엇을 해야 하는지에 대해 훈련을 받아야 한다. 예컨대 이러한 훈련은 조직에 처음 접촉한 사람, 접수 담당자, 잠재적인 폭력 근로자의 경고 징후를 인식할 필요가 있는 사람, 이전 근로자, 방관자 등에게 중요할 수 있다.

많은 조직의 훈련 동안에는 참여자들이 잠재적인 폭력 근로자의 전형적인 특성에 대해 배운다. 그리고 인적자원관리 부서에 통보하도록 훈련을 받고 외부 카운슬러 전문가에게 의뢰된다. 이러한 서비스들은 사용자에 의해 제공되는 근로자 지원 프로그램에 의해 적용된다.

(2) 보안 관리

보안 관리의 전체적인 접근은 사업장 폭력을 포함해서 여러 범주의 문제들을 통제하도록 요구된다. 인적자원관리 관리자들은 보안 프로그램에 대한 책임을 가지고 있거나 근로자 보안 문제를 관리하기 위해 보안 관리자와 밀접하게 협력하여야 한다.

1) 보안 감사

조직 내 보안의 종합적인 조사를 실행하는 것이 보안 감사의 목적이다. 때때로 취약성 분석이라고도 부르는데, 이러한 감사는 조직 내의 관리자를 활용한다. 이들은 인적자원 관리자, 시설 관리자 등과 외부인으로는 보안 컨설턴트, 경찰관, 소방관, 컴퓨터 보안 전문가 등이 있다.

전형적으로 보안 감사는 시설의 주변 지역부터 조사한다. 주차장의 조명, 교통흐름, 비상 대처 서비스의 위치, 이웃 주변의 범죄, 건물과 토지의 설계 같은 요소들이 평가된다. 또한 회사 내의 활용할 수 있는 보안에 관련된 사항도 감사하는데, 이에는 경비원의 능력이나 기타 보안과 관련된 다른 사항들도 포함된다. 보안 감사의 또 다른 부분은 재난 대비에 대한 조사이다. 이것은 지진, 홍수, 태풍, 화재, 시민 항의 같은 재난에 어떻게 대처하느냐에 초점을 맞춘다.

2) 접근 통제

보안의 주 기능은 조직 내 물리적 시설에 대한 접근을 통제하는 것이다. 예를 들어 플렉시 유리 칸막이를 설치하는 것은 불필요한 방문을 차단해 응급실에서의 폭력을 감소시킬 수 있다.

많은 보건의료조직들은 전자 접근 시스템이나 키카드시스템에 의해 업무 구역이나 시설에 대한 접근을 제한한다. 아주 간단한 것이지만, 이러한 시스템은 소원해진 남편이나 갱단의 일원 등과 같은 접근이 허용되지 않은 사람이 시설에 들어오는 것을 어렵게 만들 수 있다.

접근 통제는 접근이 허용되지 않은 사람이 시설 내에 들어오는 것을 방지하기 위해 승강기나 계단에 설치할 수 있다. 한밤중에 완전히 차단해야 하는 입원 환자나 수용자를 가지고 있는 보건의료 시설에서는 시설로의 외부 접근을 극도로 통제할 수 있다.

3) 컴퓨터 보안

보안의 또 다른 영역은 컴퓨터시스템의 접근을 통제하는 것이다. 컴퓨터에 의해 관리되고 있는 인가 사항과 기록들이 많이 있기 때문에 인적자원정보시스템을 포함하여 접근 허용이 안 된 접근을 방지하기 위해 적절한 보안 설비를 갖추는 것은 중요하다.

인터넷과 전자우편시스템의 성장으로 컴퓨터 보안은 중요한 문제가 되었다. 이런 문제는 특히 개인이 조직을 그만두거나 떠날 경우에 명백하다. 인적자원관리 직원은 회사의 정보체계를 보호하기 위해 비밀번호를 변경하거나, 접근 코드를 변경하기 위해 정보기술 지원과 협력하여야 한다.

(3) 근로자 선별과 선택

보안이 이루어져야 하는 주요 부문은 채용 지원자의 선별에 관한 부분이다. 6장에서 기술한 것처럼, 인성검사의 활용이나 신용정보의 검색 같은 특정 사항에 대해서는 법적인 제한이 있다. 보건의료 부문의 경영자들은 근로자를 채용할 경우에 업무관련 선별 수단으로서의 활용과 연빙 EEO법과 ADA를 위반하지 않도록 주의하여야 한다.

그러나 근로자들을 적절히 선별하지 못하는 회사들은 만약 채용된 근로자가 범죄를 저지를 경우에 책임을 질 수 있다. 예를 들어 폭행에 관한 범죄기록이 있는 개인을 병원의 경비책임을 맡기기 위해 채용했다고 하자. 그 근로자가 폭행을 하고 소아과 환자를 살해했을 때, 병원은 책임을 면하기 어렵다.

(4) 보안 요원

적절히 훈련된 보안 요원들을 충분히 확보하는 것은 보안 관리상 중요한 부분이다. 많은 보건의료조직들은 보안을 특화함으로써 보안 서비스를 보완한다. 만약 근로자를 활용한다면, 이들은 근로자의 폭력 행위를 처리하는 것에서부터 자연 재해를 대처하는 것까지 사업장의 다양한 보안 문제를 다룰 수 있도록 훈련과 선택이 이루어져야 한다.

사례(CASE)

Shining Smile Dental Services(SSDS)에는 치과 의사 5명과 14명의 직원이 있다. 이 기관은 일반적인 치과 진료를 하며, 매우 바쁘고 생산적이다. SSDS의 환자들은 매우 성실하며, 이들 중 많은 사람들이 여러 해 동안 SSDS를 이용했다.

SSDS에 오랫동안 근무했던 보조원인 마샤는 환자들에게 매우 인기가 있으며, 치과 의사들에게 어려운 시술을 도와달라고 자주 요청받는다. 최근에 마샤는 직장에 늦었으며, 월요일에 정기적으로 결근하는 것을 치과 의사 중의 한 사람에게 들키고 말았다.

시술하는 동안 그녀는 실수를 했으며, 한 번은 흡입기구로 환자의 혀에 타박상을 입혔다. 일어난 상황에 대한 질문을 받았을 때, 그녀는 도와주고 있던 치과 의사를 비난했다. 만약 이 사건으로 인한 괴롭힘이 지속된다면 그만두겠다고 위협했다.

SSDS 클리닉 관리자는 그 치과 의사로부터 마샤의 출근현황, 업무수행, 좋지 못한 업무 태도 등에 대해 회의 개최를 요청받았다. 회의가 진행되는 동안에 약물과 알코올 남용 문제가 제시되었지만, 클리닉 관리자는 그녀의 SSDS의 근무경력과는 모순된다고 지적하면서 그 가능성을 배제했다. 치과 의사들은 클리닉 관리자에게 마샤의 업무관련 문제들을 개선할 수 있는 계획을 세우라는 선에서 회의의 결론을 냈다.

질문(Question)

1. 마샤에게 문제가 되는 행위의 원인을 규명하기 위해 어떤 접근 방법을 사용해야 하는지를 설명하시오.
2. 만약 클리닉 관리자가 마샤의 약물 혹은 알코올 남용이 문제라고 결론지었다면, 마샤의 문제를 처리하기 위해 다음 단계는 무엇을 하여야 하는지를 설명하시오.

참고 문헌(END NOTES)

1) Adapted from Steve Sternberg, "For City's Historic Hospital, Help is Needed 'in a Hurry,'" USA Today (September 2~5, 2005), 1A~2A.
2) Dan Hanfling, Klaus O. Schafer, and Carl W. Armstrong, " Making Healthcare Preparedness a Part of the Homeland Security Equation," Topics in Emergency Medicine (March 2003), 128~142.
3) Patrick J. Kiger, "Dealing with Disaster," Workforce (November 2004), 30~38.
4) Peter Hoonaker, Todd Loushine, Pascale Carayon, James Kallman, Andrew Kapp, and Michael Smith, "The Effect of Safety Initiatives on Safety Performance: A Longitudinal Study," Applied Ergonomics (July 2005), 461~469.
5) "New Emergency and Disaster Preparedness Course Work for Physicians and Other Healthcare Professionals," Journal of Environmental Health (October 2003), 46.
6) "Study: Workers' Comp Costs Rise Faster than Payments," Safety & Health (September 2005), 12.

7) Presley Reed and Alan M. Koral, "Keep FMLA Claims in Check," Occupational Health and Safety (2002/2003 Buyers guide), 70~75.
8) For more information visit: http://www.eeoc.gov/facts/jobapplicant.html.
9) Occupational Safety and Health Organization, U.S. Department of Labor.
10) "OSHA Alliance Develops Educational Information," Professional Safety (May 2005), 19~44.
11) Evelyn Bain, "OSHA Targeted Inspections Going on Right Now in Massachusetts Hospitals," Massachusetts Nurse (June 2004), 9 ; and "OSHA Plans Crackdown on Nursing– Home Safety Violations," Wall Street Journal (March 19, 2002), A1.
12) OSHA Standard 1910.132 – Personal Protective Equipment.
13) Ronald T. Dobos, "Exposure to Bloodborne Pathogens in the Hospital," Professional Safety (February 2000), 29~31.
14) Lynn Grainer, " When it Comes to Keyboards, One Size Does Not Fit All," Computing Canada (January 14, 2005), 26.
15) "OSHA's New Ergo Plan: Guidelines Favored Over Rules," Industrial Safety and Hygiene News (June 2002), 14~15 ; and Bernie Knill, "Ergonomics Gets a Boost," Material Handling Management (August 2003), 54~56.
16) United Autoworkers v. Johnson Controls, Inc., 111 S. Ct 1196 (1991).
17) Marshall v. Barlow's Inc., 98 S. Ct 1816 (1978).
18) Don Nielsen and John Austin, "Behavior–Based Safety, Improvement Opportunities in Hospital Safety," Professional Safety (February 2005), 33~37.
19) "Creating a Safer Workplace: Simple Steps Bring Results," Leadership for the Front Lines (August 2002), 1~2.
20) "The Role of Leadership in Instilling a Culture of Safety: Lessons from the Literature," Journal of Healthcare Management (January/February 2004), 47~58.
21) Drew Dawson and Phyllis Zee, "Work Hours and Reducing Fatigue – Related Risk: Good Research vs. Good Policy," Journal of the American Medical Association (September 7, 2005) 1,104~1,106.
22) James J. Loud, " Corrective Action Programs, Fixing Safety Problems – And Keeping them Fixed," Professional Safety (December 2004), 32~36.
23) Laura H. Rhodes and David P. Rhodes, "Who is Performing the Safety Function – The Intersection of Safety and Human Resources," Professional Safety (April 2002), 48~54.
24) " OSHA: Laws Alone Don' t Solve Problems: Safety Committees, an Essential Redundancy," Chemical Health & Safety (November 2002), 39.
25) Dennis R. Downing and Renae J. Norton, "Safety Incentives: Myths and Realities," Occupational Health & Safety (January 2004), 62~66.
26) Michael Prince, "Battling Workplace Drug Use," Business Insurance (January 29, 2001), 20.
27) Patricia Blair, "Report Impaired Practice – Stat," Nursing Management (January 2002), 24~25.
28) "Employers Taking Proactive Approach to EAPs," Occupational Health (January 2005 Supplement), 5.
29) Park Kyoung – Ok, Mark C. Wilson, and Sun Lee Myung, "Effects of Social Support at Work on Depression and Organizational Productivity," American Journal of Health Behavior (September/October 2004) 444~445.

30) William P. Bahnfleth and W. J. Kowalski, "Indoor－Air Quality: Issues and Resolutions," Heating/Piping/Air Conditioning HPAC Engineering (June 2005), 6～21.
31) Donna E. Corbin, "Latex Allergy and Dermatitis," Occupational Health and Safety (January 2002), 36～38.
32) Karleen Smith, Ann Wallace, and Betty Smith－Campbell, "What you Should Know About Latex Allergy," Nurse/Practitioner (December 2004), 24.
33) I. Hatcher, M. Sullivan, J. Hutchinson, S. Thurman, and F. Goffrey, "An Intravenous Medication Safety System: Preventing High－risk Medication Errors at the Point of Care," Journal of Nursing (2004), 437～439.
34) "Workplace Safety: Recognizing and Eliminating Hazards," Manage Online (February/March 2005), 1～2.
35) "Hot Topic Survey of HR and Benefits Managers," Medical Benefits (August 30, 2005).
36) Linda Sutton, "Setting a Two－Year Plan," Journal of Employee Assistance (April 2003), 16～19.
37) Marlene Piturro, "Workplace Violence," Strategic Finance (May 2001), 35～38.
38) Stacey Pastel Dougan, "Employers May Face Liability When Domestic Violence Comes to Work," HR Focus (February 2003), 11～14.
39) Teresa Butler Stivarius, John Skonberg, Rod Fuegel, Robert Blumberg, Russel Jones, and Kathleen Mones, "Background Checks: Four Steps to Basic Compliance In a Multistate Environment," SHRM－Legal Report (March/April 2003), 1～8.

색인

ㄱ

ㄴ

ㄷ

ㅇ

ㅈ

ㅊ

ㅋ

ㅌ

ㅍ

ㅎ

저자소개

최만규	고려대학교 (보건행정학과)	양옥렬	혜전대학(보건의료정보과)
문상식	한양여자대학 (보건행정과)	이상락	대구보건대학(보건행정과)
노운녕	신흥대학 (보건행정과)	이우윤	선린대학(보건행정과)
김기훈	경북전문대학 (보건행정과)	이정우	을지대학교(병원경영학과)
김승희	군장대학 (보건행정복지과)	정두채	남서울대학교(보건행정학과)
김종규	가천의과대학교 (보건행정학과)	정정희	제주한라대학교(병원경영학과)
류장근	동주대학 (보건의료행정과)	장영진	서라벌대학(보건행정과)
서동배	경동정보대학 (보건의료정보과)	최찬호	대구대학교(보건행정학과)

HEALTHCARE HUMAN RESOURCE MANAGEMENT

new 병원인사관리

2008년 2월 27일 초판 인쇄
2008년 3월 2일 초판 발행

저 자 Walter J.Flynn / Robert L. Mathis
John H. Jackson

역 자 최만규 / 문상식 / 노운녕 / 김기훈
김승희 / 김종규 / 류장근 / 서동배
양옥렬 / 이상락 / 이우윤 / 이정우
장영진 / 정두채 / 정정희 / 최찬호

발행인 주병오

발행처 메디시언 MEDICEAN

경기도 파주시 교하읍 문발리
파주출판문화정보산업단지 518-2
영업부 (031) 955-7566·7577
편집부 (031) 955-7731~3
FAX (031) 955-7730

등록번호 2005년 2월 16일 제 406-2005-000045 호

ISBN 978-89-930330-4-8 정가 22,000 원

총판 지구문화사 JIGU PUBLISHING Co.

CENGAGE Learning